DICTIONNAIRE

DE MÉDECINE.

DE L'IMPRIMERIE DE RIGNOUX.

DICTIONNAIRE

DE MÉDECINE,

PAR MM. ADELON, BÉCLARD, BIETT, BRESCHET, CHOMEL,
H. CLOQUET, J. CLOQUET, COUTANCEAU, DESORMEAUX,
FERRUS, GEORGET, GUERSENT, JADELOT, LAGNEAU,
LANDRÉ-BEAUVAIS, MARC, MARJOLIN, ORFILA, PELLE-
TIER, RAIGE-DELORME, RICHARD, ROCHOUX, ROSTAN,
ROUX ET RULLIER.

TOME DEUXIÈME.

A–ARG.

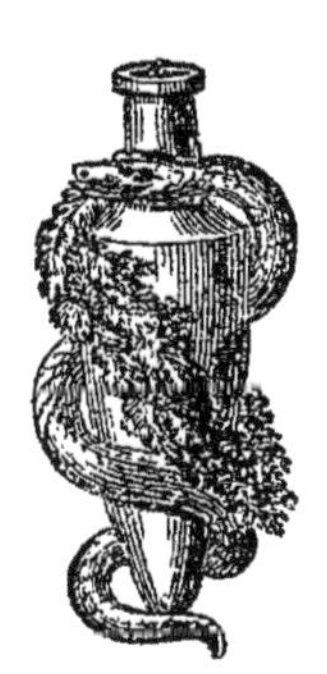

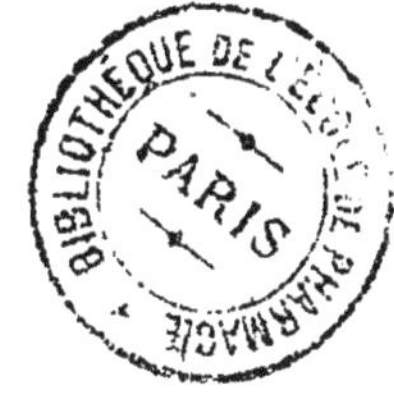

A PARIS,

CHEZ BÉCHET JEUNE, LIBRAIRE,

PLACE DE L'ÉCOLE DE MÉDECINE, N° 4.

SEPTEMBRE 1821.

Des causes indépendantes des collaborateurs du Dictionnaire ont retardé de douze à quinze jours la publication
du second volume; mais ces causes, contre lesquelles nous
nous sommes prémunis pour l'avenir, n'influeront en rien
sur le nombre de volumes que nous nous sommes engagés
à publier dans l'année. Le troisième volume paraîtra sans
faute le 1ᵉʳ décembre prochain.

Quelques personnes pourraient croire, en remarquant
l'extension qu'ont prise les mots de la lettre A, que la proportion n'a pas été observée relativement au nombre de
dix-huit volumes dans lequel nous avons promis de nous
circonscrire. Cette crainte disparaîtra si l'on considère que
dans tous les vocabulaires, dans ceux de Castelli, de
Nysten, etc., la lettre A forme le huitième du vocabulaire
entier, et que dans les dictionnaires de médecine qui, dans
le principe, ont été composés dans la proportion de douze
volumes, on a employé près de deux volumes pour la
lettre A. Nous avons donc calculé que nous pouvions
consacrer les cinq premiers volumes et une partie du
sixième de notre Dictionnaire aux trois lettres A, B, C.

Les auteurs, dans la distribution qu'ils ont faite des
matériaux de tout l'ouvrage, ont disposé leur travail de
manière à donner aux articles des derniers volumes une
étendue proportionnelle à celle qu'auront reçue les articles
des premiers.

DICTIONNAIRE

DE MÉDECINE.

A

ALIPTIQUE, s. f., *aliptica*, de ἀλείφειν, oindre; l'art de faire
des onctions. Les lutteurs, les athlètes de l'antiquité, avant de
se livrer au combat, se frottaient la surface du corps, et surtout
les membres et les articulations, avec de l'huile. Ils avaient pour
but et de rendre les mouvemens plus faciles, plus souples, et de
donner à leur peau la faculté de glisser sous la main qui voulait
les saisir. On ne tarda pas à s'apercevoir que les personnes soumises à ces sortes d'onctions étaient plus fortes et plus robustes
que les autres; et faisant à l'exercice auquel elles se livraient la
part qui lui était due, on ne balança pas à attribuer aux frictions
des propriétés très-avantageuses à l'entretien de la santé. La médecine s'empara de ces moyens. Les avantages qui résultaient de
l'exercice donnèrent lieu d'en former une des branches de l'art
de guérir, sous le nom de *gymnastique*; et ceux que l'on retirait des onctions en constituèrent une division sous le nom
d'*iatraliptique*. On sait qu'Hippocrate fit en partie ses études sous
le médecin gymnastique Hérodicus, qui fit renaître cette espèce
de médecine, dont l'origine était attribuée à Esculape. L'usage
des onctions passa de la Grèce dans l'Italie. Les Romains, en sortant
du bain, se faisaient oindre le corps avec de l'huile simple dans
les premiers temps; plus tard, lorsque le luxe et la mollesse eurent
corrompu ce peuple, avec toutes sortes d'essences et de pommades.
Le bien qui résultait de ces onctions, et les conseils que se mê-
lèrent de donner les esclaves chargés de les faire, comme le font
encore nos herboristes, etc., les firent bientôt considérer comme
des médecins qu'on désigna sous des noms que leur origine
rendit avilissans.

L'usage des onctions dans l'état de santé est tombé en désuétude dans nos temps modernes; et dans les maladies, la médecine
iatraliptique est bornée à un très-petit nombre de cas. Il n'est

cependant pas douteux qu'on ne pût retirer de ce moyen des avantages considérables. Les onctions huileuses rendent la peau souple,
les membres agiles; elles garantissent le corps des impressions extérieures, surtout de celles de l'air; diminuent la transpiration,
et permettent par conséquent un plus long et plus fort exercice;
enfin lorsqu'elles sont accompagnées de frictions, elles peuvent
introduire dans l'économie animale des substances douées de diverses propriétés curatives. (ROSTAN.)

ALKÉKENGE, baies du *Physalis alkekengi*. L. (Solanées
Juss. ; pentandrie monogynie Lin.). Petite plante annuelle,
d'une odeur désagréable, un peu vireuse, qui porte des baies arrondies d'un rouge foncé, grosses comme des cerises, renfermées dans
l'intérieur d'un calice vésiculeux, très-large et rougeâtre. Les baies
d'alkékenge, peu employées aujourd'hui, sont aigrelettes et passent
pour diurétiques; elles forment un des ingrédiens du sirop de
rhubarbe composé. (A. RICHARD.)

ALKERMÈS. Nom donné à une confection dans laquelle entrent des graines de kermès. *Voyez* CONFECTION.

ALLAITEMENT, s. m., *lactatus*. Mode d'alimentation propre
à l'enfant pendant les premiers mois qui suivent sa naissance, et
dont la substance est le lait qu'il tire, au moyen de la succion,
des mamelles de sa mère, d'une autre femme ou d'un animal. On
a, par extension, donné le nom *d'allaitement artificiel* au mode
d'alimentation par lequel on supplée à l'allaitement, quand il ne
peut pas avoir lieu. Je vais traiter successivement de ces diverses
espèces d'allaitement, mais seulement pour ce qui a rapport à
l'enfant. Quant à la sécrétion du lait, à ses qualités, à l'influence
de la lactation sur la femme, aux obstacles qui peuvent empêcher la mère d'allaiter son enfant, tous ces objets seront exposés
à l'article *lactation*.

1° *Allaitement maternel.* — L'enfant tire par la succion le lait
sécrété dans les mamelles de sa nourrice; cette action s'appelle
téter. Il importe beaucoup au médecin de connaître exactement
le mécanisme de cette action; car, dans beaucoup de cas, l'allaitement éprouve des difficultés, et il faut savoir distinguer si l'enfant tette réellement, c'est-à-dire s'il extrait de la mamelle du lait
qu'il avale, ou s'il n'en extrait rien. Pour téter, l'enfant avance
la langue sur la gencive inférieure, et la courbant en forme de
gouttière, il embrasse la partie inférieure du mamelon. La titillation que la langue exerce sur cette partie, la chaleur même de

la bouche, la font entrer dans une sorte d'érection, et préparent tellement l'organe à verser le lait, que souvent, lorsque l'enfant quitte le mamelon, ce liquide *raye* des canaux lactifères et est lancé à une grande distance. En même temps l'enfant applique exactement ses lèvres contre la base du mamelon, il fait alternativement des mouvemens d'aspiration, pendant lesquels les joues se creusent en s'enfonçant entre les mâchoires, et il se forme un vide remarquable à l'intérieur de la bouche, et des mouvemens de déglutition, pendant lesquels les joues se gonflent. La mâchoire inférieure se rapproche de la supérieure, le larynx monte et redescend, et on entend même le bruissement du liquide qui passe de la bouche dans l'œsophage. Quand le lait vient en abondance, une partie ruisselle sur les lèvres. Il arrive quelquefois que cette abondance est telle, que l'enfant ne peut opérer la déglutition assez rapidement pour l'avaler, et que, menacé de suffocation, il est obligé de quitter le mamelon. Dans les premiers temps l'enfant ne tette pas d'une manière continue; il s'arrête souvent, et semble se reposer; mais par la suite, devenu plus vigoureux, il s'interrompt beaucoup moins souvent. Lorsque l'enfant tette *à vide*, comme on dit, c'est-à-dire qu'il n'extrait pas de lait de la mamelle, ou qu'il n'en tire que de la sérosité, quelquefois sanguinolente, les mouvemens de succion ont lieu comme lorsqu'il tette réellement; mais les mouvemens de déglutition n'ont lieu que d'une manière incomplète, et surtout on n'entend pas le bruissement dont je viens de parler. Cela a lieu par le défaut des mamelles qui ne contiennent pas de lait, ou dont le mamelon n'est pas perméable ou n'est pas assez saillant, quelquefois à cause de la faiblesse de l'enfant, et souvent par ces deux causes réunies; car un enfant fort parviendra à faire saillir et à assouplir le mamelon, ou à exciter une sécrétion plus abondante de lait, tandis qu'un enfant faible s'épuisera en efforts superflus, et s'affaiblira de plus en plus.

Le lait de sa mère est certainement la nourriture qui convient le mieux à l'enfant, c'est celle que la nature lui a destinée. Aussi voyons-nous souvent des femmes dont le lait est d'une médiocre qualité, faire de leurs enfans de très-beaux élèves, et n'en faire que de fort chétifs des enfans étrangers qu'on leur confie d'après la bonne apparence de leurs nourrissons. Cependant il est des femmes dont le lait ne convient pas à leurs enfans; tel serait celui d'une femme affectée du scorbut, celui d'une femme scrofuleuse, rachitique ou phthisique, quoique souvent, dans ces derniers cas les femmes aient une grande quantité de lait, presque toujours séreux, il est vrai. Leurs élèves, gras et frais pendant qu'ils tétent, dépérissent et deviennent chétifs après le sevrage, et finissent presque toujours par être affectés des mêmes maladies que leur mère. S'il est un moyen de les soustraire à la funeste hérédité qu'ils ont reçue d'elle, n'est-ce pas principalement de leur faire téter le lait d'une nourrice pleine de santé et de vigueur, et d'un tempérament opposé à celui de la mère? N'en est-il pas de même lorsque la mère est d'une constitution très-faible sans être attaquée d'aucune maladie. Sous ce rapport l'usage, adopté autrefois par les habitans des grandes villes, de confier leurs enfans à des nourrices de la campagne, n'était pas aussi condamnable que quelques philosophes et médecins l'ont prétendu. Les enfans y trouvaient encore l'avantage de respirer un air plus pur et d'habiter des lieux d'un aspect plus agréable. Clarcke attribue la grande mortalité des enfans, à Londres, à l'habitude que les mères ont prise de les nourrir elles-mêmes et de les élever dans la ville.

L'enfant doit être présenté au sein de sa mère, dès qu'elle est reposée des fatigues de l'accouchement, ce qui est plus ou moins long suivant que l'accouchement a été plus ou moins pénible. Les mouvemens de succion qu'il exécute avec vigueur, les vagissemens qu'il fait entendre indiquent assez le besoin qu'il éprouve; et quel aliment plus convenable peut-on lui offrir que celui que la nature lui a préparé? Il ne tire d'abord de la mamelle qu'un liquide jaunâtre peu abondant, connu sous le nom de *colostrum*, et qui par sa nature est très-propre à lubrifier la surface interne du conduit intestinal, à solliciter doucement ses contractions, à délayer le méconium, et par cela même à faciliter l'expulsion de cette matière. Ce liquide acquiert peu à peu l'apparence et les qualités du lait, et devient de plus en plus abondant. Si l'on différait à mettre l'enfant à la mamelle, outre qu'il perdrait les avantages qu'il doit retirer du colostrum, la grande distension des mamelles qui a lieu à l'époque de la fièvre de lait s'opposerait à ce qu'il puisse téter; il faudrait ensuite attendre jusqu'à ce que cette tension ait diminué. Un enfant faible ne pourrait supporter ces délais, et serait la victime de l'ignorance ou des préjugés de ceux qui le soignent. Il y a, comme on le voit, de très-bonnes raisons pour faire téter l'enfant de bonne heure, deux, quatre, six ou huit heures après l'accouchement; il n'y en a pas pour attendre jusques après la fièvre de lait, comme quelques personnes le veulent.

Dans les premiers temps l'enfant téte peu à la fois, et il a besoin de téter souvent; mais après les six ou huit premières semaines il met plus de distance entre ses repas, si je puis parler ainsi. Cette distance est plus ou moins grande selon la force de l'enfant, sa constitution particulière, et même ses habitudes, et selon l'abondance et les qualités, du lait. On demande souvent si on doit régler l'enfant, ne lui donner à téter qu'un certain nombre de fois dans les vingt-quatre heures et à des époques fixes. On voit, d'après ce qui vient d'être dit, qu'il est impossible de résoudre cette question d'une manière absolue. On peut cependant, en général, répondre négativement. Cette méthode, commode pour les mères, n'a aucun avantage pour les enfans; un enfant fort peut fort bien la supporter et ne pas s'en trouver mal; un enfant faible en souffrira infailliblement. Cependant il ne faut rien outrer, et après les premières semaines on peut éloigner les époques où l'enfant téte. La mère aura plus de repos; et le lait, par un plus long séjour dans la mamelle, acquerra plus de qualités.

Deux autres questions se présentent, savoir : à quelle époque il convient de commencer à donner à l'enfant quelque autre nourriture avec le lait? et à quelle époque, l'allaitement doit cesser? Les nourrices de la campagne sont en général dans l'habitude de donner, dès les premiers huit jours, à leurs enfans, de la bouillie faite avec de belle farine de froment et du lait de vache. Elles sont persuadées que cet aliment calme les coliques auxquelles les enfans nouveau-nés sont fort sujets. Soit qu'il produise réellement cet effet, soit que la digestion, devenue plus pénible, jette l'enfant dans une sorte d'engourdissement, on remarque que souvent, après en avoir pris, il est plus tranquille ; en même temps il se fait un changement favorable dans la couleur et la consistance des excrémens. D'un autre côté, lorsque les enfans ne prennent que le lait de leur mère, pourvu que ce lait soit en quantité suffisante et ait assez de consistance, ils ne sont pas plus sujets aux coliques venteuses, et ces coliques, quand elles se développent, ne sont pas plus graves et plus rebelles. De tout cela je crois que l'on peut conclure que la première méthode, suivie avec prudence, est sans inconvéniens dans la plupart des cas; qu'elle a peut-être dans certains, quelques avantages. Cependant je suis persuadé que la seconde est la meilleure et la plus sûre, surtout pour les enfans faibles ; car pour ceux qui sont robustes, toutes les méthodes sont à peu près indifférentes : on les voit souvent résister aux plus mauvaises, ce que quelques personnes donnent pour des preuves de l'excellence de ces méthodes, qu'elles ont adoptées ou préconisées. On ne saurait déterminer exactement l'époque où il faut commencer à donner, conjointement avec le lait, une nourriture plus substancielle. On peut seulement poser en principe qu'il ne faut pas le faire, tant que le lait, par son abondance et ses qualités nutritives, suffit à la nourriture de l'enfant, ce que l'on reconnaît à son accroissement et à son embonpoint. Certaines circonstances cependant peuvent modifier l'application de ce principe. Ainsi je pense que dans les grandes villes, où en général l'air est moins pur, moins vif, moins stimulant que dans les campagnes, il faut donner plus tôt à l'enfant une nourriture qui puisse suppléer, jusqu'à un certain point, à ce qui manque aux qualités de l'air. Il en est de même pour les enfans qui sont élevés dans des lieux bas et humides, pour ceux qui sont d'un tempérament lymphatique, ou nés de parens faibles. Quant à la qualité de la nourriture qu'il convient de donner, ce seront des bouillies faites avec le lait et les farines des céréales ou diverses fécules, des panades préparées de diverses manières, que l'on entremêlera par la suite de potages faits avec du bouillon gras.

On a regardé, et avec raison, ce me semble, l'époque où l'enfant a ses vingt premières dents comme celle où l'allaitement doit cesser. Cette époque paraît être celle qui a été fixée par la nature, car alors seulement l'enfant est complétement en état de broyer des alimens solides. Il paraît aussi qu'anciennement cette époque était généralement adoptée, puisque ces dents ont reçu le nom de dents de lait; mais il arrive fort souvent que les dernières de ces dents ne sortent des gencives que fort tard, et rarement on attend jusque-là pour sevrer les enfans. Diverses circonstances peuvent et doivent aussi influer sur la détermination que l'on prend à cet égard. J'examinerai toutes les considérations qui s'y rattachent, à l'article *sevrage*.

2° *Allaitement par une nourrice étrangère.* — La plupart des remarques que j'ai présentées précédemment s'appliquent également à cette espèce d'allaitement; je ne parlerai ici que de ce qui lui est particulier. Il est évident qu'elle convient moins à l'enfant que la première, c'est ce qui résulte de ce que j'ai déjà dit, et de la considération des changemens qu'éprouve le lait à mesure que la femme s'éloigne de l'époque de l'accouchement. En raison de ces changemens aussi, le lait d'une nourrice convient d'autant mieux à l'enfant qu'il est plus jeune, comme disent les nourrices. On espère, il est vrai, rendre au lait les qualités qu'il a dans les premiers temps, en soumettant la nourrice à un régime humectant, et en lui faisant prendre des boissons délayantes, telles que la décoction d'orge, de gruau d'avoine, etc. Mais l'influence de ces moyens est peu mârquée et assez douteuse. Il est d'ailleurs peu de nourrices qui veuillent s'y soumettre. Une opinion assez généralement reçue parmi elles, est qu'un jeune enfant renouvelle le lait ; elle provient sûrement de ce que, lorsqu'une nourrice sèvre son enfant, et présente son sein à un enfant nouveau-né, les mamelles se distendent, et l'on observe à peu près tous les phénomènes de la fièvre de lait. Cela est dû à ce que le nouveau nourrisson ne consomme pas autant de lait que le premier. On pourrait peut-être penser aussi qu'une moins forte excitation de la mamelle modifie le produit de la sécrétion, et le ramène à ce qu'il était au commencement de la lactation, sous une influence semblable ; mais aucune expérience directe ne confirme cette conjecture, et l'observation des effets d'un lait trop âgé sur le nouveau-né, la contredit journellement.

L'enfant qui doit téter une nourrice étrangère est privé des avantages qu'il aurait retirés du colostrum que lui aurait fourni le sein de sa mère. Il faut y suppléer en lui donnant quelque substance qui puisse produire jusqu'à un certain point le même effet. On lui fait boire de l'eau sucrée ou miellée, on lui donne quelques cuillerées à café de sirop de chicorée composé, que l'on étend avec parties égales d'eau. Dans quelques pays on préfère le petit-lait sucré ; le sirop de violettes seul ou mêlé avec l'huile d'amandes douces, le beurre pétri avec du sucre sont encore employés dans la même intention. Comme le lait d'une nourrice est plus consistant, plus difficile à digérer que celui de la mère, je pense qu'avant de présenter l'enfant au sein, il convient d'attendre que le méconium soit en grande partie évacué, ce qui a lieu le plus ordinairement dans les premières vingt-quatre heures. Quant aux conditions que doit présenter la nourrice, j'en parlerai au mot *nourrice.*

3° *Allaitement par un animal.* — C'est la chèvre que l'on emploie le plus communément à cet usage. La grosseur et la forme de ses trayons, que la bouche de l'enfant peut saisir facilement, l'abondance et les qualités de son lait, la facilité avec laquelle on la dresse à présenter sa mamelle à l'enfant, l'attachement qu'elle est susceptible de contracter pour lui, sont les motifs de la préférence qu'on lui donne. On a aussi recommandé le lait d'ânesse comme présentant plus d'analogie avec celui de femme ; mais comme il est très-difficile que l'enfant puisse le prendre à la mamelle de cet animal, son usage est presque exclusivement réservé pour les cas où on élève l'enfant au biberon. Ce mode d'allaitement exige les précautions que j'ai exposées en parlant de l'allaitement par une nourrice étrangère, et en outre, beaucoup de soins et d'attention dans les commencemens pour présenter l'enfant à la mamelle, le garantir des accidens auxquels il serait exposé par la pétulance et l'impatience de l'animal, jusqu'à ce que cet animal soit habitué à venir offrir de lui-même sa mamelle à l'enfant, qui doit être placé dans un berceau peu élevé et posé sur le sol. Le choix de l'animal mérite aussi quelque considération. Il faut, autant qu'il est possible, choisir une chèvre jeune, qui ait nouvellement mis bas, qui ne soit pas à sa première portée, et qui soit d'un naturel doux et facile à diriger ; celle qui aurait déjà servi à nourrir un enfant serait bien préférable. Le lait d'une chèvre trop âgée n'a pas autant de qualités et n'est pas aussi abondant ; celle qui est à sa première portée a moins de lait, et il se tarit plus tôt ; s'il y avait déjà long-temps qu'elle ait mis bas, elle ne pourrait en fournir pendant assez long-temps, car la sécrétion laiteuse est suspendue lorsque l'animal est en chaleur, et le peu de lait qu'il fournit alors est de mauvaise qualité. On pense généralement que le lait des chèvres de la variété qui n'a pas de cornes, est meilleur et a moins de cette odeur hircine qui est propre à ce lait ; mais les chévriers des environs de Lyon, où on élève une grande quantité de ces animaux pour la fabrication du fromage, assurent que cette opinion n'est nullement fondée. La couleur de l'animal, au contraire, influe d'une manière bien manifeste sur la nature de son lait ; celui des chèvres blanches est presque entièrement dépourvu d'odeur. La nature des alimens influe aussi, comme tout le monde le sait, sur celle du lait : on a même profité de cette observation pour lui communiquer dans certains cas des qualités médicamenteuses. Enfin, la qualité du lait dépend aussi de l'idiosyncrasie de l'animal qui le fournit. Il est des animaux qui ne donnent qu'un lait de mauvaise qualité et d'une saveur désagréable, ce qu'on ne peut connaître qu'en le goûtant. Il est vrai que ces cas sont fort rares.

Une idée généralement répandue depuis la plus haute antiquité, que la plupart des médecins ont adoptée sans examen, et qu'un petit nombre seulement a examinée avec soin, attribue au lait une influence marquée sur la constitution et le caractère des enfans. Ainsi on prétend que les enfans nourris avec le lait de vache sont lents et moins gais que ceux qui l'ont été avec du lait de chèvre, tandis que ceux-ci ont beaucoup de vivacité et de pétulance. On a même été jusqu'à soutenir que le caractère de la nourrice, quelle qu'elle soit, se transmet avec le lait à l'enfant. Baldini a été un des plus ardens défenseurs de cette opinion ; mais Baldini avait à cœur d'accréditer sa méthode d'allaitement artificiel, et quand on s'est fait un système, l'on voit souvent les choses, plus comme on veut les voir, que comme elles sont réellement. Je suis bien convaincu que la nature du lait, qui dépend beaucoup de la constitution physique et morale de la nourrice, exerce une influence décidée sur la santé et la constitution du nourrisson, et peut, jusqu'à un certain point, agir de cette manière sur son développement intellectuel et moral ; mais je ne saurais admettre une transmission plus directe de dispositions morales par le moyen du lait : trop de faits m'ont démontré le contraire. Je pense que lorsque cette transmission a lieu, l'enfant la reçoit bien plutôt de l'imitation des manières de sa nourrice et de la sorte d'éducation qu'elle lui donne. Pour en revenir à ce qui concerne le lait des animaux, j'ai examiné avec soin un assez grand nombre d'enfans élevés avec ce lait, soit employé seul, soit allié à d'autres substances, et je n'ai jamais vu qu'il ait produit les effets divers qu'on lui attribue selon la diversité des animaux qui le fournissent. Je puis au moins affirmer, sans crainte d'être démenti par les personnes qui auront observé sans prévention, que ces effets, s'ils existent, sont loin d'être aussi marqués qu'on le dit. Je sais bien que le lait de chèvre est tonique et légèrement astringent, et que le lait d'ânesse est adoucissant et laxatif. Je les ai souvent employés avec succès comme médicamens pour remplir ces deux indications opposées ; ce sont des ressources précieuses dans la médecine des enfans. Mais lorsqu'ils font la base de la nourriture, l'habitude modifie leur action sur l'économie, et les ramène au rang de simples alimens.

Il me resterait à parler de l'*allaitement artificiel;* mais, comme on l'a remarqué, cette expression est tout-à-fait impropre; le mode d'alimentation qu'elle désigne pourrait, avec plus de raison être nommé *nourriture artificielle.* Il me semble qu'on doit le regarder comme un sevrage anticipé. Les alimens qu'on donne alors à l'enfant sont aussi ceux qui lui conviennent lorsqu'on est obligé de le sevrer dans les premiers mois ; les précautions à prendre sont les mêmes. Pour éviter les redites, et ne pas isoler deux objets que je regarde comme identiques, je traiterai de tout ce qui a rapport à l'allaitement artificiel à l'article *sevrage. Voyez* ce mot.

L'ordre dans lequel j'ai classé les divers modes d'allaitement, les remarques que j'ai faites sur chacun d'eux, établissent leur degré de bonté relative, et peuvent guider dans le choix que l'on doit en faire. Il est cependant d'autres considérations qui peuvent influer sur la détermination que l'on prendra, mais je n'ai pas dû m'en occuper dans un article où je considérais seulement l'allaitement sous le point de vue de l'alimentation de l'enfant. Elles seront exposées aux mots *lactation, nourrice, éducation.*

(DESORMEAUX.)

ALLANTOIDE, s. f., *allantoïs, membrana farciminalis;* ἀλλαντοειδής; de ἀλλάς, ἀλλαντος, boudin, et εἶδος, forme, en forme de boudin. C'est une poche membraneuse, ordinairement cylindroïde et allongée, qui communique avec la cavité de la vessie au moyen du canal de l'ouraque. Elle est fort remarquable chez la plupart des mammifères; mais son existence dans un certain nombre d'espèces, et surtout chez l'homme, a été contestée par un grand nombre de physiologistes. Tout ce qui a rapport à cette membrane chez l'homme sera exposé et discuté à l'article *œuf humain,* où, à l'occasion de ce mot, que j'adopte faute de mieux, je traiterai de toutes les parties qui composent ce réceptacle du fœtus. En effet, en les décrivant séparément, je ne pourrais éviter beaucoup de répétitions, ni répandre sur cet objet toute la clarté nécessaire. (DESORMEAUX.)

ALLANTOIQUE (acide). Acide découvert par MM. Vauquelin et Buniva en faisant l'analyse d'un liquide qu'ils croyaient être celui de l'amnios de la vache, et qui n'était autre chose que l'eau de l'allantoïde du même animal : en effet, il résulte des expériences récentes faites par M. Lassaigne, que l'eau de l'amnios de la vache ne contient point l'acide décrit par MM. Vauquelin et

Buniva sous le nom d'*amniotique*, tandis que l'eau de l'allantoïde du même animal renferme constamment l'acide que ces deux chimistes nous ont fait connaître. L'acide allantoïque est solide, incolore, brillant, inodore, doué d'une saveur aigre, inaltérable à l'air, très-soluble dans l'eau et dans l'alcohol bouillans, peu soluble dans ces liquides à la température ordinaire, susceptible de former avec les alcalis des sels solubles et décomposables par tous les acides un peu forts qui s'emparent de l'alcali, et précipite l'acide allantoïque sous forme de poudre. Chauffé dans des vaisseaux fermés, l'acide dont il s'agit se boursouffle et se décompose à la manière des principes immédiats formés d'oxygène, d'hydrogène, de carbone et d'azote. (*Voyez* PRINCIPES IMMÉDIATS.) On l'obtient en faisant bouillir avec de l'alcohol l'eau de l'allantoïde de la vache, évaporée jusqu'en consistance de sirop ; l'acide allantoïque se précipite à mesure que la dissolution alcoholique se refroidit. Cet acide est sans usages.   (ORFILA.)

ALLELUIA, OXALIDE, OU PAIN DE COUCOU, s. m. , *oxalis acetosella*, L. (Oxalidées, DE CAND. ; monadelphie décandrie, L.) Petite plante vivace et sans tige ; ses feuilles, longuement pétiolées, sont composées de trois folioles, en forme de cœur, attachées par la pointe ; ses fleurs sont blanches et solitaires ; elle croît dans les bois humides et ombragés. Ses feuilles sont très-acidules, et renferment une grande quantité d'oxalate de potasse ou *sel d'oseille*. Elles sont légèrement diurétiques. Inusité.   (A. RICHARD.)

ALLIAIRE, s. f., *erysimum alliaria*, L. (Crucifères, JUSS. ; tétradynamie siliqueuse, LIN.) Plante annuelle, à tige dressée, à feuilles en cœur ; portant un épi de petites fleurs blanches, auxquelles succèdent des siliques allongées tétragonales. Elle croît communément aux environs de Paris, dans les bois couverts. Ses feuilles exhalent, lorsqu'on les froisse entre les doigts, une odeur d'ail très-marquée. Elles peuvent être employées comme antiscorbutiques. Peu usitée.   (A. RICHARD.)

ALLONGÉE (moelle), *medulla oblongata*. On donne ce nom aux parties médullaires situées à la base de l'encéphale, et qui se continuent avec le cordon rachidien, avec le cerveau et le cervelet. *Voyez* ENCÉPHALE, CERVEAU, CERVELET et CORDON RACHIDIEN.   (A. BÉCLARD.)

ALLONGEMENT DU COL DE L'UTÉRUS. Je désigne par cette expression, avec Levret et quelques modernes, une affection rare et encore peu connue, qui n'a pas reçu de dénomination spéciale.

Morgagni rencontra cette disposition sur le cadavre d'une vieille femme hémiplégique qu'il disséqua à Bologne, et la décrivit dans sa 45ᵉ *Lettre anatomico-médicale*, n° 11. Levret l'observa deux fois sur des femmes vivantes, et en traita *ex professo* dans un mémoire inséré dans le 40ᵉ volume de *l'ancien Journal de médecine*. Cette maladie paraît avoir été jusqu'alors confondue avec le prolapsus de l'utérus. Il régnait, il est vrai, peu de clarté dans l'histoire des divers déplacemens de cet organe. Sabatier et Levret sont les premiers qui aient dissipé l'obscurité et la confusion qui existaient dans cette partie de la pathologie. Depuis, M. le professeur Lallement eut plusieurs fois occasion de l'observer; je l'ai aussi rencontrée sur des cadavres, et je crois que la même chose a dû arriver à plusieurs de ceux qui ont apporté toute l'attention nécessaire à leurs dissections. Dans le cas rapporté par Morgagni, qui peut donner une idée exacte de l'état et de la disposition des parties dans cette affection, l'utérus était un peu plus bas que dans sa situation naturelle, mais pas assez pour que son orifice pût se trouver à la partie inférieure d'une tumeur qui faisait hors des parties génitales une saillie de trois ou quatre travers de doigts. « Étonné de la longueur extraordinaire de la tumeur, dit-il, j'incisai le vagin, et j'y trouvai le col de l'utérus beaucoup plus long qu'il ne l'est ordinairement; ce qui n'est pas étonnant, puisque ses parois, de même que celles du fond, étaient très-lâches et flasques, comme toutes les autres parties qui, dans le bassin, avoisinaient l'utérus. » Cette longueur du col de l'utérus, qui est quelquefois de six à sept pouces, sans augmentation bien remarquable de ses autres dimensions; unie à un degré de laxité, de flaccidité considérable, distingue bien cet état d'un gonflement squirrheux ou de toute autre altération organique. Dans deux cas que j'ai sous les yeux, et qui font partie des observations d'anatomie pathologique recueillies dans les pavillons de la faculté, les lèvres du museau de tanche sont fort prolongées. Il n'est pas très-rare d'observer cette disposition; je l'ai rencontrée plusieurs fois sur des femmes vivantes; mais je ne sais jusqu'à quel point elle a du rapport avec l'affection qui m'occupe.

Les causes n'en sont pas connues; on l'attribue au tiraillement opéré sur le col de l'utérus par un renversement du vagin préexistant. Je veux bien croire qu'il en est quelquefois ainsi; mais je ne puis concevoir comment, par l'effet de cette cause, le mu-

seau de tanche se trouve amené à la partie la plus déclive de la
tumeur, au lieu de se trouver situé à une certaine élévation. Il
est à remarquer que c'est chez des femmes déjà avancées en âge,
dont plusieurs étaient depuis long-temps affectées de leucorrhée,
qu'on a observé cette maladie.

Le diagnostic se tire des circonstances suivantes : il existe à
l'extérieur des organes génitaux une tumeur plus ou moins prolongée, de forme conique, dont le moindre volume est en bas,
et se termine par le museau de tanche, qui s'offre sous la forme
d'un demi-sphéroïde, et dont l'ouverture laisse écouler les menstrues. La base de cette tumeur est séparée des grandes lèvres par
un cul-de-sac circulaire plus ou moins profond ; quelquefois cette
dépression n'existe pas en devant, la paroi antérieure du vagin
étant entièrement renversée, et on remarque à cet endroit l'orifice du méat urinaire. La surface de cette tumeur offre des lignes
transversales alternativement saillantes et enfoncées ; ce qui, dit
Levret, donnait assez bien à toute la tumeur l'aspect d'une très-
grosse verge affectée d'un paraphymosis d'une très-grande étendue, et d'autant plus que sa partie déclive représentait passable--
ment le gland. Cette surface peut être excoriée, et laisser exsuder
un pus de mauvaise nature, ce qui est dû au frottement que la
tumeur éprouve de la part des cuisses dans la marche, et à l'irritation produite par l'âcreté des urines, qui la mouillent lors de
leur émission. Une sonde portée dans l'ouverture du museau de
tanche pénètre à la profondeur de cinq, six, sept pouces, et
même plus. Cette dernière circonstance est surtout importante
pour fixer le diagnostic. Dans un des cas observés par Levret,
il lui a été assuré que la tumeur était plus volumineuse à l'approche de l'écoulement des menstrues, et qu'elle diminuait sensiblement après cette époque.

D'après ce qui vient d'être dit, il sera facile de distinguer ces
tumeurs, 1° du simple renversement du vagin, car dans ce cas
le museau de tanche se trouve non à la partie la plus déclive de
la tumeur, mais au fond du canal formé par le vagin ; 2° de la
descente complète de matrice, surtout parce que dans celle-ci la
sonde ne pénètre guère au-delà de deux pouces de profondeur.
On ne peut point la confondre avec le renversement de matrice.
La forme de la tumeur dans ce dernier cas, le mode de son dé--
veloppement, l'absence d'une ouverture naturelle, établissent
une différence trop facile à saisir.

Cette affection ne paraît pas avoir une influence bien fâcheuse sur la santé : c'est ce qu'on peut augurer de la considération des cas qui nous ont été transmis ; mais elle est fort incommode, et elle peut devenir fort douloureuse lorsque l'inflammation s'empare de la tumeur. Sous ce point de vue elle exige les secours de l'art.

Les indications à remplir sont de réduire la tumeur et de s'opposer à ce qu'elle reparaisse au dehors. On ne guérit pas la maladie par ces moyens, mais on remédie efficacement aux incommodités qu'elle occasionne. Cela a suffi dans les cas observés par M. Hoin et Levret ; et peut-être pourrait-on ensuite tenter quelques moyens vraiment curatifs. La réduction de la tumeur dans les cas connus n'a pas pu avoir lieu immédiatement ; le gonflement inflammatoire qui était survenu s'y est opposé, et il a fallu employer préliminairement le repos dans une situation horisontale, une diète sévère, la saignée, des fomentations émollientes et des clystères de même nature. Après la réduction, qui se fait sans difficulté, on place un pessaire pour maintenir la tumeur réduite. On peut ensuite tenter d'obtenir la guérison radicale par des injections résolutives, toniques et astringentes employées successivement ; mais je doute qu'on en obtienne de bons effets. (DESORMEAUX.)

ALLOTRIOPHAGIE, s. f., *allotriophagia*, de ἀλλότριος, étranger, et de φαγεῖν, manger ; dépravation de l'appétit qui porte à manger des substances non alimentaires. Mot peu usité. *Voyez* APPÉTIT, FAIM (séméiotique), PICA. (RAIGE DELORME.)

ALOÈS, s. m. On désigne sous ce nom une substance solide, extracto-résineuse, que l'on retire de plusieurs espèces du genre *aloe* de LIN., et principalement de l'*aloe perfoliata*, de l'*aloe vulgaris*, de l'*aloe spicata*, etc. Ce genre appartient à la famille des asphodèles de JUSS., à l'hexandrie monogynie de LIN. Il offre les caractères suivans : calice cylindracé, à six divisions profondes, six étamines attachées à la base du calice ; stigmate trilobé. Les aloès sont des plantes à racines fibreuses ; à feuilles très-épaisses et succulentes, et dont les fleurs sont disposées en épis. La plupart des espèces de ce genre sont originaires d'Afrique, et principalement du cap de Bonne-Espérance.

On distingue dans le commerce trois variétés principales d'aloès, savoir : l'aloès socotrin, l'aloès hépatique et l'aloès caballin.

1° ALOÈS SOCOTRIN OU SUCOTRIN. C'est l'espèce la plus pure et la plus estimée. Son nom lui vient, à ce qu'il paraît, de celui de l'île de Socotora, dans le golfe d'Arabie, où on la préparait autrefois. On l'apporte maintenant du cap de Bonne-Espérance et de la Jamaïque.

Caractères physiques. — Cette espèce est en masses assez volumineuses d'un brun foncé; sa cassure est résineuse et brillante; elle paraît rouge et transparente sur ses bords; réduite en poudre, elle est d'un beau jaune doré; son odeur est aromatique et assez agréable; sa saveur est extrêmement amère. On la prépare avec le suc qui s'écoule des feuilles, lorsqu'on les a coupées par la base.

Caractères chimiques. — D'après MM. Bouillon-Lagrange et Vogel, 100 parties d'aloès sucotrin sont composées, 1° d'extractif 68, 2° de résine 32; total, 100 parties. M. Chevreuil fait observer qu'il contient en outre de l'huile volatile, et que de plus l'extractif de MM. Bouillon-Lagrange et Vogel en est un composé: 1° d'un acide libre, qui lui donne la propriété de rougir le papier de tournesol; 2° d'huile volatile; 3° d'une matière colorante, et peut-être d'un principe immédiat particulier tout-à-fait distinct des précédens.

M. Braconnot ayant observé que l'aloès socotrin était soluble en totalité dans l'eau à 32 degrés Réaumur, et n'ayant pu en séparer plusieurs substances, le regarde comme un principe immédiat pur, qu'il a nommé *résino-amer.*

L'aloès sucotrin ne se dissout qu'incomplétement dans l'eau froide, tandis qu'il se dissout en totalité dans l'eau bouillante. Par le refroidissement, une matière solide se précipite au fond du vase, c'est la résine; tandis que la partie extractive reste dans la dissolution. L'aloès sucotrin est également soluble en totalité dans l'alcohol.

Depuis quelques années il s'est répandu dans le commerce une autre variété d'aloès sous le nom d'*aloès du cap* ou *aloès lucide*, qui ne paraît pas différer essentiellement de l'aloès sucotrin. Elle est d'une couleur jaunâtre, plus transparente, brillante et comme vitreuse. On la prépare en évaporant lentement, à la seule chaleur du soleil, le suc qui découle naturellement des feuilles coupées de différentes espèces du genre *aloe,* et en particulier de l'*aloe spicata,* selon quelques auteurs. Nous ne sachions pas que l'on ait encore fait l'analyse chimique de cette variété.

2° ALOÈS HÉPATIQUE. Il est moins pur, moins estimé que l'aloès sucotrin; il tire son nom de sa couleur rouge brunâtre, à laquelle on a trouvé quelque analogie avec celle du foie. On le retire des mêmes végétaux que le précédent, mais après les avoir soumis à une pression assez forte, qui, entraînant des substances étrangères, en altère la pureté.

Caractères physiques. — L'aloès hépatique est en masses d'un rouge brunâtre; sa cassure est terne et opaque; sa poudre est d'un jaune rougeâtre; son odeur est forte, assez désagréable; sa saveur est amère.

Caractères chimiques. — Suivant MM. Bouillon-Lagrange et Vogel, 100 parties d'aloès hépatique sont formées : 1° d'extractif, 52; 2° de résine, 42; 3° de matière insoluble, qui paraît être de l'albumine, 6; total, 100 parties. Cette espèce diffère donc de la précédente par l'absence de l'huile volatile odorante, et par la présence de l'albumine; en sorte qu'elle n'est point soluble en totalité dans l'eau bouillante ni dans l'alcohol.

3° ALOÈS CABALLIN. Cette variété est celle qui contient le plus de matières étrangères; aussi n'est-elle employée que dans la médecine vétérinaire, ce qui lui a fait donner le nom d'*aloès caballin.* Elle est presque noire, opaque; sa cassure est inégale, à cause des substances étrangères qu'elle contient; son odeur a quelque analogie avec celle de la myrrhe. Lorsqu'on l'a dissoute dans l'eau, elle laisse déposer du sable et une grande quantité de matières étrangères.

Propriétés médicales et usages de l'aloès. — On n'emploie dans la médecine humaine que les variétés les plus pures, que l'*aloès sucotrin* et l'*aloès lucide.* L'aloès exerce une action spéciale sur les organes de la digestion. Lorsqu'on en donne de petites quantités à à la fois (deux à trois grains), il stimule légèrement l'estomac et favorise la digestion; si l'on augmente cette dose et qu'on la porte à six ou huit grains, son action s'étend aux intestins et s'exerce surtout sur la partie la plus inférieure du canal digestif. Il y détermine une sorte d'excitation, y active l'afflux du sang, la sécrétion muqueuse, et occasione l'expulsion des matières amassées dans le gros intestin. L'aloès jouit donc d'une propriété purgative manifeste. Si l'on augmente cette dose, ou si l'on en continue l'usage pendant quelque temps, l'irritation portée sur le gros intestin devient plus manifeste; elle donne lieu souvent à des coliques, et le rectum devient le siège d'une véritable fluxion; les vaisseaux hémorrhoïdaux se gonflent, la membrane muqueuse devient rouge, sensible; et après chaque selle on y éprouve un sentiment de pesanteur et de titillation. Les individus sujets aux affections hémorrhoïdales éprouvent plus qu'aucun autre ces effets ; leurs tumeurs se gonflent, deviennent douloureuses, et donnent fréquemment lieu à un écoulement sanguin abondant. L'aloès doit donc être compté parmi les médicamens purgatifs et toniques, et par conséquent son usage doit être proscrit toutes les fois qu'il y a pléthore ou fièvre. On doit encore en interdire l'usage aux individus très-nerveux, très-irritables, aux femmes enceintes et à ceux qui sont affectés d'hémorrhoïdes ; tandis qu'au contraire on doit le préférer aux autres purgatifs, lorsqu'il y a faiblesse générale. Les praticiens ont su mettre à profit l'action stimulante spéciale que l'aloès exerce sur le rectum, et la fluxion qu'il y détermine. Ainsi son emploi a souvent été très-favorable aux personnes sujettes aux migraines, aux constipations opiniâtres qui en sont souvent les causes. Il a souvent diminué une congestion sanguine portée vers la tête, en produisant une dérivation utile vers le rectum. Ce médicament est très-employé dans la pratique de la médecine, surtout comme moyen, en quelque sorte, prophylactique. A petite dose on le prescrit avec avantage aux vieillards, soit pour augmenter les forces digestives, soit pour tenir le ventre libre, soit enfin pour entretenir dans l'intestin rectum une irritation légère, qui devient un moyen dérivatif pour les congestions cérébrales dont les personnes âgées sont si souvent menacées.

On a reproché à l'aloès d'occasioner à la longue des maladies graves, telles que l'ulcération de la membrane muqueuse des intestins, la strangurie, etc. ; mais d'abord il est fort rare que son usage donne lieu à ces accidens, et en second lieu, ces effets sont également produits par tous les médicamens drastiques ; en sorte que ce reproche ne s'applique point exclusivement à l'aloès. Parlerons-nous ici de la vertu emménagogue que les anciens lui attribuaient ? Il est évident que lorsque la suppression des règles est accompagnée de l'atonie générale, qu'elle a lieu chez une femme d'un tempérament mol et lymphatique, l'administration de l'aloès donné à petites doses, en ranimant le ton des organes, en déterminant une excitation générale ou locale, peut rappeler l'écoulement menstruel et en régulariser le cours. On l'a également ment conseillé contre les vers du canal intestinal. Dans ce cas, on l'associe avec le protochlorure de mercure (mercure doux), et il agit alors à la manière des autres purgatifs. Pour produire cet effet, on le donne aussi quelquefois en lavement.

Doses et préparations. — L'aloès ayant toujours joui d'une très-grande réputation, ayant été conseillé contre une foule de maladies différentes, le nombre des préparations pharmaceutiques dans lesquelles il entre est extrêmement considérable. Ainsi il est un des ingrédiens des pilules bénites de Fuller, des pilules hydragogues de Bontius, de celles de Rufus, des pilules *ante cibum*, des grains de santé du docteur Frank, du baume du commandeur, du baume vert de Metz, de l'élixir de propriété, etc.

Il est rare qu'on l'administre seul ; le plus souvent on l'associe à une autre substance, qui varie suivant les effets qu'on a l'intention d'obtenir. Si, par exemple, on désire augmenter simplement le ton de l'estomac, on le mélange avec l'extrait de gentiane, de pissenlit, etc., de manière qu'il soit dans la proportion du quart ou de la demie dans la masse totale ; on donne alors une quantité telle de ce mélange sous forme de pilules, que le malade prenne deux à trois grains d'aloès dans la journée. Si au contraire on l'administre comme purgatif, il faut l'incorporer dans une pulpe ou un électuaire purgatif, dont le malade prendra assez pour que la dose d'aloès soit de dix ou douze, ou même de vingt-quatre grains dans la journée. Sa teinture s'administre à la dose d'une demi-once à une once ; elle est stomachique et purgative. Le vin d'aloès jouit des mêmes propriétés ; sa dose varie de deux gros à une once et demie. En lavement, on fait bouillir un gros d'aloès dans un livre de lait. (A. RICHARD.)

ALOGOTROPHIE, s. f., de ἄλογος, désordonné, et de τροφή, nourriture. On a désigné par ce mot une altération de la nutrition qui imprime un accroissement anomal à certaines parties du corps, en même temps qu'elle change leur forme d'une manière vicieuse. Inusité. *Voyez* ACCROISSEMENT, DÉFORMATION, HYPERTROPHIE, NUTRITION. (R. DEL.)

ALOPÉCIE, s. f., *alopecia*, ἀλωπεκία, mue du poil, chute des cheveux, d'ἀλώπηξ, renard ; parce que cet animal est, dit-on, souvent affecté dans sa vieillesse d'une espèce de gale qui détermine la chute des poils dont il est recouvert.

Cette maladie est aussi fréquemment accompagnée, chez l'homme, d'une lésion plus ou moins marquée de la peau à l'endroit où elle se manifeste. Alors l'épiderme se détache par écailles furfuracées plus ou moins larges, que le peigne enlève chaque jour, qui se renouvellent avec une grande promptitude, et laissent voir, par dessous, la peau dont le tissu est

rouge, mais sans aucune douleur. Lorsque cette desquamation
est très-abondante pendant ou après la chute des cheveux, et
quand en même temps le derme est plus manifestement altéré,
elle constitue ce qu'on nomme la *pelade*, affection qui s'étend
souvent bien au-delà des limites de l'implantation des poils, sur
le front, vers les parties postérieures du cou, autour des sourcils, etc. Il est pourtant des cas où la chute des cheveux et des
poils n'est que le résultat d'une maladie de leurs bulbes, sans que
l'organe cutané soit le siége d'aucun désordre apparent.

L'alopécie paraît avoir été fort commune chez les anciens.
Asclépiade, Archigène, Galien, Celse et une infinité d'autres
auteurs très-recommandables en ont traité avec détails. Ils se
sont accordés à en établir deux espèces : l'alopécie proprement
dite et l'ophiasis. (*Voyez* ce dernier mot.) La principale de ces
affections, l'alopécie, attaque le plus ordinairement le cuir chevelu. Il existe, dans ce cas, l'état connu sous le nom de calvitie
(*calvities*); mais toutes les autres régions du corps recouvertes
de poils, telles que le menton chez l'homme, les parties génitales, les aisselles, les sourcils et les bords libres des paupières
dans les deux sexes, peuvent également en être affectées, soit
partiellement, soit dans toute leur étendue.

Parmi les causes nombreuses et variées de cette affection, on
peut compter toutes les maladies très-aiguës, dont elle annonce
souvent la convalescence; les couches, plusieurs maladies chroniques très-prolongées, telles que le scorbut, les dartres, quand
elles se fixent sur les régions pourvues de poils, la teigne, la
phthisie au dernier degré, la lèpre quelquefois, et des maux de
tête habituels; les évacuations trop fréquentes de liqueur séminale, un état d'épuisement et de faiblesse extrême, quelle qu'en
soit la cause ; des affections morales vives et durables, les travaux excessifs de l'esprit, la vieillesse et l'action du virus syphilitique.

On observe encore quelquefois une espèce d'alopécie, qu'on
peut nommer congéniale, sur des enfans qui naissent sans présenter le moindre vestige de cheveux, bien que leurs parens ne
soient affectés d'aucune maladie à laquelle on puisse attribuer une
semblable disposition. Ces enfans sont le plus communément robustes, bien conformés, et leur cuir chevelu est exempt de toute
altération morbide. Ordinairement, dans ce cas, les cheveux
commencent à pousser six mois ou un an après la naissance. On

a même vu ce travail de la nature être retardé, chez des sujets parfaitement constitués du reste, jusque passé la deuxième année. Cette calvitie des nouveau-nés est infiniment rare et n'exige d'ailleurs aucun traitement. On doit la considérer comme une de ces bizarreries dont la nutrition des organes fournit des exemples aussi bien que toutes les autres fonctions de la vie.

Il résulte de cet exposé que le traitement de l'alopécie doit varier suivant la cause qui lui a donné naissance : par exemple survient-elle à la suite d'une maladie aiguë ? le retour des forces, hâté par un bon régime, quelques toniques et les précautions hygiéniques indiquées en pareil cas, suffira pour en arrêter la marche et pour favoriser la reproduction de nouveaux cheveux, si toutefois l'âge avancé du sujet n'y apporte un obstacle insurmontable. On se trouvera bien, dans cette circonstance comme dans presque tous les autres cas de calvitie, de raser la tête, de la tenir bien couverte de laine, et de fomenter le cuir chevelu, s'il est d'un tissu lâche et privé de ton, avec les décoctions de feuilles de noyer, d'aurone, de marrube, de petite centaurée, de farine de moutarde, ou avec les vins et alcohols aromatiques plus ou moins étendus. Il pourra être quelquefois avantageux de faire usage d'embrocations avec les huiles de laurier, de lavande, de genièvre ou de camomille. On conçoit aussi, par une raison toute contraire, qu'une peau sèche, tendue et écailleuse, réclamera l'emploi d'applications émollientes et onctueuses, comme le mucilage et les cataplasmes de graine de lin, une forte décoction de racine d'althéa, les huiles d'olives ou d'amandes douces, bien fraîches et sans aucune addition, ou tout autre topique analogue.

Dans tous les cas où l'alopécie tient à l'existence d'une maladie chronique et constitutionnelle, elle exige avant tout la guérison de cette affection ; après quoi le traitement local qui vient d'être indiqué pourra, selon l'état des parties intéressées, trouver son application avec des modifications qu'il serait difficile de signaler à l'avance, et dont tout praticien attentif saura bien reconnaître la nécessité. Ainsi, pour ne citer qu'un exemple, les dartres indiqueront d'une manière spéciale l'usage des lotions hydro-sulfureuses, et des onctions avec des corps gras rendus plus ou moins stimulans par l'addition du soufre, du calomélas ou de quelque préparation de plomb.

La continence la plus stricte sera recommandée aux sujets chez lesquels la maladie est la suite de la trop grande perte du sperme. On tentera ensuite la restauration des forces par l'emploi des préparations ferrugineuses, des anti-scorbutiques, du quinquina, des bains froids et d'un régime convenable. Cette médication convient également aux personnes épuisées par toute autre cause que par l'abus des plaisirs vénériens. Celui qui doit l'alopécie à des affections pénibles de l'âme, trouvera dans des consolations affectueuses et dans les amusemens compatibles avec ses goûts et ses habitudes, les seuls moyens d'influer avec quelque avantage sur sa maladie; mais il faut peu compter sur le succès. L'homme livré avec trop d'ardeur aux travaux du cabinet ne pourra obtenir un peu d'amélioration dans son état, s'il n'en suspend le cours pendant un certain.laps de temps, et s'il n'y revient ensuite avec plus de modération.

Lorsque l'alopécie dépend de la présence d'un virus qui s'oppose à la nutrition des poils, soit en agissant sur leurs bulbes ou sur la peau elle-même, l'unique ressource pour en arrêter les progrès est de combattre méthodiquement la diathèse générale.

L'alopécie sénile ne laisse aucune espérance.fondée de guérison. Elle est la suite inévitable des progrès de l'âge, et annonce l'oblitération des vaisseaux qui portent la nourriture aux cheveux. Tout traitement serait donc illusoire. Quant aux autres espèces elles-mêmes, quelque rationnels et bien entendus que soient les traitemens qu'on croira devoir leur opposer, il ne faut, en général, pas s'attendre à voir croître, après leur guérison, une nouvelle chevelure aussi touffue que l'ancienne. Du reste, cette reproduction sera d'autant plus complète que le sujet sera plus jeune et que la cause principale de la maladie aura été mieux détruite. Les cheveux renaîtront bien plus difficilement encore après une deuxième alopécie. Une troisième et surtout une quatrième dépouilleraient pour toujours les régions de la tête qui en sont naturellement les mieux pourvues

Ceci doit également s'entendre de toutes les autres parties du corps qui peuvent être itérativement affectées de dépilation par suite d'un état pathologique quelconque. Quel que soit d'ailleurs le genre d'alopécie auquel on a affaire, il ne suffit pas de s'occuper du traitement spécial qu'il peut réclamer, en raison de ses causes et d'après les bases ci-dessus établies. Il faut encore, et cette recommandation est d'une grande importance, faire raser avec soin la tête, dès le commencement de l'emploi des remèdes généraux, et réitérer l'opération plusieurs fois dans la suite à mesure que les cheveux repoussent. Cette pratique, qui a été constamment recommandée par les meilleurs écrivains, tant anciens que modernes, offre des avantages incontestables pour tous les cas de chute des poils, l'alopécie des vieillards exceptée. Rien n'est plus propre à faciliter leur reproduction et leur accroissement. Elle retient momentanément dans les bulbes affaiblis les sucs nourriciers qui étaient destinés à des cheveux déjà malades, lesquels seraient indubitablement tombés un peu plus tard malgré tous les efforts de la médecine, et les met par là seul dans les conditions les plus favorables au développement ultérieur d'une chevelure plus belle et plus épaisse qu'elle n'aurait été sans cette attention. Ce procédé a encore la propriété d'appeler une nutrition plus active sur des villosités auparavant imperceptibles, et de leur donner la consistance et l'épaisseur des cheveux ordinaires. C'est à ce titre qu'il convient de l'employer chez les nouveau-nés affectés d'alopécie congéniale, lorsque enfin les cheveux commencent à pousser; car alors ils sont très-rares et d'une ténuité extrême.

Le vulgaire attache assez généralement un grand prix à l'usage de plusieurs autres moyens proposés depuis long-temps pour favoriser le renouvellement de la chevelure après les maladies; je veux parler des graisses d'ours, de cerf, de serpent et de lapin; de certains linimens et de lotions extrêmement variées que beaucoup d'auteurs, fort estimables d'ailleurs, ont recommandés avec une assurance digne de remarque, mais dont l'expérience confirme bien rarement l'utilité. Toutefois s'il est prudent de ne pas trop compter sur les bons effets de ces sortes d'applications, au moins paraît-on généralement convenir qu'elles ne peuvent entraîner aucun danger; et cette assurance doit suffire pour justifier, sans y attacher d'ailleurs une importance extrême, la continuation des remèdes locaux déjà recommandés pendant le traitement général de chaque espèce d'alopécie, et qui se divisent naturellement en deux grandes classes : lés toniques, aromatiques, spiritueux ou astringens, selon l'indication particulière, quand on peut attribuer la non-reproduction des cheveux à la laxité et à la faiblesse du tissu de la peau; les topiques relâchans, pris parmi les mucilagineux ou les corps gras non rances, lorsque cet organe est rigide, sec et imperspirable. Tout ce que la cupidité et le charlatanisme ont ajouté à cette courte nomenclature, doit être regardé par le médecin éclairé comme inefficace et entièrement superflu.

ALOPÉCIE SYPHILITIQUE. La chute des poils et des cheveux est un des symptômes les plus rares de la maladie vénérienne confirmée. Inconnue ou tout au moins non remarquée lors de l'apparition de la syphilis en Europe, cette affection fut signalée par les observateurs vers l'an 1538, ainsi que le rapportent Thomas Rangon, Fallope, Massa, Brassavole et Fracastor. Elle était devenue très-fréquente sur la fin du seizième siècle et au commencement du dix-septième ; mais à dater de cette époque elle a diminué progressivement, et a fini par disparaître presque entièrement de nos régions tempérées. Aujourd'hui on peut la considérer comme une des formes de la syphilis les plus difficiles à rencontrer, qui ne s'observe plus que dans le dernier degré de l'infection, et dont on voit à peine un exemple sur quinze cents ou deux mille vérolés. S'il faut s'en rapporter au dire de quelques auteurs, on l'observe un peu plus souvent dans les pays chauds, tels que l'Égypte, la Basse-Italie et les provinces méridionales de l'Espagne. Qu'on ne croie pas toutefois qu'il soit absolument impossible de citer des faits d'alopécie survenue peu après la guérison d'accidens vénériens primitifs, et sans que l'infection constitutionnelle ait été auparavant annoncée par d'autres symptômes. Quelques écrivains en ont transmis des exemples, et je placerai à côté de celui rapporté par le professeur Pelletan (*Clinique chirurgicale*) l'observation d'un jeune homme de vingt-cinq ans, qui, trois mois après une blennorrhagie qu'on avait pourtant traitée par les délayans et un certain nombre de frictions mercurielles, a vu commencer une alopécie qui lui a fait perdre tous les cheveux et les sourcils. Les régions affectées étaient le siége d'une desquamation furfuracée bien manifeste.

Quoi qu'il en soit de l'apparition plus ou moins prompte de l'alopécie syphilitique, on la distinguera de toutes celles dont il a été parlé plus haut, parce qu'il existe communément sur d'autres parties du corps des traces évidentes du virus vénérien ; mais on peut encore à leur défaut obtenir, en interrogeant le malade sur les circonstances antécédentes, des renseignemens propres à confirmer la présence de cette cause.

C'est à tort qu'on a prétendu que l'alopécie qui attaque les personnes affectées de syphilis était déterminée par l'abus du mercure ; car on la voit quelquefois se manifester avant que les malades aient fait usage de ce remède, et même d'aucun autre anti-vénérien. D'ailleurs je ne crois pas qu'on l'ait jamais observée après le traitement des maladies non-syphilitiques contre lesquelles on a l'habitude d'employer ce métal.

Presque toujours dans les alopécies vénériennes, ainsi qu'on l'a déjà remarqué pour les autres espèces, avant que les poils ne tombent, de quelque partie que ce soit, on aperçoit entre leurs racines de petites pellicules épidermoïdes que le peigne détache en grande quantité, sous forme de son, et qui se reproduisent chaque jour avec la même abondance. La peau est là un peu plus rouge que de coutume. Peu après l'apparition de ces symptômes, on commence par enlever en se peignant beaucoup plus de cheveux qu'à l'ordinaire; le moindre frottement diminue l'épaisseur des cils, des sourcils et des poils des autres régions, et ces diverses parties sont bientôt entièrement dépouillées si un traitement approprié ne vient arrêter les effets du virus sur la constitution. Il est cependant bon de faire observer, et ceci doit également s'entendre de la plupart des autres genres d'alopécie, que la dépilation n'est pas toujours aussi générale. En effet, souvent la maladie ne dénude le cuir chevelu que sur certains points plus ou moins étendus et épars çà et là; d'autres fois, tout en dégarnissant plus promptement et plus complètement la région supérieure de la tête, lieu où la peau est plus rapprochée des os du crâne, elle laisse encore des cheveux vers les tempes, autour des oreilles et surtout à la nuque.

Cette affection réclame le traitement anti-syphilitique le plus prompt et le plus méthodique. Celui des maladies anciennes et invétérées est particulièrement indiqué; car ce symptôme ne se déclare le plus ordinairement que lorsque déjà le virus a jeté de profondes racines dans l'économie. Il convient donc d'associer les mercuriaux aux sudorifiques exotiques et aux préparations antimoniales. Ces remèdes devront être continués très-longtemps, c'est-à-dire au moins trois mois. (Voyez *Traitement de la syphilis.*) Quant au traitement local, j'ai à peu près indiqué, en parlant de l'alopécie en général, tout ce qu'il est convenable de faire dans ce cas particulier. Ici, comme dans les autres espèces, le moyen le plus efficace, après la médication spécifique, est de raser la tête au moins chaque semaine pendant toute la durée de l'administration des remèdes, tant que les petites écailles du cuir chevelu se reproduisent, et jusqu'à ce que les cheveux repoussent plus épais. Cette opération ne serait d'aucune utilité chez les individus trop avancés en âge.

Les autres agens thérapeutiques recommandés par les auteurs qui ont écrit sur la maladie syphilitique, depuis Musa Brassavole et Fallope jusqu'à Astruc inclusivement, offrent un catalogue assez bizarre de médicamens sialagogues, de graisses de différens animaux, telles que celles d'ours, de taupe, de renard, etc., d'huiles aromatiques les plus variées, et de lotions et fomentations toniques ou astringentes. J'ai déjà fait connaître quel degré de confiance méritaient en général tous ces moyens; mais bien que l'expérience ne se soit pas très-clairement expliquée jusqu'à ce jour sur leurs avantages respectifs, on doit toujours se faire une règle d'employer dans la plupart des cas des remèdes stimulans ou relâchans, pris parmi ces substances et celles qui ont été indiquées dans la première partie de cet article, suivant l'état d'atonie ou d'excitation de la peau; sauf à rendre, vers la fin du traitement général, les applications graduellement plus actives, et quelquefois plus ou moins spécifiques, en faisant usage, suivant l'exigence, d'eau fortement savonneuse ou sinapisée, d'eau de Barèges, ou d'une simple décoction de son, dans chaque livre de laquelle on aura fait dissoudre de quatre à cinq grains de sublimé (*deutochlorure de mercure*). Le cérat ou tout autre corps gras rendu plus ou moins actif par l'addition du soufre, du sulfure de potasse, du sous-acétate de plomb, de l'onguent napolitain, ou simplement lavé dans l'eau phlagédénique, offre encore un moyen dont les propriétés, variées au gré du praticien, peuvent se prêter aux différentes indications que présente la maladie. *Voyez* PELADE et OPHIASIS.   (L. V. LAGNEAU.)

ALPHONSIN, s. m., *alphonsinum.* On nomme ainsi une espèce de tire-balle inventé par Alphonse Ferri, chirurgien italien, qui en a donné la description dans son *Traité des plaies d'arquebuse*, imprimé à Rome en 1552. Cet instrument, qu'on trouve aussi figuré et décrit dans l'*Armamentarium chirurgicum* de Scultet, et dans les ouvrages de Heister, de Dionis, se compose d'une tige d'acier qui se termine à l'une de ses extrémités par trois branches flexibles susceptibles de s'écarter par leur propre élasticité, ou d'être rapprochées au moyen d'une virole courante qui les resserre précisément comme on l'observe pour les porte-crayons. Scultet, Brambilla, ont fait subir à cet instrument diverses modifications avantageuses qui rendent son emploi plus facile. On introduit cet instrument fermé jusqu'à la balle qu'on veut extraire; on l'ouvre alors, et on pousse ses branches écartées autour de la balle; on les resserre, et lorsque la balle est fortement saisie dans leur écartement, on retire l'instrument. L'alphonsin présente des inconvéniens qui en ont fait justement abandonner l'usage : ainsi il ne s'ouvre que difficilement dans la plaie ; il pince les parties voisines sur la balle, et les meurtrit sans que le chirurgien s'en aperçoive ; il peut produire des tiraillemens, des déchiremens dangereux. C'est bien évidemment d'après ce tire-balle qu'est construite la pince à gaîne de J. L. Petit, qu'on désigne ordinairement sous le nom de pince de Hunter, et dont on se sert pour extraire les corps étrangers engagés dans le canal de l'urètre.

(J. CLOQUET.)

ALPHOS ou **ALPHUS**, s. m., de ἀλφός, blanc. Les auteurs désignent généralement par ce mot une des espèces de la lèpre. L'alphos forme un des trois genres de la maladie à laquelle Celse a donné le nom de *vitiligo;* M. Alibert l'a rapporté à la lèpre squammeuse ; et MM. Willan et Bateman, à l'affection qu'ils décrivent sous la dénomination de *lepra alphoïdes. Voyez* LÈPRE. (BIETT.)

ALTÉRANT, adj., *alterans*, de *alterare*, changer, modifier. Ce mot est employé dans deux sens différens : tantôt il est pris substantivement, comme appartenant à des médicamens d'une classe à part ; tantôt au contraire adjectivement, comme se rapportant à un mode d'action d'un certain nombre de moyens thérapeutiques. Suivant la première acception, les *altérans* forment une des grandes divisions de la matière médicale ; dans l'autre ils expriment une sorte d'action qui est plus particulièrement du ressort de la théorie thérapeutique. Nous les considérerons sous ces deux rapports.

Plusieurs anciens auteurs de matière médicale admettent deux grandes divisions principales dans les médicamens, les *altérans* et les *évacuans*. Ils donnent le nom d'*altérans* à tous ceux qui déterminent des changemens dans les solides et les fluides vivans, sans provoquer aucune évacuation remarquable des humeurs. Ils placent dans cette première division le plus grand nombre des médicamens, qu'ils partagent ensuite en deux séries, selon qu'ils agissent plus spécialement sur les solides ou les fluides ; mais cette distinction repose sur une idée plus spécieuse que réelle : car il est impossible de distinguer autrement que par la pensée l'action d'un médicament sur les organes ou sur les humeurs. Les parties contenantes et contenues réagissent sans cesse les unes sur les autres, et si les molécules médicamenteuses sont quelquefois absorbées et circulent avec nos liquides, ce n'est qu'en modifiant sans cesse les propriétés des vaisseaux qui les charient. Les altérations pathologiques. n'apportent aucun changement dans ces rapports intimes qui tiennent essentiellement à l'organisation et à la vie. Cette subdivision des altérans est donc purement hypothétique, et est également repoussée par la physiologie et la pathologie.

La classe même des altérans n'est pas aussi distincte de celle des évacuans qu'on pourrait le croire d'abord. Plusieurs altérans, tels que le quinquina en poudre, la décoction de racine de patience, et beaucoup d'autres amers, déterminent quelquefois des évacuations intestinales. Le sublimé et le mercure doux excitent la salivation, et dans d'autres cas la diarrhée. D'une autre part certains purgatifs, tels que la rhubarbe et plusieurs sels alcalins, sont fréquemment employés à petite dose sans produire d'évacuations alvines. Dans toutes ces circonstances la distinction entre les altérans et les évacuans consiste moins dans la nature des médicamens que dans la manière dont on les emploie.

Il n'existe aucune action altérante générale, identique et commune à tous les médicamens rangés dans la grande division des altérans. Chaque espèce jouit d'une action particulière, relative aux propriétés qui lui appartiennent. Il n'y a donc pas de médication altérante proprement dite; mais tous les moyens qui peuvent modifier d'une manière quelconque les solides et les fluides peuvent produire autant d'actions altérantes différentes qu'il peut y avoir de médications distinctes sans évacuations apparentes. Ainsi nous avons des actions altérantes toniques, excitantes, relâchantes, rafraîchissantes, contro-stimulantes sous l'influence des médicamens qui jouissent de propriétés toniques, excitantes, etc. *Voyez* ces mots.

Indépendamment de ces sortes d'actions altérantes, que nous examinerons en traitant en particulier chacune de ces classes de médicamens, la thérapeutique tire encore un parti très-avantageux de l'application des préceptes de l'hygiène pour modifier les propriétés des solides et des fluides, et nous trouverons dans le changement de climat, dans de nouvelles habitudes et dans les différentes diètes, animales, lactées, végétales, des moyens puissans de changer les humeurs et l'état des solides qui les mettent en mouvement. Les différentes actions altérantes qu'on obtient à l'aide de ces moyens hygiéniques sont bien plus durables et plus énergiques que celles qu'on ne peut produire que par l'effet toujours borné et instantané d'un médicament, tandis que l'influence de l'air et des alimens est constante et plus étendue.

D'après ces idées on peut établir deux distinctions principales dans la thérapeutique altérante, l'une médicamenteuse, l'autre hygiénique. La première se subdivisera en autant de classes particulières qu'il y a de propriétés médicamenteuses différentes, la seconde en autant de sections que l'hygiène en présente elle-même. Ainsi nous obtiendrons différentes actions altérantes, suivant la nature des *circumfusa*, des *applicata*, des *ingesta*, etc. *Voyez* ces mots.

(GUERSENT.)

ALTÉRATION, s. f., *alteratio*. On désigne en général par ce mot tout changement ou toute modification qui survient dans les qualités physiques et chimiques d'un corps, dans ses propriétés ou dans ses fonctions. Les organes de la digestion font éprouver aux élémens diverses élaborations qui changent ou altèrent successivement leur nature. Le sang artériel, en devenant veineux, subit une altération. Mais ordinairement cette expression est employée en mauvaise part : elle désigne une détérioration, une modification fâcheuse. Ainsi les substances alimentaires ou médicamenteuses dans lesquelles s'est développée la fermentation acide ou putride ont éprouvé une altération. On veut toujours indiquer un changement en mal, lorsqu'on parle de l'altération des traits de la face, de celle d'un organe, d'un tissu, d'une humeur animale, de l'altération d'une fonction, de la respiration, de la circulation par exemple de celle d'une propriété vitale, de la sensibilité, etc. etc.

(RAIGE DELORME.)

ALTÉRATION, s. f., mot formé, par corruption, de *haletération*, qui vient lui-même de haleter; soif vive qui se manifeste dans beaucoup d'affections fébriles. *Voyez* SOIF (séméiotique).

ALTHÆA. *Voyez* GUIMAUVE.

ALUINE. *Voyez* ABSINTHE.

ALUMINE, s. f., *alumina*, nom donné à une base salifiable que l'on croit formée d'oxygène et d'*aluminium*, métal que l'on n'est pas encore parvenu à séparer, et que l'on n'a admis que par analogie. L'alumine fait la base de l'alun, des argiles, des terres *bolaire* et *sigillée*; on la trouve aussi dans le rubis, le saphir, la topaze, etc. Elle paraît exister en petite quantité en Saxe, en Silésie, etc. Elle est solide, blanche, douce au toucher, inodore, sans saveur; elle happe à la langue : sa pesanteur spécifique est de 2,000. Elle est sans action sur l'air et sur les corps simples non métalliques; elle est insoluble dans l'eau, qu'elle retient cependant très-fortement et avec laquelle elle forme une pâte. L'ammoniaque caustique la dissout sensiblement; elle est plus soluble dans la potasse et dans la soude. On l'obtient en décomposant à une chaleur rouge, dans un creuset, du sulfate d'alumine et d'ammoniaque; il ne reste que de l'alumine pure. Cet oxyde, regardé par les anciens comme un absorbant, préconisé depuis par Ficinus dans les diarrhées et les dysenteries légères, n'est jamais employé en médecine.

ALUMINE (sels d'). Les sels formés par un acide et par l'alumine seront reconnus aux caractères suivans : 1° ils ont une saveur styptique et astringente; 2° ils sont insolubles ou solubles dans l'eau; 3° ces derniers précipitent en blanc par la potasse et par le sous-carbonate d'ammoniaque : ce réactif ne redissout point le sous-carbonate précipité, tandis qu'un excès de potasse dissout aisément l'alumine déposée; 4° les hydrosulfates y font naître un précipité blanc; 5° l'oxalate d'ammoniaque ne les trouble point. On ne fait usage en médecine d'aucun des sels dont nous parlons : l'alun, que l'on emploie souvent, est un sel à base double ou triple. *Voyez* ce mot.

ALUMINIUM, s. m. On désigne ainsi le métal que l'on croit exister dans l'alumine.

ALUN, s. m., *alumen*, nom donné à un sel dans lequel on trouve constamment un excès d'acide sulfurique et de l'alumine, et qui contient en outre de la potasse ou de l'ammoniaque, et quelquefois l'un et l'autre de ces alcalis; d'où il suit que ce sel acide est à double ou à triple base. Suivant Berzélius, l'alun à base de potasse est formé de sulfate acide d'alumine 36, 85, de sulfate de potasse 18, 15, et d'eau 45, 00.

On trouve ce sel tout formé dans la nature, mais en petite quantité, aux environs des volcans et surtout à la Solfatara : le plus souvent cependant on rencontre des masses considérables d'un composé insoluble d'alumine, de potasse, d'acide sulfurique, etc. (sous-sulfate d'alumine et de potasse), avec lequel on peut facilement obtenir de l'alun : c'est ce que l'on voit particulièrement à la Tolfa près de Civita-Vecchia, à Piombino, etc. —L'alun est solide, cristallisé en octaèdres réguliers, incolores, transparens, d'une saveur douceâtre et astringente, rougissant l'eau de tournesol. Soumis à l'action de la chaleur dans un creuset, il fond dans son eau de cristallisation; si on le coule dans cet état, il constitue l'*alun de roche*; si on continue au contraire à le chauffer, il perd son eau et sa transparence, et porte le nom d'*alun cal-*

ciné; enfin ce dernier serait décomposé s'il était soumis à l'action d'une plus forte chaleur. Exposé à l'air, l'alun s'effleurit peu à peu. Quinze parties d'eau froide dissolvent une partie d'alun cristallisé, tandis que le même liquide bouillant peut en dissoudre un peu plus que son poids. Cette dissolution est incolore, transparente, douée de la même saveur que le sel, et se comporte avec les réactifs comme les autres sels d'alumine (*voyez* ALUMINE (sels d'); les sels de baryte y font naître un précipité blanc de sulfate de baryte insoluble dans l'eau et dans l'acide nitrique.

Les procédés employés pour obtenir l'alun varient suivant les circonstances : tantôt il suffit de traiter par l'eau les terrains qui contiennent ce sel tout formé, et de faire évaporer le liquide ; tantôt on fait chauffer dans des fours la mine composée de sous-sulfate d'alumine, de potasse et de silice, pour obtenir de l'alun soluble dans l'eau et un composé insoluble de silice et de l'excès d'alumine et de potasse : on expose cette masse à l'air pendant trente à quarante jours ; puis on la traite par l'eau chaude, qui ne dissout que l'alun. Dans certaines circonstances on laisse en contact avec l'air, pendant un an environ, une mine composée de sulfure de fer contenant beaucoup d'argile et par conséquent beaucoup d'alumine ; peu à peu le fer et le soufre s'oxydent, et l'on obtient un composé de sulfate acide d'alumine et de sulfate de fer : on dissout ces deux sels dans l'eau, puis on ajoute du sulfate de potasse ou du sulfate d'ammoniaque, qui transforment le sulfate d'alumine en alun ; on évapore pour séparer le sulfate de fer.

On emploie souvent l'alun, en médecine, comme astringent : on l'administre à l'intérieur dans les hémorrhagies abondantes continues ou passives, surtout dans celles de l'utérus, dans les diarrhées chroniques, les écoulemens atoniques, muqueux et séreux ; la dose est depuis un jusqu'à huit grains par jour ; on l'augmente quelquefois graduellement jusqu'à un demi-gros, un gros. On l'associe à des extraits astringens, à des conserves, etc.; on le donne sous forme de bols ou de pilules : les *pilules teintes anti-hémorrhagiques d'Helvétius* sont formées de deux parties d'alun et d'une partie de sandragon. Il entre quelquefois dans certaines potions ; enfin on l'administre encore dissous dans le suc d'orties ou dans l'eau. Il faut éviter d'employer à la fois une forte dose de ce sel, parce qu'il pourrait occasioner des coliques, des vomissemens et d'autres accidens fâcheux ; d'où il suit qu'il ne faut jamais en faire usage lorsqu'il y a des signes manifestes d'inflammation. — L'alun est souvent employé à l'extérieur avec succès : il fait partie de quelques gargarismes toniques et astringens propres à raffermir les gencives et à faire cesser les angines catharrales et atoniques ; il entre dans la composition de certains collyres résolutifs ; on s'en sert pour toucher les aphthes et les ulcères scorbutiques à la bouche. L'eau alumineuse, préparée en dissolvant l'alun dans l'eau ou dans l'eau distillée de plantain, de roses, est quelquefois employée en injection dans la gonorrhée ; on en imbibe aussi des linges et de la charpie que l'on applique sur les plaies pour arrêter les hémorrhagies.—L'*alun calciné* mis sous forme de poudre sur les ulcères' fongueux, les chancres vénériens, etc., agit comme dessicatif et escharotique.

Alun cubique, nom donné à l'alun avec excès de potasse qui cristallise en cubes.—*Alun fibreux* ou *de plume* ; on a désigné ainsi l'alun que l'on trouve sur les fentes de certains rochers, et qui est en filets allongés et soyeux.—*Alun du Levant,* alun couvert d'une efflorescence rougeâtre. —*Alun de Rome,* alun pur préparé dans les environs de Rome.   (orfila.)

ALVÉOLAIRE, adj., *alveolaris,* qui a rapport aux alvéoles.

Alvéolaire (arcade ou bord), *alveolaris arcus vel limbus;* c'est le bord libre et courbé des os maxillaires dans lequel sont creusés les alvéoles. Ces cavités déterminent à l'extérieur des os une suite de saillies, *alveolaria juga,* séparées par des enfoncemens qui répondent aux cloisons.

Alvéolaires (artères), *alveolares arteriæ,* ou artères dentaires. Il y en a de chaque côté une pour la mâchoire inférieure, et deux pour la supérieure, dont une antérieure fournie par la sous-orbitaire, et une postérieure fournie directement par la maxillaire interne, qui donne aussi les précédentes. C'est la dernière de ces artères qui porte particulièrement le nom d'artère alvéolaire : elle se sépare du tronc de la maxillaire interne derrière la tubérosité malaire ; elle se contourne au-dessous de cette tubérosité, et vient se terminer dans la joue en communiquant avec les artères sous-orbitaire, labiale et buccale. Elle donne des rameaux qui s'engagent dans les conduits alvéolaires ou dentaires supérieurs et postérieurs, et se distribuent aux dents molaires et à la membrane du sinus maxillaire ; elle en donne aussi aux gencives, au muscle buccinateur et au périoste de l'os maxillaire.

ALVÉOLAIRE (canal), *alveolaris canalis*, ou canal dentaire ; il est situé sous les alvéoles de l'os maxillaire inférieur. (*Voyez* MAXILLAIRE.) On a aussi donné le nom de conduits alvéolaires, ou dentaires supérieurs, aux petits canaux par lesquels les nerfs et les vaisseaux arrivent aux alvéoles supérieurs.

ALVÉOLAIRES (nerfs), *alveolares nervi*, ou nerfs dentaires. L'inférieur est fourni par le nerf maxillaire inférieur ; les supérieurs, au nombre de deux, sont fournis, le postérieur par le nerf maxillaire inférieur, et l'antérieur par la portion sous-orbitaire du même nerf.

ALVÉOLAIRES (veines), *alveolares venæ*, ou veines dentaires ; elles ont la même disposition que les artères du même nom.

(A. BÉCLARD.)

ALVÉOLE, s. m., *alveolus*, petite loge ; c'est le nom que l'on donne aux petites cellules que construisent les abeilles pour y élever leurs larves et y déposer leur miel. En anatomie on donne ce nom, *alveoli dentium*, aux cavités des os maxillaires dans lesquelles sont implantées les racines des dents. Les alvéoles sont situés près du bord libre des mâchoires, et ouverts sur ce bord. Ils sont en nombre égal à celui des dents, et séparés par des cloisons ; leur grandeur et leur figure sont exactement moulées sur celles des racines des dents qu'ils logent : ils sont simples pour les dents qui n'ont qu'une racine, et divisés par des cloisons pour celles qui en ont plusieurs ; ils sont percés à leur fond de trous par lesquels passent les nerfs et vaisseaux dentaires ; ils sont tapissés non par le périoste seul, mais par un prolongement très-mince de la gencive qui se continue dans la cavité de la dent. Lorsque cette membrane se gonfle par l'action du mercure ou par quelque autre cause, les dents deviennent branlantes. La formation, le développement, la succession, la disparition des alvéoles étant subordonnés à la formation, à l'éruption, au remplacement et à la chute des dents, voyez, pour l'exposition de ces phénomènes, les articles DENT et ODONTIASE.   (A. BÉCLARD.)

ALVÉOLO-LABIAL (muscle). *Voyez* BUCCINATEUR.

ALVÉOLO-NASAL (muscle). *Voyez* ABAISSEUR DE L'AILE DU NEZ.   (A. B.)

ALVIN, adj., *alvinus*, de *alvus* bas-ventre. On ne se sert guère de cette expression que pour désigner les matières excrémentitielles qui proviennent des intestins ; ainsi l'on dit flux alvin, évacuation, déjection alvine, matières alvines.   (R. DEL.)

AMADOU. *Voyez* acaric.

AMAIGRISSEMENT, s. m., *macies*, *marcor*, diminution du volume du corps où de quelques-unes de ses parties, principalement opérée par l'affaissement du tissu cellulaire.

Comme le passage du corps de son état naturel d'embonpoint à une extrême maigreur se fait graduellement et présente différens degrés, quelques auteurs ont désigné ces degrés par les mots *amaigrissement, desséchement, aridure, atrophie, marasme*. Ils ont dit que l'amaigrissement était une consomption de la graisse renfermée dans les masses du tissu cellulaire; que dans le desséchement et l'atrophie il y avait consomption de la graisse de toutes les parties; enfin, que le marasme était le dernier degré de l'atrophie. Le mot aridure est peu usité; on le trouve quelquefois employé pour faire connaître l'atrophie partielle d'un bras ou d'une jambe ou de toute autre partie.

Dans l'état sain, le volume de tout le corps ou de quelques organes en particulier, est plus ou moins considérable d'après certaines circonstances. Il est des individus qui sont très-maigres, quoique jouissant d'une excellente santé : des habillemens étroits, des bandages compressifs, certaines tumeurs font diminuer le volume des membres, en empêchant les sucs nourriciers d'étendre et de pénétrer convenablement les vaisseaux et le tissu cellulaire. Dans l'état de santé, le tissu cellulaire est pénétré de graisse sans en être gorgé. A mesure que le sujet maigrit, cette graisse est resorbée. L'amaigrissement, en frappant le tissu cellulaire, ne porte pas également sur toutes ses parties; celles qui sont libres, comme celui qui est logé dans les interstices des muscles, l'éprouvent d'abord. Aussi voit-on les muscles se dessiner, devenir plus saillans, avant que ces mêmes muscles aient rien perdu de leur volume. Il paraît même que les diverses portions du corps éprouvent l'amaigrissement dans des degrés différens et dans une sorte de succession : c'est ainsi que les membres maigrissent les premiers, ensuite le tronc, et en dernier lieu la face.

Il est important de ne pas confondre l'amaigrissement essentiel ou primitif avec celui qui n'est que le symptôme d'une autre maladie. L'amaigrissement (atrophie essentielle) qui ne dépend d'aucune maladie connue est beaucoup plus rare que l'autre. La jalousie chez les enfans, le chagrin, l'amour et autres passions violentes y donnent lieu; il survient encore après les travaux excessifs, les longues abstinences, l'abus des liqueurs spiritueuses, etc.

L'amaigrissement symptomatique est la suite de la plupart des maladies aiguës et chroniques; il se voit bien plus communément que le précédent. Chez les vieillards, une diminution progressive quoique lente du volume du corps, qui a lieu sans maladie prononcée, annonce le marasme dans lequel ils tomberont bientôt. Il est souvent très-difficile de distinguer l'amaigrissement essentiel de celui qui est symptomatique; ce n'est que sur l'histoire la plus exacte et la plus circonstanciée de ce qui a précédé, et l'examen le plus scrupuleux de l'état présent de la maladie, qu'on peut en juger avec quelque certitude.

La maigreur est peu considérable dans la première période des maladies aiguës dont la marche est régulière. Comme la longueur de la maladie dépend de la durée de cette période, il s'ensuit que plus l'amaigrissement est lent, plus aussi la maladie est longue. Cette observation n'avait pas échappé au père de la médecine, lorsqu'il dit : « Si dans une fièvre aiguë le corps ne souffre pas de dépérissement, ou s'il maigrit excessivement, c'est un mauvais signe: dans le premier cas, la maladie sera longue; dans le second, il y a faiblesse extrême. » (*Aphor.*) La maigreur ne se manifeste bien sensiblement que dans la seconde période, à l'époque dite de la coction; elle augmente surtout dans les efforts critiques un peu considérables que fait la nature : alors certaines parties deviennent souvent le siége vers lequel aboutissent les efforts, c'est là que se dirigent les liquides; les autres parties reçoivent par conséquent moins de sucs nourriciers, et la maigreur s'y manifeste. Il paraît que, si l'on excepte le cholera morbus et quelques diarrhées, on ne peut attribuer la grande maigreur des fébricitans à la dissipation des sucs nourriciers causée par la fièvre, et qui ne sont pas réparés faute d'une quantité suffisante d'alimens; car si cette dissipation n'est pas entièrement idéale, elle est au moins bien peu considérable. En effet dans les premières périodes des maladies, tous les couloirs sont fermés : point de selles, point de transpiration; en un mot, les excrétions sont presque tout-à-fait suspendues. Ainsi la maigreur dans ce cas est due principalement à la distribution des sucs nourriciers qui abondent vers le lieu de l'embarras au détriment des autres parties. D'ailleurs on voit des malades qui prennent une nourriture suffisante pour réparer abondamment les pertes qu'ils font, et qui n'en maigrissent pas moins d'une manière bien sensible.

Un amaigrissement très-prompt est fâcheux dans les maladies

aiguës. Si dans la petite-vérole et les autres maladies éruptives
où le volume du corps était beaucoup augmenté, il diminue tout-
à-coup, c'est un signe dangereux. Dans les maladies chroniques,
l'amaigrissement est d'autant plus à craindre, qu'il vient plus subitement et qu'il fait des progrès plus rapides. Ceux qui sont
convalescens de fièvres éruptives sont moins maigres que les
autres. La raison de ce phénomène est que, dans ces sortes de
maladies, l'organe extérieur reçoit la plus grande partie des
efforts et par conséquent des sucs nourriciers; ils y sont portés
par le travail auquel cet organe est obligé de se livrer : au lieu que,
dans les autres maladies, le plus ordinairement l'augmentation
de l'action organique existe particulièrement dans les entrailles.
Sur la fin d'une maladie, il n'est pas bon que le volume du corps
n'ait subi aucune diminution ; cela fait craindre une rechute.
Il est fâcheux, après les maladies, de ne pas reprendre de l'embonpoint à proportion de la nourriture. C'est un très-mauvais
signe, dit Hippocrate (*Aphor.*), lorsque le corps ne se refait pas
et ne revient pas en chair, lorsqu'on ne peut attribuer cet effet
à aucune erreur dans le régime ; il en est de même quand la mai·
greur produite par des affections morales tristes subsiste après
qu'elles ont cessé.

L'amaigrissement est quelquefois un signe d'affections vermineuses chez les enfans et même chez les adultes. On observe alors
que les malades, particulièrement ceux attaqués du tœnia, maigrissent beaucoup, sans cependant éprouver une diminution de
l'appétit. On voit fréquemment chez les femmes enceintes l'affluence des humeurs vers l'utérus déterminer une maigreur des
autres parties ; elle n'est pas dangereuse et ne dure guère plus que
la grossesse. Si cependant on remarque durant la grossesse un
amaigrissement extrême et rapide sans cause apparente, on doit
craindre un accouchement laborieux ou même l'avortement.

Les affections graves et chroniques des viscères déterminent
souvent la maigreur des autres parties. Ainsi dans les engorgemens chroniques, dans l'hydro-thorax, dans l'ascite, dans les hydropisies enkystées, on remarque constamment une diminution
du volume des membres ; cet amaigrissement est ordinairement
suivi ou plutôt accompagné d'œdème à une époque plus avancée
des mêmes maladies. Les affections scrofuleuses, toujours accompagnées dans leurs premiers développemens d'une sorte de bouffissure avec teinte d'un blanc-jaune, laissent subsister dans l'a-

maigrissement cette nuance jaune de la peau et des muscles, avec une sorte de transparence des parties. L'amaigrissement qui va toujours en croissant dans les diverses phthisies, dans les fièvres hectiques et dans les grandes suppurations, est un signe très-fâcheux. Dans la phthisie pulmonaire, il y a amaigrissement dès le premier temps; mais c'est dans le troisième temps que la maigreur va beaucoup en augmentant. Cependant l'amaigrissement n'a pas également lieu dans toutes les espèces de phthisies, quoique bien confirmées; la maigreur est toujours moins considérable dans les phthisies qui passent rapidement du premier degré aux autres; et ce qu'il y a de remarquable, c'est que jamais toutes les parties du corps ne perdent également et à la fois leur graisse : je ne dis pas seulement en apparence, mais même réellement. Les ouvertures cadavériques ont souvent fait voir des concrétions de graisse autour du cœur des phthisiques, dans le médiastin, dans les interstices des muscles des extrémités, quoique les autres parties du corps fussent réduites au dernier point de maigreur; tandis que, dans d'autres sujets, ces parties en étaient dépourvues, lorsque l'épiploon ou le médiastin en étaient surchargés. On comprend d'ailleurs que les phthisiques doivent être d'autant plus ou moins dépourvus de graisse à leur mort, qu'ils ont été plus long-temps et plus violemment affectés de la maladie qui les a fait mourir. Dans plusieurs maladies, c'est la fièvre seule qui ocasione la maigreur; celle-ci précède ordinairement dans la phthisie pulmonaire; mais lorsque la fièvre survient, alors l'amaigrissement augmente considérablement en peu de temps. On ne peut concevoir quelquefois combien elle est rapide : alors la peau se ride, devient dure et rude au tact; elle est d'une chaleur âcre, et souvent elle prend une couleur jaunâtre.

L'amaigrissement étant souvent symptomatique d'autres maladies, n'exige que des modifications dans le traitement de ces maladies; et l'embonpoint revient ordinairement lorsque les malades guérissent. L'amaigrissement essentiel causé par quelque cause particulière exige pour première condition de traitement la cessation de ces causes. On doit y joindre l'usage des alimens et des médicamens dits incrassans et analeptiques : on préférera ceux d'une digestion facile et qui contiennent beaucoup de sucs nutritifs, tels que les décoctions et les crèmes des graines céréales, les fécules, les bouillons, les gelées végétales et animales, les viandes blanches; et dans certains cas où les digestions se font mal, la diète lactée. Les bains, même prolongés, seront très-indiqués, par plusieurs motifs qu'il serait superflu d'exposer, lorsque les forces permettront d'y avoir recours. (LANDRÉ-BEAUVAIS.)

AMANDE, s. f., fruit de l'amandier, *amygdalus communis*. LIN. (Rosacées, section des drupacées, Juss. Icosandrie, monogynie, LIN.) Le genre *amygdalus* de Linné se reconnaît aux caractères suivans : calice campanulé, caduc, à cinq lobes : corolle de cinq pétales étalés : étamines au nombre de vingt à trente : style simple : drupe charnue, tomenteuse, renfermant un noyau rugueux et comme crevassé, à deux graines. L'amandier est originaire des contrées méditerranéennes de l'Afrique. Il est cultivé dans les provinces méridionales de la France, et dans tous nos jardins, où il fleurit aux mois de février et de mars. On distingue dans le commerce deux espèces d'amandes, les unes *douces*, les autres *amères;* elles sont produites par deux variétés du même arbre ; mais comme elles diffèrent sensiblement par leurs propriétés et leurs usages, nous en traiterons séparément.

AMANDES DOUCES. Elles sont beaucoup plus employées que les amandes amères. Le commerce nous les apporte des côtes de l'Afrique septentrionale et de la Provence. Elles doivent être sèches, entières, blanches et cassantes. On doit rejeter celles qui sont molles et humides. M. Boullay, qui a soumis les amandes douces à l'analyse, a obtenu les résultats suivans : huile grasse 54 ; albumine, entièrement analogue par ses propriétés à l'albumine animale, 24 ; sucre liquide 6 ; gomme 3 ; eau 3, 5 ; pellicules extérieures, contenant un principe astringent 5 ; partie fibreuse 4 ; perte et acide acétique o, 5 : total 100 grammes. On voit que l'huile grasse est le principe prédominant dans ce médicament qu'après elle c'est l'albumine. Les amandes douces et entières ne sont guère usitées en médecine : autrefois on les employait assez souvent pour ajouter aux propriétés émollientes de l'eau de poulet. On farcissait le ventre de celui-ci d'amandes, avant de le soumettre à la décoction. Ce sont les produits que l'on en retire, les préparations dont elles forment la base, qui sont seuls usités ; telles sont l'huile d'amandes douces et l'émulsion. La nature des principes qu'elles renferment, leur action sur l'économie animale les placent au rang des substances émollientes et alimentaires. *Voyez* HUILE D'AMANDES et ÉMULSION. On attribue assez généralement aux amandes l'inconvénient d'exciter la toux, lorsqu'on les mange. Cet effet paraît être mécanique, et produit seulement par les particules qui se détachent de l'enveloppe de la graine, et qui se fixant dans le pharynx, ou pénétrant même dans le larynx, irritent ces parties.

Amandes amères. Elles contiennent les mêmes matériaux que les amandes douces, mais elles renferment de plus une huile volatile d'un blanc jaunâtre, plus lourde que l'eau, et une certaine quantité d'acide prussique. Ce sont ces deux dernières substances qui leur communiquent une amertume si prononcée, et auxquelles elles doivent leur action excitante. D'après quelques expériences leur eau distillée, a donné la mort à des chiens, à des chats et à d'autres animaux auxquels on l'avait administrée. Cette eau distillée occasionne les mêmes accidens que l'acide prussique; c'est-à-dire quelle détermine des vertiges, des spasmes, la paralysie des membres et la mort. Quelques médecins, entre autres Bergius, Hufeland, ont recommandé l'émulsion préparée avec les amandes amères, comme un médicament essentiellement fébrifuge. D'autres leur ont attribué la singulière propriété de prévenir ou de dissiper l'ivresse. Cependant elles sont fort peu employées de nos jours dans la pratique médicale; on les mélange en très-petite quantité, un douzième environ, dans la préparation des émulsions et du sirop d'orgeat, afin de donner à ces médicamens une saveur plus agréable.   (A. RICHARD.)

AMANDÉ, s. m., synonyme d'émulsion ou de lait d'amande. Peu usité.

AMANDIER, s. m. *amygdalus communis*, LIN. C'est l'arbre qui fournit les *amandes*. (*Voyez* ce mot.) Il découle de son tronc une gomme analogue à celles de l'abricotier, du prunier, etc.; et confondue avec elles sous le nom de gomme du pays.   (A. RICHARD.)

AMARANTHACÉES, s. f. pl. *amaranthaceæ*, famille de plantes dicotylédones, apétales, ayant les étamines attachées sous l'ovaire. Le port et les caractères extérieurs des plantes de cette famille les rapprochent singulièrement des chénopodées, dont elles diffèrent surtout par l'insertion des étamines. Ce sont, pour la plupart, des herbes à feuilles entières, alternes, quelquefois accompagnées de stipules. Les fleurs sont petites, souvent entourées d'écailles colorées, plus apparentes et plus grandes qu'elles, comme on l'observe dans certaines espèces d'amaranthe et de célosie : leur calice est monosépale, persistant, les étamines le plus souvent au nombre de cinq. L'ovaire est simple, libre; le style est simple, libre, bifide ou trifide. Les capsules renferment une ou deux graines.

Les amaranthacées sont peu intéressantes pour le médecin. En effet aucune d'elles ne fournit en Europe de médicamens; mais un grand nombre, surtout dans le genre amaranthe, servent d'alimens dans certaines contrées. Ainsi on mange dans le midi de la France l'*amaranthus blitum*, et quelques autres espèces dans d'autres pays. Cette famille ne renferme point de plantes vénéneuses. Un grand nombre sont cultivées comme plantes d'ornement. (A. RICHARD.)

AMARINITE, s. f. Nom donné par M. Devaux à l'un des genres des principes immédiats qu'il a établis, et qui comprenait l'amarine (quassine de Thomson) et la cafopicrite (principe amer de la rhubarbe). D'après M. de Lens ce genre serait plus nombreux, et comprendrait la scillitine, la cafeine, l'émétine, la cytisine, la gentianeine, la quassine et le tannin. Ces caractères consistent dans la non-tendance à la cristallisation, la couleur ordinairement foncée (la scillitine et le tannin exceptés) : ces substances sont inodores, amères, solubles dans l'alcohol et dans l'eau, insolubles dans l'éther, et attirant l'humidité de l'air (la caféine exceptée). L'azote n'entre point dans leur composition.

Nous pensons que ces caractères sont un peu trop vagues, et applicables à plusieurs autres substances qu'on n'a pas cru devoir faire entrer dans ce groupe. Il faudrait d'ailleurs en retrancher maintenant l'émétine, qui d'après de nouvelles recherches, est une base salifiable organique; la cafeine qui, obtenue pure par M. Robiquet, ne jouit point des caractères attribués aux amarinites; le tannin, qui, s'il existe comme principe immédiat des végétaux, se rapproche des acides. La gentianine, ou plutôt le gentianin, d'après les nouvelles expériences de MM. Henri et Caventou, ne peut plus rester dans ce groupe. Ce genre se réduirait donc à la quassine, à la scillitine et à la cytisine; substances qui ne sont pas encore bien caractérisées, et que tous les chimistes n'ont pas encore admises au rang des principes immédiats des végétaux. (J. PELLETIER.)

AMAUROSE, s. f. *amaurosis*, de ἀμαυρός, obscur, *gutta serena*, *cataracta nigra*, de plusieurs auteurs allemands. Cette maladie est ordinairement caractérisée par la perte totale ou presque totale de la vue, et par l'immobilité de la pupille, tandis que les différens milieux de l'œil conservent leur transparence; ce dernier caractère ne se rencontre que dans l'amaurose simple. L'amaurose a été assez généralement considérée comme une paralysie de la rétine où du nerf optique; telle est en effet sa nature dans un certain nombre de cas; mais dans beaucoup d'autres, elle n'est que le symptôme d'une maladie organique de ces parties ou du cerveau lui-même, ou de ses membranes, ou des os qui entrent dans la composition du crâne, des orbites, etc. Cette affection peut être héréditaire, idiopathique, sympathique, symptomatique, métastatique, complète, incomplète, continue ou intermittente, avec ou sans périodicité. Les causes qui peuvent y donner lieu sont très-nombreuses; leur recherche est d'autant plus importante qu'elles fournissent les données les plus certaines pour le prognostic et les indications curatives les plus sûres et les plus rationnelles.

Quelques enfans naissent avec cette maladie, sans offrir aucun symptôme d'épanchement dans l'intérieur du crâne, aucun signe d'affection vénérienne ou scrofuleuse. La cause de la cécité reste alors ignorée, et l'observation prouve que dans ce cas elle est presque toujours incurable. L'amaurose congéniale n'est pas toujours héréditaire; cette dernière, qui peut ne se déclarer qu'à un âge plus ou moins avancé, est, comme la précédente, presque constamment au-dessus des ressources de la médecine. La goutte sereine, produite chez quelques sujets par l'extrême vieillesse, survient fréquemment chez les individus dont les yeux ont été habituellement et depuis long-temps fatigués par une lumière trop vive, par l'éclat des métaux incandescens ou d'autres corps brillans, par la chaleur ardente du feu, par la réflexion de la lumière dans les pays couverts de neige, par les travaux microscopiques, par les veilles prolongées, par les vapeurs âcres. Quelquefois ces causes, avant de donner lieu à l'amaurose, excitent et entretiennent des ophthalmies internes chroniques, presque latentes, auxquelles on néglige trop souvent de remédier dès leur origine.

Un certain nombre d'amauroses reconnaissent pour causes des circonstances propres à produire un état d'affaiblissement ou d'épuisement soit du système nerveux en particulier, soit de toute l'économie : telles sont celles qui surviennent à la suite des excès de masturbation ou du coït; telles sont encore celles qui sont occasionées par des saignées trop souvent répétées, par des salivations ou par des suppurations abondantes, par des chagrins prolongés, par la frayeur, par l'habitation dans des lieux humides, froids, obscurs, et par l'usage d'alimens malsains.

Quelques autres causes paraissent encore agir directement sur le système nerveux pour déterminer l'amaurose; telles sont par exemple les émanations des fosses d'aisances, celles de plomb, et même celles du mercure; les commotions produites par la foudre. Quelques substances narcotiques ingérées dans le canal alimentaire, appliquées sur l'œil, sur des plaies ou même sur la peau dans le voisinage de l'œil peuvent aussi éteindre, mais momentanément seulement, la sensibilité de la rétine et la contractilité de l'iris. Les feuilles, le suc, les baies, l'extrait de Belladone ont souvent donné lieu à ces phénomènes. Il existe aussi plusieurs observations d'amauroses occasionées par l'usage d'alimens préparés avec le seigle ergoté.

Beaucoup d'amauroses sont la suite d'un état de pléthore ou de congestion sanguine dans le cerveau ou dans l'œil. C'est à cette série, je pense, que l'on pourrait rapporter celles de ces affections que l'on observe chez les sujets menacés d'apoplexie, celles qui surviennent à la suite de la suppression brusque du flux menstruel ou hémorroïdal, ou qui se déclarent à la suite d'éternumens violens, pendant un accès de colère, de convulsions ou pendant l'ivresse. Ces amauroses sont le plus souvent susceptibles de guérison. J'en rapprocherai, quoique celles-ci soient beaucoup plus graves, les gouttes seréines qui se forment chez quelques enfans pendant une dentition orageuse, chez d'autres enfans pendant la durée ou à la suite d'une hydrocéphale aiguë ou chronique; celles qui se déclarent à la suite de certaines apoplexies; celles qui reconnaissent pour causes des fièvres accompagnées de délire, de convulsions, de coma ou des inflammations du cerveau ou des méninges.

On trouve dans les auteurs une multitude d'observations d'amauroses que l'on pourrait nommer *traumatiques*, causées par des plaies ou par des contusions de la région surcilière, par des contusions ou des plaies de l'œil, par des coups violens portés sur le crâne, par des plaies pénétrantes dans l'orbite ou dans le cerveau. Lorsque ces amauroses ne sont que l'effet d'une lésion légère de l'œil, des nerfs ou du cerveau, elles peuvent céder à l'emploi méthodique des moyens curatifs; mais lorsque ces blessures ont intéressé trop gravement l'œil, le nerf optique ou le cerveau, la vue est perdue pour toujours. Il n'est peut-être pas inutile de faire observer ici que l'on a vu plusieurs fois la goutte sereine survenir à la suite de l'opération de la cataracte par dépression, et tout porte à croire que dans cette circonstance elle reconnaissait pour cause immédiate la compression ou la distention d'une portion de la rétine.

Les amauroses sympathiques sont plus rares que la plupart de celles dont je viens d'énumérer les causes; elles ont cependant été observées dans plusieurs circonstances; tantôt elles sont produites par des affections vermineuses ou par des saburres des premières voies. Chez quelques femmes on a vu l'amaurose déterminée par des accès d'hystérie ou par la grossesse; elle a été observée chez quelques sujets affectés d'hypocondrie, d'engorgement dans les viscères abdominaux ou de fièvres intermittentes; on l'a même vue déterminée par des calculs contenus dans la vessie ou engagés dans l'urètre. Ces amauroses sympathiques sont celles qui sont le plus souvent intermittentes; elles disparaissent ordinairement dès que l'on a obtenu la guérison de l'affection primitive qui y a donné lieu.

L'amaurose est souvent la suite de la suppression de la transpiration, de la gale, de la teigne, des dartres, des croutes laiteuses, d'un écoulement purulent ou catarrhal ancien. La rétrocession de la goutte et du rhumatisme peut également y donner lieu. Les amauroses scrofuleuses sont admises par les meilleurs auteurs, et l'existence de celles qui sont occasionées par le virus vénérien est également incontestable. Dans quelques cas ce virus ne donne lieu à l'amaurose qu'en occasionant des périostoses ou des exostoses qui compriment le nerf optique, mais il n'est pas rigoureusement démontré que ce virus puisse agir directement sur le système nerveux de l'œil de manière à y éteindre la sensibilité. J'ai vu la goutte sereine survenir, chez une dame à laquelle j'avais extirpé, quatre jours auparavant, un sein cancéreux, et les yeux devinrent ensuite très-douloureux et prirent l'aspect cancéreux.

Je rangerai dans un dernier groupe, en les considérant sous le rapport de leurs causes, les espèces nombreuses d'amauroses symptomatiques produites par des maladies organiques : telles sont celles qui sont le résultat de l'oblitération ou de la dilatation anévrysmatique de l'artère optique, de l'ossification de la rétine, de la transmutation de cette membrane en tissu fibreux ou osseux, de l'atrophie du nerf optique, de la destruction d'une portion de ce nerf par la suppuration. On a rencontré, dans d'autres amauroses symptomatiques le même nerf compris dans des tumeurs cancéreuses ou tuberculeuses, ou bien contenant dans son épaisseur des tumeurs fibreuses ou squirreuses. D'autres fois on a trouvé les méninges épaissies, la substance cérébrale ramollie ou désorganisée sur le trajet ou vers le lieu de l'origine de ce nerf. Le plus souvent les maladies organiques qui existent dans l'intérieur du crâne derrière la fosse sphénoïdale, dans le cas d'amaurose, se trouvent du côté opposé à l'œil malade, dans quelques cas cependant elles se rencontrent du même côté.

L'amaurose survient quelquefois d'une manière subite, mais il est plus ordinaire de la voir se former lentement, et dans ce dernier cas elle est ordinairement plus difficile à guérir. Tantôt, dès son origine, elle affecte les deux yeux; d'autres fois un œil seul en est d'abord atteint. Mais il est important de remarquer que si l'on n'arrête pas les progrès de la maladie, elle finit communément par se déclarer au second œil. Parmi les amauroses incomplètes, il existe une variété assez rare : c'est cette amaurose dans laquelle la moitié seulement de la rétine paraît être affectée de paralysie, de sorte que les malades n'aperçoivent que l'une des moitiés de l'objet qu'ils examinent. Quelques amauroses surviennent sans avoir été précédées de douleur; plus souvent avant que la vue soit sensiblement affaiblie, les malades se plaignent d'un sentiment de chaleur ou de tension dans l'œil, dans la région surcilière ou dans l'intérieur du crâne, et ces douleurs cessent ou au moins diminuent dès que la vue est complétement éteinte.

L'amaurose peut être simple ou compliquée avec d'autres maladies de l'œil. Ses complications les plus fréquentes sont l'ophthalmie profonde et chronique, l'iritis, le glaucome, l'hydrophtalmie, la cataracte. (*Voyez* ces mots). C'est ici, je crois, le lieu d'indiquer une variété de cette dernière complication que M. Roux a eu occasion d'observer plusieurs fois, et qu'il a signalée dans son *Traité d'opérations*. On l'observe le plus souvent chez des sujets dont les yeux sont bruns, petits et enfoncés; les malades éprouvent d'abord du trouble dans la vue, des douleurs dans la tête et dans l'œil; le crystallin perd peu à peu sa transparence et la rétine sa sensibilité, et la vue s'éteint avant que le crystallin soit complétement opaque. Les douleurs cessent alors, mais les malades sont encore plus ou moins fréquemment fatigués par des scintillations. Cette amaurose paraît être incurable. On trouve cependant dans le *Traité des maladies des yeux* de Pellier de Quengsy, l'observation fort curieuse d'une goutte sereine compliquée de cataracte qui guérit après que le crystallin eut été extrait; mais l'état des yeux n'était pas celui que je viens de décrire.

Il est encore une autre complication de l'amaurose dont les auteurs, à l'exception de M. Demours, n'ont pas, je crois, fait mention. J'ai eu occasion de l'observer deux fois sur des sujets adultes de sexe différent. Cette complication consiste dans la présence de bosselures bleuâtres et demi-transparentes situées autour de la cornée transparente qu'elles environnent, et sous la partie antérieure de la sclérotique qui est soulevée et amincie. Ces bosselures contiennent un fluide limpide; elles forment une saillie d'environ une ligne. Ont-elles leur siége dans le ligament ciliaire infiltré, ou bien sont-elles des kystes développés entre la choroïde et la sclérotique? Je l'ignore. Une ouverture pratiquée à ces bosselures détermine promptement leur affaissement en donnant issue au fluide qu'elles contiennent, mais au bout de quelques jours elles reparaissent. Cette opération, dans les deux cas que j'ai observés, n'a pas même momentanément rendu la vue aux malades, et les autres moyens employés pour les guérir n'ont pas eu plus d'efficacité. Cette affection a de l'analogie avec celle que Scarpa décrit sous le nom de *staphyloma posticum*.

Lorsque l'amaurose complète survient brusquement, les malades cessent tout à coup de voir; la pupille reste dilatée, immobile, et l'on peut facilement s'assurer que le crystallin et le corps vitré conservent leur transparence. Quand l'amaurose se forme graduellement, les malades ont d'abord de la peine à distinguer les objets éloignés ou peu éclairés; il leur semble souvent apercevoir des filamens, des insectes; les corps qu'ils veulent examiner leur paraissent tachés ou voilés par une vapeur épaisse; l'iris perd peu à peu sa mobilité; la pupille se dilate; un léger strabisme survient quelquefois dans l'œil affecté. Ordinairement la pupille en se dilatant conserve sa figure circulaire, quelquefois elle se déforme, et cette circonstance a été notée comme défavorable par la plupart des auteurs, aussi bien que l'extrème dilatation de cette ouverture, et l'apparence d'une teinte blanchâtre ou grisâtre dans le fond de l'œil. Dans certaines amauroses la pupille reste resserrée et très-étroite; cette circonstance dépend probablement d'une inflammation de l'iris. Dans quelques cas aussi la pupille médiocrement dilatée conserve encore de sa mobilité quoique la cécité soit complète. Ce phénomène, facilement expliqué par les physiologistes, n'a été observé que lorsque la goutte sereine n'affecte que l'un des yeux, ou que lorsqu'ils n'en sont pas atteins au même degré. Lorsque l'amaurose est devenue complète les yeux perdent toute expression, et les paupières restent immobiles lorsqu'on approche de l'œil un corps quelconque.

Pour reconnaître l'existence de la goutte sereine il faut examiner successivement l'œil en face et de côté, et au grand jour, pour s'assurer si ses membranes et ses humeurs ont conservé leur transparence; il faut aussi abaisser et élever la paupière supérieure à diverses reprises, en laissant l'œil couvert pendant quelques instans pour constater si l'iris est encore contractile. Le diagnostic, facile dans la plupart des cas, peut cependant dans quelques circonstances offrir beaucoup de difficultés. J'ai vu récemment un malade dont la vue était presque entièrement éteinte; il ne pouvait plus entrevoir que les objets peu éclairés. La surface antérieure des yeux n'était point enflammée; les pupilles resserrées, mais encore légèrement mobiles, conservaient leur couleur naturelle. Les plus habiles chirurgiens et oculistes de Paris, consultés par lui, furent d'avis différens sur la nature de sa maladie, puisqu'elle fut considérée par les uns comme une inflammation chronique de la rétine et de l'iris, par d'autres comme une amaurose, et par d'autres enfin comme une véritable cataracte noire. Dans ces cas embarrassans on pourrait, comme l'ont fait avec succès quelques praticiens, avoir recours à l'application de l'extrait de Belladone sur l'œil pour obtenir la dilatation de la pupille, et pour pouvoir ensuite examiner plus facilement le crystallin et le corps vitré; et lorsque la pupille est dilatée, et que le crystallin est devenu plus volumineux et a perdu de sa transparence, on peut avoir recours à l'électricité pour constater si l'iris est encore mobile. Il faut cependant convenir que s'il existait des adhérences entre cette membrane et le cristallin, ce mode d'exploration pourrait induire en erreur sur le véritable état de l'iris et de la rétine.

J'ai indiqué, en parlant des causes de l'amaurose, les circonstances qui établissent les probabilités de la guérison ou de l'incurabilité de cette maladie; je n'insisterai pas davantage sur son prognostic; j'ajouterai seulement que quand cette affection est très-ancienne, il est rare qu'elle cède aux moyens que l'on emploie contre elle.

Traitement. Lorsque l'on se rappelle les causes très-variées qui peuvent produire la goutte sereine, on ne doit pas être étonné que l'on soit parvenu à la guérir par des méthodes de traitement très-différentes, et que dans certains cas tous les moyens curatifs aient échoué. Un praticien instruit sait le plus souvent reconnaître ces cas malheureux avant d'essayer aucun traitement, et il est alors de son devoir de ne pas tourmenter le malade par des remèdes inutiles, et qui pourraient même devenir nuisibles.

Les indications curatives dans le traitement de l'amaurose doivent se tirer, 1° de la cause qui y a donné lieu; 2° de l'état actuel de l'œil et des parties avec lesquelles cet organe a des connexions immédiates ou des sympathies; 3° de l'état général du malade. Ayant égard à ces trois sources d'indications, je vais successivement passer en revue les principaux moyens curatifs que l'on a proposés contre cette maladie, et déterminer dans quelles circonstances ils doivent être employés.

A. Les émissions sanguines : je comprends sous cette dénomination la saignée artérielle, la saignée veineuse, la saignée capillaire exécutée avec des sangsues ou avec des ventouses scarifiées.

La section de la branche antérieure de l'artère temporale a été pratiquée avec succès dès l'invasion des premiers symptômes de l'amaurose, et même à une époque plus avancée de cette maladie, chez les sujets adultes ou parvenus à un âge plus avancé, lorsqu'ils éprouvaient de violentes douleurs de tête, des étourdissemens, des pulsations dans les régions temporales, dans l'œil, dans le fond de l'orbite, lorsque le pouls était en même temps plein, dur, vibrant, et que le visage était coloré. La saignée pratiquée à la veine jugulaire convient dans les mêmes circonstances; cependant il paraît, d'après les faits rapportés par les auteurs, qu'elle fait cesser moins promptement l'état de pléthore du cerveau et de l'œil. La saignée du bras peut suffire lorsque la congestion sanguine est moins violente; et la saignée du pied a particulièrement été employée avec succès comme révulsive chez les individus sanguins, à la suite de l'artériotomie ou de la saignée de la veine jugulaire. L'indication de ces saignées se retrouve encore dans la plupart des cas où l'amaurose survient à la suite de contusion, de commotion ou de blessures de l'œil ou du cerveau. Lorsque les malades sont d'une constitution moins forte, que leur pouls offre peu de résistance, que le visage est peu coloré, quoiqu'il y ait quelques signes de congestion sanguine dans l'intérieur du crâne ou dans l'œil, on se borne à des saignées capillaires, en appliquant des sangsues soit à la nuque, soit mieux encore sur les régions mastoïdiennes, dans les narrines ou sur les tempes, et l'on obtient une plus grande quantité de sang et une révulsion plus marquée en apposant, lorsque la chose est possible, les ventouses dès que les sangsues se sont détachées. De très-larges ventouses scarifiées appliquées à la nuque, et à plusieurs reprises, ont souvent, à la suite de la saignée, procuré une amélioration remarquable dans l'état des yeux, lorsque malgré la saignée ces organes étaient restés douloureux et fatigués par des scintillations fréquentes. Enfin les sangsues appliquées à la vulve, à la marge de l'anus, conviennent dans la plupart des cas où l'amaurose a été précédée de la suppression du flux menstruel ou du flux hémorrhoïdal. On doit très-souvent chercher à seconder l'effet de la saignée par un régime sévère, par des boissons délayantes, par des minoratifs doux, par des lavemens laxatifs, par des pédiluves irritans, par des topiques froids, répercussifs appliqués sur le front, sur les paupières, et souvent renouvelés.

B. Les vésicatoires conviennent dans des cas plus nombreux encore que ceux où la saignée est indiquée, parce qu'on peut les employer soit comme excitans du système nerveux, soit pour concourir à faire cesser un état fluxionnaire habituel des yeux, soit pour rappeler sur les parties qu'elles occupaient des éruptions répercutées. Dans le dernier cas, on place ordinairement les vésicatoires sur le lieu où existaient les éruptions, et on leur donne beaucoup d'étendue; dans les autres cas, on les applique à la nuque, derrière les oreilles, sur les tempes, sur les régions surcilières, et on multiplie leurs applications. Il faut noter que toutes les fois que l'on rencontre les signes d'une congestion active dans le cerveau ou dans l'œil, l'emploi des vésicatoires doit toujours être précédé d'émissions sanguines plus ou moins abondantes. Des frictions avec la pommade stibiée peuvent être substituées aux vésicatoires lorsque l'on craint d'employer des préparations de cantharides.

C. Le séton ou les cautères profonds appliqués à la nuque méritent la préférence sur les vésicatoires, lorsque l'on ne peut parvenir à entretenir la suppuration de ceux-ci, quand ils occasionent un état d'agacement général, et surtout lorsque les malades sont affectés de cachexie scrofuleuse, dartreuse, psorique ou vénérienne, et que les yeux sont dans un état fluxionnaire habituel.

D. Le moxa a souvent été employé dans le traitement de la goutte sereine; mais il est rare qu'on l'applique avant d'avoir eu recours aux vésicatoires. On doit considérer ce moyen d'abord comme un des plus puissans excitans du système nerveux, et plus tard, lorsque la suppuration est établie, il agit à la manière des cautéres. Il est spécialement indiqué dans les amauroses qui ne sont point accompagnées de signes de congestion sanguine, sur les sujets lymphatiques peu irritables, et notamment lorsque les malades ressentent dans les tempes, dans l'orbite ou même dans d'autres parties du visage des douleurs qui ont un caractère névralgique ou rhumatismal. Les moxa se placent, dans les amauroses, sur les tempes, sur le trajet du nerf fronto-surcilier ou vers l'angle supérieur de l'occipital.

E. La cautérisation syncipitale avec la pommade ammoniacale a été employée avec succès dans des amauroses qui paraissaient reconnaître pour cause une sorte de congestion lymphatique ou une inflammation chronique dans l'intérieur du crâne. Le docteur Gondret vient de publier récemment deux exemples de guérison obtenue par ce moyen. Dans l'un de ces deux cas, on mit en même temps en usage les purgatifs.

F. Les sternutatoires ont été conseillés avantageusement dans les amauroses précédées ou accompagnées de coryza chronique, d'engorgement de la membrane pituitaire, ou de desséchement de cette membrane. Ils seraient dangereux dans le cas de congestion cérébrale.

G. Des médicamens excitans et même irritans peuvent être appliqués sur l'œil ou sur les parties qui l'environnent, lorsque l'amaurose paraît essentiellement dépendre d'un état de faiblesse de la rétine ou du nerf optique, et que l'œil n'est pas douloureux. C'est alors que l'on pourrait employer le collyre indiqué dans Plenck sous la dénomination de *aqua ophthalmica Quercetani*, et dont voici la formule : ♃ *croci metallorum* ʒi, — *aquæ rosarum.* ℥ vi. On assure que ce remède, dont il faut instiller quelques gouttes plusieurs fois par jour entre les paupières, est d'une grande efficacité contre la maladie qui nous occupe. On a aussi vanté le mélange connu sous le nom de *spiritus ophthalmicus Schmucheri : Spiritus liliorum convall.*, — *lavendulæ*, — *anthos*, — *salis ammoniaci*, ãã ʒi, — *balsam. vitæ Hoffm.* ʒ ß. On verse dans le creux de la main une petite quantité de ce médicament, et on l'approche des yeux. On en fait aussi des frictions sur le front, sur les tempes. C'est de la même manière que l'on emploie le baume de Fioraventi. On peut aussi diriger avec précaution sur les yeux du gaz acide sulfureux, du gaz ammoniac, les vapeurs de l'éther phosphoré; on a même osé instiller entre les paupières du suc de *capsicum annuum.* Ces moyens, très-irritans, ne doivent être employés qu'avec beaucoup de prudence.

H. L'électricité et le galvanisme doivent encore être rangés parmi les moyens que l'on peut appliquer presque immédiatement sur le système nerveux de l'œil pour y réveiller la sensibilité éteinte. L'un et l'autre seraient nuisibles si cet organe était douloureux ou disposé aux fluxions. Quelques praticiens ont sûrement trop vanté l'efficacité de ces moyens; mais il faut cependant convenir que beaucoup de guérisons d'amauroses ont été le résultat de leur emploi méthodique, et que c'est à tort qu'actuellement la plupart des médecins ont renoncé à les mettre en usage.

I. Les eaux minérales administrées en douches, en bains, en boisson, produisent souvent de bons effets dans le traitement de l'amaurose. On donne la préférence aux eaux hydro-sulfureuses, lorsque la goutte sereine est occasionée par des affections herpétique, psorique, rhumatismale. On conseille celles qui sont ferrugineuses lorsqu'il convient de rendre la circulation plus active, de fortifier les organes digestifs, de donner du ton au système lymphatique.

J. Les vomitifs, et surtout le tartre stibié, paraissent être considérés par quelques oculistes comme un spécifique contre l'amaurose, car ils les prescrivent dans presque toutes les espèces de cette maladie. Ils sont nuisibles cependant chez les sujets affaiblis, chez les individus très-irritables; ils le sont également lorsqu'il existe une disposition manifeste à une congestion sanguine dans le cerveau. Ces exceptions principales établies, l'expérience prouve qu'ils sont utiles quand l'amaurose dépend d'un état saburral de l'estomac; lorsqu'elle a été produite par la suppression de la transpiration; lorsqu'elle est un effet de la commotion du cerveau.

K. Les purgatifs ont été avec raison recommandés dans les amauroses sympathiques d'une affection vermineuse ou saburrale, et dans les amauroses occasionées par les émanations du plomb. Mais dans quelques cas les bons effets qu'ils procurent résultent ou de l'excrétion muqueuse très-abondante qu'ils déterminent, ou de l'excitation sympathique qu'ils occasionnent dans le système nerveux de l'œil.

L. Les toniques persistans, tels que les extraits ou la décoction de houblon, de gentiane, de quinquina, et les préparations
ferrugineuses, conviennent généralement dans les amauroses scrofuleuses, dans celles qui sont la suite d'épuisement. Leur action
doit être secondée par un régime analeptique et par tous les autres
moyens hygiéniques propres à accélérer le retour des forces. Le
quinquina convient plus spécialement que les autres amers dans
les amauroses intermittentes et périodiques. Les toniques diffusibles, tels que le musc, le camphre, la valériane, l'huile animale
de Dippel, l'esprit de corne de cerf succiné, l'infusion très-forte
d'arnica, l'extrait de cette plante, l'éther phosphoré, ont été également employés avec succès dans des amauroses essentiellement
asthéniques, et même dans des amauroses primitivement produites
par la pléthore, lorsque la paralysie de la rétine n'avait point cédé
aux saignées et aux dérivatifs indiqués par l'état pléthorique.

M. Les préparations mercurielles ne sont ordinairement employées dans le traitement de l'amaurose que quand elle paraît
dépendre d'une cause syphilitique, et alors on y associe les sudorifiques. Storck assure cependant avoir prescrit plusieurs fois
avec succès le sublimé corrosif dans le traitement de gouttes se-
reines non vénériennes, mais produites suivant lui par une
surabondance des fluides blancs, par une disposition aux engorgemens lymphatiques. C'est dans ces mêmes cas qu'il dit aussi
avoir obtenu plusieurs guérisons par l'emploi long-temps continué, et à dose successivement augmentée, de l'extrait de ciguë.
Le savant professeur Chaussier conseille l'administration de ce
médicament lorsque l'amaurose est compliquée d'ophthalmodynie
opiniâtre. Les pilules de Méglin réussissent aussi quelquefois dans
la même circonstance.

N. L'extrait et la poudre d'aconit sont encore recommandés
par Storck dans les amauroses arthritiques et rhumatismales.
Plenck conseille d'associer à ces substances une petite quantité de
soufre doré d'antimoine et de calomel. On doit aussi continuer
pendant long-temps l'emploi des préparations d'aconit, et n'en
augmenter que progressivement la dose.

O. L'extrait de pulsatile noire est encore un de ces médicamens
violens dont Storck a préconisé l'emploi. Il en faisait incorporer
quatorze grains dans un gros de sucre, et il faisait prendre d'a-
bord trois fois par jour trois grains de ce mélange. La dose doit
être augmentée graduellement. Ce praticien a vu six amauroses

guéries par ce médicament. L'extrait de clématite (*clematis erec-ta*), recommandé aussi contre cette maladie, agit sur l'estomac à peu près comme le précédent, c'est-à-dire à la manière des poisons végétaux âcres. On doit en suspendre l'emploi dès qu'ils produisent des symptômes graves d'irritation gastrique.

On est souvent obligé, dans le traitement de l'amaurose, d'associer plusieurs des moyens curatifs que je viens d'énumérer, de les combiner de diverses manières, d'en abandonner quelques-uns momentanément pour y revenir ensuite. Lorsque les indications rationnelles ne sont pas très-précises, il arrive souvent que l'on ne parvient à trouver le moyen de guérison qu'à la suite de plusieurs essais infructueux qui exigent autant de zèle et de prudence de la part du médecin, que de patience et de courage de la part du malade. Quelle que soit la cause de cette maladie, il faut, pendant son traitement, et même après sa guérison, que les personnes qui en sont ou qui en ont été affectées renoncent aux occupations, aux exercices, aux habitudes qui pourraient fatiguer ou affaiblir les yeux ; et dans les cas où l'amaurose a été occasionée par une prédisposition fluxionnaire ou par une cachexie quelconque, il est convenable de conserver un exutoire, et de le faire suppurer pendant long-temps. (MARJOLIN.)

AMBI, s. m. *ambe*, ἄμϐη, le sommet ; nom donné par Hippocrate à une machine de son invention, destinée à réduire la luxation de l'humérus. Cette machine est composée de deux pièces de bois, l'une verticale, fixe, soutenue par un pied, l'autre horizontale et mobile. Ces deux pièces sont réunies par une charnière placée au sommet de la première, et près de l'une des extrémités de la seconde. Lorsqu'on se sert de l'ambi, les deux pièces font un angle droit ; celle qui est verticale est placée parallèlement au corps du malade, et sert de point d'appui ; celle qui est horizontale est parallèle au bras qu'on fixe dessus par plusieurs lacs, et fait office de levier ; l'angle de ces deux pièces se trouve sous l'aisselle. Quand on veut faire la réduction on baisse la branche où est attaché le bras, et l'angle droit qu'elle forme avec l'autre devient aigu ; ce mouvement opère à la fois l'extension, la contre-extension et la réduction de l'os ; cet instrument, tout ingénieux qu'il paraisse au premier aperçu, présente des inconvéniens qui en ont fait abandonner l'usage, et que J. L. Petit avait déjà signalés dans son *Traité des maladies des os*. Aussi ce célèbre chirurgien avait-il proposé de lui faire subir diverses modifications avan-

tageuses, et même de le remplacer par une machine de son invention, dont il se servit avec succès dans un grand nombre de cas.
Le premier et le principal défaut de l'ambi vient de ce qu'il
pousse la tête de l'os dans sa cavité, avant que l'extension et la
contre-extension soient convenablement faites. On trouve la
figure et la description de l'ambi d'Hippocrate dans les ouvrages
de Scultet, Heister, J. L. Petit.   (JULES CLOQUET.)

AMBIDEXTRE, adj., *ambidexter*, ἀμφιδέξιος des Grecs, formé
de deux mots latins, *ambo*, deux, et *dextra*, droite. On donne
le nom d'ambidextre à l'homme qui se sert avec autant d'a-
dresse de la main gauche que de la droite. Depuis long-temps
on a cherché à expliquer la cause pour laquelle nous don-
nons en général la préférence à la main droite pour exécuter les
mouvemens qui réclament le plus de force, d'adresse et de précision, de sorte que dans la plupart des cas, cette main joue le
rôle principal, tandis que la gauche ne lui sert, pour ainsi dire,
que d'auxiliaire. Aristote avait déjà observé que les deux moitiés
du corps de l'homme, bien que symétriques et semblables en
apparence, n'avaient cependant pas une égale force; que sous ce
rapport, la moitié droite l'emportait sensiblement sur la gauche.
Quelques auteurs ont pensé que cette inégalité d'énergie entre
les deux côtés du corps dépendait de l'organisation primitive,
d'une disposition innée, inconnue dans son essence. D'autres ont
voulu en trouver la raison dans la disposition des gros vaisseaux,
dans la situation de tel ou tel autre organe; d'autres enfin regardent
la prédominance de la force dans le côté droit comme un effet de
l'habitude dans laquelle nous sommes d'exercer plus fréquemment
ce côté, habitude contractée par le genre d'éducation à laquelle
nous sommes soumis, et qui fait que la plupart de nos actions ne
sont que des imitations plus ou moins fidèles de ce qu'on nous a enseigné ou de ce que nous avons vu faire. La plupart des physiologistes admettent aujourd'hui cette dernière opinion, comme étant
la plus vraisemblable et celle qui s'accorde avec le plus grand
nombre d'observations. On apprend en effet aux enfans, dès le
plus bas âge, à se servir presque exclusivement de la main
droite, qui bientôt prend un développement plus considérable que
la gauche, et devient plus apte qu'elle à exécuter les mouvemens
les plus importans. La main gauche n'est exercée qu'à des mouvemens d'un ordre secondaire; l'attention ne la dirige pas avec
autant de constance que la droite; de là le degré d'imperfection

dans lequel elle demeure relativement à cette dernière. N'observe-t-on pas d'ailleurs qu'on peut réellement faire passer à volonté la prédominance d'action, la force, l'adresse, de la main droite dans la gauche, en condamnant la première à l'inaction, et en exerçant fréquemment la dernière. Combien n'a-t-on pas vu de malades, obligés de renoncer à se servir de la main droite, apprendre en peu de temps à peindre, à écrire, en un mot à exécuter de la main gauche des mouvemens aussi précis, aussi délicats que ceux qu'ils faisaient avec la droite, et devenir ainsi accidentellement gauchers ?

Quelques physiologistes ont pensé que l'accroissement de force et d'habileté apporté par l'exercice dans la partie droite du corps pouvait être transmis par la génération du père aux enfans, de la même manière qu'on voit plusieurs animaux domestiques auxquels on a mutilé certains organes, comme la queue, les oreilles, donner naissance à des petits sur lesquels ces mêmes parties diminuent de plus en plus d'étendue, à mesure que les générations se succèdent. Cette opinion me paraît d'autant plus probable que je connais plusieurs individus qui sont gauchers de père en fils. L'usage dans lequel on est de temps immémorial de faire la plupart des mouvemens de gauche à droite, a contribué encore à perpétuer l'usage plus fréquent de la main droite.

Il est fort rare de trouver un homme parfaitement ambidextre. Les personnes qui se servent d'une main comme de l'autre, accordent cependant presque toujours la préférence à la droite pour certains mouvemens. Il n'y a qu'un long exercice, qu'une habitude contractée depuis long-temps, qui puisse établir un juste équilibre entre l'action des deux mains, et les rendre capables des mêmes mouvemens; encore n'observe-t-on presque jamais une égale adresse dans les deux mains, et lorsqu'on s'exerce à devenir ambidextre, perd-on quelquefois, sous ce rapport, à droite ce qu'on acquiert à gauche, comme si l'attention qui dirige les mouvemens des mains ne pouvait point se partager également entre elles deux. L'observation a prouvé la fausseté de cet aphorisme attribué à Hippocrate, dans le quel il est dit qu'une femme ne devient jamais ambidextre.

S'il n'est que fort peu d'hommes entièrement ambidextres, il n'est pas rare d'en rencontrer qui se servent presque indifféremment des deux mains pour exécuter les mêmes actions. C'est dans l'exercice des arts, et surtout dans la pratique de la chirurgie, qu'il est de la plus haute importance de pouvoir se servir avec une égale dextérité des deux mains. Celse exige, parmi les qualités qui doivent distinguer le chirurgien, qu'il soit ambidextre, *non minus sinistrâ quam dextrâ promptus.* Dans une foule de circonstances le chirurgien en effet ne se voit-il pas obligé de pratiquer les mêmes opérations tantôt avec la main droite, et tantôt avec la gauche, comme la phlébotomie, les opérations de la cataracte, de la fistule lacrymale, du bec de lièvre, certaines excisions, etc.? Lorsque la main droite est fatiguée dans quelques opérations, dans l'application de certains appareils, n'est-il pas souvent de première nécessité que la gauche puisse la remplacer exactement ?

Comme par l'habitude on peut acquérir presque autant de force et d'adresse de la main gauche que de la droite, les élèves qui se destinent à la pratique de la chirurgie ne sauraient trop souvent s'exercer à exécuter sur le cadavre les mêmes opérations alternativement avec les deux mains ; les premiers essais leur paraîtront difficiles et pénibles, mais ils ne tarderont pas à voir de jour en jour s'aplanir les difficultés qu'ils auront d'abord éprouvées, et à s'apercevoir des progrès qu'ils auront faits, de l'adresse qu'ils auront acquise dans la main gauche, adresse sans laquelle ils ne seraient pas ambidextres.   (JULES CLOQUET.)

AMBLOTIQUE, adjectif, pris quelquefois subst. *ambloticus* de ἀμβλωσις, avortement. Mot employé par quelques auteurs pour désigner les médicamens abortifs. *Voyez* ce mot. (DÉSORMEAUX.)

AMBLYOPIE, s. f. *amblyopia* ; de ἀμβλὺς, émoussé, et de ὄπτομαι, je vois. Obscurcissement, affaiblissement de la vue. Ce mot exprime généralement le premier degré de l'amaurose. *Voyez* ce mot. Quelques auteurs, Sauvages entre autres, en ont fait un genre de maladie caractérisé par une diminution absolue ou relative de la faculté de voir, indépendante de l'opacité des parties de l'œil que doit traverser la lumière. Ils ont par conséquent rapporté à ce genre, outre l'amaurose commençante, l'héméralopie, la nyctalopie, la myopie, la presbytie et le strabisme. *Voyez* ces mots.   (RAIGE DELORME.)

AMBRE GRIS, *ambarum griseum.* On donne ce nom à une substance aromatique très-connue, recherchée par le commerce, consacrée au luxe, adoptée par la sensualité, célébrée par la mode, et fort souvent employée en médecine.

Cette substance, ainsi que son nom l'indique, est d'une couleur grise; elle est d'ailleurs parsemée de taches noirâtres, jaunâtres et blanchâtres. Elle est opaque et solide, d'une consistance variable, mais assez dure ordinairement pour être cassante. Elle conserve pourtant, comme la cire, l'impression des ongles ou des dents. Une chaleur modérée la ramollit, la rend onctueuse, la fait fondre en une huile épaisse et noirâtre, et se volatiliser en entier, par degrés, sans produire de charbon. Approchée d'une bougie allumée, elle se consume en répandant une vive clarté. L'humidité prolongée la ramollit comme la chaleur. Sa saveur est fade, mais son odeur est forte, facile à reconnaître, agréable à certaines personnes, désagréable et insupportable pour d'autres ; elle s'exhale par le mélange de l'ambre avec d'autres parfums, avec le musc en particulier.

MM. Pelletier et Caventou, deux de nos chimistes distingués, ont trouvé dans l'ambre gris un principe animal spécial, qu'ils ont nommé *ambreine*. M. Bouillon-Lagrange, avant eux, avait fait l'analise de cette matière, et y avait reconnu la présence d'une résine, d'une matière grasse analogue à l'adipocire (cholestérine), d'une certaine quantité d'acide benzoïque, et d'une substance charbonneuse. Quant à ce que Herrmann et Cartheuser ont dit de ses propriétés chimiques, ce n'est que le résultat d'un examen incomplet et même erroné.

Les huiles fixes, comme celles d'olive, de colza, et les huiles volatiles, comme celles de térébenthine, de sabine et d'hyssope, dissolvent l'ambre à chaud. L'éther le dissout à froid avec une grande facilité. Il en est de même de l'alcohol.

L'ambre gris est assez léger pour flotter non-seulement à la surface de la mer, mais encore sur l'eau douce. Il se présente en boules irrégulières : les unes montrent dans leur cassure un tissu grenu ; d'autres sont formées de couches presque concentriques, d'épaisseur variable, et se brisent en écailles. Le grand diamètre de ces boules varie ordinairement de trois à douze pouces, et leur poids de deux à trente livres. La compagnie des Indes de France cependant exposa à la vente de Lorient, en 1755, une boule d'ambre qui pesait cent vingt-quatre livres. Un pêcheur américain d'Antigoa ayant pris un cachalot dans le voisinage des Iles-du-Vent, a trouvé dans son ventre une de ces boules du poids de cent trente livres. Ces deux exemples suffisent pour faire connaître à quel volume ces concrétions peuvent parvenir ; nous les avons choisis entre plusieurs autres.

Presque toujours les masses d'ambre gris renferment des becs ou plutôt des mâchoires de ce mollusque céphalopode auquel Linnæus a donné le nom de *sepia octopodia*.

Souvent on trouve les masses d'ambre gris flottant à la surface de l'Océan, ou rejetées sur le rivage par les vagues. C'est ainsi qu'on en rencontre fréquemment sur les côtes des Indes orientales, à Jolo, à Manille, au Pégu, au Bengale, dans le voisinage du Japon et des Philippines, entre Mosambique et la mer Rouge, entre le cap Vert et le royaume de Maroc, dans la baie de Honduras, dans le golfe de la Floride, sur les côtes de l'île de Maragnon au Brésil, dans la mer de la Chine, à Madagascar, au Mexique occidental, aux îles Gallapagos, et enfin dans le fond du golfe de Gascogne, entre l'embouchure de l'Adour et celle de la Gironde.

On a publié un grand nombre d'opinions différentes sur la nature et l'origine de cette substance précieuse. Plusieurs naturalistes l'ont regardée comme un bitume, comme une huile minérale, comme une sorte de pétrole. D'habiles chimistes, Geoffroy, Neumann, Grim, Brow, etc., ont adopté cette manière de voir. D'autres, prenant les fragmens de mâchoires de mollusques disséminés dans l'ambre gris pour des portions de bec d'oiseau, ont pensé qu'il provenait d'excrémens d'oiseaux qui avaient mangé des herbes odoriférantes. Quelques-uns l'ont considéré comme le produit d'une sorte d'écume rendue par les phoques, ou comme des excrémens de crocodile. Il en est qui ont cru que ce corps n'était qu'un mélange de cire et de miel, modifié par le soleil et par les eaux de la mer, de manière à répandre une odeur très-suave. Tels sont Pomet, Lémery et Formey, de Berlin. L'Ecluse, si improprement appelé *Clusius* par la plupart de nos écrivains, se rapprochant un peu plus de la vérité, dit que l'ambre gris était une substance animale produite dans l'estomac d'un cétacé, comme une sorte de bézoard. Dudley, dans un mémoire renfermé dans le vol. XXIII des *Transactions philosophiques de la société royale de Londres*, a avancé que cette substance était une production semblable au musc et au castoréum, et qui se formait dans un sac particulier placé au-dessus des testicules d'un cachalot.

Quoi qu'il en soit de toutes ces hypothèses, il est clairement démontré aujourd'hui que l'ambre gris se forme dans le canal intestinal du cachalot macrocéphale, *catodon macrocephalus*, Lacépède, animal qui produit aussi la cétine ou blanc-de-baleine, et qui ne doit point être confondu avec le *physeter macrocephalus* de Linnæus, quoiqu'il soit comme lui l'un des géans de la mer et le rival de la baleine franche. Il faut donc sous ce rapport entièrement partager l'idée des Japonais, qui nomment l'ambre gris *kusura no fu*, c'est-à-dire excrément de baleine.

L'ambre gris se trouve, chez les cachalots femelles comme chez les mâles, dans le canal alimentaire, à une distance de l'anus qui varie entre trois et quinze pieds, et le plus communément dans le cœcum. Il est parsemé de fragmens de mâchoires de sèche, parce que ces grands cétacés se nourrissent principalement de ce mollusque, et que ces mâchoires sont de nature à ne pouvoir être attaquées par les forces de la digestion. C'est une vérité mise, il y a déjà quelque temps, dans tout son jour par le docteur Schwediawer.

L'ambre gris n'est donc qu'un produit des excrémens du cachalot ; mais il ne se forme que dans certaines circonstances, et ne se trouve point par conséquent dans tous les individus. Il semble le résultat d'une véritable maladie qui endurcit ainsi une portion des excrémens dans les intestins, et en fait paraître quelquefois quatre ou cinq concrétions à la fois : et cela est si vrai que les pêcheurs exercés connaissent si le cachalot qu'ils ont sous les yeux renferme de l'ambre gris. C'est au moins ce que nous apprend le capitaine Colnett.

Il s'en faut de beaucoup que l'ambre gris ait toutes les grandes propriétés médicamenteuses qu'on lui attribuait autrefois. Il est, au reste, de nos jours bien plus fréquemment mis en œuvre par les parfumeurs que par les médecins ; mais il mérite pourtant de conserver une place parmi les substances que la matière médicale offre au thérapeutiste pour le soulagement de nos maux. L'ambre gris a en effet une vertu stimulante très-prononcée. Au rapport de Boswell, trente grains de cette matière suffisent pour produire une accélération marquée du pouls, avec développement de la force musculaire, aptitude plus prononcée dans les organes de l'audition et de la vision, plus d'activité dans les facultés intellectuelles, une disposition à la gaieté, et des désirs vénériens. Ne nous étonnons donc point si les anciens, amateurs décidés de tout ce qui pouvait leur paraître aphrodisiaque, ont employé l'ambre gris pour relever les forces vitales abattues, pour rendre toute leur énergie à des organes flétris par l'âge ou par les excès, et si dans tout l'Orient ce parfum passe encore aujourd'hui pour avoir le pouvoir de prolonger la vie. Quoi qu'il en soit, des médecins fort instruits ont employé avec succès l'ambre gris dans des névroses, dans des convulsions, dans des cas de tétanos en particulier. Feu Chaumeton a constaté ses vertus dans la fièvre atacto-adynamique, vertus qu'avaient déjà préconisées beaucoup de médecins du Nord, et que j'ai eu moi-même occasion de vérifier.

L'ambre gris se donne depuis cinq grains jusqu'à un ou deux gros par jour. On l'administre en solution dans l'alcohol ou dans l'éther, ou incorporé dans une conserve appropriée. Il entrait autrefois dans une foule de préparations pharmaceutiques, comme la poudre d'ambre de Mésué, la poudre aromatique de roses de Gabriel, la poudre de joie de Nicolas Prevost, l'électuaire de Satyrion, les tablettes de magnanimité, le baume apoplectique de Charras, la confection d'alkermès et celle d'hyacinthe, etc. Le Codex nouvellement publié à Paris contient les formules de la teinture alcoholique et de la teinture éthérée d'ambre. Cette substance entre aussi dans les pastilles indiennes appelées *cachundé*, préparation assez en vogue à Paris de notre temps, de même que dans la plupart des trochisques odoriférans qu'on nomme *pastilles du sérail*, et que les anciens appelaient *aviculæ cypriæ*.

(HIPP. CLOQUET.)

Ambre jaune, *ambarum citrinum*. Voyez succin.

AMBREINE, s. f., *ambreina*, substance grasse faisant partie de l'ambre gris, ayant beaucoup d'analogie avec la cholestérine, dont elle diffère cependant. Elle est fusible à 30° th. c., tandis que la cholestérine exige 137° pour être fondue ; l'acide nitrique la transforme en acide ambréique, qui jouit de propriétés différentes de celles de l'acide que l'on obtient en traitant la cholestérine par l'acide nitrique. Elle a été étudiée dans ces derniers temps par MM. Pelletier et Caventou. M. Bouillon-Lagrange l'avait déjà rangée parmi les produits appelés *adipocire*. Elle est inusitée.

AMBREIQUE (acide), adj., *ambreicus*, acide composé d'oxygène, d'hydrogène et de carbone, obtenu par MM. Pelletier et Caventou en traitant l'ambreine par l'acide nitrique à chaud : il est jaune quand il est en masse, et presque blanc lorsqu'il est divisé. Il ne fond qu'au-dessus de la température de l'eau bouillante, tandis que l'acide cholestérique, avec lequel on pourrait le confondre jusqu'à un certain point, est fusible à 58° th. c. Il est inusité.

(ORFILA.)

AMBULANCE (*chirurgie militaire*). Dès qu'une armée entre en campagne, elle peut se trouver éloignée de ses hôpitaux sé-

dentaires, qui sont ordinairement établis dans les villes de garnison, tant des frontières que de l'intérieur. Cette circonstance
est d'autant plus embarrassante, qu'il est rarement possible alors
de conduire au loin les malades et les blessés, soit parce que les
derrières de la ligne ne sont pas toujours libres, soit à raison de
la pénurie des moyens de transport. Pour obvier aux inconvéniens qui peuvent résulter d'une semblable position, on fait constamment suivre les grands mouvemens de troupes par un nombre
suffisant de médecins, de chirurgiens et de pharmaciens, et par
tout le matériel nécessaire pour la formation d'hôpitaux provisoires dits *hôpitaux ambulans*. Ces établissemens sont ainsi nommés parce qu'ils doivent être transportés d'un lieu à un autre,
suivant les marches et contre-marches que fait l'armée dont ils
dépendent. L'intérêt du soldat et beaucoup d'autres motifs qu'il
est inutile de rappeler, ont fait sentir la nécessité de cette mesure, qui, d'ailleurs, est encore impérieusement commandée par
l'influence qu'elle peut avoir sur le succès des opérations militaires. En effet, en donnant la faculté de retenir les hommes malades à portée de leurs corps respectifs, et, par conséquent, de
les y faire rentrer aussitôt qu'ils sont guéris, elle prévient l'affaiblissement de l'armée, qui est souvent rapide et très-considérable lorsque, contre toutes les règles de la prudence, on envoie
à de grandes distances, des soldats sur le retour desquels l'expérience a prouvé qu'on ne doit presque plus compter, du tout, le
reste de la campagne.

Les hôpitaux ambulans reçoivent indistinctement les blessés,
les fiévreux, les vénériens et en général tous les militaires affectés de maladies qui peuvent les empêcher de suivre leurs corps.
Voyez médecine militaire.

- Le mot ambulance est plus particulièrement consacré aujourd'hui à désigner le lieu où, pendant et après une action, les
blessés sont amenés pour y recevoir; des officiers de santé attachés aux divisions, aux corps d'armée ou au quartier-général,
les soins que réclame leur état, le plus souvent après avoir déjà
été pansés sur le champ de bataille par les chirurgiens particuliers de leurs régimens. On peut dire, du reste, et cette assertion
sera suffisamment justifiée dans le courant de cet article, qu'il y
a autant d'espèces d'ambulance dans une armée qu'on y compte
de corps distincts. Pour se faire une idée exacte de ce que nous
avons à dire sur cet objet, il est nécessaire d'entrer dans quelques

détails sur l'organisation de la chirurgie militaire en temps de guerre. Tous les régimens d'infanterie et d'artillerie à pied ont deux chirurgiens par bataillon, un aide-major et un sous-aide. Un chirurgien-major, spécialement attaché au premier bataillon, est chef de tout le service. La cavalerie, l'artillerie légère et le train d'artillerie ont, sous ce rapport, une organisation semblable, c'est-à-dire qu'il doit y avoir deux chirurgiens par escadron. Il est pourtant à remarquer que, dans beaucoup de circonstances, ce nombre d'officiers de santé, fixé par l'arrêté du 9 frimaire an 12, est loin d'être complet. Chaque régiment est pourvu d'un fourgon d'ambulance destiné à transporter une caisse complète d'instrumens à amputation et à trépan, des compresses, des bandes, des bandages, de la charpie, des attelles, des fanons, des appareils préparés à l'avance, des bandages herniaires, et un boîte contenant les médicamens les plus usités. Pendant les dernières guerres, et notamment depuis les campagnes d'Espagne et de Russie, on avait remplacé ces voitures d'ambulance, que la difficulté des chemins et beaucoup d'autres circonstances rendent souvent très-incommodes, par des chevaux de bâts, portant chacun deux coffres ou paniers couverts remplis des objets ci-dessus indiqués. Il y en avait un pour chaque bataillon ou escadron. Indépendamment des officiers de santé appartenant aux régimens, et qui reçoivent leurs instructions du chirurgien principal de l'aile ou du corps d'armée dont ils font partie, il existe auprès de chaque division, surtout lorsque par la combinaison des opérations militaires elle doit s'éloigner du gros de l'armée, une ambulance complète, formée d'un chirurgien-major, d'un ou deux aides, et de trois jusqu'à huit sous-aides, suivant la force numérique de la troupe et la nature de l'expédition dont elle est chargée. Un ou deux fourgons, escortés par un nombre convenable de soldats infirmiers, contiennent le matériel de cette ambulance divisionnaire. Les corps d'armée composés de plusieurs divisions ont encore à leur suite, et sous les ordres immédiats des chirurgiens principaux, une ou plusieurs autres divisions d'ambulance ainsi organisées. Le chirurgien en chef de l'armée conserve en outre auprès de lui, au grand quartier-général, un nombre plus ou moins considérable d'officiers de santé de tous grades, également distribués par brigades ou divisions, dont chacune est composée d'un chirurgien-major, d'un aide et de quatre sous-aides. Ils forment une réserve que M. Percy désigne sous le nom de

Chirurgie de bataille. Une grande quantité de fourgons, tenus au complet par les soins de l'intendant-général de l'armée, renfermant des demi-fournitures de lits, un certain nombre de brancards, et surtout d'abondantes provisions en linge, charpie et autres moyens de pansement, qui doivent au besoin être mis à la disposition de ces différens corps de chirurgie. Toutes ces divisions d'ambulance sont d'un très-grand secours les jours d'affaires générales, car alors les chirurgiens des régimens ne sont pas assez nombreux pour panser tous les blessés. Elles sont aussi destinées, après les grandes batailles, à fournir des détachemens pour le service des hôpitaux temporaires, qu'une armée en marche est obligée d'établir, et pour surveiller les évacuations des blessés sur les hôpitaux militaires sédentaires des places fortes ou de l'intérieur. Le personnel des ambulances comprend encore un certain nombre de soldats-infirmiers, dont le chef remplit, sous la surveillance des intendans et sous-intendans militaires (commissaires-ordonnateurs et commissaires ordinaires des guerres), les fonctions de directeur ou d'économe, pour tout ce qui a rapport à la nourriture, au coucher et au transport des malades. Ces militaires, organisés en compagnies et en bataillons sous la dénomination de soldats d'ambulance, d'abord par M. Percy, à l'armée du Rhin, en l'an 7, et plus tard en Espagne, et ensuite par M. Larrey, dans l'ancienne garde, ont servi en général de la manière la plus utile, tant en enlevant les blessés du champ de bataille qu'en leur donnant des soins dans les ambulances. Aux armées où il n'y a pas de soldats d'ambulance, le service est fait, sous la direction d'un employé des hôpitaux, par des infirmiers à gages, trop souvent indisciplinés, avides, et sur le zèle desquels, il faut en convenir, on ne peut pas compter a beaucoup près autant que sur celui des premiers. Ces motifs peuvent faire espérer que l'expérience du passé ne sera pas entièrement perdue, et qu'un jour viendra où l'autorité donnera au corps des soldats d'ambulance une organisation régulière et définitive, réclamée par une bonne administration autant que par l'humanité.

Qn voit, d'après ce qui vient d'être dit, que les ambulances peuvent être considérées sous deux points de vue différens : d'abord comme des corps de chirurgie militaire, créations particulières de l'état de guerre, dont une sage prévoyance fait pressentir la nécessité dès qu'on met des troupes en campagne, mais dont les fonctions ne doivent réellement commencer qu'un jour de bataille ; en second lieu, comme de petits hôpitaux improvisés, d'une très-courte durée, et dans lesquels ces mêmes corps se vouent au soulagement des blessés.

Aussitôt qu'une affaire est engagée, les ambulances sont établies un peu en arrière de la ligne et hors de la portée du boulet, par les soins du chirurgien en chef ou des officiers de santé principaux ou divisionnaires. On les place, autant que faire se peut, dans les villages, les fermes, les couvens, les granges ou les maisons isolées qu'on trouve quelquefois à peu de distance ; mais toujours de manière à ce qu'il soit facile de communiquer, en avant avec le lieu où se passe l'action, et en arrière, avec le parc des équipages de l'armée, où sont les réserves de linge et de charpie, et d'où l'on fait venir les voitures nécessaires pour transporter les blessés loin du théâtre de la guerre, à mesure qu'ils sont pansés. Un ordre de l'armée indique communément la position exacte de ces ambulances aux différens corps qui doivent y envoyer leurs blessés. Les endroits secs et bien aérés doivent, toutes choses étant égales d'ailleurs, obtenir la préférence pour l'installation des ambulances, parce que dans beaucoup de circonstances les malades ne pouvant pas être évacués avec la promptitude qui est si désirable en pareil cas, leur entassement dans des lieux étroits et humides pourrait leur devenir funeste, ainsi qu'aux personnes chargées de les soigner. Les émanations qui s'exhalent d'un grand nombre de plaies en suppuration, dont il n'est pas toujours possible de renouveler les pansemens avec régularité, sont encore bien propres à augmenter les dangers auxquels expose un pareil encombrement. Quels que soient, du reste, les emplacemens dont on aura fait choix pour les ambulances, il ne faut pas s'attendre à rencontrer dans ces établissemens éphémères les commodités que présentent les hôpitaux réguliers. Les malades y sont couchés sur des matelas ou des paillasses ; le plus ordinairement même ils n'ont d'autres lits qu'un peu de paille étendue sur le carreau ; et comme il n'est pas toujours facile de réunir un nombre de couvertures proportionné au besoin, ils ne sont bien souvent garantis du froid que par leurs propres capotes ou leurs manteaux. Lorsque les premières dispositions sont faites, une division de chirurgiens est laissée à l'ambulance pour y attendre les blessés ; les autres divisions, vraies ambulances légères, dont tous les individus doivent être montés et pourvus de charpie, de bandes et de compresses, se rendent directement sur le terrain, accompagnées d'un nombre suffisant d'infirmiers ou soldats d'ambulance, pour panser les militaires que la nature de leurs blessures y a retenus, et les faire transporter à l'ambulance la plus voisine, dans des voitures réunies à cet effet. C'est dans des occasions de cette espèce qu'on reconnaît l'utilité des ingénieux fourgons suspendus, inventés par M. Larrey, ainsi que des voitures, non moins bien imaginées, que nous devons à M. Percy : dans les uns et dans les autres les blessés peuvent être placés commodément et conduits sans trop de secousses jusqu'à leur destination, avantage qu'on est loin de trouver dans les énormes caissons d'administration, et bien moins encore dans les charrettes de réquisition, auxquelles on est si fréquemment obligé d'avoir recours. Je dois aussi faire mention d'une autre espèce de voiture d'ambulance dont l'invention est également due à M. Percy, et qui a servi très-avantageusement dans plusieurs campagnes pour porter avec célérité d'un point à un autre de la ligne les chirurgiens non montés des ambulances, ainsi que les objets nécessaires à l'application du premier appareil sur le champ de bataille. C'est un caisson, long, étroit, bien suspendu, et rembourré à sa face supérieure, sur lequel on peut se placer comme les canonniers à pied, dans certaines circonstances, le font sur les caissons connus sous le nom de *wursts*. Lorsque le nombre des blessés dirigés sur les diverses ambulances est très-considérable, la plupart des divisions de chirurgiens, qui s'étaient détachées pour porter des secours et des consolations jusqu'au milieu des rangs, rentrent à leurs ambulances respectives, où, sous la surveillance et souvent à l'exemple du chirurgien en chef de l'armée ou des officiers de santé principaux, ils continuent à opérer et à panser les blessés. Les chirurgiens des corps eux-mêmes se réunissent avec un pareil but aux ambulances de leurs divisions ou des corps d'armée, dès que leur présence n'est plus nécessaire sur le champ de bataille. Là, chacun s'occupe et se rend utile : les légères blessures, les extractions de projectiles superficiellement situés, sont confiées au jeune sous-aide, qui, guidé par ses chefs et ses collègues les plus anciens, essaie l'application des connaissances théoriques qu'il a puisées dans les écoles ; les chirurgiens-majors et les principaux, que leur instruction et une longue expérience appellent à servir de modèles, décident des cas d'amputation, réduisent les fractures, opèrent et font opérer leurs collaborateurs de tous grades. Tous enfin rivalisent de zèle et de talent.

C'est dans l'exercice de ces intéressantes fonctions que le chirurgien militaire attaché aux ambulances passe quelquefois plusieurs jours et des nuits entières au milieu des scènes les plus déchirantes, avant de terminer la tâche pénible qu'il s'est imposée. Tant qu'il reste un seul blessé qui réclame des soins, qu'il soit Français ou du nombre des étrangers, que le sort des armes a privés de leur liberté, il renonce au repos, et prend à peine le temps de réparer ses forces par quelques alimens grossiers.

A mesure que les blessés se présentent, ou tout au moins aussitôt après leur pansement, on leur fait donner du bouillon, du vin ou quelques autres alimens proportionnés à leurs besoins ou à la gravité de leurs blessures. Dès lors ceux qui sont légèrement atteints aux mains et aux parties supérieures du corps, sont dirigés, à moins qu'ils ne soient en état de retourner de suite à leurs régimens, sur l'hôpital militaire le plus voisin ; tandis que ceux dont les blessures offrent plus de danger, tels que les amputés, ceux qui sont affectés de fractures, de plaies de tête graves, de plaies pénétrant dans les grandes cavités splanchniques, sont placés dans des fourgons ou autres voitures rassemblés à l'avance par les ordres des intendans et sous-intendans militaires, pour être transportés à la même destination ; ils sont, dans ce dernier cas, accompagnés par un chirurgien détaché de la division d'ambulance pour leur donner des soins pendant la route.

Ce mouvement continu des lignes de bataille vers les ambulances, et de celles-ci vers les hôpitaux établis sur les derrières, doit se soutenir dans des proportions très-régulières, afin d'éviter un encombrement toujours nuisible au service, et surtout fort dangereux par son influence sur la santé des blessés. On y trouve, en outre, un avantage dont on sentira facilement le prix ; c'est qu'en supposant que l'armée soit forcée de faire un mouvement rétrograde, l'évacuation totale de l'ambulance sera beaucoup plus facile, et l'on n'aura pas la douleur d'être obligé de laisser aucun de ces blessés au pouvoir de l'ennemi. Toutefois, lorsque des circonstances impérieuses ont mis dans la nécessité d'abandonner ainsi les ambulances, il est d'usage de les confier aux soins d'un nombre d'officiers de santé, proportionné à celui des militaires qu'elles contiennent. Il entre dans les attributions du chirurgien en chef de l'armée, et de ses suppléans dans les différens corps et divisions, de désigner ceux de leurs subordonnés qui doivent courir les chances d'un pareil abandon ; mais, toujours péniblement affectés d'avoir à prononcer dans d'aussi fâcheuses occurrences, on les a vu souvent confier au sort le choix des personnes qui devaient, à leurs risques et périls, remplir ces tristes fonctions.

Le tableau qui vient d'être tracé du service des ambulances dans les grandes batailles, se rétrécit tout naturellement quand on se reporte par la pensée à des affaires moins générales, et, à plus forte raison, lorsqu'il ne s'agit que de simples combats d'avant-garde ou de postes avancés. Dans ces diverses circonstances, ces utiles établissemens peuvent varier à l'infini, tant sous le rapport de leur position, et du nombre des officiers de santé qui les desservent, que sous celui de l'abondance plus ou moins grande des moyens de pansement et de transport. Souvent, par exemple, les chirurgiens des corps livrés à eux-mêmes, sans le secours des ambulances divisionnaires, dont ils se trouvent parfois trop éloignés, en forment une par régiment, ou tout au moins par brigade, en se réunissant avec ceux d'un autre corps, et pendant qu'un certain nombre d'entre eux, bravant les atteintes de l'ennemi, vont sur le champ de bataille, panser les blessés et les faire enlever ; les autres, dont le poste, pour ce jour-là seulement, est un peu moins périlleux, restent à l'ambulance régimentaire, pour pratiquer avec plus de calme les opérations qu'on n'a pas jugé à propos de faire sous le feu des batteries. Les chirurgiens de cavalerie légère, dont les corps se trouvent presque toujours aux avant-postes, sont beaucoup plus fréquemment que d'autres obligés de se passer ainsi des ressources que pourraient leur offrir les ambulances de leurs corps d'armée.

A dater du moment où, après une affaire, tous les blessés ont été relevés, les ambulances qui ne peuvent plus en recevoir de nouveaux, tendent naturellement à se dissoudre, par les convois qu'elles expédient successivement sur leurs derrières. Quelques jours suffisent ordinairement pour que l'évacuation soit complète; et dès lors les chirurgiens rejoignent leurs divisions, après avoir quelquefois laissé pour le service des hôpitaux ambulans ou sédentaires de petits détachemens, qu'on rappelle ensuite au quartier-général, dès que la guérison d'une partie des blessés fait juger leur présence moins nécessaire dans ces établissemens. *Voy. Chirurgie militaire.*
(LAGNEAU.)

AME, s. f., ψυχή, *anima*, de άνεμος (vent, souffle). Ce mot, dans le langage philosophique et médical, a eu deux significations différentes. Dans l'une, qui est la plus ancienne, il exprimait tout principe d'action, et par conséquent la cause des phénomènes de l'univers en général, et celle des phénomènes de chaque corps naturel en particulier. Ainsi les premiers philosophes grecs, *Thalès, Pythagore, Empédocle*, imaginèrent d'abord que la matière qui compose l'univers était animée par un principe particulier qu'ils appelèrent ψυχή, *anima*, *âme*, et ensuite qu'une émanation de ce principe animait tous les corps naturels, tous les minéraux, tous les végétaux, tous les animaux, l'homme lui-même, et était le mobile de tous les phénomènes que ces corps nous présentent. L'univers était un grand être animé, dont la matière était mue par une âme générale disséminée dans son immensité; et ensuite chaque minéral, chaque végétal, chaque animal, avaient, pour régler leurs phénomènes propres, leur âme particulière, qui était une émanation de l'âme générale du monde, et qui retournait à sa source lors de l'anéantissement de ces corps. On n'exigera pas de nous de donner ici une analyse des différens systèmes philosophiques qui sont relatifs à cet objet; ces systèmes sont souvent fort difficiles à comprendre; ils n'ont qu'un rapport éloigné avec la médecine, et ont été aussi peu utiles à cette science qu'à la philosophie générale elle-même. Nous dirons seulement qu'on différait sur la nature qu'on assignait à cette âme, les uns la faisant consister en une force aveugle, qui elle-même était nécessitée, assujettie à des lois; les autres la faisant consister en un être intelligent, dont la volonté seule faisait la règle, et la confondant avec Dieu lui-même. Bien qu'elle fût appelée *esprit*, tous néanmoins la considéraient comme un être matériel, mais qui seulement était plus subtil qu'aucun de ceux qui tombent sous nos sens : elle était une matière ignée selon *Pythagore, Héraclite*; une matière aérienne selon *Anaximène* de Milet; une matière éthérée, un mélange des élémens, selon *Hippocrate*. Comme, dans le corps humain se produisent plusieurs des phénomènes, qui sont disséminés dans les autres corps de la nature, on y avait distingué plusieurs âmes : l'*âme végétative*, qui était la source de tous les phénomènes organiques et vitaux généraux; l'*âme sensitive*, qui produisait les phénomènes déjà plus élevés des sensations; et l'*âme intellectuelle*, qui, exclusive à l'homme, était la source de son intelligence et de sa raison. Les unes et les autres n'étaient cependant que des émanations d'un même principe, l'âme commune du monde; et elles ne devaient leur puissance différente qu'à des différences dans la disposition des masses matérielles qu'elles animaient. Toutefois il est évident que le mot âme, pris dans cette première signification, n'a trait qu'aux hypothèses qu'on peut créer sur l'essence et sur l'origine des choses; et que l'exposition des opinions qu'il rappelle appartient plus à la philosophie générale qu'à la médecine proprement dite.

Dans une autre acception qui est plus moderne, et qui ne remonte guère avec certitude qu'à l'établissement du christianisme, l'âme s'entend de ce qu'il y a de divin, d'immortel dans l'homme, et de ce qui fonde seul la dignité de sa nature. L'homme est dit composé de deux substances; son *corps*, qui est périssable; et son *âme*, émanation de Dieu, le suprême auteur de toutes choses, comme lui ayant existé de tout temps, comme lui devant exister toujours, à laquelle il doit sa raison, la notion du bien et du mal, et appelée enfin au delà de sa vie terrestre à goûter une éternité de joies ou de douleurs. Envisagée sous ce rapport, l'âme sans contredit a droit d'intéresser les médecins, comme faisant partie, et partie principale, de l'être dont ils ont à étudier et à diriger la vie. Mais, comme on le conçoit d'abord, ce n'est point à eux qu'il appartient d'en prouver l'existence et d'en indiquer la nature; leur science est toute humaine, et ces hauts objets sont de ceux que Dieu a voulu dérober à l'intelligence de l'homme : c'est à la théologie, et à la théologie invoquant l'intervention divine, c'est-à-dire prenant pour point de départ la révélation, qu'il appartient d'établir les dogmes qui sont ici commandés à notre foi. Nous, recevant comme démontrées l'existence de l'âme, et les notions données sur sa spiritualité, son immortalité, nous n'avons réellement qu'à parler de ses rapports avec le corps, et de son influence sur l'économie matérielle de l'être. Or, il est d'abord beaucoup de médecins qui ont voulu assujettir aux inspirations de ce principe tous les organes du corps; de sorte qu'il commandait tout ce qui dans notre corps se produit involontairement et sans que nous en ayons conscience, tout aussi bien qu'il ordonne toutes celles de nos actions qui sont volontaires et prévues par nous. Ensuite beaucoup d'autres n'ont fait dépendre de l'âme que celles de nos actions qui reconnaissent pour principe un sentiment, ou mieux une volonté, par exemple tous les actes intellectuels et moraux; et c'est pour cela que ces actes sont appelés les *facultés de l'esprit et de l'âme.* Sans nous permettre ici aucune explication sur le mode d'union de l'âme et du corps, objet sur lequel nous en avons appelé plus haut à une science supérieure à la nôtre, nous dirons seulement que pendant la vie terrestre de l'homme, l'âme ne peut même accomplir ses facultés propres que par l'intermède d'un organe, le cerveau, et que ses manifestations sont forcément en raison des conditions matérielles dans lesquelles est cet organe. Toutefois au mot ANIMISTES sera exposée la doctrine de ceux qui font de l'âme, principe spirituel de l'homme, le mobile de tous les phénomènes du corps humain; et aux mots CERVEAU, PSYCOLOGIE, seront traitées les facultés intellectuelles et morales qui sont regardées comme ses attributs propres. Ici nous n'avions à donner que la signification du mot. (ADELON.)

AMÉNORRHÉE, s. f., de α privatif, μήν, μηνός, mois, menstrues, et ρέω, je coule; défaut d'écoulement des menstrues. L'explication étymologique de ce mot en indique la signification. Il a été adopté par la plupart des pathologistes modernes, pour désigner la suppression accidentelle des menstrues et leur diminution. Sauvages, qui, dans sa *Nosologie méthodique*, a tant multiplié les genres et les espèces de maladies, n'a pas admis l'aménorrhée dans son cadre. Seulement, la rangeant parmi les causes de la chlorose, il lui donne le nom de *ménostasie*, qui serait peut-être plus propre à exprimer l'idée de suspension de la sécrétion menstruelle. M. le professeur Flamant propose le mot *aménie*.

L'aménorrhée ne peut pas, plus que la suppression de toute autre sécrétion naturelle ou artificielle, être regardée comme une maladie distincte; mais en raison de l'importance de la menstruation et de l'abondance du fluide excrété, elle devient presque toujours la *cause* de maladies, souvent très-graves, et sous ce rapport elle mérite une attention particulière. Elle est souvent aussi l'effet de quelque maladie. Dans ce dernier cas, tantôt elle aggrave les symptômes et forme une complication fâcheuse, comme cela a lieu dans la plupart des maladies aiguës; tantôt au contraire elle peut être regardée comme favorable, ainsi qu'on le remarque dans les convalescences et dans les affections caractérisées par un grand affaiblissement. Soit qu'on la considère comme cause ou comme complication des maladies, elle exige une thérapeutique spéciale, et sous ce point de vue encore il importe au médecin de s'en occuper. Pour étudier avec méthode tout ce qui a rapport à cette affection, il convient d'examiner les causes qui la produisent, les phénomènes qu'elle fait naître et son influence sur le développement des maladies, les signes qui la font reconnaître, le pronostic qu'on doit en porter, enfin les indications qu'elle présente, et les moyens de remplir ces indications.

La cause prochaine de l'aménorrhée est fort obcure, de même que celle de presque toutes les maladies; pour arriver à en acquérir une connaissance précise, il faudrait connaître bien exactement le mécanisme de la menstruation, la manière d'être intime des organes qui sont le siége de ce mécanisme, et le mode d'action des causes éloignées sur ces organes. Sans attacher trop d'importance à la recherche de la cause prochaine des maladies, on ne peut cependant admettre que cette recherche soit sans utilité; il faut au moins avouer qu'elle est sans inconvénient, pourvu que l'on y procède avec cette sévérité de raisonnement que l'on doit apporter dans la solution de problèmes aussi complexes que ceux qu'offre l'étude de l'homme sain ou malade. L'examen des phénomènes de la menstruation nous conduit à reconnaître dans cette fonction un mouvement fluxionnaire qui porte le sang en plus grande abondance, dans les vaisseaux utérins et y détermine une congestion, et de plus une disposition telle dans ces vaisseaux, qu'ils laissent écouler le sang. L'absence d'une de ces deux conditions, ou de toutes les deux, doit être regardée comme cette cause prochaine que nous cherchons. Jusque-là il me semble qu'on ne peut élever de doute. Dans quelques cas une irritation vive, qui existe dans une partie du corps, détourne le mouvement fluxionnaire; dans quelques-uns une déplétion excessive s'oppose à ce qu'il puisse avoir lieu. Mais en quoi consiste, dans d'autres cas, le changement survenu dans les vaisseaux ou dans les autres parties constitutives de l'utérus, qui s'oppose au développement du mouvement fluxionnaire ou à l'écoulement du sang? Est-ce un spasme ou un relâchement, un excès ou un défaut d'irritation, ou toutes ces causes suivant les différens cas, ou bien en est-ce encore quelque autre? C'est sur quoi on ne peut former que des conjectures.

« Les causes prédisposantes de l'aménorrhée, dit M. Royer-Collard, dans l'excellente dissertation qu'il a donnée sur cette maladie, dépendent de la constitution générale de l'individu ou de la constitution particulière des organes utérins, ou enfin de l'éducation et du genre de vie. » L'on doit regarder comme causes prédisposantes immédiates les tempéramens lymphatiques et nerveux, l'excès ou le défaut de sensibilité des organes génitaux.

L'éducation et le genre de vie, qui n'agissent qu'en modifiant le tempérament, ou la sensibilité des organes génitaux sont des causes médiates. Ainsi on peut apprécier quel sera d'un côté l'effet de ces causes débilitantes, telles qu'une mauvaise nourriture, l'usage de boissons acides, une vie sédentaire, un sommeil immodéré, une habitation humide ou le séjour dans des lieux marécageux, des travaux forcés, des veilles opiniâtres et trop prolongées, l'abus des plaisirs de l'amour, toutes les passions tristes, les maladies antérieures, les hémorrhagies et autres évacuations excessives; et d'un autre côté celui de causes excitantes, comme une nourriture trop succulente, l'abus des liqueurs alcoholiques et des substances aromatiques et stimulantes, l'usage démesuré des boissons et alimens astringens, la répression violente et soutenue de désirs qu'on ne peut satisfaire, et quelquefois encore des jouissances multipliées.

Les causes occasionelles sont l'impression d'un froid subit, soit qu'elle résulte de l'action de l'air lorsque le corps est échauffé, soit qu'elle soit produite par l'immersion du corps ou d'une partie dans l'eau froide, ou par l'ingestion de boissons froides; une saignée du bras faite intempestivement, des hémorrhagies, une plaie, une brûlure, une douleur vive quelconque, l'action d'une odeur forte et pénétrante, une irritation vive développée dans quelque organe, soit par l'emploi de médicamens actifs tels que des purgatifs, le quinquina à haute dose, soit par une cause morbifique, comme cela a lieu dans le cas d'inflammation, d'embarras gastrique ou intestinal; une émotion vive de l'âme, et surtout la frayeur, la colère, un chagrin violent. Le concours de ces deux espèces de causes n'est pas nécessaire pour produire l'aménorrhée. Souvent les causes occasionelles agissent sur un sujet qui n'est pas prédisposé; dans tous les cas leur effet est subit. Leur action peut avoir lieu à l'approche de la période menstruelle, au commencement ou vers la fin de cette période. Les causes prédisposantes peuvent aussi, quand elles ont acquis un grand degré d'intensité, ou qu'elles ont une longue durée, produire par elles-mêmes cette affection; mais alors elle s'établit lentement et est précédée de la diminution progressive des menstrues. Dans le premier cas, on doit attendre des maladies aiguës à la suite de la suppression des règles, et les symptômes qui lui sont propres sont plus intenses; dans le second on voit le plus souvent survenir des maladies chroniques, qui sont peut-être autant dues à la cause de l'aménorrhée qu'à cette affection elle-même. Ce que j'ai dit de la cause prochaine peut servir à apprécier, autant que le permet l'état actuel de la science, le mode d'action de chacune de ces causes.

Les symptômes propres de l'aménorrhée sont : un sentiment de chaleur, de douleur dans les régions hypogastrique et lombaire, de pesanteur dans le bassin; des tranchées utérines plus ou moins violentes; le gonflement du ventre, celui des mamelles, accompagné quelquefois de l'issue de lymphe laiteuse. Ces symptômes sont beaucoup plus marqués lorsque la suppression se fait brusquement que lorsqu'elle s'établit lentement, lorsqu'elle a lieu au commencement de la période menstruelle et chez les femmes d'un tempérament sanguin et nerveux, chez celles dont la menstruation est abondante que dans des circonstances différentes. Outre ces symptômes, qui succèdent presque toujours immédiatement à l'aménorrhée, diminuant dans l'intervalle des périodes menstruelles, s'exaspérant à leur approche, et auxquels se borne quelquefois le dérangement de la santé ; cette affection devient souvent la cause de maladies qui diffèrent suivant le tempérament de l'individu, la disposition particulière de ses organes à recevoir l'action des causes de maladies, la constitution épidémique et d'autres circonstances. Ce sont des fièvres, des phlegmasies, des hémorrhagies qui quelquefois deviennent périodiques et suppléent à la menstruation, des névroses, des maladies du système lymphatique, des affections organiques. Les énumérer avec quelque détail, ce serait présenter un tableau nosographique presque complet. Lorsque l'aménorrhée a persisté pendant un temps considérable sans produire d'autres symptômes que ceux que j'ai énoncés plus haut, ce ne sont plus des maladies aiguës qu'elle produit, mais des maladies chroniques, telles que la chlorose, des névroses, des affections du système lymphatique. L'utérus étant le siége de la menstruation, est aussi l'organe qui est le plus souvent et le plus immédiatement affecté quand cette fonction vient à être suspendue. La métrite aiguë ou chronique, la leucorrhée, le squirrhe et le cancer de l'utérus en sont des suites assez fréquentes. Il faut cependant remarquer que souvent l'aménorrhée n'est que le symptôme d'un cancer de l'utérus, dont l'origine remonte à une époque plus ou moins reculée, qui s'est développé sans donner lieu à des symptômes bien remarquables, et dont l'existence ne s'est révélée à la malade que par la suppression du flux menstruel.

Le diagnostic n'est pas difficile à établir. Le fait de la cessation de l'écoulement menstruel énoncé par les malades est évident; mais les malades peuvent se tromper et attribuer à une cause accidentelle ce qui est le résultat de la grossesse; souvent aussi elles ont intérêt à tromper le médecin et à cacher une grossesse sous le voile d'une simple suppression, espérant que le traitement opposé à celle-ci les débarrassera de l'autre. La distinction est souvent fort difficile; ce qui tient à l'obscurité des signes de la grossesse dans les commencemens. Comme ce point de diagnostic ne peut être éclairci que par l'appréciation exacte de ces signes, je ne puis les développer que lorsqu'il en sera question. *Voyez* GROSSESSE.

Le *pronostic* se tire de la considération des causes, de la nature des accidens, et de l'ancienneté de l'affection. Ainsi celle qui est la suite des causes occasionelles donne lieu à des affections plus aiguës, mais est moins rebelle que celle qui succède à des causes prédisposantes. Il arrive même assez souvent que le flux menstruel se rétablit de lui-même au retour de la première période menstruelle ou d'une des suivantes, et souvent avec une telle abondance, qu'il forme une véritable ménorrhagie. L'importance de l'organe affecté, l'intensité des symptômes, l'état de la constitution des malades, forment les bases d'un pronostic qui est bien plutôt celui des maladies que l'aménorrhée a produites que de l'aménorrhée elle-même. L'ancienneté de l'affection la rend plus rebelle, et après quelques années on peut à peine espérer de ramener le cours périodique des menstrues. Dans ce cas il arrive quelquefois que l'économie s'habitue à la privation de cette excrétion et que la santé se rétablit, mais plus souvent les symptômes vont en augmentant, et la santé se détériore de plus en plus. On a vu son retour être l'effet d'une grossesse, après que les meilleurs méthodes de traitement avaient été pendant long-temps employées sans succès.

Le *traitement* est préservatif ou curatif. Le traitement préservatif comprend deux indications : s'opposer au développement des causes prédisposantes, ou corriger la disposition qui les constitue, et prévenir l'action des causes occasionelles. La première indication exige surtout l'emploi de précautions hygiéniques appropriées aux diverses circonstances que j'ai exposées en traitant des causes prédisposantes, et dont l'examen détaillé serait ici superflu ou insuffisant : superflu pour les personnes qui ont fait une étude suffisamment approfondie de l'hygiène, insuffisant pour les autres. Une médication plus ou moins active peut être utile dans certains cas. L'excès de sensibilité des organes génitaux peut demander l'usage des boissons délayantes, des bains tiédes surtout ; et l'état opposé, l'emploi des bains froids, des toniques, des eaux minérales sulfureuses ou ferrugineuses. La seconde indication ne peut se remplir que par les soins hygiéniques propres à écarter celles des causes occasionelles dont on peut prévoir le développement.

En parlant du traitement curatif, je ne m'occuperai que de ce qu'il présente de spécial, laissant de côté tout ce qui a rapport au traitement des maladies qui sont le résultat de l'aménorrhée. Ce traitement doit varier suivant la nature des causes occasionelles et prédisposantes, celle des symptômes, et l'ancienneté de l'affection. Il est évident que la première chose à faire est d'écarter ou de combattre les causes occasionelles et prédisposantes, si elles existent encore. Celles mêmes qui n'ont agi que d'une manière passagère peuvent exiger un traitement particulier. Ainsi lorsque l'aménorrhée a succédé à l'impression subite du froid, et que l'on est appelé dès les premiers momens, l'usage de boissons chaudes et légèrement sudorifiques, le séjour au lit, tous les moyens enfin d'exciter doucement la transpiration, sont ceux qui conviennent le mieux ; on les a souvent mis en usage avec succès. Lorsqu'elle reconnaît pour cause une émotion vive de l'âme, surtout chez une personne d'un tempérament nerveux, les bains et les antispasmodiques sont indiqués. Un tempérament sanguin demande qu'on insiste surtout sur l'emploi de la saignée et des boissons délayantes. J'ai vu dans ce cas l'aménorrhée céder à une saignée et à l'usage du petit-lait, de l'eau d'orge, etc. Fr. à Fonseca Henriquez rapporte l'observation d'une jeune religieuse d'un tempérament *très-chaud*, dont les menstrues étaient supprimées depuis plusieurs mois, et qui dut sa guérison à l'usage du lait d'ânesse. Le tempérament lymphatique permet d'avoir recours avec plus de confiance aux toniques et aux stimulans, qui sont aussi particulièrement indiqués quand il y a atonie de l'utérus. A la prédisposition qui résulte du tempérament nerveux, on oppose avec succès les bains et les boissons délayantes, quand ce tempérament est uni à une constitution sèche et compacte ; les antispasmodiques proprement dits et les narcotiques, quand il est joint à une constitution molle. Il en est de même de l'excès de sensibilité de l'utérus. L'aménorrhée qui s'accompagne de symptômes violens et de nature inflammatoire, exige un traitement antiphlogistique; dans celle au contraire qui dure depuis long-temps, ou s'est établie lentement, qui est caractérisée par des symptômes peu violens et qui annoncent une réaction peu vive, on doit mettre en usage des moyens plus actifs pris parmi les toniques et les stimulans.

Il faut remarquer que pendant les premiers mois qui suivent la suspension du flux menstruel, la nature conserve la tendance à le produire; ce qui est marqué par la présence des phénomènes qui annoncent l'approche de la période menstruelle, et par l'exaspération des symptômes locaux et généraux qui se sont développés après cette suspension. Il résulte de cette observation que souvent il suffit d'écarter les obstacles que la nature peut éprouver, soit à raison de la constitution individuelle, soit à raison de la disposition particulière et des symptômes qu'a produits l'aménorrhée. Il arrive quelquefois que, ces obstacles cessant spontanément ou étant peu intenses, l'écoulement reparaît de lui-même après quelques mois. Il en résulte encore que c'est à l'approche et à l'époque de cette période menstruelle qu'il faut principalement employer les moyens propres à exciter le mouvement fluxionnaire qui doit ramener l'écoulement des menstrues. Agissant alors de concert avec les efforts de la nature, on a bien plus de chances de succès.

Ce que j'ai dit sur la cause prochaine de l'aménorrhée, sur les conditions de l'économie dans lesquelles elle peut survenir et qu'elle peut introduire, et sur les modifications que le traitement doit subir suivant les diverses circonstances, doit suffire pour faire apprécier la valeur des moyens qui ont été proposés, et régler leur application spéciale. Ces moyens, qui seront examinés dans des *articles* spéciaux avec tout le détail qu'exige l'importance qu'on a donnée à chacun d'eux, sont la saignée du pied, l'application des sangsues à la vulve, à la partie supérieure des cuisses; l'application des ventouses, scarifiées ou sèches, aux cuisses et aux aines; les bains de pieds simples ou irritans, les bains de siége, les fumigations aqueuses dirigées vers la vulve, ou portées jusques dans le vagin au moyen d'un entonnoir; les injections de même nature; les fumigations aromatiques; les frictions sur les extrémités inférieures; les lavemens âcres, les pessaires irritans; le coït; les emménagogues, parmi lesquels on distingue particulièrement le safran, l'armoise, l'absinthe, la sabine, les préparations de fer, et les médicamens composés de ces substances, surtout les pilules bénites de Fuller, les pillules de Rufus; enfin les apéritifs et les diurétiques, parmi lesquels on a surtout recommandé les cantharides; les purgatifs drastiques en petite dose, et spécialement l'ellébore et l'aloès. M. Home indique la garance comme un emménagogue très-efficace. Un autre médecin, M. Marc-Herz, assure qu'elle lui a surtout réussi dans le cas de diminution des menstrues. La plupart de ces moyens ont pour but de déterminer le sang à se porter avec plus de force vers l'utérus; et, comme je l'ai déjà indiqué, ils doivent être employés à l'approche de la période menstruelle. La saignée du pied et les saignées locales méritent une grande confiance; mais quoique leur emploi presque général soit souvent suivi de succès, on trouve cependant des cas d'exception. La seconde observation de L. Rivière, dans ses *Centuries,* a pour objet une dame chez laquelle les menstrues étaient rappelées par la saignée des bras, tandis que la saignée du pied en déterminait constamment la suppression. Il faut voir dans cet auteur l'explication assez plausible qu'il donne de cette anomalie. On a aussi conseillé les vomitifs et les errhins, à raison des secousses qu'ils excitent. Dans les intervalles, on doit faire usage seulement de moyens dont l'action est lente, comme les emménagogues, les apéritifs. On doit aussi alors avoir recours à ceux qui peuvent ramener la constitution à un meilleur état de santé. L'exercice, et surtout l'exercice à cheval, les voyages; les toniques, comme le quinquina, les amers aromatiques, les eaux minérales sulfureuses ou ferrugineuses, sont les meilleurs moyens que l'on puisse mettre en usage; les bains sont aussi très-convenables, et forment avec l'exercice une des ressources sur lesquelles on peut le plus compter dans la plupart des cas. Quand l'aménorrhée est ancienne, qu'elle a introduit un état de cachexie remarquable, que la constitution est affaiblie, ou que les menstrues ne se sont supprimées qu'à la suite d'un état de maladie préexistant, il faut, avant de chercher à exciter l'écoulement des menstrues, employer tous les moyens propres à rétablir la santé et les forces; car tant que l'on n'aura pas obtenu ce résultat, ce serait en vain le plus souvent que l'on mettrait en usage tous les emménagogues imaginables, et si l'on parvenait à déterminer l'excrétion des menstrues, elle ne ferait qu'augmenter la faiblesse et la détérioration de la santé.

Il est superflu d'avertir que toutes ces remarques s'appliquent également aux cas dans lesquels l'écoulement des menstrues est seulement diminué. (DESORMEAUX.)

AMER, *amarus*, pris adjectivement ou substantivement. On donne ce nom, soit à un grand nombre de substances médicamenteuses différentes qui jouissent d'une saveur plus ou moins amère, et cette propriété devient alors un des caractères de ces substances, soit à une classe particulière de médicamens végétaux, dans lesquels on retrouve un principe amer, mais non identique. La saveur amère, considérée en général comme caractère physique des médicamens, appartient à un grand nombre de substances minérales animales et végétales, qui n'ont entre elles aucune espèce de rapport, ni pour les propriétés chimiques, ni pour les propriétés médicales. Ainsi nous trouvons parmi les médicamens qui ont une saveur amère des sels alcalins minéraux, comme les sulfates de soude et de potasse, des matières animales, comme la bile, le castoreum, le musc et beaucoup de matières tirées du règne végétal. On distingue, parmi les principes immédiats, plusieurs alkalis végétaux, comme la quinine, la cinchonine, la strychnine, la pycrotoxine, la morphine, plusieurs huiles essentielles, comme celles de citron, de romarin; des résines, tels que la térébenthine, les baumes de la Mecque, de Copahu, la gomme ammoniaque, *le* galbanum; enfin, parmi les substances plus composées, on remarque des extractifs résineux, comme ceux de l'aloès, de la coloquinte; ou des extractifs féculens, comme ceux des chicoracées et des gentianes. Toutes ces substances, et plusieurs autres qui présentent plus ou moins d'amertume au goût, sont cependant loin d'avoir une saveur semblable, et on y retrouve des nuances très-différentes qui font partie du caractère de chacun de ces corps en particulier. La saveur amère, salée et inodore du sulfate de soude est très-différente de la saveur amère et nauséeuse de l'opium, du quassia amer, de l'aunée. Le principe amer et aromatique des labiées, des écorces de plusieurs hespéridées, n'est pas comparable au principe amer et âcre de la gomme gutte, de la gomme ammoniaque, du galbanum; et elle est encore plus éloignée de l'amertume astringente du quinquina ou de celle des gentianes. On peut donc distinguer des amers salés, des amers âcres, nauséeux, astringens, résineux, etc. Ces nuances principales qui peuvent ensuite se subdiviser en plusieurs autres, ne donnent qu'une idée imparfaite de la multiplicité des saveurs amères qui se modifient à l'infini, comme les propriétés chimiques des corps auxquels elles appartiennent: Les propriétés médicinales ne sont pas moins variées dans toutes ces substances que leurs propriétés chimiques ; car nous rencontrons parmi les amers des toniques, des excitans, des diffusibles, des purgatifs, des narcotiques et des poisons très-violens ; il est donc impossible de rapprocher par des caractères communs des corps qui offrent des propriétés aussi peu comparables. L'habitude a cependant consacré le nom d'amers à une classe particulière de médicamens végétaux qui présente un principe amer pur ou associé quelquefois avec un principe aromatique ; ce qui donne encore naissance à deux divisions dans les amers proprement dits. Dans la première section sont placés la gentiane, la petite centaurée, le trèfle d'eau, la fumeterre, l'aunée, le quassia amer, le simarouba,.les chicorées et le pissenlit. La seconde série renferme les corymbifères odorans, tels que la camomille, les matricaires, les absinthes, la tanaisie, la plupart des plantes labiées, comme les sauges, les teucrium, les marrubes, l'hyssope, etc., les écorces de citron et d'orange, les baies de genièvre. Dans la première section le principe amer est pur et paraît uni seulement à un extractif féculent qui en est inséparable. C'est sur cette combinaison que sont fondées ses propriétés ; car quoique la gentiane jaune contienne, suivant M. Planche, un principe nauséabond, volatil et soporifique ; quoique le quassia amer offre, suivant le même observateur, une matière gélatineuse très-putréfiable et du nitrate de potasse ; quoiqu'on ait trouvé dans l'aunée un principe immédiat particulier auquel on a donné le nom d'*inuline ;* quoique enfin la chicorée et le pissenlit contiennent une très-petite proportion d'opium, cependant ces substances différentes sont en si petites proportions, qu'elles ne changent rien aux propriétés principales de tous ces amers ; ils sont essentiellement toniques, et agissent principalement sur l'estomac, dont ils augmentent le ton d'une manière lente, mais assez durable : aussi est-ce dans cette division que se trouve une partie des médicamens qu'on nommait autrefois stomachiques. Mais lorsque ces amers sont employés à trop forte dose ou trop long-temps, ils déterminent souvent de la dypsnée, de la gastrodynie et tous les symptômes d'une légère gastrite. La seconde section des amers, que je nomme aromatiques, comprend principalement les plantes labiées et les corymbifères odorans. Quoique leurs propriétés ne soient pas précisément les mêmes, elle se rapprochent cependant par un principe extractif amer, uni quelquefois à l'acide gallique, mais surtout par un principe huileux volatil et du camphre. Cette huile volatile, souvent camphrée, ajoute à l'effet du principe amer une propriété excitante très-manifeste, de sorte que les amers de cette division sont tous de véritables excitans plutôt que des toniques. Aussi ces amers aromatiques stimulent fortement l'estomac et tous les organes sur lesquels ils sont appliqués, et les excitent vivement, au lieu d'augmenter par degré leur tonicité. (*Voyez* à cet égard les mots EXCITANS, TONIQUES.) On comprend donc sous le nom d'amers proprement dits des substances végétales toniques et excitantes, et on les associe fréquemment pour produire des médications mixtes qui sont d'un emploi journalier dans la pratique.

Sous le nom d'espèces amères, on fait usage des feuilles et des sommités de petite centaurée, de chamedrys, des fleurs de houblon, des feuilles de pissenlit et de chicorée sauvage. On prépare avec ces espèces des décoctions légères ou des infusions qui sont employées en tisanes, en apozèmes ; on concentre les sucs de pissenlit, de fumeterre pour en former des extraits ; on réduit en poudre la plupart des labiées desséchées ; on fait infuser les racines de gentiane, les baies de genièvre, les écorces de citron. etc. dans le vin et l'alcohol, qui ajoutent encore à leurs propriétés excitantes ; et on obtient ainsi des vins et des teintures amers plus ou moins composés.

On emploie fréquemment tous les amers ou toniques excitans dans les convalescences longues, les fièvres intermittentes légères, la débilité d'estomac, les cachexies, le scorbut, les affections scrofuleuses. Tous ces moyens sont dangereux dans la plupart des phlegmasies chroniques simples ou accompagnées de maladies organiques du poumon ou des organes abdominaux. Les applications thérapeutiques des amers sont, au reste, les mêmes que celles des excitans et des toniques réunis. *Voyez* ces mots.

(GUERSENT.)

AMIANTACÉ, adj., qui ressemble à l'amiante. Nom sous lequel M. Alibert a désigné une des espèces de la teigne. *Voyez* ce mot.

AMIDON, s. m., *amylum*, ἄμυλον. On donne ce nom à l'un des produits immédiats des végétaux les plus répandus. En effet, il n'est peut-être pas de parties végétales dans lesquelles on n'ait rencontré plus ou moins d'amidon. On le trouve cependant plus particulièrement dans les semences, les racines et les tiges. Il est

plus rare dans les fleurs, les feuilles et les fruits charnus. — L'a-
midon est blanc, pulvérulent, cristallin, insipide et inodore, inaltérable à l'air et insoluble dans l'eau froide. Il se dissout dans l'eau
presque bouillante, en éprouvant une altération particulière qui
tend à le rapprocher de la gomme, dont alors il possède plusieurs
propriétés, entre autres celle de se redissoudre dans l'eau froide.
La dissolution de l'amidon dans l'eau chaude constitue l'empois,
matière dont l'aspect, les propriétés physiques et les usages sont
généralement connus. Soumis à l'action du calorique, l'amidon ne
se volatilise pas, mais subit une altération qui tend aussi à le rapprocher de la gomme : une chaleur plus vive le décompose en ses
élémens ; on obtient de l'eau, de l'acide carbonique, de l'acide acétique huileux, du gaz hydrogène carboné, et il reste un charbon
très-volumineux.

L'iode est le seul corps simple qui ait sur l'amidon une action
digne de remarque : il forme avec cette substance une combinaison d'un bleu magnifique. Cette propriété fait de l'iode un réactif
excellent pour reconnaître l'amidon et découvrir sa présence. Les
acides minéraux agissent sur l'amidon d'une manière toute particulière. L'acide nitrique étendu d'eau le dissout ; concentré et à
chaud, il le convertit en acide malique et oxalique ; il se forme
aussi une matière grasse, mais ce dernier produit n'est pas abondant. L'acide sulfurique concentré le charbonne ; le même acide
très-étendu d'eau, et à l'aide de la chaleur, le convertit en une matière sucrée ayant quelque analogie avec le sucre de raisin. *Voyez*
SUCRE.

L'acide hydrochlorique dissout l'amidon, mais on ignore s'il
exerce sur lui une action élémentaire. L'amidon se dissout à froid,
sans altération très-sensible, dans les solutions de potasse et de
soude ; les acides, en saturant ses bases, le précipitent. En général il y a peu d'affinité entre l'amidon et les oxydes métalliques ; cependant lorsque l'on verse du sous-acétate de plomb
dans une solution d'amidon, il se forme un précipité. Il a lieu
aussi lorsque l'on verse une solution bouillante de sous-nitrate de
plomb dans de l'empois d'amidon. Le précipité est de l'amidon
uni à de l'oxide de plomb en proportion déterminée.

Les acides végétaux n'ont aucune action sur l'amidon ; l'acide
acétique concentré n'en dissout pas même sensiblement à froid.
Les matières tannantes (nous n'admettons pas l'existence du tannin
comme principe immédiat des végétaux), précipitent l'amidon de

sa dissolution dans l'eau bouillante ; il se forme dans ce cas
une combinaison de la matière tannante et de l'amidon. Cette
combinaison est soluble dans l'eau à la température de 49° c.
L'amidon n'est point soluble dans l'alcohol ; lorsqu'on ajoute
de l'alcohol dans de l'empois, l'amidon modifié qui le constitue se précipite. Les solutions gommeuses présentent un phénomène analogue ; mais en ajoutant quelques gouttes d'acide
nitrique dans la liqueur, la gomme se redissout, ce que ne fait
pas l'amidon. Nous avons employé ce procédé dans quelques ana-
lises végétales.

L'amidon à l'état d'empois, abandonné à lui-même, avec ou
sans contact de l'air, s'altère promptement et donne lieu à de nouveaux produits, au nombre desquels on distingue la substance à
laquelle M. de Saussure a donné le nom d'*amidine*. On pourra
consulter, pour plus de détail sur cet objet, le mémoire de M. de
Saussure (*Annales de Physique et de Chimie*, tome XI), ou l'extrait que M. Thénard a donné de ce beau travail dans le 3ᵉ vol.
de son *Traité de Chimie*, 4ᵉ édition.

Plusieurs chimistes se sont occupés de l'analise élémentaire de
l'amidon ; leurs résultats sont très-rapprochés. En voici le tableau :.

	Gay-Lussac.	*Berzélius.*	*De Saussure.*
Carbone...	43 35	43 481	45 39
Oxygène...	49 68	49 455	48 31
Hydrogène .	6 77	7 064	5 90
Azote.			0 40
	100 00	100 00	100 00

D'après ces résultats, M. Berzélius considère l'amidon comme
formé de 10 atomes de carbone, 10 atomes d'oxygène et 9 atomes
d'hydrogène.

L'amidon était connu des anciens ; les habitans de l'île de Chio
passent pour être les premiers qui l'ont fabriqué. Les procédés
pour son extraction varient suivant la matière dont on se propose
de le retirer. Si c'est de la farine de froment, substance très-riche
en amidon, il suffit de faire une pâte bien liée avec cette farine,
et de laver cette pâte sous un filet d'eau et au-dessus d'un tamis
placé sur une cuve. L'eau enlève l'amidon, et le gluten reste entre
les mains du manipulateur ou sur la surface du tamis. L'amidon,
entraîné par l'eau, se rassemble au fond de la cuve, et l'eau retient en dissolution les parties gommeuses et sucrées ; l'amidon,

après deux ou trois lavages, est sensiblement pur et ne peut retenir que quelques atomes de gluten.

On obtient l'amidon plus pur encore et d'une manière plus économique, quoique plus longue, par le procédé dont se servent les amidoniers. A cet effet, du blé, de l'orge ou autres graines céréales, réduits en farine grossière, délayés dans une masse d'eau assez considérable, exposés à une température de 20 à 30 degrés, sont abandonnés à la fermentation acide, qui ne tarde pas à se développer dans la masse ; on détermine ou plutôt on accélère quelquefois la fermentation au moyen d'un peu d'eau sure provenant d'une opération antérieure ou faite avec de la farine et de la levure. Les matières sucrées qui sont contenues dans ces farines sont les premières qui entrent en fermentation, d'abord alcoholique, puis bientôt acide. L'acide acétique qui se développe réagit alors sur le gluten de la farine, le dissout. L'amidon, se dépouillant ainsi de toutes substances étrangères, se précipite au fond des cuves dans un grand état de division. Après avoir enlevé l'eau qui surnage la masse amylacée, on jette celle-ci sur des toiles de crin ; l'amidon, à l'aide de l'eau qu'on y ajoute, passe à travers cette sorte de tamis qui retient le son et les matières étrangères. L'amidon se rassemble de nouveau au fond des cuves, où ordinairement il forme trois couches : la couche supérieure est grise, et contient encore beaucoup de son ; la seconde couche, plus blanche, est de l'amidon plus pur ; la troisième couche enfin est de l'amidon de première qualité. On sépare ces trois couches à la pelle ; on réunit l'amidon en masse dans des paniers couverts de toile ; on le laisse égoutter, et on le dessèche ensuite à l'étuve.

L'amidon de la pomme de terre se retire par un procédé entièrement mécanique : on râpe les pommes de terre, et on lave la pulpe sur un tamis ; l'eau entraîne les parties amylacées, et le parenchyme de la pomme de terre reste sur le filtre. L'amidon de pomme de terre est plus dur, plus cristallin que celui des graines céréales ; il donne moins de consistance à l'eau, et fournit un aliment plus léger.

C'est par des procédés analogues que l'on retire l'amidon contenu dans les racines d'arum, de bryone, etc. L'amidon de ces substances doit être parfaitement lavé, pour être dépouillé du principe âcre qui lui est associé. Dans la préparation de la fécule de bryone, destinée à être employée comme purgatif, il faut au contraire éviter un trop grand lavage qui rendrait nulles les propriétés de la fécule, en la réduisant à n'être que de l'amidon. Dans le jatropha-manioc, la fécule nommée cassave, et qui sert d'aliment aux nègres, est associée à un suc des plus vénéneux, qu'on enlève également par le lavage.

Nous ne pouvons nous dispenser, en parlant de l'amidon, de citer certaines substances féculentes ou amylacées employées comme alimens analeptiques. Les matières connues sous le nom de salep, de sagou, de tapioka, contiennent toutes de l'amidon, tel que nous venons de le décrire, ou modifié au point d'être légèrement soluble dans l'eau froide, et se rapprochant en cela de l'amidine; mais comme il sera question de ces substances dans des articles particuliers, nous ne nous étendrons pas davantage sur ces objets. Nous aurons d'ailleurs par la suite l'avantage de pouvoir profiter d'un mémoire que M. Caventou doit publier sur ces diverses fécules.   (PELLETIER.)

Propriétés et usages. — L'amidon pur est rarement employé comme aliment; mais cette substance, formant la base des farines et des fécules, doit être considérée comme éminemment nutritive. Ses usages dans les arts sont très-nombreux : elle sert à la fabrication de la colle et de l'empois. C'est avec l'amidon *cuit* ou *cru* que l'on donne l'apprêt à un grand nombre d'étoffes; en pharmacie il sert d'excipient à une foule de substances qu'on a besoin d'étendre ou de diviser dans une matière inerte. On l'oppose à l'adhérence des pâtes et des tablettes, au moyen d'une couche très-fine d'amidon appliquée à leur surface; on l'emploie à donner de la consistance à certaines substances molles ou liquides qu'on veut mettre en pilules : c'est, par exemple, la substance qui nous paraît la plus convenable pour mettre le baume de Copahu sous forme de bols. La masse se lie avec infiniment plus de facilité qu'avec la gomme, depuis si long-temps indiquée pour cet objet.

En médecine, on ne fait guère usage de l'amidon pur; les effets des décoctions de riz, d'orge, de gruau, etc., dont il forme la base, indiquent sa propriété essentiellement émolliente. On l'emploie quelquefois sous forme de lavemens, dans le cas d'inflammation des intestins. Lorsque le vomissement est très-difficile à provoquer, M. Hufeland conseille de mêler dix-neuf parties d'amidon et une partie de tartrate antimonié de potasse. On fait prendre en une seule fois 18 grains de cette poudre, qui contient un grain de tartrate.   (PELLETIER.)

AMIDINE, s. f., substance particulière qui se forme aux dépens d'une partie des élémens de l'amidon, lorsqu'on abandonne à elle-même une solution d'amidon dans l'eau bouillante.

L'amidine jouit de propriétés intermédiaires entre celles de l'amidon pur et celles de la gomme. Elle se dissout en toutes proportions dans l'eau à 60° th. c. ; elle devient bleue par l'iode ; elle diffère de l'amidon par sa solubilité dans l'eau froide, et par l'aspect de sa solution dans l'eau bouillante, solution qui n'est jamais gélatineuse ; elle diffère de la gomme en ce qu'elle ne produit pas d'acide mucique lorsqu'on la traite par l'acide nitrique. L'amidine a été découverte et décrite par M. Théodore de Saussure.

(PELLETIER.)

AMINTAS (fosse d'), s. f. On appelle ainsi un bandage qu'on emploie pour maintenir en situation les os propres du nez enfoncés ou fracturés, et qui fut inventé, suivant Galien, par le médecin dont il porte le nom. On le fait avec une bande d'un travers de doigt de large et de cinq aunes de long. On porte le chef à la nuque, et on ramène le tour de bande à la même région, en le faisant passer horizontalement au-dessus des oreilles et des sourcils ; on applique une seconde circulaire, et l'on dirige la bande de la nuque au-dessus de l'oreille pour passer sur les os propres du nez ; on descend sur l'angle de la mâchoire ; on revient à la nuque, sur l'angle de la mâchoire du côté opposé, pour remonter obliquement sur la joue et passer entre l'angle interne de l'œil et la racine du nez ; on conduit obliquement en haut la bande sur le front, le pariétal pour gagner la suture lambdoïde ; on fait ensuite une circulaire sur la partie supérieure de l'occipital ; on revient sur la suture lambdoïde du côté opposé, pour croiser obliquement la bande à la racine du nez, en formant un X sur le visage ; on dirige la bande sous l'angle de la mâchoire pour la conduire sous l'oreille, à la nuque, et remonter ensuite au front en terminant par des circulaires obliques.

Le tour de bande qui passe sur le nez tend, en appuyant sur son bout, à relever les os qui sont au-dessus, en leur faisant faire une bascule. On a presque généralement abandonné l'usage de la fosse d'Amintas.   (J. CLOQUET.)

AMMONIAC (gaz), s. m., nom donné à un gaz retiré de l'hydrochlorate d'ammoniaque, sel que l'on préparait jadis dans la Lybie, près du temple de Jupiter *Ammon*. Il est composé de trois volumes de gaz hydrogène et d'un volume de gaz azote, condensés de manière à ne produire que deux volumes, ou ce qui revient au même, de 100 parties d'azote et de 22,66 d'hydrogène en poids. On avait pensé dans ces derniers temps qu'il était formé d'oxygène et d'un métal auquel on donnait le nom d'*ammonium*, mais cette opinion est entièrement abandonnée. Le gaz ammoniac n'existe jamais pur dans la nature, mais il se dégage uni à d'autres corps, et particulièrement à des acides, soit des matières animales qui se pourissent, ou que l'on décompose par le feu, soit des fosses d'aisance. On l'obtient facilement en décomposant, à une douce chaleur, dans une fiole à médecine à laquelle on a adapté un tube recourbé, un mélange pulvérulent de parties égales de chaux vive et d'hydrochlorate d'ammoniaque; la chaux s'empare de l'acide, avec lequel elle a plus d'affinité que l'ammoniaque, et le gaz se dégage : on le recueille dans des cloches placées sur la cuve à mercure. Il est incolore, transparent, doué d'une odeur forte qui le caractérise et d'une saveur caustique; sa pesanteur spécifique, comparée à celle de l'air, est de 0,596. Il éteint les corps enflammés, et *verdit le sirop de violettes*. Si on le fait passer à travers un tube de porcelaine chauffe au-dessus du rouge cerise, et dans l'intérieur duquel on a mis des fils métalliques, il est décomposé et transformé en hydrogène et en azote; il est également décomposé par le fluide électrique. Une mesure de charbon de buis, à la température ordinaire, absorbe 90 mesures de ce gaz. Le *chlore* gazeux s'empare de son hydrogène, le décompose avec dégagement de calorique et de lumière, et l'acide hydrochlorique formé s'unit à la portion d'ammoniaque non-décomposée pour donner naissance à de l'hydrochlorate d'ammoniaque qui paraît sous la forme de vapeurs blanches épaisses; il reste de l'azote. L'oxygène le décompose à chaud et s'empare de son hydrogène. L'eau à la température et à la pression ordinaires, peut dissoudre 430 fois le volume de ce gaz; c'est ce qui constitue l'ammoniaque liquide. (*Voyez* AMMONIAQUE.) Tous les acides peuvent se combiner avec le gaz ammoniac; ceux qui sont gazeux le transforment sur-le-champ ou au bout d'un certain temps en un sel pulvérulent ou cristallisé. On fait usage en médecine du gaz ammoniac qui se dégage habituellement de l'ammoniaque liquide concentré. *Voyez* AMMONIAQUE.

AMMONIAC (sel). *Voyez* AMMONIAQUE (hydrochlorate d').

AMMONIAQUE LIQUIDE, s. f., *ammoniaca*, (alcali volatil, alcali volatil fluor, esprit de sel ammoniac): nom donné à l'eau tenant

en dissolution une plus ou moins grande quantité de gaz ammoniac. Elle est incolore, transparente et agit sur le sirop de vio-
lettes comme le gaz ammoniac, dont elle offre l'odeur et la saveur. Sa pesanteur spécifique est 0,9054 lorsqu'elle est formée
de 25,37 de gaz et de 74,63 d'eau. Si on la chauffe elle laisse
dégager la majeure partie du gaz et s'affaiblit. Il en est de même,
quoique plus lentement, quand on l'expose à l'air. On peut l'obtenir cristallisée en aiguilles si on la soumet à l'action d'un froid
de 56° — 0°. Elle jouit de la propriété de décomposer en totalité
ou en partie tous les sels métalliques excepté ceux de potasse, de
soude, de lithine, de baryte, de strontiane et de chaux ; quelques-uns des oxydes précipités se dissolvent dans un excès d'ammoniaque; tels sont les oxydes d'argent, de cuivre, de nickel,
de cobalt, de zinc, d'alumine, etc. L'hydrochlorate de platine est
précipité en *jaune serin* par l'ammoniaque. Les acides se combinent tous avec cet alcali, et forment des sels solubles dans l'eau.
On obtient l'ammoniaque liquide en décomposant dans une cornue de grès lutée, disposée sur la grille d'un fourneau à réver-
bère, le mélange propre à fournir le gaz ammoniac (*voyez* AM-
MONIAC); on reçoit celui-ci dans plusieurs flacons communiquant entre eux au moyen de tubes de sûreté et contenant de
l'eau distillée; le flacon le plus rapproché de la cornue ne renferme qu'une petite quantité d'eau que l'on ne doit point mêler à
la fin de l'opération avec celle des autres flacons, parce qu'elle est
colorée par une matière huileuse faisant partie du sel ammoniac
que l'on décompose.

Propriétés médicales de l'ammoniaque. — Cet alcali concentré
agit à la manière des poisons irritans les plus énergiques. (*Voyez*
POISON.) S'il a été affaibli, il augmente la chaleur générale, la
fréquence du pouls, la transpiration cutanée et la sécrétion de
l'urine; il fait souvent reparaître des phlegmasies qui étaient supprimées. Ainsi étendu d'eau il a été souvent administré à l'intérieur, et avec succès, comme stimulant et diaphorétique, dans les
phlegmasies cutanées dont l'éruption était difficile, ou qui dispa-
raissait subitement; dans certaines fièvres *dites* putrides et ataxiques accompagnées d'affaissement; dans quelques affections rhumatismales chroniques, dans certains cas de paralysie, d'hydropisie rebelle, dans les morsures de la vipère et d'autres serpens
venimeux, dans les piqûres produites par certains insectes, etc.
On l'a beaucoup vanté dans le traitement de la rage et du can-

cer, mais l'expérience est loin de justifier les éloges qu'on en a faits. Peyrilhe le regardait comme un bon anti-syphilitique, quoiqu'il soit à peu près démontré qu'il ne peut agir avec quelque avantage que dans certaines affections vénériennes où il y a inertie des tissus. Lorsqu'on veut faire prendre l'ammoniaque à l'intérieur, on en met 20, 30 ou 40 gouttes, dans une potion de 5 à 6 onces, que l'on donne par cuillerées et à des intervalles assez rapprochés ; quelquefois aussi on l'associe à l'huile volatile de succin rectifiée, ce qui constitue l'*eau de Luce*. (*Voyez* ce mot.) L'ammoniaque liquide concentrée est employée à l'extérieur comme rubéfiant : peu de temps après son application elle fait lever des cloches sur la peau, sans irriter les voies urinaires, comme le font les cantharides ; elle sert aussi à cautériser les morsures des reptiles venimeux et les piqûres de certains insectes. Unie à son poids d'un mélange de suif de chandelle et d'huile d'olives, elle constitue le *caustique ammoniacal* de M. Gondret, que l'on emploie aussi pour cautériser les plaies faites par les animaux venimeux, ou comme rubéfiant, dans l'angine, le croup, la pleurésie, la péritonite, les névralgies, et dans tous les cas où il est urgent de déterminer en peu d'instans une irritation assez vive. Elle fait la base des linimens volatils dont on se sert dans plusieurs maladies lentes des muscles, des glandes lymphatiques, dans le rhumatisme chronique, dans la paralysie, dans les engorgemens laiteux et récens des mamelles, les tumeurs froides, la gale, les dartres, l'œdème. Étendue d'eau et injectée dans le vagin ou dans le canal de l'urètre, elle peut rappeler instantanément des écoulemens supprimés brusquement.

A l'état de *gaz* on se sert de cet alcali dans la syncope, l'asphyxie, pour prévenir les attaques d'épilepsie, etc. On remplit cette indication en approchant du nez un flacon contenant de l'ammoniaque liquide, de laquelle s'exhale continuellement une certaine quantité de gaz ; il serait imprudent de laisser trop long-temps ce caustique sous le nez, car il pourrait enflammer la membrane muqueuse du pharynx, de la trachée artère, des bronches, etc., et déterminer la mort comme cela est déjà arrivé. On a encore employé des fumigations de gaz ammoniac dans l'amaurose imparfaite, dans certains cas d'ophthalmie chronique. Souvent aussi on fait usage de ce gaz pour dissiper des engorgemens lymphatiques, etc. : alors on remplit des sachets avec une poudre composée de trois parties de chaux vive et d'une partie de sel ammoniac, mélange dont il se dégage du gaz ammoniac même à froid.

AMMONIAQUE (sels d'), nom donné à des composés d'un ou de deux acides et d'ammoniaque. Ils sont tous solubles dans l'eau ; triturés avec la chaux vive, la potasse et la soude, ils sont décomposés, et le gaz ammoniac, mis à nu, se dégage avec l'odeur qui le caractérise. Leurs dissolutions aqueuses sont précipitées en jaune serin par l'hydrochlorate de platine qui se transforme en hydrochlorate de platine et d'ammoniaque peu soluble ; la potasse, la soude, les sous-carbonates de ces bases, les hydrosulfates et le prussiate de potasse ne les troublent point. Les sels ammoniacaux, dont l'étude intéresse le médecin, sont l'acétate, le sous-carbonate, l'hydrochlorate et l'oxalate. (ORFILA.)

AMMONIAQUE (acétate d'). Ce sel se distingue par la propriété qu'il a de se volatiliser entièrement par la chaleur ; on peut cependant, au moyen d'une évaporation ménagée, l'obtenir cristallisé ; si au contraire on élève la température jusqu'à l'ébullition du liquide, il se volatilise avec l'eau. En le chauffant dans une cornue à une douce chaleur, on peut séparer la partie aqueuse, le sel se sublime ensuite en aiguilles. L'acétate d'ammoniaque est soluble dans l'alcohol ; ce sel versé dans une solution mercurielle y fait naître un précipité blanc nacré, qui, suivant M. Planche, est un acétate ammoniaco-mercuriel. Il est presque impossible de déterminer directement les proportions d'acide acétique et d'ammoniaque qui constituent l'acétate d'ammoniaque. D'après des considérations fondées sur la théorie des proportions définies, ce sel doit être formé de

Acide . . . . 6,375 . . . . 75.
Base . . . . 1,125 . . . . 25.
                                  ———
                                  100.

L'acétate d'ammoniaque est employé depuis long-temps en médecine sous le nom d'esprit de Mindérérus. L'importance de ce médicament et la difficulté de l'avoir toujours ont fait proposer divers procédés pour sa préparation. Les uns le font en saturant l'ammoniaque avec de l'acide acétique provenant de la distillation du vinaigre ; les autres saturent, avec le même acide, le carbonate d'ammoniaque. Dans la presque impossibilité de l'avoir neutre, les uns veulent que l'acide acétique domine ; les autres, que ce soit l'ammoniaque. Quoi qu'il en soit, comme la formule de ce médicament se trouve consignée dans le nouveau *Codex* de Paris, et que les pharmaciens doivent se conformer à ce formulaire, nous ne rapporterons que la prescription consignée dans cet ouvrage; la voici :

Acide acétique pur marquant 3 degrés . . . . 480.

Sous-carbonate d'ammoniaque concret, environ. . . . . . 3o.

C'est-à-dire quantité suffisante pour opérer la saturation de l'acide. La combinaison doit se faire à une douce chaleur, dans un vase d'argent. La liqueur doit être incolore et marquer 5 degrés à l'aréomètre, ou peser 1,036. Les auteurs du Codex font observer que l'acétate d'ammoniaque fait par ce procédé n'est pas tout-à-fait l'esprit de Mindérerus ; ce médicament se préparait avec le sous-carbonate d'ammoniaque empyreumatique huileux, provenant de la distillation de la corne de cerf ; on le saturait avec l'esprit de vinaigre, qu'on obtenait par la distillation du vinaigre, en mettant à part le premier tiers comme trop aqueux, et le dernier tiers comme altéré par une odeur empyreumatique. L'esprit de Mindérerus contient, d'après M. le professeur Chaussier, « un savonnule ammoniacal « produit par la combinaison de l'huile empyreumatique unie « au sous-carbonate d'ammoniaque; on attribue à ce savonnule « une propriété tonique et diaphorétique que n'a pas au même « point l'acétate d'ammoniaque préparé avec le carbonate d'am-« moniaque pur. »

Nous ne nous permettrons qu'une remarque sur cette citation ; le savonnule qui pouvait résulter de l'union de l'ammoniaque avec l'huile empyreumatique doit être détruit par la présence de l'acide acétique, mais le sel neutre reste imprégné de cette huile qui, mise à nu, doit par sa présence communiquer au sel les propriétés qu'a signalées M. Chaussier.

D'après les expériences de M. Vauquelin, l'esprit de Mindérerus, ou l'acétate d'ammoniaque au degré prescrit par le Codex, contient neuf parties d'eau et une d'acétate d'ammoniaque concret. (PELLETIER).

Propriétés médicales et usages de l'acétate d'ammoniaque. — L'acétate d'ammoniaque ou *esprit de Mindérerus*, de même que tous les autres sels à base d'ammoniaque, doit être rangé parmi les médicamens stimulans. Cependant on ne remarque pas en lui l'activité que l'alcali volatil communique ordinairement à ses combinaisons. Il semble dans ce cas que l'acide acétique affaiblit, neutralise en quelque sorte l'énergie de cette base.

L'action stimulante de l'acétate d'ammoniaque se porte spécialement sur la peau, dont elle augmente la perspiration d'une manière notable. On doit donc considérer ce médicament comme doué d'une vertu diaphorétique et sudorifique. Mais cette propriété n'est pas le résultat du mélange des deux substances qui composent ce sel. C'est l'ammoniaque seule qui la possède et la communique à toutes les combinaisons dans lesquelles on la fait entrer.

D'après cette action bien manifeste de l'acétate d'ammoniaque sur la perspiration cutanée, on peut facilement indiquer les circonstances où son emploi est rationnel. Ainsi dans les douleurs de goutte et de rhumatisme chroniques, lorsque l'inflammation a presque entièrement cessé, on administre ce médicament avec avantage, de même au reste que tous les autres sudorifiques. Son action doit être aidée par des boissons chaudes et aromatiques, par l'usage des frictions sèches, des vêtemens de laine immédiatement appliqués sur la peau, en un mot de tous les moyens propres à déterminer une excitation générale, une sorte de révulsion à la surface extérieure du corps.

On a recommandé l'emploi de l'esprit de Mindérérus dans les fièvres ataxiques, surtout dans celles qui se manifestent au milieu des prisons ou des hôpitaux encombrés de malades. M. Masuyer, professeur de chimie à la faculté de médecine de Strasbourg, dit avoir obtenu la guérison d'un grand nombre de malades atteints de la fièvre d'hôpital par l'emploi de ce seul moyen, porté à des doses considérables, 4 à 5 onces. J'ai vu moi-même en 1813 le professeur Tourdes faire à Strasbourg un très-grand usage de l'acétate d'ammoniaque dans les fièvres ataxiques, et s'applaudir des succès qu'il en retirait fort souvent. Cependant quelques essais faits en d'autres lieux paraissent n'avoir point été aussi heureux.

On l'a quelquefois mis en usage dans les éruptions cutanées, telles que la variole, la varicelle, quand l'individu est faible et que l'éruption languit.

L'acétate d'ammoniaque exerce encore une autre action sur l'économie animale, il augmente fréquemment la sécrétion de l'urine, et facilite son excrétion, en sorte qu'il peut être également compté au nombre des médicamens diurétiques.

On l'a aussi employé dans la vue d'entretenir la langue humide dans le cours des fièvres graves ; mais les résultats n'ont pas répondu à l'attente de ceux qui l'ont employé dans cette intention.

On l'administre à la dose d'une demi-once à deux onces par jour, dans une potion ou une tisane appropriées; ou bien on en verse vingt à trente gouttes dans un verre d'infusion excitante. En général, les Allemands usent plus fréquemment que nous de ce médicament et à des doses beaucoup plus élevées. On doit en préparer de petites quantités à la fois, parce qu'il s'altère facilement. (A. RICHARD)

AMMONIAQUE (sous-carbonate d'), *sub carbonas ammoniacæ* (alcali volatil concret, sel volatil d'Angleterre). Il n'existe pas dans la nature à l'état de pureté, mais il se produit pendant la putréfaction et la décomposition par le feu des matières organiques contenant de l'azote; il fait quelquefois partie du gaz des fosses d'aisance. On l'obtient ordinairement en chauffant dans une cornue de grès lutée à laquelle on a adapté une allonge et un ballon, un mélange pulvérulent d'une partie d'hydrochlorate d'ammoniaque et d'une partie et demie de carbonate de chaux : il y a double décomposition et formation d'hydrochlorate de chaux, qui, par l'action de la chaleur, ne tarde pas à se transformer en chlorure de calcium fixe, et de sous-carbonate d'ammoniaque qui s'élève sous forme de vapeur, et vient se condenser dans le ballon dont les parois sont entourées de linges mouillés. Un kilogramme d'hydrochlorate d'ammoniaque peut fournir sept à huit cents grammes de sous-carbonate. —*Propriétés*. Il est solide, en petits cristaux qui imitent les feuilles de fougère ou les barbes d'une plume, doué de la même odeur que l'alcali volatil et d'une saveur caustique, piquante, urineuse; il verdit le sirop de violettes. Exposé à l'air, il se volatilise en partie, perd une portion d'ammoniaque et s'affaiblit. Il suffit de deux parties d'eau à 16° pour dissoudre une partie de ce sel; il est beaucoup plus soluble dans ce liquide à 40°. Lorsqu'on le met dans l'eau bouillante, il se volatilise avant que le liquide n'entre en ébullition; d'où il suit qu'il ne faut jamais chercher à le dissoudre dans l'eau bouillante. Il peut se combiner avec une nouvelle quantité d'acide carbonique, et passer à l'état de carbonate. Les acides les plus faibles le décomposent avec effervescence, et en dégagent le gaz acide carbonique (*voyez* CARBONATE). Il agit sur l'économie animale à peu près comme l'ammoniaque (*voyez* POISON). On le regardait autrefois à tort comme un spécifique dans la morsure de la vipère.

Peyrilhe, et avant lui Silvius de le Boë, l'ont beaucoup vanté pour le traitement des maladies vénériennes; il n'est employé aujourd'hui dans aucune de ces affections. Il a été préconisé dans ces derniers temps pour combattre le croup, soit qu'on ait fait respirer sa vapeur pour exciter la toux, soit qu'on l'ait administré à l'intérieur, soit enfin qu'il ait été appliqué à l'extérieur comme rubéfiant. Réchoux, qui s'en est souvent servi avec succès dans cette maladie, en faisait dissoudre une partie dans 24 parties de sirop de guimauve, et il administrait la dissolution par cuillerées; il faisait prendre en même temps, pour étancher la soif, un *décoctum* de chiendent, et proscrivait l'usage des acides qui auraient pu annuler l'action du sel en le décomposant. Outre l'emploi du sous-carbonate d'ammoniaque à l'intérieur, le médecin dont nous parlons, faisait appliquer sur les parties latérales et antérieures du corps un mélange d'un gros de ce sel et de deux onces de cérat; ce mélange était recouvert d'un sachet rempli de cendres chaudes et renouvelé toutes les quatre heures; il avait pour objet d'attirer à l'extérieur l'irritation qui dans cette maladie occupe le larynx: la peau ne tardait pas à se couvrir de boutons; le malade éprouvait un sentiment de prurit et de cuisson pendant deux ou trois jours; l'épiderme se détachait et tombait promptement en desquamation. Le sel dont nous parlons a encore été employé dans la plupart des affections que nous avons indiquées à l'article AMMONIAQUE. On l'administre à la dose de 6, 8 ou 10 grains, plusieurs fois dans la journée. Peyrilhe en donnait jusqu'à un demi-gros par jour, comme antisyphilitique. On le fait prendre en bols, dans des électuaires, dans des sirops, etc. Il fait partie du sirop végétal de Velnos (*voyez* SIROP). *Voyez*, pour compléter l'histoire du carbonate d'ammoniaque, les mots ESPRIT VOLATIL DE CORNE DE CERF, et SEL VOLATIL DE CORNE DE CERF.

AMMONIAQUE (hydrochlorate d'), *muriate d'ammoniaque, sel ammoniac*, etc. ; combinaison de l'acide hydrochlorique et de l'ammoniaque. Aux caractères que doit présenter ce sel, en raison de sa base, caractères qui lui sont communs avec tous les sels ammoniacaux, et dont le plus saillant est de répandre des vapeurs ammoniacales lorsqu'on le triture avec de la chaux, nous ajouterons la propriété qu'il a de former avec le nitrate d'argent un précipité insoluble dans l'acide nitrique, et de produire des vapeurs blanches d'acide hydrochlorique lorsqu'on le traite par l'acide sulfurique concentré.

L'hydrochlorate d'ammoniaque a une saveur piquante et salée; il se dissout dans trois à quatre parties d'eau (3,25) froide; l'eau bouillante en dissout encore plus. Sa dissolution dans l'eau se fait avec un abaissement de température très-sensible. Il est un peu soluble dans l'alcohol; ce liquide en prend environ $\frac{1}{66}$ de son poids.

L'hydrochlorate d'ammoniaque cristallise facilement. Les cristaux sont des prismes hexaèdres très-élevés, et qui s'implantent les uns sur les autres en divergeant de droite à gauche, de manière à simuler une barbe de plume. Selon M. Haüy, la forme primitive est l'octaèdre régulier. C'est ainsi qu'on l'obtient quelquefois par la sublimation; car, soumis à l'action du calorique, le sel ammoniac se volatilise après être entré en fusion.

Quelques oxides métalliques décomposent l'hydrochlorate d'ammoniaque; la base est mise à nu et se dégage, tandis que l'acide hydrochlorique, s'unissant à l'oxyde métallique, forme un autre hydrochlorate. Mais dans certains cas il se produit un chlorure, et alors il y a de l'eau formée : c'est ce qui arrive lorsqu'on décompose par la voie sèche le sel ammoniac, au moyen de la chaux. Quelques métaux, tels que le potassium, le sodium, le fer, l'étain et le zinc, décomposent le sel ammoniac, les deux premiers à la température ordinaire, les autres à chaud; dans ces deux cas, il y a formation d'un chlorure et dégagement de gaz ammoniac et de gaz hydrogène.

L'acide sulfurique décompose l'hydrochlorate d'ammoniaque, et s'empare de sa base. L'acide nitrique décompose partiellement l'hydrochlorate d'ammoniaque, et forme de l'*eau régale*. Nous croyons devoir au moins indiquer l'action du chlore sur le sel ammoniac, et en général sur tous les sels ammoniacaux, parce qu'il en résulte une liqueur susceptible de détonner avec la plus grande violence par le choc le plus léger ou l'élévation de la température. Cette liqueur est un *chlorure d'azote* dont la formation s'explique avec assez de facilité; elle a été découverte par M. Dulong.

Un volume de gaz ammoniac absorbant exactement un volume de gaz acide hydrochlorique, il résulte, d'après le calcul, que l'hydrochlorate d'ammoniaque est formé de 100 parties d'acide hydrochlorique, et de 45,94 d'ammoniaque (Thomson).

Le sel ammoniac existe dans la nature; on le rencontre dans le cratère de quelques volcans, dans quelques houillères; il se

trouve dans l'urine et la fiente de quelques animaux ; autrefois
même tout le sel ammoniac employé en médecine et dans les arts
était retiré de la fiente des chameaux, et se préparait en Egypte.
A cet effet on recueillait la suie provenant de la combustion de
ces fientes, et on la chauffait dans des ballons de verre placés sur
une sorte de fourneau de galères : le sel ammoniac se volatilisait
à la partie supérieure des ballons : la croûte noire dont il était recouvert était due à une certaine quantité d'huile, en partie carbo-
nisée, qui s'élevait de la suie pendant la sublimation du sel.

Lorsque les expériences de Geoffroy et de Duhamel eurent fait
connaître la composition du sel ammoniac, on conçut l'idée d'en
fabriquer de toutes pièces, et Baumé créa un art nouveau, art qui
s'est perfectionné depuis son origine. Voici en peu de mots, et en
omettant tout détail de fabrication, le procédé maintenant suivi
pour la préparation du sel ammoniac. On se procure d'abord du
carbonate d'ammoniaque par la distillation des matières animales ;
ce carbonate est converti en sulfate, en le mettant en contact avec
du sulfate de chaux, et en favorisant la double décomposition par
un peu d'acide sulfurique qu'on ajoute d'abord au sulfate calcaire.
Le sulfate d'ammoniaque est alors mêlé à une solution d'hydrochlorate de soude (chlorure de sodium dissous), et les liqueurs
sont évaporées jusqu'au point où le sulfate de soude, qui doit résulter de la décomposition mutuelle des deux sels, puisse cristalliser ; car il paraît que c'est dans ce moment que la décomposition
a lieu. La plus grande partie du sulfate de soude est donc séparée
par cristallisation ; on évapore alors les liqueurs jusqu'à siccité
pour obtenir l'hydrochlorate d'ammoniaque ; mais comme il retient un peu de sulfate ou d'hydrochlorate de soude, on le purifie
par sublimation.

L'hydrochlorate d'ammoniaque est très-employé dans les arts ;
il sert particulièrement à *dérocher* et à *décaper* les métaux ; on
l'emploie dans la teinture et dans l'impression des toiles peintes.
En pharmacie, il sert à préparer l'ammoniaque (alcali volatil),
le carbonate d'ammoniaque, l'hydrosulfate sulfuré ammoniacal
(liqueur de Boyle), les fleurs martiales, le sel alembroth (chlorure de mercure ammoniacal). Il entre dans la composition de
plusieurs vins, bières ou élixirs amers et antiscorbutiques, dans
quelques tisanes sudorifiques, etc. etc.

*Propriétés médicales et usages de l'hydrochlorate d'ammonia-
que.* — Ce sel a une saveur fraîche et piquante, assez désagréable

et comme urineuse. Appliqué pendant quelque temps sur la peau, il y détermine une rougeur assez vive, suivie de l'éruption de petits boutons qui se convertissent en croûtes épaisses. Si l'on fait fondre dans la bouche un ou deux grains de ce sel, il augmente d'une manière très-notable l'action des glandes salivaires. Introduit dans l'estomac à la dose de dix à douze grains, il y occasione une sensation de chaleur assez intense, et augmente d'une manière remarquable la sécrétion de l'urine et l'exhalation cutanée. Aussi ce médicament est-il généralement considéré comme diurétique et sudorifique. Au reste, ce sont deux propriétés qu'il a de commun avec l'ammoniaque et la plupart des combinaisons dans lesquelles elle entre.

Quelques auteurs, en particulier Muys, Stoll, etc., paraissent l'avoir administré avec succès dans le traitement des fièvres intermittentes quartes. Le premier le donnait à la dose de demi-gros à deux gros, en poudre ou dans l'eau; le second a quelquefois porté cette dose jusqu'à trois gros dissous dans un véhicule aqueux. On emploie encore aujourd'hui le sel ammoniac dans la même circonstance, mais uni au quinquina en poudre, à l'extrait de quinquina ou de gentiane; dans ce cas il paraît aider l'action de ces médicamens, et n'agir lui-même que secondairement, en les rendant plus supportables pour l'estomac. On en a également recommandé l'usage dans les affections scrofuleuses, les engorgemens chroniques des ganglions lymphatiques; dans la goutte, le rhumatisme chronique, et dans les éruptions cutanées, lentes et rebelles.

Le sel ammoniac est quelquefois appliqué à l'extérieur, soit étendu d'eau ou en poudre, pour ranimer les ulcères chroniques et sanieux, soit en lotion et en fomentation sur les tumeurs froides des articulations. On pourrait également l'employer sous cette forme dans le traitement de la gale. Cependant il paraît, d'après des expériences faites sur des chiens, que ce médicament, appliqué sur le tissu cellulaire ou introduit dans l'estomac à trop forte dose, occasione les accidens les plus graves, et même la mort. (*Voyez* poison.) A l'ouverture des animaux soumis à ces essais, on trouve généralement la muqueuse de l'estomac garnie d'une multitude de petites ulcérations gangréneuses.

Lorsqu'on veut l'administrer à l'intérieur, la dose ordinaire est de dix à trente grains, incorporés dans un extrait ou un électuaire, auxquels on donne la forme de bols ou de pilules;

ou bien dissous dans un véhicule quelconque.   (A. RICHARD.)

AMMONIAQUE (oxalate d'), sel composé d'acide oxalique et d'ammoniaque. Il cristallise en longs prismes tétraèdres terminés par des sommets dièdres : sa saveur est très-piquante; il se dissout très-bien dans l'eau. Cette dissolution est le meilleur réactif connu pour déceler les atomes de chaux ou d'un sel calcaire dissous dans un liquide; en effet, elle précipite la chaux à l'état d'oxalate blanc, insoluble dans l'eau et soluble dans l'acide nitrique. Il suffit de calciner l'oxalate pour en obtenir la chaux caustique.

AMMONIATE, s. f., nom donné par Klaproth à l'ammoniure. Inusité.

AMMONIUM, s. m. On a désigné ainsi le métal que l'on a cru avoir découvert dans l'ammoniaque. *Voyez* ce mot.

AMMONIURE, nom donné à un composé d'ammoniaque et d'un oxyde métallique. Aucun ammoniure n'est employé en médecine.

(ORFILA.)

AMMONIAQUE (gomme) ou AMMONIACUM, substance concrète de nature gommo-résineuse, provenant d'une plante de la famille des ombellifères, dont le genre et l'espèce n'ont point encore été positivement déterminés par les botanistes. Quelques-uns soupçonnent que c'est le *bubon gummiferum*; d'autres, que c'est une espèce de *férule*. Wildenow étant parvenu à faire germer des graines renfermées dans cette substance, elles ont donné naissance à un *heracleum* qu'il a nommé *heracleum gummiferum*.

Caractères physiques. — La gomme ammoniaque nous est apportée des déserts de la Lybie, sous deux états : 1° en larmes détachées, peu volumineuses, d'un blanc opaque à l'intérieur, blanches à l'extérieur, mais prenant bientôt une teinte jaunâtre; d'une odeur forte et désagréable, d'une saveur nauséeuse amère; 2° la seconde variété est en masses plus ou moins considérables, formées d'un grand nombre de petits morceaux blanchâtres, soudés avec d'autres d'une teinte plus foncée, elle est moins pure, moins estimée que la première, et employée seulement à la confection des emplâtres.

Analyse chimique. — M. Braconnot a obtenu les résultats suivans : Gomme 18,4; résine 70,0; matière glutiniforme (que M. Pelletier a reconnu être de la bassorine) 4,4; eau 6,0; perte 1,2. Total 100 parties. La gomme ammoniaque ne se dissout qu'en petite quantité dans l'eau chaude et froide; sa dissolution est d'un blanc laiteux. L'alcohol pur ne la dissout aussi qu'incomplétement; mais il n'en est pas de même de l'alcohol faible et bouillant qui la dissout en totalité: l'eau qu'il renferme s'empare de la gomme et des autres substances solubles, tandis que la partie spiritueuse dissout la résine. On peut également employer le vinaigre à la solution de cette gomme-résine. Le jaune d'œuf sert aussi à la diviser et à l'étendre pour en faciliter l'administration.

Propriétés et usages.—Si l'on donne la gomme ammoniaque à de faibles doses, de 6 à 8 grains par exemple, elle détermine dans l'estomac une impression excitante qui augmente le ton de cet organe et sa force digestive. Si la quantité est plus considérable, si, par exemple, on porte la dose à vingt grains ou un scrupule, ses effets sont tout-à-fait différens : elle donne lieu à des nausées, à un sentiment de chaleur dans l'estomac ; une soif vive se déclare ; bientôt une excitation générale se manifeste dans les différens points du corps, et chaque organe, chaque fonction paraissent en ressentir l'influence stimulante. L'une des circonstances où l'on met le plus fréquemment la gomme ammoniaque en usage, c'est lorsqu'il s'agit de stimuler l'appareil bronchique, à la suite des catarrhes pulmonaires chroniques, de l'asthme humide, afin de faciliter l'expulsion des matières visqueuses amassées dans les canaux aériens. On se rendra facilement raison des effets de cette substance pour amener ce résultat, si l'on se rappelle l'action excitante qu'elle communique à tous les appareils organiques. Il en sera de même de sa vertu emménagogue. Lorsque l'utérus est dans un état d'atonie, que la circulation s'y fait lentement, que l'écoulement des règles est suspendu, si l'on administre la gomme ammoniaque, elle détermine une excitation favorable dans cet organe ; dès-lors le sang y afflue en plus grande quantité, et l'écoulement menstruel se rétablit et se régularise. La gomme ammoniaque est encore comptée au nombre des médicamens altérans, c'est-à-dire de ceux qui modifient insensiblement l'état actuel des organes, sans donner lieu à des phénomènes généraux appréciables. Ainsi on la recommande dans l'induration, l'engorgement atonique des organes abdominaux. Par sa vertu stimulante elle favorise la résolution des tumeurs indolentes qui ont fréquemment leur siége dans la cavité abdominale. Cette substance n'est point seulement employée à l'intérieur pour produire cet effet; ou l'applique également sur les engorgemens, les tumeurs externes dont on veut obtenir la résolution: dans ce cas on peut l'employer seule, ou quelqu'une des préparations dans lesquelles elle entre, telles que l'emplâtre de diachylon gommé, et l'emplâtre de ciguë, etc. Un des meilleurs résolutifs est un emplâtre de gomme ammoniaque ramollie par le vinaigre.

Doses et préparations. — La gomme ammoniaque s'administre à la dose de 10 à 20 grains dans une potion, après l'avoir préala·blement dissoute dans de l'alcohol, ou suspendue à l'aide d'un jaune d'œuf. On la donne aussi en pilules, en la mélangeant soit avec du camphre ou quelque autre substance excitante, si l'on veut l'administrer comme emménagogue; avec du savon ou un extrait amer, si on a l'intention d'obtenir la résolution de quelque tumeur interne et indolente. (A. RICHARD.)

AMNÉSIE, s. f., *amnesia*, de α privatif et de μνῆσις, mémoire; nom donné à la diminution ou à l'abolition complète de la mémoire; symptôme commun à plusieurs maladies. *Voyez* FONCTIONS INTELLECTUELLES (séméiotique). (R. DEL.)

AMNIOS, s. m., *amnion*, ἀμνίον. Quelques auteurs, faisant dériver ce mot de ἀμνός, l'ont appelée *membrana agnina*. Quoi qu'on ait dit de sa véritable étymologie, elle est tout-à-fait inconnue. L'amnios est la plus intérieure des membranes qui composent la coque membraneuse qui enferme le fœtus. *Voyez* OEUF HUMAIN.

AMNIOS (eau ou eaux de l'amnios), *aqua amnii;* liquide contenu dans la cavité de la membrane amnios. *Voyez* OEUF HUMAIN.

(DESORMEAUX.)

AMNIOTIQUE, adj., qui appartient à l'amnios. On a donné ce nom au liquide contenu dans l'amnios. (D.)

AMNIOTIQUE (acide). *Voyez* ALLANTOÏQUE.

AMOME, s. m., genre de plantes de la famille des amomées, dont plusieurs espèces sont employées en médecine. *Voyez* AMOME EN GRAPPES, CARDAMOME, GINGEMBRE, ZÉRUMBET, etc.

AMOME EN GRAPPES, fruits de l'*amomum racemosum*, LAMK., qui croît aux grandes Indes. Ils sont de la grosseur d'une noisette, arrondis, à trois côtes, et offrant à l'intérieur trois loges qui renferment chacune plusieurs graines cunéiformes. Ces graines ont une odeur forte et térébenthacée, une saveur âcre et chaude. Elles entraient autrefois dans plusieurs préparations, mais sont inusitées actuellement. (A. RICHARD.)

AMOMÉES, *amomeæ*, RICH, *cannæ*, JUSS., *drymyrhizæ* VENTENAT; famille de plantes monocotylédonées, dont la corolle et les étamines sont épigynes, c'est-à-dire insérées sur l'ovaire. Elle renferme des plantes originaires de l'Inde ou des autres contrées

chaudes du globe, dont un grand nombre sont employées en médecine : tels sont le gingembre (*zingiber officinale*), le galanga
(*kæmpferia galanga*), le *castus arabicus*, le curcuma (*curcuma
longa et rotunda*), la zédoaire (*kæmpferia rotunda*), le cardamome (*amomum cardamomum*), le zérumbet (*amomum zerum-
bet*), la maniguette (*amomum grana paradisi*), etc. *Voyez* ces
mots.

Propriétés et usages. — Toutes les plantes de la famille des
amomées sont douées d'une odeur aromatique et pénétrante, d'une
saveur chaude, piquante, souvent très-intense. Aussi tous les médicamens fournis par cette famille doivent-ils être rangés parmi
les stimulans les plus énergiques. Cette propriété stimulante se
trouve dans plusieurs des organes de ces plantes. Ainsi elle existe
dans la racine de gingembre, de zérumbet, de curcuma, de zédoaire, etc.; dans les fruits et les graines du cardamome, de l'a-
mome en grappes, de la maniguette, etc. Cette famille ne renferme point de plantes vénéneuses.   (A. RICHARD.)

– AMOUR, s. m. ou f., *amor*. *Voyez* PASSION.   .

AMPHIARTHROSE, s. f., *amphiarthrosis*; articulation mixte.
Ce mot a été composé et employé par Winslow, pour désigner une
espèce d'articulation qui tient le milieu entre la diarthrose, à laquelle elle ressemble par la mobilité, et la synarthrose, de laquelle
elle tient par le mode de connexion. Telle est l'articulation des
corps des vertèbres entre eux, etc. Depuis Winslow la plupart
des anatomistes ont employé ce mot, mais dans des acceptions
assez diverses : diversité dont il est peut-être bon de connaître la
cause. Galien et la plupart des écrivains qui lui ont succédé ont
admis des articulations mobiles ou lâches, et des articulations serrées ou peu mobiles. Depuis la formation du mot amphiarthrose,
par Winslow, on a appliqué ce mot tantôt au genre d'articulation pour lequel il a été imaginé, tantôt aux articulations serrées,
et tantôt aux deux genres. Ainsi Sabatier, Gavard, etc., ont conservé le nom d'amphiarthrose aux articulations pour lesquelles
Winslow l'a imaginé. Blumenbach au contraire l'a donné seulement aux articulations serrées, comme celles du carpe et du
tarse, etc., tandis que Walther l'a appliqué à ces deux genres
d'articulation, et a distingué l'amphiarthrose en diarthrose sy-
narthrodiale, c'est l'articulation serrée ou à mouvemens obscurs,
et en synarthrose diarthrodiale, c'est l'amphiarthrose de Winslow. Loschge comprend également ces deux sortes d'articula-

tions sous le nom d'amphiarthrose. Sœmmering, en conservant au mot qui nous occupe le sens que Winslow lui avait donné, a distingué deux espèces d'amphiarthrose : 1° l'une qu'il appelle symphyse, et dans laquelle les os sont réunis par des ligamens cartilagineux intermédiaires, telles sont les articulations des corps des vertèbres, du sacrum, du coccix; telle serait aussi, suivant cet anatomiste, la symphyse des pubis. 2° L'autre espèce, que Sœmmering appelle synchondrose, résulte de la réunion des os entre eux par l'intermède d'un cartilage; telles sont les articulations des os sternaux entre eux et du premier de ces os avec la première côte. Fattori applique, comme Loschge et Walther, le nom d'amphiarthrose à l'articulation serrée et à l'articulation mixte de Winslow, et divise cette dernière, comme Sœmmering, en deux espèces. Il nous semble que le mot amphiarthrose doit être exclusivement appliqué aux articulations pour lesquelles Winslow l'a employé. Dans ces articulations les surfaces articulaires non contiguës sont unies entre elles par une substance intermédiaire plus ou moins flexible, et toujours très-forte. Telles sont les articulations des corps des vertèbres entre eux. Quant à la symphyse des pubis, elle est ordinairement intermédiaire entre la diarthrose serrée et l'amphiarthrose. Il en est de même des symphyses sacro-iliaques. Relativement à l'espèce que Sœmmering nomme synchondrose et dont il donne pour exemple l'articulation des os sternaux entre eux, etc., il est bon d'observer que les os sternaux se développent dans un cartilage commun, et que cela ne constitue pas plus une articulation que la réunion des épiphyses avec les os. Le premier os sternal seul est uni au second par une articulation mixte analogue à celle des vertèbres. L'articulation de la première côte ne doit pas non plus être rangée dans les amphiarthroses. *Voyez* ARTICULATION.

(A. BÉCLARD.)

AMPHIBLESTROIDE (membrane), *retiformis tunica;* qui ressemble à un réseau; mot grec employé d'abord par Galien, et ensuite par quelques autres anatomistes, pour désigner la rétine, à cause du grand nombre de vaisseaux qui s'y ramifient; on l'a aussi employé (*voyez* Schréger) comme synonyme d'arachnoïde.

AMPHIMÉRINE ou AMPHÉMÉRINE, adj. f., pris substantivement, *amphemerina*, de ἀμφὶ, autour, et de ἡμέρα, jour; nom donné à une fièvre dont les paroxysmes reviennent régulièrement tous les jours, sans intermission complète, et presque toujours précédés d'un frisson plus ou moins marqué : c'est la quotidienne continue d'un grand nombre d'auteurs, ou la rémittente quotidienne. La dénomination d'amphimérine s'applique uniquement au type qu'affecte la fièvre, et n'indique rien touchant la nature de ses symptômes ; car Sauvages, qui compte vingt-quatre espèces d'Amphimérine, a compris dans ce genre plusieurs maladies d'un caractère très-différent, des fièvres catarrhales, des milliaires, même des fièvres malignes et certaines variétés de la pernicieuse de Torti. On peut néanmoins observer que la plupart des fièvres qui affectent le type quotidien rémittent appartiennent à la classe de celles qui sont généralement connues aujourd'hui sous le nom de fièvres muqueuses. *Voyez* FIÈVRES QUOTIDIENNE, RÉMITTENTE, CATARRHALE, MUQUEUSE, PITUITEUSE, etc.   (COUTANCEAU.)

AMPHITHÉÂTRE, s. m., *amphitheatrum*, de ἀμφί, autour, et de θέατρον, théâtre ; lieu entouré circulairement ou demi-circulairement de gradins ou rangs de siéges élevés les uns au-dessus des autres, de manière que les spectateurs puissent distinguer parfaitement les objets placés au centre. Les amphithéâtres ne doivent être considérés dans cet ouvrage que sous le rapport de l'hygiène publique. Quelle que soit leur destination, qu'ils servent à des spectacles, à des amusemens quelconques, ou à l'enseignement, ils devront réunir deux principales qualités, la *solidité* et la *salubrité*. La première est de la compétence de l'architecte, auquel il appartient aussi de combiner les dispositions relatives à l'optique et à l'acoustique. Quant à la salubrité des amphithéâtres, elle dépend surtout, lorsqu'ils sont construits dans un lieu fermé, d'une exécution convenable des moyens d'y renouveler l'air. Ce renouvellement sera d'autant plus nécessaire que le concours des personnes que l'amphithéâtre devra contenir sera considérable. Ainsi une ventilation calculée et réglée suivant la saison et l'affluence des spectateurs ou des auditeurs, et exécutée de façon à ne pas abaisser trop brusquement et trop sensiblement la température, sera une condition de rigueur. (*Voyez* les mots SPECTACLES, VENTILATION.) Ce qui vient d'être dit en général s'applique spécialement aux amphithéâtres destinés à l'enseignement de l'anatomie et de la chirurgie. Ils exigent en outre une grande propreté. A cet effet, le sol doit être dallé, avoir une légère pente vers un puisard mobile, et ils doivent être fournis d'eau en abondance.

On emploie communément le mot *amphithéâtre* pour désigner

un local destiné à des démonstrations anatomiques et chirurgicales, ainsi qu'à des dissections, bien que l'amphithéâtre ne consiste souvent qu'en quelques tables et siéges placés dans une ou
plusieurs chambres plus ou moins étroites. Autrefois ces amphithéâtres étaient très-multipliés dans la capitale, et presque toujours ils étaient situés dans des rues étroites et dans des quartiers
peu aérés. La négligence et la malpropreté des garçons d'amphithéâtre étaient souvent extrêmes. Le peu de surveillance qui s'exerçait sur ces hommes ordinairement abrutis, ainsi que la mauvaise
disposition des lieux, rendaient quelquefois ces derniers des foyers
d'infection et des théâtres d'horreurs et d'indécence. L'autorité,
frappée de ces inconvéniens, crut devoir y remédier en réunissant sur un seul point les amphithéâtres d'anatomie. Elle publia
donc pour la capitale, le 15 octobre 1813, une ordonnance de
police qui fut renouvelée avec quelques modifications le 11 jan-
vier 1815. Nous nous bornerons à en extraire les dispositions les
plus directement en rapport avec l'objet de police sanitaire qui
nous occupe :

« Art. 1er. Il est défendu d'ouvrir dans Paris aucun amphithéâtre particulier, soit pour professer l'anatomie ou la médecine
opératoire, soit pour faire disséquer ou manœuvrer sur le cadavre
les opérations chirurgicales. — 2. Il est également défendu de
disséquer et de manœuvrer les opérations sur le cadavre dans les
hôpitaux, hospices, maisons de santé, infirmeries, maisons de dé-
tention, etc. — 3. Les dissections et exercices sur l'anatomie et
la chirurgie ne pourront être faits que dans les pavillons de la
Faculté de médecine, et dans l'amphithéâtre établi près de l'hôpital de la Pitié, — 7. Les débris des cadavres seront portés soigneusement au cimetière de Clamart; pour y être enterrés. — 8. Il
est enjoint à ceux qui sont chargés d'enlever les cadavres pour
les transporter soit aux amphithéâtres ci-dessus désignés, soit au
cimetière, d'observer la décence convenable. — 9. Les cadavres
seront portés dans les amphithéâtres dans des voitures couvertes,
et pendant la nuit. »

On ne peut contester la sagesse des mesures indiquées dans
cette ordonnance; mais était-il indispensable de réunir dans un
seul local les démonstrations anatomiques? Nous le pensons d'autant moins que cette réunion entrave évidemment l'enseignement
particulier, et nuit par conséquent à l'instruction des élèves. Il
eût été en effet possible de laisser subsister des amphithéâtres par-

ticuliers, en les soumettant à des réglemens spéciaux de police.
Ainsi on aurait pu exiger de chaque professeur particulier d'anatomie le choix convenable d'un local, choix qui aurait été ensuite
soumis à l'approbation de l'autorité. On aurait pu appliquer aux
amphithéâtres particuliers les mêmes mesures de salubrité et de
décence que celles qui sont indiquées dans l'ordonnance. Enfin
l'autorité aurait pu nommer un inspecteur des amphithéâtres,
chargé de surveiller ces établissemens et d'en prévenir les abus,
dont il eût été responsable.   •   (MARC.)

AMPOULE, s. f., *ampulla*, littéralement une bulle, une bouteille ou une vessie. Ambr. Paré a employé ce mot pour désigner
la forme sous laquelle commencent à paraître les premiers rudi-
mens de l'embryon, suivant lui, le cœur, le foie et le cerveau. On
a aussi donné ce nom à la dilatation lombaire du canal thoracique,
aux bosselures du gros intestin, à l'évasement des canaux demi-
circulaires du labyrinthe, au bassinet de l'urétère. On appelle
ampoules de Lieberkuhn, *ampullulæ Lieberkuhnii*, les extrémités
libres des villosités intestinales. Mais, suivant la remarque judi-
cieuse de R. Ad. Hedwig, le nom d'ampoule ne convient point
du tout à ces parties, qui ne sont ni renflées ni caves. (BÉCLARD.)

AMPOULE (pathol.), s. f., *ampulla*. Ce mot a été employé
comme synonyme de *cloche* ou de *phlyctène*, pour désigner de
petites tumeurs formées par de la sérosité épanchée entre le derme
et l'épiderme, surtout lorsqu'elles ont leur siége aux mains et aux
pieds, et qu'elles dépendent d'une forte pression ou de frotte-
mens rudes. Lorsque les ampoules dépendent d'une pression
violente et subite, quand un doigt, par exemple, a été vivement frappé ou serré entre deux corps durs, elles se développent presque instantanément, et la sérosité qui soulève l'épiderme pour les former est mêlée avec du sang; aussi leur couleur
est-elle violacée ou noirâtre; on leur donne alors vulgairement
le nom de *pinçons*. Quand les ampoules se montrent après
des pressions souvent répétées, ainsi qu'on l'observe chez les
personnes qui, sans en avoir l'habitude, se livrent à des travaux mécaniques, dans lesquels la peau des mains est fréquemment comprimée et froissée, chez celles qui ont fait des marches
forcées, ou ont fait usage de chaussures neuves et trop étroites,
on voit qu'elles sont précédées d'un gonflement douloureux de la
peau, avec rougeur et chaleur. Les liens qui unissent l'épiderme
au corps muqueux réticulaire se rompent, et de la sérosité s'é-

panche entre ces deux membranes ; bientôt l'épiderme se soulève sous la forme d'une vésicule arrondie, plus ou moins étendue, demi-transparente, indolente, offrant de la fluctuation. Au niveau des ampoules, le tact est très-obscur ou même tout-à-fait aboli. Lorsque ces vésicules ont leur siége sous le talon, comme l'épiderme de cette région est fort épais, il est soulevé d'une manière uniforme, et il est plus difficile de les apercevoir ; souvent même on ne peut les reconnaître qu'à la saillie arrondie, à la tension extrême et à la douleur de cette partie : les malades boitent, et ne peuvent marcher que sur la pointe du pied affecté. Abandonnées à elles-mêmes, les ampoules se flétrissent par l'absorption de la sérosité qui les forme, ou bien elles se vident par une ouverture qui se fait à l'épiderme ; il s'en écoule dans ce dernier cas une sérosité claire ou lactescente plus ou moins abondante. Les ampoules du talon sont beaucoup plus longues à s'ouvrir ; souvent la sérosité qu'elles renferment se corrompt, devient brunâtre, d'une grande fétidité, et finit par s'échapper au dehors par des ouvertures qui se forment dans l'épiderme macéré et en partie détruit. J'ai vu plusieurs malades qui portaient sous les talons des fistules étroites, desquelles sortait une matière ichoreuse très-fétide, dont le foyer se trouvait entre le derme et l'épiderme ; elles dépendaient d'ampoules qu'on avait négligé d'ouvrir. On doit dans ce cas exciser avec des pinces et des ciseaux la portion d'épiderme décollée, faire sur la partie malade des fomentations détersives et aromatiques, et envelopper le talon de compresses trempées dans une dissolution d'acétate de plomb. Quant aux autres ampoules, il faut les ouvrir par une petite incision faite à l'épiderme dans leur partie la plus déclive, afin de donner issue à la sérosité qu'elles recèlent ; on enveloppe ensuite la partie malade avec des compresses trempées dans une liqueur résolutive. Au bout de quelques jours, il s'est formé un nouvel épiderme à l'endroit de l'ampoule ; celui qui la formait se détache, et le malade est entièrement guéri. (JULES CLOQUET.)

AMPUTATION, s. f., *amputatio*, de *amputare* ; couper, retrancher. Opération par laquelle on enlève, au moyen de l'instrument tranchant, une partie saillante du corps. Prise dans ce sens très-général, l'amputation, qu'on nomme encore ablation ou aphérèse, s'applique, 1° à des parties osseuses seulement, et dans ce cas elle a reçu le nom particulier de résection (*voyez* ce mot) ; 2° à des parties molles, comme les amygdales, la mamelle, le testicule, et alors on l'appelle excision, extirpation; 3° enfin aux membres, et c'est dans ce cas qu'elle porte plus particulièrement le nom d'amputation.

L'amputation, dans ce sens restreint, peut être définie l'opération par laquelle on enlève un des membres en totalité, ou en partie.

L'époque de l'invention et le nom de l'inventeur de cette opération ne sont pas parvenus jusqu'à nous. La nature, en déterminant la séparation des parties mortifiées, en les isolant des parties vivantes, dans le cas de gangrène, a peut-être montré à la pratiquer.

Quoi qu'il en soit, Hippocrate, qui parle d'une manière précise d'un assez grand nombre d'opérations, ne dit que fort peu de chose de l'amputation : il conseille, pour prévenir les hémorrhagies abondantes qui la suivent, de donner au moignon une position horizontale, ou même de l'élever un peu au-dessus du niveau du corps. Celse décrit, avec son élégance et sa précision accoutumées, cette opération, qu'il regarde comme très-dangereuse; car il arrive souvent, dit-il, que l'hémorrhagie, ou une syncope qui survient, fait périr le malade dans l'opération même. Il ne dit rien de la manière de suspendre l'hémorrhagie, et prescrit de couper entre le mort et le vif les chairs du membre malade. Il paraît que c'est à Archigènes d'Apamée, célèbre chirurgien qui vivait à Rome sous le règne de Trajan, que l'on doit la première idée de s'opposer à l'écoulement du sang, en comprimant les artères pendant l'amputation, soit seulement au moyen de la constriction du membre, qu'il aspergeait d'eau froide, selon Ern. Platner, soit par la ligature préalable des vaisseaux eux-mêmes, suivant Péyrilhe. Afin d'éviter l'hémorrhagie, pendant l'amputation, Héliodore conseillait de finir cette opération par le côté où sont les vaisseaux. Galien préfère avec Hippocrate l'amputation dans les articulations. Les derniers médecins grecs et les Arabes n'offrent rien de particulier sur ce sujet : ceux-ci conseillent de couper les chairs avec un couteau rougi au feu, et de les cautériser avec de l'huile ou de la poix bouillante, après l'opération, afin d'arrêter le sang. Ces moyens le plus souvent manquaient d'effet; ils ne suspendaient que pour peu de temps l'hémorrhagie, qui reparaissait à la chûte des escarres.

Les anciens réservaient l'amputation pour les cas de sphacèle, et la pratiquaient sur les limites du mal, ou à peu près; circonstance très-importante alors, vu l'imperfection des moyens qu'ils avaient de suspendre et d'arrêter la circulation. Paul d'Egine paraît être le premier qui se soit écarté de la méthode de Celse, c'est-à-dire de celle de pratiquer l'incision entre les parties saines et les parties mortes; il veut qu'on n'ampute qu'au voisinage des chairs vives. Mais ce n'est que lorsque Ambroise Paré eut appris à suspendre le cours du sang dans le membre avant d'opérer, et appliqué aux cas d'amputations la méthode de lier les vaisseaux, que ces opérations commencèrent à être soumises à des règles certaines, et qu'elles furent successivement portées, par les chirurgiens du dix-septième et du dix-huitième siècle, au point éminent de perfection où nous les trouvons aujourd'hui. Pour ce qui est relatif à la suspension et à la suppression du cours du sang dans les vaisseaux, *voyez* le mot HÉMOSTASE.

Dernière ressource de la chirurgie, l'amputation ne doit être pratiquée que lorsqu'on a perdu tout espoir de conserver le membre, ou que la vie se trouve mise en danger par l'affection dont il est atteint : mais, il faut l'avouer, c'est souvent un des points les plus délicats de la pratique chirurgicale, et qui demande le plus de sagacité de la part de l'opérateur, que de déterminer la nécessité de l'amputation dans certains cas, de savoir calculer les effets pernicieux de la maladie d'une part, et d'apprécier de l'autre les forces médicatrices de la nature. Combien de fois, en effet, n'avons-nous pas vu des membres condamnés à l'amputation par les chirurgiens les plus célèbres, guérir par le seul bénéfice de la nature ? Dans d'autres cas les malades sont morts misérablement, parce qu'ils s'étaient refusés avec opiniâtreté à subir l'opération, ou parce que le chirurgien timide avait différé de la pratiquer, et laissé échapper le temps opportun. Il ne faut donc jamais se déterminer à faire une amputation sans avoir employé tous les moyens connus pour conserver le membre, sans s'être assuré si les forces du malade lui permettent d'y résister, et enfin sans être certain que la maladie ne peut se reproduire. On reproche généralement aux jeunes chirurgiens de se décider trop promptement à pratiquer cette opération, et d'oser l'entreprendre dans des cas très-incertains : ne pourrait-on pas adresser des reproches inverses à quelques praticiens qui la retardent trop, ou négligent même de la faire, bien qu'elle présente des chances de succès ?

On a déterminé les principaux cas qui réclament cette grande et douloureuse opération; on ne peut se dispenser d'y avoir recours, principalement :

1° Quand un membre a été emporté par un boulet ou par tout autre corps lancé avec violence, et que la surface de la plaie est inégalement déchirée ;

2° Dans les écrasemens des membres, lorsque les os sont brisés en esquilles, que les parties molles ont été broyées, confondues et réduites en une sorte de bouillie par l'action du corps vulnérant ;

3° Dans les grands fracas des articulations, spécialement dans ceux que causent les projectiles lancés par la poudre à canon, comme les biscaïens, les éclats de bombes, d'obus, etc. ;

4° Quand un corps vulnérant a déchiré ou emporté les principaux vaisseaux et nerfs d'un membre, de sorte que la gangrène est inévitable ;

5° Dans les luxations des articulations ginglymoïdales, comme celles du genou, du pied, du coude, avec grand délabrement des parties molles et issue des surfaces articulaires à travers les tégumens rompus ; dans certains cas de fausses articulations qui n'ont pu être guéries par l'un des procédés employés contre ces maladies ;

6° Quand une suppuration excessive, intarissable, venant d'une plaie profonde, épuise le malade et produit chez lui tous les symptômes de la fièvre hectique ou de résorption;

7° Dans certains cas de carie étendue des surfaces articulaires, de nécrose profonde avec suppuration abondante et altération du nouvel os, de tumeurs blanches suppurées, d'ostéo-sarcome, de spina ventosa, de fongus ou tumeurs ossivores du périoste, d'exostoses très-volumineuses, comprimant les nerfs et les vaisseaux des membres, et menaçant d'en déterminer la gangrène; dans certaines ankyloses, lorsque l'articulation est soudée dans une telle position, que le membre devient beaucoup plus gênant qu'utile au malade ;

8° Dans quelques cas de cancers des parties molles, de fongus hématodes, qui ont altéré profondément l'organisation des membres ;

9° Lorsqu'un anévrisme très-volumineux de l'une des artères principales du membre a détruit les os voisins, et produit de grandes altérations dans la structure des parties environnantes;

10° Dans les plaies des artères profondes, lorsqu'on n'a pu arrêter l'hémorrhagie en faisant la ligature de l'artère blessée ou de son tronc, et que l'épanchement du sang est si considérable, que la vie des parties voisines est menacée, leur gangrène imminente ;

11° Dans beaucoup de cas de mortification d'une portion plus ou moins étendue d'un membre ; il faut toujours attendre alors, avant d'amputer, la formation du cercle inflammatoire qui s'établit entre les parties mortes et les parties vivantes (*voyez* GANGRÈNE) ;

12° Quelques auteurs ont recommandé de pratiquer l'amputation dès le début du tétanos traumatique, qui survient dans les cas de plaies aux membres, afin d'arrêter cette terrible complication dont périssent un grand nombre de blessés, spécialement dans les hôpitaux militaires. Ce moyen paraît peu efficace : j'ai vu pratiquer plusieurs fois l'amputation dans ce cas ; j'ai moi-même fait cette opération sur deux malades affectés de tétanos commençant, et j'ai eu la douleur de les voir tous périr, sans que la marche de la maladie ait paru, chez un seul, en rien changée par l'opération.

Les amputations n'offrent pas toutes un égal danger pour les malades ; souvent il est important que le chirurgien puisse faire connaître les chances de succès que présente celle qu'il va faire ou qu'il vient de pratiquer ; il convient donc de déterminer les circonstances principales qui rendent plus ou moins favorable le pronostic qu'il pourra tirer de l'issue de cette opération.

1° Relativement aux âges, on remarque qu'en général les enfans supportent mieux les amputations que les adultes, et que leur guérison est beaucoup plus prompte ; que chez les gens très-âgés souvent ces opérations manquent de succès, ou que la guérison de la plaie se fait long-temps attendre.

2° Les personnes d'une bonne constitution, mais qui sont affaiblies et réduites au marasme par l'abondance de la suppuration et l'ancienneté de la maladie qui réclame l'amputation, ont plus de chances de guérison que les individus très-replets, sanguins, que l'on ampute pour des accidens arrivés depuis peu de temps, comme on l'observe après certaines fractures comminutives et les écrasemens des membres par les corps contondans que lance la poudre à canon. On a tous les jours dans les hôpitaux l'occasion de se convaincre de la vérité de cette obser-

vation : des malades affaiblis par des maladies chroniques des os
ou des articulations, par des suppurations abondantes et dété-
riorées, offrent tous les symptômes de la fièvre hectique : ils sont
épuisés par l'abondance des sueurs nocturnes et d'un dévoiement
colliquatif; on les opère, on retranche chez eux la source de tous
les accidens auxquels ils étaient en proie; la plaie, résultat de
l'opération, a peu d'étendue sur leurs membres atrophiés; les tissus
qu'on a coupés sont languissans, leur section ne produit que peu
d'irritation locale et générale; ces malades reviennent à la vie et se
rétablissent pour ainsi dire à vue d'œil. D'une autre part, on observe
des blessés d'une vigoureuse complexion, qui présentent des
plaies tellement graves, que l'amputation devient indispensable;
ce n'est jamais sans une profonde commotion morale qu'ils
se décident instantanément à la perte de l'un de leurs membres,
quelque précaution que le chirurgien ait prise pour les amener à subir l'opération; il ne faut pas s'en laisser imposer
par le calme et l'impassibilité que certains d'entre eux affectent
de montrer dans ces circonstances; ils supportent l'opération
avec un courage dont ils font parade; mais après, il se développe
chez eux un trouble général; on voit fréquemment survenir des
accidens inflammatoires et nerveux qui les font périr. Dans les
hôpitaux militaires, où les blessés sont encombrés, cette commotion morale se joint aux autres circonstances défavorables
pour faire périr un grand nombre d'opérés. La largeur de la
plaie, vu la grosseur des membres, l'état de vigueur des tissus
que l'on incise, doivent aussi concourir au développement de
l'irritation locale la plus intense, qui ne tarde pas alors à se faire
ressentir dans toutes les autres parties.

Lorsque les grandes plaies ont produit un ébranlement général du système nerveux, que le malade se trouve dans un état
de stupeur et d'indifférence sur sa position, qu'il ne paraît ni
désirer ni redouter l'amputation qu'on lui propose, on doit se
dispenser de pratiquer l'opération, l'expérience ayant appris que
dans ces cas elle était presque constamment mortelle. *Voyez*
PLAIES D'ARMES A FEU.

3° L'état des organes intérieurs, et spécialement de ceux de la
poitrine et de l'abdomen, doit faire varier le pronostic des amputations : ainsi lorsque les malades présentent quelques symptômes du côté des viscères renfermés dans ces cavités, comme une
toux habituelle et durant depuis long-temps, des suffocations,

des douleurs profondes dans la poitrine ou le ventre, des engorgemens dans les viscères abdominaux, on a toujours à craindre
de voir ces maladies augmenter d'intensité après l'opération, et
abréger les jours des malades; c'est ainsi que les phthisiques,
auxquels on ampute assez fréquemment les membres pour des
cas de caries scrofuleuses ou de tumeurs blanches, périssent presque tous peu de temps après avoir subi l'opération ou pendant
leur convalescence, lorsque la cicatrisation de la plaie vient à
s'effectuer; il semble que la suppuration et l'irritation, fixées sur
l'os malade, agissaient comme dérivatifs pour retarder les progrès de l'affection du poumon.

4° Quant au genre de la maladie, lorsque celle pour laquelle
on pratique l'amputation est susceptible de récidiver, comme le
cancer, il faut être très-réservé sur le pronostic que l'on tire de
l'issue de l'opération. Nombre de fois nous ayons vu des malades
que l'on avait amputés pour des tumeurs ou des ulcères de nature
cancéreuse des membres, mourir parce que la maladie avait re-
pullulé dans le moignon, ou s'était developpée sur quelqu'un des
viscères de la poitrine ou de l'abdomen. Lorsque les muscles du
membre que l'on vient d'amputer pour un cas de tumeur cancéreuse, présentent par place une couleur brune très-foncée, semblable à celle de la chair du lièvre, ou bien, une teinte d'un
blanc-gris, un aspect comme graisseux et lardacé, il est à craindre
que l'affection ne soit générale, et qu'elle ne reparaisse.

5° L'engorgement des ganglions lymphatiques de la partie supérieure du membre malade est ordinairement une circonstance
fâcheuse, surtout dans les affections carcinomateuses, et qui
doit souvent détourner de pratiquer l'opération.

6° Lorsqu'après une amputation il se manifeste de la toux,
de la suffocation, un point douloureux dans la poitrine, une fièvre
violente et d'autres symptômes qui annoncent un état inflammatoire de la plèvre ou du poumon, le cas est très-grave, et presque
toujours les opérés succombent, quoiqu'on ait employé le traitement antiphlogistique général et local le plus énergique. J'ai remarqué que ces symptômes se manifestaient plus particulièrement
chez les malades jeunes, pléthoriques, que l'on avait amputés pour
des accidens graves, arrivés depuis peu de temps, surtout lorsque
l'écoulement du sang pendant l'opération avait été peu considérable : cependant on les observe aussi chez quelques malades très-
affaiblis et qui ont néanmoins une disposition inflammatoire,

dont il est aussi difficile de reconnaître la cause que de la combattre. Je pense qu'il est de la bonne pratique, dans le premier cas, pour éviter une réaction inflammatoire trop vive, ou de faire saigner les malades avant de les opérer, ou de donner issue, pendant l'opération, à une quantité plus ou moins grande de sang. Cette saignée, tout à la fois générale et locale, aura encore pour avantage de dégorger le moignon.

7° Lorsque le malade ne se décide qu'avec peine à subir l'amputation, qu'il semble céder par complaisance aux instances de son chirurgien, il ne faut attendre que peu de succès de l'opération ; aussi convient-il toujours que l'opérateur ne pratique l'amputation que lorsque le malade la réclame avec instance ; et il est presque toujours possible de l'y amener, lorsqu'on a sur lui un grand ascendant.

8° Suivant l'espèce d'amputation, les chances de guérison sont plus ou moins certaines. Les amputations sont en général d'autant plus graves qu'elles ont lieu sur des membres plus charnus, et qu'on les pratique plus près du tronc : aussi de toutes les amputations, la plus dangereuse est celle de la cuisse dans l'articulation coxo-fémorale, et il n'y a aucune comparaison à établir, par exemple, entre le danger qu'elle entraîne et celui de l'extirpation d'un doigt.

9° Le procédé opératoire que l'on emploie pour pratiquer l'amputation rend encore ses résultats plus ou moins certains, sa guérison plus ou moins prompte, comme nous le verrons par la suite.

10° Comme la plupart des autres opérations, les amputations réussissent en général mieux lorsqu'on les pratique chez les particuliers que dans les hôpitaux. *Voyez* OPÉRATION.

11° Les maladies épidémiques régnantes, les saisons et les autres causes générales auxquelles les malades sont soumis, influent aussi plus ou moins puissamment sur les succès des amputations, comme sur celui des autres opérations. *Voyez* OPÉRATION.

Quoique généralement on ne regarde pas les amputations comme les opérations les plus délicates et les plus difficiles de la chirurgie, cependant, pour être pratiquées avec succès, elles demandent, de la part du chirurgien, non-seulement de l'adresse et de l'habitude, mais aussi la connaissance la plus exacte des parties sur lesquelles il opère : les membres ont une structure anato-

mique, soit au niveau des articulations, soit dans les intervalles de
ces articulations, que l'opérateur doit toujours avoir présente à
l'esprit; car c'est sur cette structure que sont fondés les préceptes
qui doivent le diriger pendant l'opération : il doit se rappeler
exactement la disposition des os, leurs connexions et les liens qui
les unissent, la situation précise des muscles qui les environnent;
savoir que les muscles superficiels sont plus longs et plus rétrac-
tiles que ceux qui sont profonds; que l'abondance et la laxité du
tissu cellulaire sont plus ou moins grandes dans telle ou telle région, suivant que les individus ont plus ou moins d'embonpoint;
connaître exactement les aponévroses d'enveloppes et d'insertion, les tendons et leurs gaînes, les veines, les nerfs, et surtout la position précise des artères de l'endroit sur lequel il porte
ses instrumens.

L'amputation n'est point une opération simple; au contraire
elle se compose de plusieurs opérations élémentaires : outre l'action de couper soit les parties molles, soit les os, qui la constitue à proprement parler, elle comprend encore la suspension
et la suppression de la circulation dans les vaisseaux qui sont
intéressés, la réunion de la plaie et le remplacement du membre,
autant que cela est nécessaire et possible, par un membre
artificiel.

Ces opérations secondaires ne seront traitées dans cet article
qu'autant qu'elles seront indispensables pour le rendre complet,
et qu'autant qu'elles seront modifiées par l'amputation elle-même;
comme elles ne sont pas toujours liées à cette opération, leur histoire générale sera faite aux mots HÉMOSTASE, ou suspension du
sang, SYNTHÈSE, ou réunion des plaies, et PROTHÈSE. *Voyez* ces
différens mots.

La nécessité de l'amputation étant déterminée, il est indispensable que le chirurgien sache ce qu'il doit faire avant de la pratiquer, la manière dont il faut l'exécuter, et enfin les moyens
qu'il doit employer après pour conduire le malade à une parfaite
guérison.

On peut faire les amputations avec succès dans toutes les saisons : la nature de la maladie doit engager à les pratiquer plus ou
moins promptement. Quand l'affection ne fait que des progrès
lents, que les jours du malade ne sont point immédiatement menacés, qu'on ne craint pas que l'affection repullule par suite d'infection générale, que le malade n'est point épuisé par les dou-

leurs et la suppuration, on peut différer l'opération ; mais il faut au contraire se hâter d'y avoir recours dans les circonstances opposées. On examinera à l'article des plaies d'armes à feu et des fractures comminutives, cette importante question, mise au concours par l'académie royale de chirurgie : *L'amputation étant jugée indispensable, convient-il de la pratiquer sur-le-champ, ou doit-on la différer ?*

Le chirurgien ayant décidé et encouragé le malade à subir l'amputation, doit le soumettre aux préparations que l'on emploie en général pour les individus sur lesquels on doit pratiquer les grandes opérations ; ainsi il aurait recours à la diète, à des saignées plus ou moins copieuses, aux boissons délayantes, si le malade était dans la force de l'âge, d'une constitution pléthorique et sujet aux inflammations ; il emploierait les émétiques, les purgatifs, les boissons acidulées, s'il y avait embarras gastrique ou saburres intestinales ; il administrerait les calmans, les antispasmodiques, si le malade, doué d'une excessive sensibilité, faisait craindre le développement d'accidens nerveux, etc. : il faudrait soutenir les forces par de bons alimens et des médicamens toniques, s'il se trouvait dans un grand état d'affaiblissement, car l'épuisement des forces n'est pas moins pernicieux pour les les individus qui doivent subir une grande opération, que leur extrême vigueur. (*Voyez* OPÉRATION.) On voit que ce serait un abus de vouloir généraliser, comme l'ont fait quelques auteurs, les préparations que l'on doit faire subir aux malades avant les amputations.

Pour faire les amputations, il faut préférer le matin, afin que, s'il survient des accidens consécutifs, les secours puissent être plus promptement et plus efficacement administrés aux malades.

Avant d'opérer, on disposera les instrumens et les diverses pièces d'appareil qui doivent servir soit à l'opération, soit au pansement.

L'appareil instrumental se compose, 1° d'un tourniquet, d'un garrot ou d'une pelote à manche, suivant la manière dont on veut suspendre le cours du sang dans la partie pendant l'opération ; 2° de plusieurs couteaux droits de diverses formes et grandeurs, à un seul ou à deux tranchans ; 3° de bistouris droits et convexes ; 4° de pinces à disséquer ou de ténaculum ; 5° d'une scie dite à amputation, de grandeur différente, suivant le cas, avec plusieurs lames de rechange ; 6° de fils cirés, les uns simples, les autres réunis en rubans plus ou moins larges, et nommés ligatures simples, doubles, triples, ou quadruples, etc. ; 7° d'aiguilles courbes, enfilées de ligatures de diverses grosseurs, pour lier les vaisseaux ; 8° d'une compresse de toile forte fendue en deux ou trois chefs à l'une de ses extrémités, destinée à faire office de rétracteur ou à relever les chairs pendant la section de l'os dans les amputations dans la continuité. Les petites amputations ne réclament l'emploi que de quelques-uns des instrumens précédens.

L'appareil nécessaire au pansement doit se composer, 1° de bandelettes agglutinatives de diachylon gommé, de différentes largeur et longueur ; 2° d'une petite compresse, dite *à ligatures*, dans laquelle on enferme les ligatures qui sortent de la plaie ; 3° de bandelettes de linge découpées et enduites de cérat ; 4° de plumasseaux mollets de diverses formes et grandeurs, de gâteaux de charpie plus ou moins épais, de boulettes de charpie et de morceaux d'agaric bien souples ; 5° de compresses carrées et longuettes, proportionnées au volume de la partie que l'on doit panser ; 6° de plusieurs bandes roulées à un seul globe ; 7° de ciseaux, d'épingles, etc. Il faut de plus avoir un réchaud allumé pour faire chauffer les bandelettes agglutinatives, des bassins remplis d'eau tiède, des éponges douces et molles, pour étuver la surface de la plaie, la nettoyer avant de la panser, etc.

Les instrumens et les diverses pièces d'appareil seront arrangés méthodiquement sur deux plateaux différens, dans l'ordre suivant lequel on devra les employer ; on aura soin de les couvrir avec une large compresse, afin d'en dérober la vue aux malades, sur lesquels ils produisent souvent une fâcheuse impression.

Le chirurgien disposera lui-même son appareil, ou en confiera la préparation au plus intelligent des aides dont il aura fait choix. Avant de pratiquer l'opération, il devra toujours s'assurer s'il n'y manque rien, et si les différentes pièces sont convenablement disposées. Nous avons vu en effet plusieurs fois de graves inconvéniens résulter de cette omission, et le chirurgien qui l'avait commise se trouver dans un grand embarras au milieu de l'amputation.

Il convient, avant d'amputer, de déterminer la position du malade, des aides et du chirurgien.

Pour les amputations des membres supérieurs, le malade sera assis sur une chaise médiocrement élevée, si l'état de ses forces permet de le tenir dans cette situation; un aide grand et vigoureux, placé derrière le dossier de la chaise, met sous l'aisselle du malade, du côté affecté, le milieu d'une grande alèze dont il ramène et croise les extrémités sur l'épaule du côté sain; il passe ensuite un bras devant la poitrine du malade, et l'autre derrière, afin de le fixer solidement; il ne faut pas que ce dernier puisse prendre un point d'appui sur ses pieds, parce qu'il pourrait s'en servir pour s'arc-bouter et exécuter des mouvemens qui nuiraient à l'opérateur; on devra en conséquence lui étendre les jambes, de sorte que ses pieds ne posent sur le sol que très-obliquement par le bout du talon. Si le malade est très-affaibli, on peut l'amputer en le couchant sur le bord de son lit du côté du membre affecté, en lui élevant la tête et la poitrine avec des oreillers, et en le faisant retenir par deux aides dans cette position; on garnit le lit avec une alèze, et le membre est tenu de différentes manières, suivant l'espèce d'amputation que l'on va pratiquer.

Pour les amputations des membres inférieurs, le malade doit être couché presque horizontalement, de sorte que la partie du membre sur laquelle on va opérer, soutenue par un aide, dépasse suffisamment le pied du lit, que l'on a préalablement garni avec de grandes alèzes. Le lit sera étroit, assez dur, élevé de deux pieds et demi à trois pieds, et muni d'un simple oreiller. Dans beaucoup d'hôpitaux on se sert, pour pratiquer les amputations des membres inférieurs, et quelques autres opérations, d'une table longue et étroite, sur laquelle on étend un seul matelas; sur l'une des extrémités de cette table on adapte une sorte de pupitre qui s'élève à volonté, au moyen d'une crémaillère, et représente un plan plus ou moins incliné, lequel soutient la tête et la poitrine du malade; ce pupitre est en outre mobile et peut être fixé, au moyen d'une cheville, à diverses distances de l'extrémité de la table.

L'aide chargé de contenir la partie supérieure du tronc, se place dans une position élevée, à la tête du lit, pose les deux mains sur la partie antérieure des épaules du malade, qu'il déprime et maintient en appuyant dessus par son propre poids.

Avant de commencer l'opération, on couvre ordinairement les yeux du malade avec une compresse, afin qu'il ne puisse pas voir les manœuvres du chirurgien et des aides, et qu'il ne soit pas averti, par l'émotion que quelques-uns de ces derniers éprouvent parfois, des accidens imprévus qui pourraient se présenter, et du danger dans lequel il se trouverait. On place à terre, au-dessous du membre que l'on va amputer, un plat rempli de cendre, de son ou de sciure de bois, pour recevoir et absorber le sang à mesure qu'il tombe.

Les aides qui doivent assister le chirurgien seront plus ou moins nombreux, suivant l'espèce d'amputation. Pour les grandes amputations, comme celle de la cuisse ou de la jambe, il faut avoir cinq à six aides, qui doivent tous être pénétrés du rôle qu'ils ont à remplir pendant l'amputation, et posséder les qualités qu'on a exposées à l'article AIDE. *Voyez* ce mot.

La place et les fonctions des aides varient dans chaque espèce d'amputation ; cependant on peut dire, d'une manière générale, que deux sont chargés de fixer le tronc du malade et le membre sur lequel on n'opère pas, que le troisième est chargé de la compression des vaisseaux, et le quatrième de tenir la partie supérieure du membre qu'on ampute, tandis que le cinquième en soutient la partie inférieure, et doit en outre être chargé de faire les ligatures ; enfin le sixième présente les instrumens et les pièces d'appareil, dans l'ordre suivant lequel on doit les employer, et a été par conséquent chargé des plateaux sur lesquels on a disposé les objets nécessaires à l'opération et au pansement.

Dans les amputations des extrémités inférieures, l'aide qui fixe le membre sain se place à sa partie externe, et appuie solidement contre sa poitrine ce membre qu'il tient demi-fléchi et qu'il écarte autant que possible de l'autre, afin de laisser plus de place et de liberté à l'opérateur. La main qui fixe le pied ne doit appuyer que sur la face dorsale de cet organe, afin de ne point offrir à sa face plantaire un point d'appui dont le malade se servirait pour exécuter des mouvemens. L'aide qui opère la compression des vaisseaux doit, le plus souvent, se tenir placé en dehors ; celui qui soutient la partie supérieure du membre et relève les chairs, se place toujours en dehors pour l'amputation de la cuisse et du bras, de la jambe et de l'avant-bras ; indifféremment en dedans ou en dehors pour celles du pied et de la main : il doit en effet, pour ne point gêner le chirurgien, se tenir, autant que possible, du côté opposé à celui que ce dernier occupe. L'aide qui soutient la partie inférieure du membre se place à son extrémité ; il reste debout pour les amputations des membres supérieurs, et met un genou en terre ou s'incline légèrement pour celles qu'on pratique sur les membres abdominaux ; il a soin de soutenir également, et avec beaucoup de précaution, la partie affectée, afin d'éviter au malade des mouvemens fort douloureux ; prélude des douleurs encore plus grandes qu'on va lui faire éprouver : si on ampute la jambe, par exemple, pour une carie de l'articulation tibio-tarsienne, l'aide devra mettre une main sous le talon, et l'autre à quelque distance au-dessus, en embrassant avec les doigts la partie inférieure de la jambe, pour empêcher les mouvemens de l'articulation du pied.

Le chirurgien se met en dehors pour les amputations de la cuisse et du bras, en dedans pour celles de la jambe et de l'avant-bras, à l'extrémité du membre pour celles de la main et du pied. Dans le premier cas, il se place en dehors, parce qu'il n'est point gêné par le malade, et se trouve plus libre dans ses mouvemens ; dans le second, il se met en dedans, à cause de la disposition des os, qu'il a plus de facilité à scier étant dans cette dernière position ; enfin dans le troisième cas, tandis qu'il opère avec une main, il remplace avec l'autre l'aide qui, dans les deux amputations précédentes, soutient l'extrémité inférieure du membre.

Suspension de la circulation. — L'imperfection de l'anatomie chez les anciens, et l'ignorance où ils étaient touchant la circulation du sang, expliquent assez l'incertitude et l'insuffisance des moyens dont ils se servaient pour arrêter le sang dans les amputations. On trouve cependant, dès la plus haute antiquité, quelques traces des procédés dont la chirurgie s'est successivement enrichie, comme la constriction circulaire du membre, la compression de l'artère seule avec le doigt, une pelotte, ou une machine particulière, comme le garrot, le tourniquet, ou même sa ligature préalable. *Voyez* les mots HÉMOSTASE, COMPRESSION, GARROT, TOURNIQUET, LIGATURE.

La suspension momentanée de la circulation que l'on opère dans le membre en comprimant son artère principale, a pour but d'empêcher l'effusion du sang pendant l'amputation, jusqu'à ce qu'on ait lié les extrémités des vaisseaux divisés, et supprimé ainsi définitivement le cours du sang dans le bout du moignon.

Quel que soit le moyen mécanique de compression que l'on emploie pour arrêter momentanément la circulation, il faut en général le placer aussi loin que possible de l'endroit sur lequel on opère, afin de ne pas se trouver gêné par l'aide qui en est chargé, et pour éviter d'exercer sur les muscles que l'on va couper une pression inégale, qui ne pourrait qu'augmenter leur irritabilité et par conséquent leur rétraction. Nous verrons plus tard, en examinant chaque amputation en particulier, à quels endroits il convient d'appliquer la compression.

La compression étant établie sur le membre que l'on va amputer, on voit celui-ci se gonfler au-dessous de la ligature, rougir par la stase du sang dans les vaisseaux, et spécialement dans les veines, qui se dilatent, deviennent apparentes et soulèvent la peau; aussi dans la première incision des amputations circulaires, voit-on souvent s'échapper tout à coup une énorme quantité de sang, ce qui pourrait faire croire, au premier aspect, que la compression n'est point exactement faite; mais cette hémorragie s'arrête presque aussi subitement qu'elle avait paru, dès que les veines sont désemplies.

Si l'opération est pratiquée pour quelque maladie profonde, compliquée de foyers purulens et de fistules, on voit presque toujours sourdre par ces dernières ouvertures une assez grande quantité de sang veineux, dès qu'on opère la constriction circulaire du membre.

La compression produit dans le membre un engourdissement plus ou moins considérable, qui émousse réellement la douleur violente que les malades éprouvent sous le tranchant des instrumens pendant l'opération.

Le lieu dans lequel il convient de pratiquer l'amputation varie suivant plusieurs circonstances : il faut en général tâcher d'opérer le plus loin possible de l'extrémité supérieure des membres, parce que la surface de la plaie sera plus étroite, le danger qui suit l'opération moins grand, la cicatrice plus prompte à se former, le membre opéré moins difforme, et plus utile au malade. En parlant de l'amputation de la jambe, nous verrons qu'on doit s'écarter de cette règle, et pratiquer l'opération dans un lieu qui sera indiqué. Il n'est pas toujours possible d'opérer dans le lieu d'élection ; la nature de la maladie force souvent le chirurgien à faire l'opération dans des endroits moins favorables : la chose à laquelle en effet on doit faire la plus grande attention, est d'opérer sur des parties saines, et d'éviter qu'il ne reste aucun tissu malade dans le moignon. Ainsi dans les cas de gangrène, d'abcès profonds avec décollement des muscles et des aponévroses, de dénudation des os; dans les fractures comminutives avec violente commotion de l'articulation placée au-dessous des os rompus, et surtout dans les

tumeurs cancéreuses, on est souvent obligé de pratiquer l'opération à une distance plus ou moins grande de l'endroit malade, de se rapprocher de l'extrémité supérieure du membre,
d'opérer dans un lieu de nécessité. Dans ces circonstances,
ce n'est point d'après l'état plus ou moins sain de la peau
et des parties extérieures qu'il faut se guider pour pratiquer l'amputation à telle ou telle hauteur, mais d'après l'étendue présumée
des désordres des organes profonds du membre. C'est encore ici
que le chirurgien doit apporter la plus grande attention à l'examen de la maladie pour laquelle il fait l'amputation. L'opération étant pratiquée trop près du lieu affecté, pourrait
manquer de succès, et le chirurgien s'exposerait à voir des
accidens formidables se développer, ou l'affection se reproduire
dans le moignon. Ainsi dans les cas de gangrène limitée des
membres, l'amputation ne doit pas être pratiquée entre les parties
vivantes et les parties mortes, comme le voulaient les anciens,
encore bien moins dans ces dernières seulement; la section doit
être faite dans les chairs vives, à une distance variable de la ligne
de démarcation; et s'il arrivait qu'on tombât sur des portions de
muscles ou d'autres tissus frappés de gangrène, sur des os nécro-
sés, il faudrait reporter aussitôt l'instrument sur un point plus
élevé du membre.

Le procédé que l'on met en usage influe sur le lieu du
membre où l'on doit pratiquer l'opération; ainsi toutes les amputations dans les articles sont faites dans un lieu de nécessité, déterminé par la présence même de l'articulation; les amputations
dans la continuité, au contraire, peuvent être pratiquées à toutes
les hauteurs, suivant les circonstances.

Tout ce qu'il était nécessaire de faire avant d'opérer étant
achevé, la partie sur laquelle on doit porter les instrumens étant
exactement déterminée, rasée et nettoyée, le chirurgien pratique
l'amputation proprement dite. Cette opération se compose ordinairement de plusieurs incisions qui sont soumises à des préceptes
donnés, et seront décrites dans les généralités des différentes
espèces d'amputations auxquelles elles appartiennent. Néanmoins
on peut dire que, pour la plupart des amputations, ces incisions
sont faites de dehors en dedans, et pour quelques-unes seulement, de dedans en dehors, c'est-à-dire en enfonçant d'abord le
couteau dans les parties profondes, pour le ramener ensuite vers
les parties superficielles.

Suivant le lieu dans lequel les amputations sont pratiquées, on les a divisées en deux grandes classes; les unes se font dans la continuité des os qu'on est obligé de scier; les autres sont faites dans leurs articulations. Les premières ont été nommées *amputations dans la continuité des membres*, les secondes *amputations dans la contiguité* ou *dans les articulations*. *Voyez* ci-après chacune de ces deux classes.

Les règles auxquelles ont été soumises les diverses espèces d'amputations ne sont point toujours applicables : dans une foule de circonstances, le chirurgien se trouve obligé de s'en écarter, d'en créer de nouvelles; ainsi dans les cas d'ankylose des articulations voisines du lieu sur lequel on opère, d'abcès ou de fistules qui remontent profondément dans le membre, de fractures longitudinales ou très-obliques des os, de déchirures de la peau, de diverses autres maladies de cette membrane ou des organes sous-jacens, l'opérateur modifie de mille manières différentes les préceptes fondamentaux tracés par les auteurs. Dans un cas d'ankylose incomplète et de suppuration de l'articulation du genou, qui nécessita l'amputation de la cuisse chez une jeune fille extrêmement irritable, nous avons vu un de nos plus célèbres chirurgiens être forcé de pratiquer l'opération, le membre étant dans une position verticale, et avoir peine à passer le couteau autour de la cuisse, à cause de la flexion forcée de la jambe. Dans d'autres cas, l'opérateur pratique une amputation dans une articulation qu'il croyait saine, il la trouve malade, et se voit contraint de refaire la section du membre au-dessus du lieu affecté, etc.

Dès que l'amputation est pratiquée, que la portion malade du membre a été retranchée, que reste-t-il à faire au chirurgien? Il doit d'abord arrêter l'effusion abondante de sang, qui ne manquerait pas d'avoir lieu dès qu'il suspendrait la compression momentanément exercée sur le tronc principal de l'artère. A peine l'amputation est-elle terminée, qu'on voit les chairs se retirer plus ou moins vers la partie supérieure du membre, tandis que l'os ou les os qui se trouvent dans la plaie restent saillans : les muscles les plus superficiels, à raison de leur longueur et de l'éloignement de leurs insertions, éprouvent cette rétraction au plus haut degré; les muscles profonds étant plus courts, adhèrent le plus souvent à l'os qu'ils entourent, et se retirent beaucoup moins ; les tendons, entraînés par les muscles auxquels ils appartiennent, glissent et remontent, dès qu'ils sont coupés, dans leurs gaines synoviales ; les nerfs se raccourcissent peu ; les artères, suivant les cas, restent apparentes à la surface de la plaie, ou s'enfoncent dans les intervalles des muscles. C'est ici que l'opérateur sent tout l'avantage de se rappeler parfaitement les rapports des organes qu'apprend à connaître l'anatomie chirurgicale ; il découvre facilement, lorsque la section a été bien faite, les extrémités des vaisseaux. Un des meilleurs procédés pour retrouver la position de chaque artère, est de s'orienter sur l'os coupé, et, en partant de ce point, de chercher sur le moignon les vaisseaux dans telle ou telle direction, à telle ou telle distance : on est sûr, en suivant ce précepte, de retrouver toujours facilement les vaisseaux, même quand ils sont enfoncés dans les intervalles des muscles ; et on n'est pas obligé, comme le font encore beaucoup de praticiens, de suspendre la compression, afin de reconnaître leur position d'après les endroits desquels le sang jaillit de la plaie : on se voit obligé, dans quelques cas, pour découvrir certains vaisseaux et faciliter leur ligature, d'écarter avec les doigts les extrémités des muscles entre lesquels ils se sont retirés.

Depuis long-temps on a renoncé, pour arrêter le sang après les amputations, à l'emploi des caustiques, des astringens et de la compression exercée immédiatement sur l'extrémité des artères, à raison de l'insuffisance de ces moyens, de leurs graves inconvéniens et des dangers imminens dans lesquels ils mettaient les malades, en ne s'opposant que d'une manière fort imparfaite aux hémorragies : on a adopté généralement la méthode de lier les artères. *Voyez* LIGATURE.

La ligature, dans les amputations, est quelquefois une opération préalable que l'on pratique sur l'artère principale du membre, afin de prévenir l'hémorragie lors de la section des parties molles ; cependant le plus souvent on ne lie que les extrémités de vaisseaux béantes à la surface de la plaie ; c'est, dans ce dernier cas, une opération réellement intermédiaire entre l'amputation proprement dite et le pansement.

La ligature des artères se fait en exerçant une compression circulaire, avec des fils cirés, tantôt immédiatement sur leurs parois, tantôt, au contraire, en embrassant avec elles une quantité plus ou moins considérable de parties molles : dans le premier cas, la ligature est immédiate ; elle est médiate dans le second. (*Voyez* LIGATURE.) Le plus communément on pratique la ligature immédiate, c'est-à-dire qu'on saisit les artères avec une pince à disséquer ou avec un ténaculum, qu'on les tire légèrement à la surface de la plaie, afin de les faire saillir, et de les entourer d'une ligature. Dans ce mode de lier les artères, c'est ordinairement le chirurgien qui les soulève avec les pinces, tandis que l'aide le plus intelligent, et qui en a le plus l'habitude, est chargé de placer et de serrer les ligatures, en les fixant par deux nœuds successifs. Lorsque les vaisseaux coupés sont profonds et cachés dans les chairs, quelquefois on ne peut les lier que d'une manière médiate. Dans ce cas, le chirurgien conduit l'aiguille et le fil à travers les parties molles, autour des artères, et serre lui-même ensuite la ligature. La ligature médiate est plus souvent employée dans certaines amputations que dans d'autres; l'on y a recours, par exemple, plus fréquemment après l'amputation de la jambe qu'après celle de la cuisse ou du bras. M. Ribes croit devoir attribuer la rétraction plus grande qu'éprouvent les artères à la jambe qu'à la cuisse, à ce que l'artère tibiale antérieure, en passant au-dessus du ligament interosseux, retient en haut les vaisseaux, et leur donne, pour ainsi dire, un point fixe vers lequel ils se retirent.

Avant de faire les ligatures, on nettoie la surface de la plaie avec des éponges imbibées d'eau tiède, on enlève les caillots de sang qui adhèrent aux chairs et masquent les artères placées au-dessous : ces caillots arrêtent en effet d'une manière mécanique, et seulement pour un certain temps, l'hémorragie, qui ne tarderait pas à se renouveler dès qu'ils se détacheraient, si on ne liait pas les artères qu'ils recouvrent. Il faut lier d'abord l'artère la plus grosse du membre, puis les branches secondaires et les petits rameaux. Lorsqu'on a lié les artères, leurs extrémités sont soulevées, à chaque battement du pouls, par le choc qu'elles reçoivent de la colonne de sang qui vient heurter au-dessus de la ligature. Il vaut mieux faire plus que moins de ligatures, afin d'être à l'abri de toute hémorragie consécutive grave, lorsque le pansement sera fait. Pour ne point occasioner de violentes douleurs au malade, on doit éviter de comprendre les nerfs dans la ligature, ce qui est assez facile quand on a le soin de ne saisir avec la pince que l'artère seule, tandis que l'aide passe la ligature entre elle et le nerf.

Lorsqu'après une amputation dans la continuité, l'artère nourricière principale d'un os a été coupée, qu'on voit sortir un jet de sang des parois du canal osseux qui la renferme, il faut enfoncer dans ce conduit un morceau de cire ramollie. Dernièrement j'employai une petite boule de diachylon gommé, pour arrêter une semblable hémorragie, sur un vieillard auquel j'avais amputé la jambe pour un cas de fracture comminutive. On est obligé de pratiquer un très-grand nombre de ligatures, lorsque l'artère principale d'un membre qu'on vient d'amputer est oblitérée, et que la circulation s'y faisait par les artères collatérales, considérablement augmentées de diamètre. J'assistai l'année dernière M. Richerand, dans une amputation du bras qu'il fit à un jeune homme atteint d'une maladie dont l'observation est consignée dans une des notes que M. le docteur Breschet a jointes à sa traduction du *Traité des maladies des artères et des veines*, de Hogdson. On avait lié sans succès l'artère humérale du malade, pour le guérir d'un anévrysme variqueux de ce vaisseau, suite d'une plaie faite par la pointe d'un couteau à la partie interne du bras; à la suite de l'opération, la varice anévrysmale avait reparu; le membre avait perdu ses mouvemens, s'était atrophié, était le siége d'un froid habituel fort pénible, et le malade désirait vivement d'en être débarrassé : à peine les chairs furent-elles coupées, qu'il s'échappa des flots de sang par environ vingt artères fort volumineuses, que l'on fut obligé de lier successivement les unes après les autres. Quelquefois les grosses veines de la surface du moignon rendent une assez grande quantité de sang; mais cet écoulement, que l'on reconnaît à la couleur noirâtre du liquide, ainsi qu'à la manière uniforme dont il s'échappe, n'a rien d'inquiétant, et s'arrête ordinairement de lui-même; il est rare qu'on soit obligé de lier les veines pour le faire cesser.

Les ligatures étant placées, on se conduit différemment à l'égard de leurs fils, suivant la manière dont on panse la plaie. Quand on veut qu'elle se réunisse par adhésion primitive, on coupe ordinairement, tout près du nœud, l'un des deux bouts du fil qui forme chaque ligature, afin que ceux qui doivent rester entre les lèvres de la plaie soient moins nombreux et moins volumineux; on réunit ces fils, auxquels on conserve une longueur convenable; on les place dans l'un des angles de la plaie. Si on panse à plat, il est préférable de couper les deux fils de chaque ligature à quelques lignes du nœud; ils tombent entraînés par la suppuration.

Lorsqu'il ne coule plus de sang du moignon, ce dont on s'assure en faisant cesser la compression, il faut procéder au pansement. Quand on se propose de déterminer l'adhésion primitive de la plaie, on la réunit immédiatement après l'opération, à l'aide d'emplâtres agglutinatifs ; pour cela, un aide embrasse le moignon avec ses deux mains, tire les chairs vers l'extrémité de l'os, qui s'en trouve recouvert, tandis que le chirurgien rapproche et affronte les bords de la plaie à l'endroit où ils ont le plus de longueur, de laxité, et applique ensuite successivement un nombre suffisant de bandelettes agglutinatives, pour les maintenir en contact. (*V.* AGGLUTINATIF.) Cette coaptation des bords de la plaie est souvent difficile à obtenir chez les individus qui ont beaucoup d'embonpoint. Autrefois on avait employé, et quelques chirurgiens étrangers emploient encore, la suture pour réunir immédiatement la plaie après les amputations ; on a généralement renoncé à ce procédé douloureux, parce qu'il produit une vive irritation dans le moignon, et que souvent l'engorgement dont celui-ci devient le siége déchire les points de suture, et les rend inutiles. Dans beaucoup d'amputations on doit, pour s'opposer à la rétraction des parties molles, entourer la partie supérieure du membre avec une bande appliquée circulairement, depuis l'articulation placée au-dessus du moignon, jusqu'à peu de distance de son extrémité ; elle a pour avantage de pousser les chairs vers la plaie, sans prendre sur elle un point d'appui, et d'empêcher la rétraction des muscles, en s'opposant à la dilation dont ils sont nécessairement le siége lorsqu'ils se contractent. Les Anglais font cette bande avec de la flanelle, dont le tissu souple, élastique, se distend, cède au léger gonflement qui survient dans le moignon lorsqu'il s'enflamme, et prévient ainsi son étranglement. Les ligatures doivent être réunies dans l'angle inférieur de la plaie, enveloppées dans une petite compresse, et placées sous le moignon ; se trouvant dans la partie la plus déclive, elles servent à conduire au dehors le sang et la sérosité puriforme qui s'écoulent des parties divisées.

Si on veut guérir la plaie par adhésion secondaire, on interpose entre ses lèvres des plumasseaux de charpie enduits de cérat, des morceaux d'agaric très-souples ; on soutient les chairs avec une bande appliquée circulairement, comme dans le cas précédent ; on rapproche légèrement les lèvres de la plaie, et ce n'est que lorsqu'elles sont en pleine suppuration, que leur surface est couverte de bourgeons charnus, qu'on enlève les pièces d'ap-

pareil placées entre elles, et qu'on tente leur réunion avec de nouveaux emplâtres agglutinatifs. Enfin on peut obtenir la cicatrisation par suppuration, en pansant à plat avec des plumasseaux ou
des gâteaux de charpie enduits de cérat. Ces différentes manières
de conduire la plaie à sa guérison seront encore examinées dans
les diverses modifications qu'elles réclament pour les amputations en particulier. *Voyez* aussi les mots PLAIE, CICATRISATION.

Lorsqu'on a réuni la plaie et qu'on l'a recouverte de plumasseaux, on applique sur ces premières pièces d'appareil une grande
compresse coupée en croix de Malte, ou mieux des compresses
longuettes qu'on croise sur le moignon, et qu'on maintient avec
une bande convenablement appliquée. Ce moyen est préférable à
ceux qui ont été autrefois employés par quelques chirurgiens qui
ont recommandé, comme Fabrice de Hilden, d'envelopper le
moignon dans une sorte de bourse de laine, ou, comme Wiseman,
de l'enfermer dans une vessie de bœuf, ou de le mettre dans un
sac rempli de son. La plupart des autres bandages et appareils,
tels que les diverses espèces de capelines, les tours de bandes
passées en croix sur l'extrémité du membre amputé, etc., que
l'on a proposés pour ramener les chairs vers le moignon, prennent
leur point d'appui sur son extrémité, et sont plus propres par
conséquent à favoriser qu'à empêcher la rétraction des muscles;
aussi leur usage est-il généralement abandonné.

Le membre amputé étant entouré d'un bandage simplement
contentif, on reporte avec précaution le malade dans son lit,
qu'on a fait bassiner, surtout si l'opération est pratiquée en hiver;
on place mollement le moignon sur un coussin de bâle d'avoine,
garni d'une alèze; on lui donne une position inclinée telle
que son extrémité en fasse la partie la plus élevée, afin de favoriser la circulation et d'y empêcher la stase des liquides; on place
au-dessus un cerceau de bois, destiné à soutenir les couvertures,
et à empêcher qu'elles n'y occasionnent de la douleur par leur poids.
On laisse auprès du malade, qui doit garder le plus parfait
repos, une personne intelligente, ou même un des aides, qui lui
donne ce dont il pourrait avoir besoin, surveille de temps à autre
l'appareil, s'assure s'il ne se dérange pas, et s'il ne survient
pas d'hémorragie ou quelque autre accident qui pourrait nécessiter des soins particuliers.

Lorsqu'un malade a subi une grande amputation, il faut l'engager à dormir, afin de diminuer l'éréthisme dans lequel il se

trouve ; lorsque les malades ont dormi, les symptômes locaux et généraux d'inflammation qui se développent ont en général moins d'intensité. Il arrive presque toujours, peu de temps après les amputations, que l'appareil s'imbibe de sang ; lorsque cet écoulement est peu considérable, il ne faut point s'en inquiéter ; mais s'il continue d'avoir lieu, si le malade éprouve la sensation d'eau tiède qui coule sur sa plaie, si l'alèze et le coussin sont traversés, il convient de l'arrêter.

Dans les premiers jours qui suivent l'amputation, on laisse le malade à la diète, on lui pratique une ou deux saignées, s'il est pléthorique, s'il a perdu peu de sang, et s'il offre quelques signes de congestion sanguine ; on lui administre en général des boissons délayantes, rafraîchissantes ; on entretient la liberté du ventre par des lavemens émolliens, etc. Plus tard on change le régime suivant l'état général des forces, celui de la plaie et les autres indications qui peuvent se présenter ; en un mot, on se conduit ici comme on doit le faire après les grandes plaies. *Voyez* PLAIE. Il ne tarde pas à se développer chez les personnes nouvellement amputées, une fièvre de réaction plus ou moins forte, qui dépend de l'irritation vive que la plaie communique à tout l'organisme ; cette fièvre diminue peu à peu, et cesse au bout de quelques jours ; elle présente tous les caractères de la fièvre inflammatoire dite *traumatique*. *Voyez* ce mot et PLAIE.

Le malade éprouve dans le moignon, plusieurs heures après l'opération, des douleurs accompagnées d'un sentiment de chaleur, de pulsation et de tension fort pénible ; le moignon se gonfle légèrement ; aussi convient-il, en le pansant, de ne serrer que médiocrement le bandage. L'appareil, outre le sang qui le traverse, se pénètre aussi d'une sérosité sanguinolente puriforme, d'une odeur forte spéciale, qui se dessèche au contact de l'air, et colle fortement les tours de bandes les uns aux autres, spécialement au niveau des parties du moignon qui ne reposent pas sur le coussin.

Il faut, pour la plupart des amputations, ne lever le premier appareil que le troisième ou le quatrième jour : pour cela, un aide embrasse et soulève avec précaution, avec ses deux mains, le moignon, qu'il met dans une situation convenable ; le lit ayant été garni d'alèzes propres, l'appareil humecté et ramolli avec des éponges imbibées d'eau tiède, s'il était comme mastiqué par le sang et la sérosité, le chirurgien enlève avec beaucoup de ménagement la bande, les compresses, la charpie ; il déploie et enlève la compresse à ligatures, pour la renouveler ; il change, resserre, relâche ou laisse en place les bandelettes agglutinatives, suivant qu'elles sont ramollies et salies, trop lâches ou trop serrées, ou bien qu'il juge convenable de les laisser sans les déranger. (*Voyez* AGGLUTINATIF.) L'aide, pendant cette partie du pansement, doit maintenir en contact, en les portant l'une vers l'autre, les deux lèvres de la plaie ; ces lèvres sont rouges, douloureuses et écartées l'une de l'autre par le gonflement inflammatoire qui est survenu ; elles ne pourront être rapprochées exactement que lorsque cette tuméfaction sera passée. On trouve chez quelques individus, à la levée du premier appareil, la plaie déjà réunie dans quelques points de son étendue, et dans d'autres endroits, ses lèvres tuméfiées, béantes et couvertes d'une suppuration brunâtre. Le chirurgien fait sur la plaie quelques fomentations d'eau tiède, essuie le moignon, et réapplique le nouvel appareil comme dans le premier pansement.

Les pansemens après les amputations doivent être faits avec beaucoup de légèreté et de douceur ; le chirurgien évitera d'opérer la moindre traction sur les ligatures, surtout dans les premiers jours ; d'appliquer sur la plaie tout ce qui pourrait y produire de l'irritation, déterminer la rétraction des chairs et la conicité du moignon ; aussi faut-il s'abstenir soigneusement de la tamponner avec des bourdonnets de charpie, dans la vue de comprimer les petits vaisseaux. Quand les ligatures ont été bien faites, qu'on a lié exactement toutes les artérioles qui donnaient du sang, on n'a presque jamais à redouter l'hémorragie. Il faut, pour éviter la rétraction des chairs, que l'aide qui tient le moignon ait soin de pousser toujours les parties molles vers la plaie, et que le chirurgien les soutienne, comme lors de l'application du premier appareil, en les comprimant avec une bande serrée, qu'il applique circulairement de haut en bas.

Pendant les pansemens, souvent les malades éprouvent des tremblemens spasmodiques, violens, involontaires, continus ou intermittens, qui se manifestent dans le membre amputé dès que l'aide le soulève, quelque précaution qu'il ait prise dans cette partie de ses fonctions ; ces tremblemens se manifestent surtout chez les individus d'un tempérament nerveux pendant les premiers pansemens ; ils vont ordinairement en diminuant, s'ils ne disparaissent point, à mesure que ces malades approchent du terme de la guérison; ils sont en général plus forts après les amputations des membres inférieurs, qu'après celles des supérieurs, et toujours très-incommodes pour le chirurgien, lorsqu'il s'agit de lever et de réappliquer l'appareil. On peut les diminuer ou même les faire disparaître entièrement, en produisant une forte distraction dans l'esprit du malade, en l'engageant à tenir lui-même son moignon, ou bien en faisant comprimer fortement, par un aide, les muscles de la partie supérieure du membre.

Nous allons examiner maintenant la marche ordinaire de la plaie qui suit les amputations, faire connaître les principaux accidens qui peuvent se manifester après ces opérations, déterminer les changemens qui surviennent, soit dans les parties qui forment le moignon, soit dans la constitution de l'individu, et enfin indiquer les moyens de suppléer à la perte du membre.

La marche de la plaie, après l'amputation, varie selon le mode de pansement que l'on a mis en usage; si on l'a réunie immédiatement, ses lèvres s'agglutinent, les douleurs sont en général peu vives, la suppuration peu abondante, et la cicatrisation s'opère promptement; quand on n'affronte les bords de la plaie que lorsqu'ils ont suppuré, la réunion est ordinairement un peu plus longue, mais on a moins à redouter les abcès consécutifs que dans le cas précédent; enfin quand on panse à plat, la surface du moignon parcourt les périodes des plaies qui suppurent, les pansemens sont beaucoup plus douloureux, et la cicatrisation se forme lentement et se fait long-temps attendre. (*Voyez* PLAIE.) Dans les deux premiers cas, on obtient après la guérison une cicatrice allongée, peu étendue, très-solide; dans le dernier, on a une cicatrice centrale, arrondie, mince; la peau de la circonférence du moignon forme autour des plis radiés, comme ceux de l'ouverture d'une bourse, et qui sont principalement remarquables sur les individus qui ont beaucoup d'embonpoint.

Quel que soit le mode de pansement que l'on ait employé, les ligatures se détachent au bout d'un certain temps; elles tombent en général d'autant plus vite qu'elles ont été appliquées sur de plus petits vaisseaux; ordinairement c'est du douzième au vingt-quatrième jour pour les grosses artères; cependant quelquefois elles se séparent plus tôt ou restent plus long-temps. Après la chute des ligatures dans les amputations que l'on a réunies immédiatement, il s'écoule encore pendant quelque temps un peu de pus, et la plaie ne tarde pas à guérir. Dans les amputations que l'on a pansées à plat, la cicatrisation n'arrive que long-temps après que les ligatures sont détachées.

Les accidens qui se manifestent après les amputations sont nombreux et ont des conséquences plus ou moins fâcheuses : les uns se manifestent peu de temps après l'opération, d'autres au contraire n'arrivent que beaucoup plus tard. Je vais passer rapidement en revue les principaux de ces accidens, et les complications les plus fréquentes que l'on observe après les amputations.

1° L'*hémorragie secondaire*, aujourd'hui complication assez rare des amputations, dépend presque toujours de ce que la ligature des grosses artères a été mal faite, ou de ce qu'on a négligé de lier des vaisseaux d'un certain calibre; rarement elle est fournie par les vaisseaux capillaires, et dans ce cas elle s'arrête ordinairement d'elle-même. Elle se fait apercevoir peu de temps après le pansement, lorsque l'éréthisme de la plaie commence à cesser, et que les caillots sont soulevés et détachés par le sang qui coule au-dessous; quelquefois cependant elle ne se manifeste que beaucoup plus tard, lors de la chute des ligatures, de sorte qu'on n'est jamais certain qu'elle n'arrivera pas, tant que les fils ne sont pas détachés. On connaît l'observation de J. L. Petit, qui eut à arrêter une hémorragie secondaire, laquelle se déclara chez un M. de Rothelin, le vingtième jour après l'amputation de la cuisse, qui lui avait été pratiquée très-haut.

L'écoulement abondant du sang, qui traverse en peu de temps les pièces d'appareil, indique assez l'hémorragie secondaire; il est urgent de l'arrêter, puisqu'elle peut faire périr le malade ou le jeter dans un affaiblissement qui retarderait sa guérison. On a proposé contre cet accident de cautériser l'ouverture du vaisseau ouvert, moyen insuffisant et justement abandonné; d'exercer sur les artères ouvertes une compression immédiate plus ou moins forte, avec des morceaux d'agaric, d'éponge, des pelotes de charpie entassées et soutenues par des compresses longuettes croisées sur le moignon et fixées autour par une longue bande, etc. Cette compression immédiate vantée par J. L. Petit, qui l'avait employée avec succès dans le cas que je viens de citer, et qu'il avait exercée au moyen d'un double tourniquet de son invention, a été abandonnée, à cause de ses graves inconvéniens, qu'il est inutile de reproduire ici.

Lorsqu'une hémorragie secondaire se déclare quelque temps

après une amputation, la première chose à faire est d'exercer sur le trajet de l'artère principale du membre la compression, au moyen d'un tourniquet qu'on laisse à demeure. Ce moyen suffit presque toujours pour arrêter le sang. Après l'amputation du bras dont j'ai fait mention, et qui fut pratiquée par M. Richerand, pour un anévrysme variqueux, il survint, le jour même de l'opération, une hémorragie fort abondante; l'appareil étant levé, on vit couler le sang de toute la surface du moignon, bien qu'on eût appliqué une multitude de ligatures; le tourniquet fut placé sur le trajet de l'artère humérale, et l'hémorragie s'arrêta complétement; quelques heures après, on diminua peu à peu la compression, l'instrument fut enlevé au bout de douze heures, et dès lors le sang n'a plus reparu. J'ai vu, dans plusieurs cas d'hémorragies secondaires, le même moyen avoir un semblable succès.

Si ce procédé ne réussit pas, il faut, sans différer, après avoir enlevé les pièces d'appareil, rechercher sur la plaie l'artère qui donne du sang, et la lier soit immédiatement soit avec une ligature médiate : cependant si l'hémorragie ne se manifestait qu'à la chûte des ligatures, lorsque la plaie est en pleine suppuration, ce qui est assez rare, je pense que les fils appliqués sur les artères et les tissus voisins enflammés, les couperaient très-facilement et pourraient devenir ainsi tout-à fait inutiles : il faudrait donc dans ce cas, pour éviter de voir l'hémorragie se renouveler, avoir recours à la ligature de l'artère principale du membre, que l'on découvrirait convenablement au-dessus de la plaie, comme dans l'opération de l'anévrysme, et autour de laquelle on passerait un fil ciré. Cette opération a été pratiquée avec succès trois fois par M. Roux, pour des cas d'hémorragies secondaires après des amputations de la jambe : M. Roux, dans ces trois cas, a lié l'artère fémorale, en la comprimant sur un petit cylindre de diachylon gommé, d'une ligne de diamètre. En communiquant, il y a quelques jours, ces observations à l'Académie royale de médecine, le même chirurgien fit remarquer, avec raison, qu'après les amputations on n'a point à craindre la gangrène, en liant le tronc de l'artère principale, parce qu'il ne reste que très-peu de parties à nourrir au-dessous; aussi n'hésite-t-il pas à regarder ce procédé comme le plus convenable et le plus sûr pour arrêter les hémorragies graves après les amputations. Quelquefois l'hémorragie qui suit les amputations se fait par les veines du moignon, et dépend de ce qu'on a trop serré la bande circulaire qui soutient les chairs : aussi dès qu'on la relâche, on voit l'écoulement de sang s'arrêter. Il faut simplement desserrer un peu la bande pour remédier à cette espèce d'hémorragie.

2° *L'étranglement du moignon* arrive peu de temps après l'amputation, lorsqu'on a trop serré l'appareil ; il dépend tantôt de la bande circulaire qu'on a placée pour soutenir et ramener les chairs, et tantôt des bandelettes agglutinatives qui ont été appliquées trop serrées ; il s'annonce par de fortes douleurs pulsatives, accompagnées de chaleur et d'un sentiment d'engourdissement profond que le malade éprouve dans le moignon, par une agitation générale très-vive, une fièvre violente, etc. Lorsque ces symptômes se manifestent, il faut lever l'appareil, en moins serrer les différentes pièces ; quelquefois même, si l'inflammation est très-intense, on doit enlever les bandelettes, relâcher la bande circulaire, couvrir la plaie, qui est rouge, tuméfiée, douloureuse, d'un large cataplasme émollient ; placer le moignon dans une situation élevée, saigner le malade, avoir recours au régime antiphlogistique, etc. ; et ce n'est que lorsqu'on a dissipé ces accidens inflammatoires qu'on tente de nouveau la réunion de la plaie.

3° *Les abcès* surviennent principalement après les amputations que l'on a réunies immédiatement ; ils dépendent de l'accumulation des matières purulentes dans le fond de la plaie, et quelquefois de l'irritation que déterminent les ligatures lorsqu'elles sont en grand nombre, volumineuses, qu'on n'a pas eu la précaution de les faire sortir par la partie la plus déclive du moignon, et que la partie inférieure de la plaie s'est réunie la première avant le fond ; quelquefois ils dépendent de la nécrose du bout de l'os au fond de la plaie, retardent considérablement la guérison, et ne se tarissent que lorsque la portion exfoliée a été extraite ou s'est fait jour au dehors. D'autres fois ces abcès se manifestent dans le voisinage de la plaie, et doivent être attribués à la vive irritation qu'ont éprouvée les parties voisines après l'opération, ou bien, chez plusieurs individus, à une disposition humorale particulière. Leur formation est ordinairement accompagnée de douleurs pulsatives, de gonflement, de rougeur, de chaleur dans le moignon, d'un léger accès fébrile ; plus tard ils sont faciles à reconnaître par la fluctuation qui s'y manifeste. Il faut, lorsqu'ils ont leur siége au fond de la plaie, décoller les bords de celle-ci à leur partie la plus déclive, et si on ne le peut, les ouvrir avee le bistouri dans cette même région, favoriser la détersion et le recollement des parois du foyer par une légère compression. On doit toujours, afin d'éviter la stagnation dû pus, inciser ces abcès, même lorsqu'ils se sont déjà ouverts dans le fond de la plaie, comme j'en ai déjà observé plusieurs exemples, et récemment encore un fort intéressant sur une malade de l'hôpital Saint-Louis, à laquelle on avait coupé la jambe, pour une carie rhumatismale de l'articulation du pied; du reste on les traite comme les abcès en général. *Voyez* abcès.

Il est encore une autre espèce d'abcès qui ont lieu après les amputations dans les articles, surtout après celle du pied et du poignet, lorsqu'on a réuni immédiatement; ils dépendent du reflux des matières purulentes du fond de la plaie dans l'intérieur des gaînes synoviales des tendons, qui ont été ouvertes; ils remontent le long de ces membranes dans les interstices des tendons, et viennent bientôt se manifester au dehors; ils produisent quelquefois un décollement considérable de la peau et des muscles, et leur guérison est très-difficile à obtenir : j'ai vu plusieurs abcès semblables avoir des suites fort graves; dans un cas, en particulier, le malade, auquel on avait amputé le poignet, est mort avec tous les symptómes de la fièvre hectique, àprès qu'on lui eut ouvert trois ou quatre foyers purulens très-étendus à l'avant-bras. Un de nos premiers chirurgiens ayant amputé la main dans l'articulation du poignet, sur un jeune homme blessé à la bataille de Toulouse, avait réuni immédiatement la plaie pour éviter la gangrène d'hôpital, qui régnait alors d'une manière épidémique; il se déclara une inflammation très-violente de l'avant-bras et du bras, et on fut obligé d'ouvrir vingt-deux abcès qui se formèrent successivement sur diverses parties du membre supérieur; cependant le malade parvint à se rétablir. Pour éviter cet accident, M. Béclard conseille de ne réunir la plaie de plusieurs amputations dans les articles que d'une manière secondaire, c'est-à-dire lorsque leur surface est enflammée, couverte de bourgeons charnus, et que les gaînes synoviales ont contracté des adhérences à leurs ouvertures, et ne péuvent plus recevoir les liquides amassés au fond de la plaie. Lorsque les abcès des gaînes synoviales sont formés, il faut les ouvrir largement et les traiter suivant les règles ordinaires.

4° *Le décollement de la peau* qui survient après les amputations, dépend ordinairement de ce qu'on a laissé trop de longueur à cette membrane ; de ce qu'on l'a dépouillée de son tissu cellulaire ; ou bien quelquefois des abcès dans les parties adjacentes. Cette complication retarde la guérison. Lorsque, par une compression méthodiquement exercée, on n'a pu recoller la peau, il faut l'exciser à la base des lambeaux qu'elle forme. Quelquefois les tégumens décollés tombent en gangrène ; cet accident, plus fréquent chez les vieillards, n'a rien d'inquiétant, non plus que la gangrène de la peau, produite par la compression trop forte des bandelettes agglutinatives, dont j'ai rapporté deux cas. (*Voyez* AGGLUTINATIF.) L'escarre se sépare, tombe, et les malades finissent par guérir. (*Voyez* DÉCOLLEMENT, PLAIE.) D'autres fois, sans être décollée, la peau des environs de la plaie retarde sa cicatrisation, en se renversant en dedans, sous forme de bourrelets plus ou moins épais, et en rendant la plaie très-profonde et fort humide ; on doit traiter cette complication comme il sera dit à l'article PLAIE.

5° *La persistance des ligatures.* Il est rare que les ligatures ne se détachent pas avant le vingtième jour ; leur persistance paraît dépendre de ce qu'on a compris avec l'artère, dans le nœud du fil, quelques fibres tendineuses ou aponévrotiques qui ne se coupent que difficilement, ou de ce qu'on ne les a pas assez serrées, de sorte que les chairs sur lesquelles elles portent, n'ayant été divisées qu'en partie, les retiennent : cette dernière cause s'observe surtout pour les ligatures médiates. On a vu des ligatures rester adhérentes pendant six mois, et finir enfin par se détacher. Lorsqu'elles ne sont pas tombées à l'époque ordinaire, et qu'elles retardent la cicatrisation, il faut à chaque pansement opérer dessus de légères tractions, jusqu'à ce qu'elles se détachent ; ou même comme le conseille Sabatier, les couper avec des ciseaux mousses ou un bistouri conduit sur une sonde cannelée, sans crainte de voir l'hémorragie se renouveler.

6° *La récidive de la maladie* est à craindre lorsqu'on a amputé pour des cas de cancer et de gangrène non limitée ; on voit fréquemment en effet ces affections reparaître sur le moignon, et faire de nouveaux ravages. Il faut traiter ces accidens comme il sera dit aux mots CANCER et GANGRÈNE. On ne doit point s'exposer à faire l'amputation plus haut, dès que ces affections reparaissent ; les chances de succès seraient alors trop incertaines, pour que le chirurgien risquât de faire de nouveau et inutilement souffrir le malade : néanmoins, dans les cas où elles viendraient à se borner, on pourrait avoir recours à une seconde amputation.

7° *Les fistules synoviales*. Ces fistules sont rares ; elles ne se manifestent guère qu'après les amputations dans les articles ; je les ai observées plusieurs fois chez des malades que l'on avait amputés dans l'articulation de l'épaule ; elles dépendent de ce que les capsules synoviales ouvertes ne se sont pas enflammées, surtout au niveau des cartilages. articulaires, n'ont point contracté d'adhérences avec les parties contiguës, et continuent de sécréter le liquide qu'elles renferment habituellement. Les fistules synoviales se reconnaissent à l'écoulement continuel de la synovie, qui a lieu par un petit pertuis que présente la plaie ; elles doivent être traitées par une légère cautérisation, les injections irritantes et la compression ; le plus ordinairement elles guérissent spontanément.

8° *La nécrose de l'os*, après les amputations, est un accident assez rare aujourd'hui, qu'on pratique ces opérations d'une manière méthodique, qu'on a soin de scier l'os dans un endroit sain, et surtout de le recouvrir exactement avec les parties molles. Elle était beaucoup plus commune autrefois. Cette affection retarde la cicatrisation, qui ne peut se faire tant que la portion d'os séquestrée n'est point détachée. J'ai observé plusieurs fois la nécrose de l'extrémité du tibia après les amputations de la jambe, faites suivant la méthode ordinaire ; et voici comment elle est produite. La portion de peau dont on recouvre l'angle de l'os, très-saillant en avant, éprouve quelquefois entre cet angle, les bandelettes agglutinatives et les autres pièces d'appareil, une pression violente qui en détermine le sphacèle. A la chute de l'escarre, le bout du tibia sort à travers les tégumens, et, soumis au contact des corps extérieurs, il se nécrose. D'autres fois la pression que la peau éprouve sur le tibia, paraît dépendre du poids des chairs de la partie postérieure du membre, et de la traction qu'elles exercent sur cette membrane, à la partie antérieure du moignon. Dans un cas où la peau pressée sur le tibia était fortement enflammée et menaçait de se gangrener, je parvins à prévenir cet accident, en soutenant les chairs avec une épaisse atelle de carton placée sous le jarret et le moignon, et maintenue par des tours de bande fixés autour du genou. Pour éviter la gangrène dans le cas qui nous occupe, *voyez* AMPUTATION DE LA JAMBE.

9° *La conicité du moignon.* On appelle ainsi la forme conique que prend le moignon après certaines amputations, lorsque les chairs se sont retirées en abandonnant l'os. Cet accident n'arrive ordinairement que peu à peu, à mesure que la plaie marche vers la cicatrisation; il dépend de plusieurs causes; il a lieu surtout, lorsqu'en opérant, on n'a pas conservé assez de parties molles pour recouvrir l'os; qu'on a cautérisé ou irrité la plaie par des applications topiques excitantes; qu'on n'a pas fait les pansemens avec les précautions convenables, et qu'on n'a pas eu soin de soutenir constamment les chairs avec une bande appliquée circulairement autour du moignon : il est plus fréquent après les amputations qu'on a pansées à plat qu'après celles où l'on a réuni immédiatement. Il s'observe chez les individus qui deviennent très-maigres après l'opération, parce que les muscles coupés se retirent dans leurs gaînes celluleuses devenues lâches. Les moignons qu'attaque la pourriture d'hôpital, comme le remarque M. Richerand, prennent presque tous la forme conique; ici la rétraction des muscles paraît favorisée par les douleurs très-vives dont la plaie devient alors le siége. La conicité du moignon s'observe rarement dans les hôpitaux civils, plus souvent dans les hôpitaux militaires et les ambulances qui suivent les armées, et sont presque toujours encombrés de blessés; les pansemens en effet se font alors souvent à la hâte ; les malades sont quelquefois transportés plusieurs jours de suite, sans être pansés; souvent couchés sur de la paille, ils ne peuvent garder l'immobilité qu'on leur prescrit; les appareils se dérangent; on est fréquemment dans l'impossibilité de se procurer des linges à pansement, et réduit à se servir pendant plusieurs jours des mêmes bandages, qui, humectés par la suppuration, se durcissent et ne peuvent être réappliqués méthodiquement; la plaie est pour ainsi dire abandonnée à la nature; la peau et les muscles se rétractent; le moignon acquiert ainsi la forme d'un cône dont l'os dénudé et nécrosé dans plusieurs lignes de sa longueur, forme le sommet, et la cicatrisation s'opère en s'avançant vers la base. Si l'os n'est pas nécrosé, il se couvre de bourgeons charnus et se revêt d'une cicatrice mince, violacée, qui se déchire et saigne avec facilité, s'oppose à ce que les malades puissent se servir de leur moignon, et les laisse dans un état d'incommodité et de souffrances continuelles. Plusieurs malades ont même succombé aux accidens déterminés par cette cicatrisation vicieuse de leur plaie. C'est en pratiquant les am-

putations suivant les préceptes que j'indiquerai, et en observant
dans leurs pansemens les règles qui ont été prescrites, qu'on évitera d'une manière sûre la conicité du moignon. Quand cet accident tend à se produire, on peut presque toujours le prévenir,
en ramenant exactement les chairs sur le bout de l'os, et en
les soutenant fortement par la bande circulaire appliquée au-
dessus. Mais quand la conicité du moignon existe, et que l'os
dénudé, saillant à la surface de la plaie, est nécrosé, que faut-il
faire? on a conseillé d'attendre la séparation spontanée du sé-
questre, de l'ébranler souvent avec des pinces; dans d'autres
cas, on a porté sur le bout saillant de l'os, le fer rougi au feu et
diverses substances caustiques, comme le nitrate de mercure en
dissolution, vanté particulièrement dans ce cas, et appliqué au
moyen d'un plumasseau qui en était imbibé; on a renoncé à cette
cautérisation, parce qu'elle fait tomber l'os en mortification au
delà de la partie saillante, et jusque dans la profondeur du membre.
Quelques chirurgiens ont conseillé de faciliter la chute de la partie
nécrosée de l'os, en enveloppant le moignon avec des topiques
émolliens, qui sont, d'après les expériences de Ténon, les moyens
les plus convenables pour accélérer l'exfoliation. Enfin on a proposé de faire la résection de la portion d'os excédante; on a coupé
les chairs ou la cicatrice, lorsqu'elle était déjà formée, à une ligne
ou deux de l'endroit où cette portion commençait à se montrer à
nu, et on l'a retranchée avec la scie. Véritable amputation secondaire, cette opération n'est point sans danger : elle offre les
mêmes chances que les amputations en général, peut donner
lieu aux accidens les plus graves, et même causer la mort, ainsi
que le docteur Mireau de Vouvrai et plusieurs autres auteurs en
ont rapporté des observations. On est étonné de voir que la résection dont il s'agit n'ait point paru dangereuse au célèbre Sabatier; il assure l'avoir pratiquée plusieurs fois sur des malades
qui avaient été opérés en divers hôpitaux. « J'ai, dit-il, coupé l'os
avec aisance et promptitude, au moyen d'une scie fort petite, et
il n'en est rien résulté de fâcheux pour les blessés, qui même en
ont été à peine incommodés. »

10° Les autres accidens et complications des plaies après les
amputations, tels que le tétanos, les convulsions, les fièvres
adynamique, ataxique, le typhus, la gangrène ou pouriture
d'hôpital, l'abondance de la suppuration, ou le desséchement de
la plaie, dépendant d'écarts dans le régime ou d'autres causes, etc,

Les complications dartreuse, vénérienne, scorbutique, scrofuleuse de la plaie, ne sont point des accidens particuliers aux amputations, et seront traités aux articles PLAIES EN GÉNÉRAL,
TÉTANOS, GANGRÈNE D'HÔPITAL, etc.

Changemens qui surviennent dans le membre amputé. — Après
la guérison d'une amputation, le membre opéré éprouve des
changemens organiques très-remarquables dans les parties qui
constituent le moignon, changemens en général d'autant plus
prononcés que l'opération a été faite sur un plus jeune individu
et depuis plus long-temps. Après la formation de la cicatrice, le
moignon, d'abord volumineux et douloureux au toucher, diminue peu à peu de grosseur, prend souvent une forme allongée
et comme conique, et perd beaucoup de sa sensibilité. Si on
examine l'état des divers tissus, on trouve que :

1° La peau, le tissu de la cicatrice et le tissu cellulaire sous-
jacent n'offrent rien de particulier à noter. 2° Les os sciés,
dans les amputations dans la continuité, restent assez long-
temps au milieu des parties molles, sans éprouver de changemens sensibles, si ce n'est que l'extrémité du canal médullaire
se remplit d'une substance gélatineuse rougeâtre, qui exsude
des vaisseaux de la moëlle et du canal médullaire, et devient
de plus en plus compacte, blanchâtre, comme fibro-cartilagineuse; l'os s'émousse, s'arrondit à ses angles; son extrémité se
rétrécit, devient conique; le canal médullaire se bouche entièrement par le rétrécissement de ses parois, d'une part, et de
l'autre par l'ossification de la substance fibro-cartilagineuse qui
le remplit à l'endroit de la section; l'os s'atrophie réellement et
devient de plus en plus mince; il n'est pas rare de le voir sur
d'anciens moignons se terminer par une pointe assez aiguë:
chez quelques individus son extrémité donne lieu à des végétations, renflemens fongiformes, irréguliers, qui ressemblent
à des espèces de cristaux confus. 3° Quand on a pratiqué l'amputation dans les articles, les cartilages d'incrustation des surfaces articulaires restent ordinairement fort long-temps sans
contracter d'adhérences avec les parties contiguës; au bout d'un
certain temps, ils diminuent d'épaisseur, deviennent comme fibro-
cartilagineux; le feuillet très-mince de la membrane synoviale qui
les revêt s'enflamme et contracte des adhérences avec les organes
voisins; quelquefois les cartilages finissent par disparaître entièrement, ou se changent en un tissu fibreux qui ressemble par-

faitement au périoste de certaines coulisses des os. Les extrémités articulaires, après ces amputations, diminuent aussi de volume ; les têtes des os deviennent beaucoup plus petites et d'une forme plus ou moins irrégulière ; chose facile à observer sur les cadavres d'individus auxquels on a amputé depuis long-temps les doigts dans les articulations métacarpo-phalangiennes : les cavités articulaires encroûtées de cartilages, se rétrécissent et se remplissent d'un tissu fibro-celluleux plus ou moins abondant. Sur le cadavre d'un homme qui avait subi depuis long-temps l'amputation dans l'articulation scapulo-humérale, j'ai trouvé la cavité glénoïde presque effacée, et remplie de substance fibro-celluleuse. Je pense que ces changemens, qui ont beaucoup d'analogie avec ceux qu'épouvent dans les cavités articulaires après les luxations non réduites, doivent exister pour la cavité cotyloïde, après l'amputation de la cuisse dans l'article.

Les muscles, à l'extrémité du moignon, se rétrécissent, deviennent blanchâtres, et se continuent avec la cicatrice, à l'aide d'une substance fibro-celluleuse. Les tendons qui s'insèrent encore aux os conservent à peu près leur forme et leur volume ; ceux qui ont été coupés se rétrécissent et se terminent en pointe dans le tissu de la cicatrice, ou un peu en deçà : on peut faire ces observations après les amputations entre les deux rangées des os du tarse, ou chez les personnes qui ont perdu le bout du pied par la congélation. Les tendons des muscles extenseurs et fléchisseurs, ceux des peronniers latéraux offrent les changemens indiqués ; le tendon d'Achille ne change pas sensiblement de volume ; sur un malade qui avait subi depuis long-temps l'amputation partielle du pied, il m'a paru cependant plus petit que celui de l'autre côté.

Les artères, dans les premiers temps après l'amputation, sont remplies à leur extrémité d'un caillot conique, dont la base repose sur la ligature et qui s'étend plus ou moins haut, suivant l'endroit d'où naissent les plus voisines collatérales vers lesquelles il se termine ; plus tard ce caillot adhère aux parois de l'artère ; celle-ci se rétrécit de plus en plus, après la chute de la ligature, et se change enfin en un cordon fibro-celluleux, d'une forme conique très-allongée, dont la pointe adhère aux parties blanches sous-jacentes à la cicatrice. Les mêmes changemens se remarquent dans les veines, dont plusieurs branches s'oblitèrent entièrement aux environs de l'extrémité du moignon.

Les extrémités des nerfs, après les amputations, se gonflent, s'arrondissent et se terminent par un tubercule olivaire, blanc, très-ferme, deux ou trois fois aussi volumineux que le cordon nerveux dont il émane, et dans l'intérieur duquel on trouve une substance blanchâtre, résistante, homogène, qu'il est impossible de reconnaître pour être formée par des filets du nerf.

Changemens apportés par les amputations dans la constitution des malades. — Le malade qui a subi une grande amputation, se trouve dans le cas d'un arbre auquel on a coupé l'une de ses branches principales; il semble que les liquides nourriciers, qui se portaient sur le membre qu'on a retranché, continuant d'être préparés par les organes digestifs en aussi grande quantité qu'auparavant, refluent sur les autres parties, et leur donnent plus de vigueur : on observe en effet presque toujours, peu de temps après l'opération, un accroissement de volume dans les organes, et d'énergie dans les diverses fonctions, chez les personnes qui ont perdu un de leurs membres par l'amputation. Ces changemens sont remarquables surtout chez les malades qui ont subi successivement plusieurs amputations : chez ceux qu'on a opérés pour des affections anciennes, comme des caries, des nécroses, des cas de gangrène sénile, il y a aussi une autre cause, c'est qu'on les a délivrés d'une source continuelle d'épuisement et d'infection; aussi des individus accablés par la maladie, et jetés dans le dernier marasme par l'abondance de la suppuration, deviennent-ils quelquefois si replets après l'amputation, qu'on a peine à les reconnaître. Les fonctions digestives reprennent alors toute leur force; la nutrition et les autres fonctions qui se trouvent dans sa dépendance immédiate, deviennent plus actives; il n'est pas rare non plus d'observer pour quelques malades, une pléthore sanguine générale, et diverses congestions locales, causes prochaines d'inflammation, ou d'autres affections qui réclament l'emploi des saignées. Cet état pléthorique paraît aussi produit chez quelques malades, soit par le changement de vie qu'ils éprouvent, et le repos auquel ils sont obligés de se livrer, soit parce qu'on les a débarrassés d'un membre en suppuration, sorte d'exutoire qu'ils portaient depuis longues années, et dont la suppression, obtenue par l'opération, peut produire des accidens graves : aussi est-il nécessaire dans certains cas, pour consolider la santé des malades, ou de leur établir un exutoire, comme un vésicatoire, un cautère, qui remplace pendant quelque temps l'écoulement supprimé, par l'ablation de la partie qui en était le siége ; ou bien d'entretenir sur le tube digestif une dérivation plus ou moins active, au moyen de purgatifs administrés de temps à autre.

Après l'amputation de la cuisse ou de la jambe, le membre qui reste prend plus de force, parce qu'il est obligé de soutenir à lui seul le poids du corps, et de suppléer, jusqu'à un certain point, aux fonctions de celui qui n'existe plus, et n'est qu'imparfaitement remplacé par les divers moyens mécaniques que fournit la prothèse. Il en est de même après l'amputation de l'un des membres thoraciques ; l'individu qui l'a perdu acquiert, par la nécessité et l'exercice, beaucoup plus de force et d'adresse dans le membre qui lui reste : si un individu qui a perdu le bras droit s'en servait plus habituellement, comme cela est le plus commun, il devient gaucher après l'amputation, et alternativement.

Les moyens mécaniques destinés à suppléer au membre amputé, sont bien plus nécessaires et plus utiles pour les membres inférieurs que pour les supérieurs ; pour les premiers, ils servent à la station, à la progression, et les malades qui les portent, acquièrent parfois une telle habitude dans leur usage, qu'ils se livrent avec une adresse vraiment surprenante aux différens exercices du corps. Les diverses machines qu'on emploie dans ce but doivent en général être construites de telle sorte, que le point d'appui principal qu'elles offrent au moignon soit le plus large possible, et ne porte pas sur la cicatrice. *Voyez* PROTHÈSE.

Nous avons déjà indiqué la division des amputations en deux grandes classes, suivant qu'elles sont pratiquées dans la continuité des membres, ou dans les articulations ; nous allons maintenant les examiner en particulier.

Amputations dans la continuité des membres. — Tout porte à croire que ces amputations n'ont été pratiquées qu'après celles dans les articles ; les premiers chirurgiens auront d'abord commencé par aider à la séparation spontanée des membres, dans les cas de sphacèle, en coupant les liens fibreux des articulations qui s'opposaient à la chute des parties mortes ; ce n'est probablement que plus tard qu'ils auront osé scier les os, et amputer les membres dans leur continuité.

Les amputations dans la continuité se font en coupant les parties molles qui entourent l'os, et en sciant ensuite ce dernier organe; elles présentent deux grandes modifications, relativement à la manière dont on incise les chairs; tantôt, en effet, on les coupe circulairement, et tantôt on conserve un ou plusieurs lambeaux, qu'on réunit par dessus l'os; de là les *amputations circulaires* et les *amputations à lambeaux*.

Amputations circulaires. — Dans ce genre d'amputations on coupe circulairement les parties molles; méthode qui a subi de nombreuses modifications, entre les mains des chirurgiens, à différentes époques; les anciens pratiquaient cette partie essentielle de l'opération d'un seul trait et par une coupe perpendiculaire à l'os; on n'a pas tardé à s'apercevoir que cette manière d'opérer déterminait la rétraction des chairs et des tégumens, donnait à la plaie une surface fort étendue, qui rendait sa guérison longue, pénible, et produisait souvent la dénudation de l'os ou la conicité du moignon. C'étoit pour rendre l'opération plus prompte, et pour éviter que le sang eût le temps de s'écouler en trop grande quantité, avant l'application de l'appareil, que Léonard Botal, au seizième siècle, proposa de couper les membres, au moyen de deux larges couperets assujettis entre deux jumelles de bois, l'un fixe et l'autre mobile et pesant, de sorte que ce dernier tombant avec force sur le premier, le membre placé entre les deux jumelles fût séparé du corps en un instant. Il est inutile de parler des inconvéniens sans nombre d'une méthode aussi cruelle, imitation d'un procédé qu'on employait à cette époque en Italie pour trancher la tête aux malfaiteurs, et plus digne en effet de l'invention d'un bourreau que d'un chirurgien; aussi a-t-on lieu de s'étonner de la voir recommandée par Jean de Hoorn, pour l'amputation d'un os affecté de *spina ventosa*.

L'amputation circulaire en un seul temps offrant de graves inconvéniens, on a cherché à y remédier. Celse avait déjà prescrit, lorsqu'on est parvenu à l'os, d'en séparer tout autour les parties molles, qu'on repousse en haut, et de scier le plus près possible des chairs saines qui y sont adhérentes. Beaucoup plus tard on a pensé qu'il fallait conserver autant de peau qu'il est possible; on a recommandé de couper d'abord cette membrane seule, et de n'inciser les muscles qu'après l'avoir fait relever par l'aide chargé de soutenir la partie supérieure du membre : cette dernière opération se compose par conséquent de deux incisions, une superficielle, qui comprend la peau et le tissu cellulaire sous-cutané, et l'autre profonde, qui va jusqu'à l'os. La méthode de pratiquer

ainsi l'amputation en deux temps, est généralement attribuée à
J. L. Petit; les Anglais néanmoins la revendiquent en faveur de
Cheselden.

L'opération faite suivant ce procédé ne mettait pas, dans
bien des cas, les malades à l'abri de la conicité du moignon.
Louis, le premier, reconnut la cause de cet accident : il la trouva
dans l'inégalité de la rétraction musculaire, qui est beaucoup
plus considérable dans les muscles superficiels que dans les muscles
profonds. Il fit remarquer que cette rétraction commençait au
moment même de l'opération, et continuait quelque temps après;
il conseilla de la favoriser autant que possible, et de ne scier l'os
que lorsqu'elle était presque entièrement achevée; en conséquence il proposa de faire aussi l'opération en deux temps, de
sorte que, dans le premier, on incisât à la fois les tégumens et
les muscles superficiels, et que dans le second on coupât ceux
qui sont profonds et adhérens à l'os.

Valentin fit connaître, en 1772, dans ses recherches critiques
sur la chirurgie moderne, une autre manière de pratiquer l'amputation en deux temps. Ayant cru remarquer que les muscles se rétractaient moins quand ils étaient coupés dans l'extension, il pensa qu'on préviendrait mieux la saillie de l'os en
donnant au membre, pendant les divers temps de l'amputation,
des situations différentes et telles, que les muscles fussent
incisés dans leur plus grand allongement. Il avance que par ce
moyen les muscles conserveront plus de longueur, que s'ils
étaient coupés de toute autre manière; il recommande, pour
l'amputation de la cuisse, par exemple, de la faire porter
par des aides, d'abord dans l'abduction et l'extension forcées;
de pratiquer, le membre étant dans cette position, la moitié
de l'incision circulaire, en coupant en avant et en dedans; puis
de ne couper les chairs de sa partie postérieure et celles de sa
partie externe, que lorsque des aides l'auraient mis dans
l'adduction et la flexion. Il n'est pas nécessaire, dans le procédé de Valentin, de retirer le couteau au moment où l'on
change la position du membre; ce mouvement se fait sans inter-
rompre l'opération. Cette opération a été abandonnée, parce
qu'elle ne présente aucun avantage sur celle de Louis; que les
muscles se rétractent également, quelle que soit l'état dans
lequel ils aient été coupés; qu'elle met le chirurgien dans une
trop grande dépendance de ses aides; qu'elle ne pourrait être

pratiquée dans bien des cas où la cuisse a perdu sa mobilité, et ne peut être remuée sans de vives douleurs.

Alançon, chirurgien de l'hôpital de Liverpool, imagina une nouvelle méthode de pratiquer l'amputation des membres; il veut qu'on coupe les chairs de telle sorte, qu'on puisse les affronter et les réunir par première intention. Il fait comprimer le membre au-dessus et au-dessous du lieu où l'opération doit être pratiquée, par deux aides, qui l'embrassent avec leurs mains, et tendent fortement les tégumens : cela fait ; il pratique une incision circulaire à la peau, et la fait relever de manière que les chairs et la totalité du moignon puissent en être recouvertes après l'amputation ; il incise ensuite les muscles un peu plus bas que le bord des tégumens qui tiennent à la partie supérieure du membre, et dans une direction oblique de bas en haut et de dehors en dedans, afin que le moignon représente un cône creux, dont la base soit en bas et le sommet en haut, vers l'endroit où l'os doit être scié. Il est difficile, dans le procédé d'Alançon, de couper les chairs comme il le prescrit, avec la pointe du couteau.

B. Bell est l'auteur d'un procédé différent, qui offre beaucoup d'analogie avec celui de Celse : après avoir fait une incision circulaire aux tégumens, et les avoir fait relever, il coupe les chairs jusqu'à l'os, en portant perpendiculairement sur elles le tranchant du couteau ; puis, faisant glisser la pointe de cet instrument entre les chairs et l'os, il les détache à la profondeur d'un pouce ; après quoi il les relève pour scier l'os.

On a encore fait subir à la section des parties molles, dans les amputations circulaires, une foule d'autres modifications plus ou moins insignifiantes ; aujourd'hui on adopte généralement la méthode de Louis et celle d'Alançon, diversement modifiées suivant les cas. Pour couper plus facilement les chairs et pour guider le couteau, quelques chirurgiens employaient une ou deux bandelettes, qu'ils plaçaient, les uns au-dessus, les autres au-dessus et au-dessous de l'endroit sur lequel ils faisaient la première incision ; on a renoncé à ces moyens, qui sont inutiles et ne font que retarder l'opération. Autrefois on se servait dans les amputations, de rondaches ou de couteaux courbes sur leur tranchant. Alançon et Desault paraissent avoir remis les premiers en usage les couteaux droits, qui sont préférables et les seuls usités aujourd'hui.

La chose principale dans la section des parties molles est d'ob-

tenir, comme l'a fort bien démontré Alançon, que la plaie représente un cône creux , au fond duquel se trouve l'os, afin
que l'on puisse recouvrir facilement ce dernier organe avec les
chairs, et réunir la plaie immédiatement. Les chirurgiens modernes emploient en général une méthode mixte ; ils coupent
d'abord la peau, puis les muscles superficiels, et enfin les muscles
profonds à l'endroit de la rétraction de ces derniers. Il faut que
la première incision comprenne à la fois la peau et le tissu cellulaire sous-cutané, et soit faite d'un seul trait ; c'est-à-dire, que
le couteau, en finissant la section de la peau, vienne tomber sur
l'endroit où il l'a commencée. Avec un peu d'exercice, cette incision est facile à obtenir. Pour la pratiquer, le chirurgien prend
le couteau à pleine main, le dos de l'instrument dirigé en arrière ;
avec la main gauche, il saisit fortement le membre, et fixe les parties
molles qu'il va couper ; il passe le bras droit armé du couteau
sous le membre à amputer ; il plie l'avant-bras, renverse la main
sur son bord radial, et entoure ainsi avec son bras et le couteau la plus grande partie du membre malade ; il pose perpendiculairement le tranchant de l'instrument tout près du talon de
sa lame, sur la partie supérieure de la circonférence du membre,
et commence l'incision ; il fait glisser, en appuyant légèrement,
successivement tous les points du tranchant du talon vers la pointe,
en exécutant un mouvement circulaire autour du membre avec
l'instrument qu'il ramène vers lui, pour terminer l'incision à
l'endroit où il l'avait commencée ; après quoi il fait relever la
peau, sépare ses adhérences celluleuses, porte le couteau sur les
muscles superficiels qu'il incise, et divise enfin les muscles profonds à l'endroit où les premiers se sont retirés.

Un procédé très-facile et fort prompt, surtout pour la cuisse et
le bras, est de couper d'abord la peau à deux ou trois pouces au-
dessous de l'endroit où l'on doit scier l'os, de la faire tirer en haut
après l'avoir détachée des parties sous-jacentes, et d'inciser les
muscles d'un seul trait perpendiculairement jusqu'à l'os ; la rétraction musculaire arrive aussitôt ; l'aide qui tient la partie supérieure du membre, relève fortement les chairs qui représentent un cône saillant dont le sommet correspond à l'os ; on
reporte alors le couteau à la partie moyenne de ce cône, et, par
une seconde section perpendiculaire des chairs profondes, on tombe
sur l'os à deux ou trois pouces au-dessus de la première section ;
on fait relever de nouveau les chairs ; on détache avec le couteau

les aponévroses des muscles qui se fixent à l'os, et on coupe ce dernier le plus haut possible. On a, par ce procédé, que j'ai vu employer la première fois par M. A. Béclard, un cône aussi creux qu'on le désire. Cette méthode est plus prompte, et réellement moins douloureuse que les autres qui ont été proposées.

De l'amputation à lambeaux. Cette manière d'amputer consiste à conserver un ou deux lambeaux qu'on applique sur l'os et qu'on réunit ensuite; elle peut être pratiquée sur tous les membres, mais principalement à la jambe et à la cuisse; elle fut inventée, pour la jambe, par un chirurgien anglais nommé Lowdham, qui exerçait la chirurgie à Oxford, et publiée en 1679 par Jacob Yonge, son compatriote, à la fin d'une dissertation qui parut sous le titre de *Currus triomphalis è terebenthinâ*. Dix-huit ans après, en 1696, Verduin, chirurgien d'Amsterdam, la décrivit dans une dissertation latine; et Sabourin, chirurgien de Genève, présenta en 1702, à l'académie des sciences de Paris, un mémoire dans lequel il en revendiquait la découverte. Le procédé de Verduin consiste à entourer la jambe d'une courroie garnie de boucles, afin de fixer les chairs; à saisir le mollet, et à le traverser d'un côté à l'autre avec un couteau courbe qu'on fait passer le plus près possible des os, l'instrument est conduit de haut en bas le long des os jusqu'auprès du tendon d'Achille, de sorte que le mollet forme un grand lambeau qu'on relève en arrière, afin d'achever la section des parties molles circulairement et parallèlement à sa base; on coupe les chairs situées entre les os, et on incise le périoste avec un petit couteau à deux tranchans; on scie les os, on nettoie la plaie et on applique le lambeau sur la surface du moignon, sans faire de ligatures aux vaisseaux; la plaie est garnie de plumasseaux; le lambeau est contenu au moyen d'une vessie, d'une compresse d'une plaque concave, et de courroies de cuir qui s'attachent à un lien fixé à la cuisse.

Les avantages que Verduin attribue à cette méthode sont les suivans : 1° le lambeau appliqué sur le moignon suffit pour arrêter l'hémorragie; 2° la gangrène est moins à craindre qu'après les amputations pratiquées selon le procédé ordinaire; 3° les os ne s'exfolient pas, ce qui rend la cure plus prompte; 4° les malades marchent plus aisément. La plupart de ces avantages sont illusoires, comme l'observe très-judicieusement Sabatier, et malgré les modifications avantageuses que Garengeot et Lafaye ont introduites dans cette opération, on l'a généralement abandonnée.

Un chirurgien irlandais, O'Halloran, fit subir au procédé de Verduin un changement qu'il regarde comme très-essentiel : il consiste à n'appliquer le lambeau sur la surface du moignon, et à ne l'y maintenir avec des agglutinatifs, que lorsque l'os est déjà recouvert de bourgeons charnus. Ce procédé a été suivi plusieurs fois avec succès par le célèbre White de Manchester.

. En 1739, Ravaton, chirurgien de l'hôpital militaire de Landau, et Vermalle, chirurgien de l'électeur palatin, proposèrent à l'académie de chirurgie une nouvelle manière de pratiquer l'amputation à lambeaux, surtout à la cuisse : au lieu de ne conserver qu'un lambeau, comme Verduin, ils en faisaient deux.

Ravaton pratiquait une incision circulaire pénétrant jusqu'à l'os, quatre travers de doigt plus bas que l'endroit où cet os devait être scié; ensuite il en faisait deux autres, longues de trois pouces chacune, qui tombaient perpendiculairement sur la précédente, l'une en avant, l'autre en arrière. Il détachait et disséquait les deux lambeaux, liait les vaisseaux, relevait les chairs, les garantissait par une compresse fendue, sciait l'os, nettoyait la plaie, et en réunissait les bords. Par cette méthode, l'extrémité des lambeaux est fort épaisse, coupée carrément; par conséquent la plaie ne peut être réunie exactement, et la cicatrisation en est retardée.

Vermalle employait un meilleur procédé : au lieu de trois incisions, il n'en faisait que deux; il portait à la partie antérieure de la cuisse un couteau long de sept pouces, qu'il faisait glisser autour du fémur, pour le faire sortir par la partie opposée à son entrée; il taillait ensuite de haut en bas, en portant le couteau le long de l'os, un lambeau conique à son extrémité; il faisait ensuite un autre lambeau du côté opposé, en reportant l'instrument dans l'endroit où commençait la première incision, et achevait l'opération comme Ravaton.

Ce procédé vaut mieux que celui de Ravaton. Lafaye avait proposé de l'exécuter avec un couteau courbe sur son plat, lequel embrasserait la convexité de l'os, et parcourrait ce trajet plus facilement; modification plus nuisible qu'utile, à raison de la difficulté qu'on éprouve à conduire un couteau courbe, et à s'en servir pour couper un lambeau régulier.

Si l'on voulait pratiquer l'amputation à lambeaux au bras, on la ferait comme celle de la cuisse, suivant la méthode de Vermalle, en enfonçant le couteau à travers les chairs, et en conservant un lambeau en avant et un autre en arrière; et on lierait l'artère brachiale dans l'angle interne de la plaie. L'amputation à lambeaux pourrait être pratiquée également à l'avant-bras, en ne formant qu'un grand lambeau aux dépens des muscles de la région antérieure de cette partie, et en coupant transversalement les chairs de la région postérieure.

Si l'on compare les amputations à lambeaux et les amputations circulaires, sous le rapport de la facilité et de la promptitude de leur exécution, des douleurs qu'elles occasionnent au malade, et des autres avantages ou inconvéniens respectifs qu'elles peuvent offrir, on voit que les dernières doivent, dans la plupart des cas, être préférées aux premières, et ce sont aussi les seules à peu près qu'on pratique aujourd'hui. Cependant M. Roux a plusieurs fois, dans ces derniers temps, employé avec succès les amputations à lambeaux.

Que l'amputation ait été pratiquée circulairement ou à lambeaux, on fait la section de l'os de la même manière. Avant de porter la scie sur cet organe, 1° on doit faire relever les chairs avec une longue compresse fendue à l'une de ses extrémités en deux ou trois chefs, suivant que la partie du membre sur laquelle on opère est pourvue d'un seul ou de deux os. Dans les amputations de la cuisse et du bras, on place l'os mis à nu entre les deux chefs de la compresse, dont on laisse pendre le chef principal; on les ramène ensuite pour les croiser au-dessus du moignon; dans les amputations de la jambe et de l'avant-bras, le chirurgien engage de bas en haut, dans l'espace interosseux, le moyen des trois chefs de la compresse; il le tire et le réunit au-dessus du moignon avec les deux autres chefs qui passent, l'un en dedans de l'os interne, et l'autre en dehors de l'os externe. Cette compresse est ensuite fortement tirée en haut par l'aide qui tient la partie supérieure du membre; elle est destinée à soutenir également les chairs, et à les garantir de l'action de la scie; elle est préférable aux diverses espèces de rétracteurs de cuir ou de métal imaginés par Bell et d'autres chirurgiens pour remplir le même office. (*Voyez* RÉTRACTEUR.) 2° On coupe circulairement, avec le bistouri ou le couteau, le périoste dans l'endroit où la scie doit être appliquée, afin d'éviter le déchirement de cette membŕane. 3° On fait agir ensuite la scie. La lame de cet instrument doit être suffisamment tendue, et un peu plus épaisse du côté par lequel elle est dentelée, que du côté opposé, afin de glisser plus aisément dans le sillon qu'elle trace. Cette espèce de scie doit être préférée à celle dont la lame est également mince dans tous ses points, et dont les dents ont de la voie, c'est-à-dire, sont déjetées à droite et à gauche. (*Voyez* scie.) Le chirurgien applique la lame de l'instrument perpendiculairement à la surface de l'os, et la dirige à l'aide de l'ongle du pouce ou du doigt indicateur de la main gauche; il la fait marcher d'abord avec beaucoup de lenteur et de légèreté, jusqu'à ce que sa voie soit tracée, et qu'elle ne soit plus sujette à vaciller et à se déranger. A mesure qu'il avance dans la section de l'os, il presse la marche de la lame, toujours suivant la même direction, sans appuyer dessus, et surtout sans incliner la main qui en soutient le manche; s'il négligeait cette dernière précaution, la scie ne marcherait que difficilement, et pourrait se casser, comme cela est arrivé à Fabrice de Hilden. Sur la fin l'opération, l'aide qui tient la partie inférieure du membre évite de trop l'élever, parce que la lame de l'instrument serait pressée dans sa voie, et ne pourrait plus y glisser; il doit plutôt l'abaisser doucement, afin de favoriser le jeu de la scie, mais pas assez pour faire éclater l'os. En finissant l'opération, le chirurgien, pour éviter ce dernier accident, rallentit ses mouvemens, et soutient la lame de la scie de manière qu'elle n'appuie que très-légèrement sur la dernière portion de l'os. Si l'os éclate, et que l'esquille saillante reste attachée au moignon, il faut la saisir entre le pouce et le doigt indicateur de la main gauche, pour la fixer, et la séparer ensuite avec une scie plus petite; ou bien on peut la retrancher avec des tenailles incisives.

Quand le membre que l'on doit amputer a deux os, il faut les faire fixer solidement par l'aide qui en tient la partie inférieure, afin de les empêcher de vaciller; ce qui est très-essentiel dans les cas de fractures compliquées qui nécessitent l'amputation. On fait tomber le trait de scie sur le plus volumineux et le moins mobile de ces os; on attaque ensuite l'autre, que l'on coupe entièrement, et on achève la section par le premier. Quelques chirurgiens, au lieu d'agir sur les deux os à la fois, préfèrent les scier isolément l'un après l'autre.

Des amputations circulaires en particulier. — Comme il y a de l'analogie entre la structure anatomique de la cuisse et du bras, et entre celle de la jambe et de l'avant-bras, nous allons étudier ces amputations d'abord dans les deux premières parties, et ensuite dans les deux autres..

Amputation de la cuisse. — On doit faire cette amputation aussi bas que la maladie le permet; on fait comprimer l'artère fémorale sur la branche du pubis; la cuisse est mise dans une position horizontale, et maintenue convenablement. Le chirurgien se place en dehors du membre. S'il opère sur le membre droit, il fixe et relève les tégumens avec la main gauche, au-dessus de l'endroit où il commence la première incision, c'est-à-dire à deux pouces environ au-dessus de la rotule. Si c'est le membre gauche qu'il ampute, il fait relever les tégumens par un aide. D'un seul trait il incise circulairement la peau et le tissu cellulaire sous-cutané; il fait tirer en haut ces parties, et facilite leur ascension en coupant les brides fibreuses qui les unissent à l'aponévrose fémorale; puis, d'un seul trait de couteau porté de nouveau à l'endroit où la peau est remontée, il divise les chairs jusqu'à l'os, les fait relever fortement, reporte l'instrument vers le milieu du cône saillant qu'elles représentent, pour les couper une seconde fois dans toute leur profondeur. Il détache avec un bistouri ou le couteau les aponévroses des muscles au niveau de leur insertion à la ligne âpre du fémur, remonte encore les chairs, place la compresse fendue, incise le périoste et coupe l'os avec la scie; il enlève la compresse fendue, fait soutenir en haut les parties molles, afin que la plaie soit moins concave, et qu'il puisse y trouver plus facilement les vaisseaux, et en faire la ligature. On rencontre l'artère fémorale en dedans, ou en arrière, ou en avant et en dedans du fémur, selon que l'on ampute au niveau de l'arcade aponévrotique du troisième adducteur, ou bien plus bas ou plus haut. En arrière du moignon on trouve plusieurs des rameaux des artères perforantes, et diverses branches musculaires placées dans la substance des muscles ou dans leurs interstices.

Lorsqu'on pratique l'opération à la manière de Louis, les muscles superficiels qu'on coupe dans le premier temps de l'opération sont en avant le couturier et le droit antérieur; en dedans le droit interne; en arrière les trois muscles biceps, demi-tendineux et demi-membraneux. Les muscles profonds qu'on divise dans le second temps sont le triceps crural, le grand et le moyen adducteurs.

Quand l'amputation est bien faite, la surface du moignon représente un plan égal, incliné de toutes parts vers le centre, et dont la concavité doit être de deux à trois pouces.

On réunit la plaie transversalement; on place les ligatures dans l'angle inférieur. Alançon réunissait d'avant en arrière; ce qui donnait à la plaie une forme transversale; il plaçait les ligatures dans les deux angles. Quelques chirurgiens préfèrent cette dernière méthode, parce que le bout de l'os se trouve recouvert par les parties molles de la lèvre antérieure; qu'il n'appuie pas sur la cicatrice, et qu'il ne tend pas à sortir par l'angle antérieur de la plaie, comme après la première manière de réunir.

Amputation du bras. — Le bras, comme la cuisse, est formé d'un seul os, autour duquel sont rangés des muscles, dont les uns, profonds, lui sont adhérens, tandis que les autres sont superficiels et parcourent sa longueur sans s'y attacher. Les premiers sont le brachial antérieur et les portions interne et externe du triceps; les seconds sont la longue portion de ce dernier muscle et le biceps. Voici comment on pratique l'amputation du bras. Le malade étant assis, et le membre éloigné du corps et maintenu dans une situation horizontale, un aide suspend le cours du sang en comprimant l'artère brachiale à la partie interne du bras, à la réunion de son tiers inférieur avec ses deux tiers supérieurs. Si cependant on faisait l'amputation très-haut, on devrait placer une pelote dans le creux de l'aisselle, l'entourer d'un lien, et appliquer le garrot sur l'acromion pour comprimer l'artère au-dessous de la tête de l'humérus. L'opérateur, placé en dehors du membre, pratique d'un trait, à un pouce au-dessus des condyles de l'humérus, la section circulaire de la peau et du tissu cellulaire sous-cutané, qu'il a fait tirer en haut, et qu'il détache avec le couteau de l'aponévrose brachiale. Il incise ensuite perpendiculairement jusqu'à l'os les chairs qu'il fait relever fortement; reporte le couteau une seconde fois sur le cône qu'elles forment; coupe surtout avec soin le nerf radial, qui souvent n'est qu'imparfaitement divisé, à l'endroit où il contourne l'humérus; place la compresse fendue; incise le périoste, et achève par la section de l'os. On trouve l'artère brachiale à la partie interne du moignon; comme elle est collée contre le nerf médian, on évite de comprendre ce dernier dans la ligature, en saisissant l'artère seule entre les mors de la pince, et en passant le fil entre ces deux parties avant de faire et de serrer le nœud. On lie ordinairement encore quelques petites branches fournies par les artères collatérales. On réunit de dehors en dedans; on place les ligatures en un seul paquet dans l'angle inférieur de la plaie. Quelques chirurgiens préfèrent ici, comme à la cuisse, de réunir la plaie d'avant en arrière, et mettent les ligatures dans son angle interne.

Lorsque l'amputation du bras doit être faite très-haut, Sabatier conseille de tailler au niveau du deltoïde, avec le bistouri et au moyen de trois incisions, un lambeau externe de la forme d'un trapèze, qu'il faudrait détacher de toutes parts, et qu'on réappliquerait sur l'autre partie de la plaie, laquelle serait pratiquée circulairement.

Amputation de la jambe. — Le lieu où il convient de pratiquer cette opération est déterminé, quelle que soit la maladie qui la réclame ; c'est à quatre travers de doigt environ au-dessous de la tubérosité antérieure du tibia, et cela, afin de conserver au moignon une largeur suffisante et la mobilité que doivent lui procurer les muscles fléchisseurs de la jambe, qui s'attachent à la partie supérieure de l'os. Si l'on amputait plus haut, on tomberait sur la division des vaisseaux poplités et l'articulation supérieure du péroné; plus bas, on laisserait à la jambe une longueur incommode qui l'exposerait à des chocs fréquens. Ravaton avait proposé de pratiquer cette amputation le plus bas possible, puis d'enfermer le reste de la jambe dans une bottine creuse et de forme conique, afin que toutes les parties de la surface du moignon portassent également, et que la cicatrice qui devait répondre au vide de la bottine ne fût pas comprimée. Cette méthode, recommandée aussi par Bell et plusieurs autres chirurgiens, a été abandonnée. Le poids du corps, en effet, qui pèse sur le moignon enfermé dans le cône creux de la bottine, oblige la peau qui le couvre de remonter vers le genou, cause des ébranlemens douloureux et des tiraillemens qui finissent par déchirer la cicatrice. Un malade opéré suivant ce procédé a fait long-temps à Sabatier les sollicitations les plus pressantes pour qu'il lui coupât la jambe une seconde fois.

Pour opérer suivant le procédé ordinaire, le malade étant couché et fixé, la jambe maintenue dans une position horizontale, on comprime l'artère crurale sur le pubis, ou mieux on applique le tourniquet sur le même vaisseau, à la partie interne de la cuisse, à la réunion de son tiers inférieur avec ses deux tiers supérieurs, au niveau de l'arcade aponévrotique du troisième adducteur. Le chirurgien, placé au côté interne du membre, saisit de la main gauche la jambe au-dessus de l'endroit où il commence la première incision, s'il opère sur le membre gauche ; il place au contraire cette main au-dessous, et fait relever la peau au-dessus par un aide, s'il ampute la jambe droite ; il passe dessous le membre la main droite armée du couteau, qu'il applique contre la partie externe et antérieure de la jambe, à quatre ou cinq travers de doigt au-dessous de la tubérosité antérieure du tibia, deux travers de doigt au-dessus de l'endroit où les os doivent être sciés ; il coupe circulairement la peau et le tissu cellulaire par une seule incision ; il dissèque la peau avec le bistouri dans l'étendue d'un pouce et demi à deux pouces. L'aide qui tient la partie inférieure du membre a soin de l'élever un peu lorsque le chirurgien détache la peau en arrière ; cette membrane étant séparée de l'aponévrose et du tibia, est relevée par l'aide qui tient la partie supérieure du membre. L'opérateur reprend le couteau, et coupe alors les chairs d'un seul coup jusqu'aux os, à la base du pli que forment les tégumens relevés ; pour diviser les chairs de l'espace interosseux, il enfonce le même couteau, ou un couteau à deux tranchans, d'avant en arrière entre les deux os, en ramène la pointe sur la face antérieure du péroné, et ensuite, en retirant l'instrument, sur la face externe du tibia, en suivant exactement la direction de ces deux surfaces qui sont inclinées vers l'espace interosseux. Cela fait, il reporte le couteau d'arrière en avant dans le même intervalle, incise exactement les chairs qui couvrent en arrière le tibia et le péroné, et détache un peu les aponévroses des muscles qui se fixent à ces os, afin de pouvoir les scier plus haut. Il doit faire attention de bien couper la branche du nerf poplité externe, qui est collée derrière le péroné, et élude parfois l'action de l'instrument ; il place ensuite la compresse fendue à trois chefs, fait relever fortement les chairs, incise le périoste, et applique la scie le plus haut possible sur le tibia ; lorsqu'il a coupé le tiers environ de l'épaisseur de cet os, il élève un peu le poignet, donne à la scie une direction oblique, agit sur le péroné, qu'il divise entièrement, et achève la section par le tibia. L'opération achevée, on lie les artères tibiale antérieure, tibiale postérieure, et péronière. On trouve la première au-devant du ligament interosseux, la seconde derrière le tibia, et la dernière derrière le péroné. On a presque toujours à lier aussi les deux artères jumelles dans la partie postérieure de la plaie, et quelquefois à boucher avec de la cire le canal nourricier

du tibia, lorsque l'artère qui le remplit donne beaucoup de sang.
Les vaisseaux étant liés, on ramène la peau sur le moignon,
qu'on fait fléchir légèrement; on réunit la plaie d'avant en arrière
quand la jambe est très-forte, et transversalement lorsqu'elle
est maigre; on place les ligatures à l'angle interne dans le premier
cas, à l'angle postérieur dans le second.

Il arrive quelquefois, comme nous l'avons vu, après l'amputation de la jambe, surtout lorsqu'on a réuni la plaie d'avant en arrière, que l'angle saillant du tibia détruit la peau de la partie antérieure du moignon, et sort à travers l'ouverture qu'il a produite.
Pour éviter cet accident, il faut réunir la plaie transversalement
et un peu obliquement, de sorte que son angle antérieur corres-
ponde précisément à l'angle du tibia, et laisser à la peau beaucoup
de laxité dans cet endroit. Le procédé employé par M. Béclard met
à l'abri de cet inconvénient; il consiste à faire la résection de l'angle
du tibia; pour cela, on coupe cet os à l'endroit ordinaire, jusque
vers le milieu de son épaisseur; on retire la scie; avec un bistouri
on incise le périoste à un demi-pouce au-dessus de cette première
section, d'abord sur la crête du tibia, puis par deux incisions
obliques en bas, qui tombent, l'une en avant, l'autre en dehors,
sur le trait de scie, de manière à circonscrire l'angle saillant de
l'os. La scie est conduite suivant la direction de l'incision faite au
périoste; en deux ou trois traits on détache l'angle du tibia; on
reporte l'instrument dans sa première voie, et on achève la section. Le même praticien préfère couper séparément, d'abord le
péroné, puis le tibia; il trouve à ce procédé l'avantage de pouvoir faire plus haut, et toujours à une même hauteur, la section
des deux os; il observe en effet que pour peu qu'on ait commencé
obliquement la section du tibia, et qu'on attaque le péroné
dans la même direction, il arrive, suivant le sens de l'obliquité, qu'on coupe ce dernier os ou plus court ou plus long que
le premier.

Lorsqu'on est obligé de pratiquer l'amputation de la jambe au-
dessus de l'endroit indiqué, on peut désarticuler la tête du péroné, ce qui dispense de faire la section de cet os. M. Larrey a
plusieurs fois employé ce procédé.

Amputation de l'avant-bras. — Cette amputation doit être faite
aussi bas qu'on le peut, bien que plusieurs chirurgiens aient recommandé de couper l'avant-bras dans sa partie charnue, afin
d'éviter les tendons et les aponévroses qui se rencontrent à sa

partie inférieure, et qu'ils ne croyaient pas capables de fournir une bonne suppuration. Le malade étant assis et fixé, on suspend le cours du sang, en faisant la compression avec les doigts ou le garrot appliqué à la partie interne du bras, à la réunion de son tiers supérieur avec ses deux tiers inférieurs. Le membre étant tenu horizontalement, le chirurgien se place en dedans, et recommande à l'aide qui tient la partie supérieure de l'avant-bras d'en relever les tégumens. Alors il fait une incision circulaire à la peau, divise les brides de tissu cellulaire qui la retiennent, la fait tirer en haut, et coupe les chairs au niveau de l'endroit où elle est relevée; il incise celles qui restent attachées aux os, et celles qui remplissent l'espace interosseux, en portant alternativement le couteau en avant et en arrière dans cet intervalle, comme on le fait pour l'amputation de la jambe. La section des parties molles de l'avant-bras offre de la difficulté; les tendons, organes mobiles et très-résistans, roulent et se déplacent sous le tranchant du couteau; leur division complète, qui souvent est fort irrégulière, ne s'obtient qu'après avoir reporté sur eux l'instrument à plusieurs reprises. J'emploie pour couper les chairs, dans l'amputation de l'avant-bras, un procédé beaucoup plus prompt et moins douloureux que celui communément usité. Le voici: après avoir coupé et fait relever les tégumens, on met l'avant-bras en supination. Le couteau étant tenu à plat, le tranchant tourné vers la main, on en porte la pointe sur le bord interne du cubitus si on opère sur le membre droit, et on l'enfonce transversalement entre cet os et le muscle cubital antérieur; on la fait ensuite passer entre le ligament interosseux et les muscles profonds de la région antérieure de l'avant-bras, puis remonter le long de la face antérieure du radius, pour ressortir entre cet os et les muscles par un point diamétralement opposé à celui par lequel on l'a fait entrer, comme si on voulait tailler un lambeau; on tourne alors en avant le tranchant du couteau, et d'un seul coup on incise toutes les chairs qui sont placées au devant; on fait mettre l'avant-bras en pronation; on pratique la même manœuvre pour les muscles de la partie postérieure de l'avant-bras, qu'on divise au même niveau que ceux de la région antérieure; on coupe ensuite en dehors sur le radius le tendon du muscle long suppurateur; on divise au milieu le ligament interosseux, et on achève l'opération comme à l'ordinaire. Quand on pratique l'opération sur l'avant-bras gauche, on enfonce le couteau transversalement du radius vers cubitus. Quel que soit le procédé que l'on ait suivi dans la division des parties molles, on relève les chairs avec une compresse à trois chefs; on coupe circulairement le périoste à leur niveau sur les deux os pour les scier en même temps, l'avant-bras étant tenu dans une pronation forcée. Si on donnait à cette dernière partie une autre position, le cubitus se trouverait à côté ou presqu'immédiatement au-dessous du radius, et les deux os vacilleraient l'un sur l'autre. La scie porte d'abord sur le radius, ensuite elle agit en même temps sur les deux os; ce qu'on obtient en élevant la main qui tient le manche de l'instrument. La section achevée, on se rend maître du sang en liant les artères radiale, cubitale, interosseuse antérieure, et interosseuse postérieure. On trouve les deux premières aux côtés interne et externe du moignon, au-devant des os; les deux autres se rencontrent vers sa partie moyenne. Quelquefois on doit lier aussi un rameau artériel assez volumineux qui accompagne le nerf médian. On évite de comprendre les nerfs radial et cubital dans les ligatures avec lequelles on entoure les artères correspondantes, en prenant isolément ces artères, et en les tirant avant de les lier, en dehors si c'est la cubitale, en dedans pour la radiale. On ramène la peau sur le moignon; on réunit d'avant en arrière, parce que le diamètre transverse du membre a plus d'étendue que l'antéro-postérieur, et on place les ligatures dans les angles de la plaie.

Amputation du premier os du métatarse. — On peut pratiquer l'extirpation de cet os qui soutient le gros orteil, en le séparant du tarse dans son articulation avec le premier os cunéiforme; mais comme ce dernier est fort volumineux, il éloigne beaucoup le lambeau de la plaie sur laquelle on doit l'appliquer, et il reste entre ces parties un espace vide, triangulaire, qui suppure, reste fistuleux, et retarde la cicatrisation. Il vaut donc mieux, comme le conseille Ledran, faire cette amputation dans la continuité du premier os du métatarse que dans son articulation postérieure. Voici comment on l'exécute : le pied étant maintenu solidement étendu et légèrement renversé en dehors, le chirurgien taille sur son bord interne un grand lambeau dont la base répond à l'extrémité postérieure du premier métatarsien, et dont le sommet arrondi se termine en dedans de l'articulation métatarso-phalangienne correspondante; il dissèque le lambeau contre l'os, afin de lui donner toute l'épaisseur possible; il le relève, porte le couteau dans l'intervalle des deux premiers orteils, coupe les chairs qui le remplissent, en longeant le bord externe du premier métatarsien ; il réunit obliquement cette section, au-dessus et au-dessous du pied, avec la base du lambeau interne, en glissant la lame du couteau d'abord sur la surface dorsale, et ensuite sous la face plantaire du pied. Dans ces deux derniers temps, il coupe les tendons des muscles extenseur et fléchisseur du gros orteil. Cela fait, il place dans le premier espace interosseux une compresse pliée en plusieurs doubles, ou bien une plaque de corne ou de bois mince, afin de garantir la plaie de l'action de la petite scie dont il se sert pour couper obliquement, en avant et en dehors, le premier os du métatarse, au lieu de le scier transversalement, comme le faisait Ledran ; il lie les artères ouvertes, et réapplique le lambeau, qu'il maintient avec des bandelettes agglutinatives.

M. Béclard emploie pour cette amputation un procédé qui me paraît préférable au précédent : il consiste à tailler deux lambeaux, l'un supérieur et l'autre inférieur, au moyen de deux incisions obliquement faites, l'une en dessus, l'autre en dessous, depuis le bord interne du pied jusqu'à l'intervalle qui sépare les deux premiers orteils. Les lambeaux ont peu de largeur ; ils se joignent en arrière au niveau de la base du premier os du métatarse, sur le bord interne du pied, et en avant à l'intervalle des deux premiers orteils ; on les isole pour les écarter, afin de pouvoir couper les chairs de l'espace interosseux, et scier l'os en bec de flûte comme dans le cas précédent. On réunit les lambeaux avec exactitude ; on les maintient avec de emplâtres agglutinatifs, et la guérison s'obtient promptement. Une femme opérée à l'hôpital de la Pitié, suivant ce procédé, guérit en fort peu de temps, et la cicatrice, résultat de l'opération, fut linéaire et à peine visible.

On pourrait, par la même méthode, c'est-à-dire en taillant deux lambeaux obliques, faire avec facilité l'amputation dans la continuité du cinquième os du métatarse, et celle de l'os du métacarpe qui soutient le pouce.

Des amputations dans les articles. — On a donné également à ces amputations le nom d'*extirpations des membres*. Très-anciennement connues, elles étaient presque tombées dans l'oubli, lorsque Heister, J.-L. Petit, Hoin, Brasdor, et quelques autres chirurgiens modernes, attirèrent de nouveau sur elles l'attention, et en firent le sujet de leurs travaux.

On pratique ordinairement ces opérations dans le même cas que les amputations dans la continuité ; cependant on préfère en général ces dernières, 1° parce qu'on a beaucoup de chairs pour recouvrir les os qui sont minces à leur partie moyenne, où on les coupe; tandis que dans les extirpations, les parties molles sont souvent peu épaisses au niveau des extrémités articulaires, lesquelles sont au contraire fort volumineuses; 2° parce que l'extrémité de l'os, mise à nu par l'action de la scie, est très-susceptible de fournir à la formation d'une bonne cicatrice, si les parties molles ne sont pas assez longues pour la recouvrir, tandis que les surfaces articulaires, encroûtées de cartilage, ne fournissent pas en général de base à une cicatrice solide.

Cependant on ampute quelquefois le bras et la cuisse dans leur articulation supérieure, lorsque la maladie qui nécessite l'opération est fort élevée; mais ces cas sont rares, et quand on le peut, il vaut mieux faire l'amputation dans la continuité.

On ampute les doigts dans la contiguité, parce que leurs os ne sont pas très-volumineux à leurs extrémités articulaires, parce que les parties molles sont aussi épaisses au niveau de l'articulation que dans les autres endroits, et que l'opération est plus prompte et plus facile; les phalanges ont en outre trop peu de longueur pour qu'on puisse les scier commodément, et la petite portion restante de ces os ne serait pas d'une assez grande utilité pour qu'on préférât l'amputation dans leur continuité, etc.

Dans les maladies de l'extrémité antérieure du pied, on préfère pratiquer l'amputation dans l'articulation du tarse, parce que l'on conserve une portion du pied, qui est fort utile au malade.

Quelquefois on ampute la main dans l'articulation du poignet, vu que cette amputation est moins longue, moins douloureuse que celle de l'avant-bras, etc.

On a pratiqué aussi les amputations dans les articulations du coude, du genou, du pied avec la jambe; mais elles présentent de grands inconvéniens, et on doit les rejeter.

Pour l'extirpation des membres, on suspend la circulation momentanément, en comprimant les artères comme dans les amputations dans la continuité, et ensuite on arrête définitivement le cours du sang en liant les vaisseaux; quelquefois on lie l'artère principale du membre avant d'amputer.

La section des parties molles se fait toujours à lambeaux, parce que ces parties, ordinairement fort adhérentes au voisinage des articulations, ne peuvent glisser facilement pour être rabaissées sur l'extrémité de l'os mise à nu, et que de plus elles ne sont pas fort épaisses, tandis que d'ordinaire les surfaces articulaires sont très-larges. Quelquefois on ne fait qu'un seul lambeau; dans d'autres cas on en taille deux; quand il n'y a qu'un lambeau, le reste de la section est une véritable amputation demi-circulaire ; quand on conserve deux lambeaux, on les fait ordinairement vis-à-vis l'un de l'autre, et disposés dans le sens où les os offrent le plus petit diamètre, et les parties molles le plus d'épaisseur. Ces lambeaux doivent être taillés de manière à se correspondre exactement, et à recouvrir l'extrémité articulaire de l'os.

On coupe les lambeaux, dans la plupart des cas, avant de désarticuler; quelquefois on en taille un avant et l'autre après la désarticulation.

La désarticulation se fait en coupant les ligamens et autres parties fibreuses qui environnent l'articulation. Il faut, pour faire cette partie essentielle de l'opération, connaître parfaitement la situation des points par lesquels les surfaces articulaires se touchent, et la disposition de ces mêmes surfaces; la désarticulation se fait différemment, suivant les articles; il faut en général attaquer d'abord, autant qu'on le peut, les ligamens les plus forts, et qui retiennent les os le plus étroitement unis, afin de passer ensuite plus facilement le couteau entre les surfaces articulaires.

Après la séparation du membre, on réunit la plaie par adhésion primitive ou secondaire; souvent il est préférable que la cicatrisation s'opère suivant ce dernier mode, par la coaptation de surfaces suppurantes, parce que la réunion se fait plus facilement, et qu'on a moins à redouter, comme nous l'avons vu, les abcès et les fistules synoviales du moignon. Je ferai observer que les règles que je vais donner sur les différentes manières de pratiquer les amputations dans les articles, applicables dans tous leurs points sur le cadavre, doivent souvent éprouver des modifications plus ou moins grandes lorsqu'on opère sur des malades, à raison des altérations qui existent aux environs des articulations dans la plupart des cas qui réclament ces opérations.

Des amputations dans les articles en particulier. — Nous allons faire connaître les diverses amputations que l'on pratique dans la contiguité des os, en commençant par celles des membres supérieurs. Nous examinerons successivement de haut en bas les amputations dans les articulations *scapulo-humérale, huméro-cubitale, radio-carpienne, carpo-métacarpienne, métacarpo-phalangiennes, phalangiennes;* après quoi, passant aux membres inférieurs, nous verrons les extirpations que l'on pratique dans les articulations *coxo-fémorale, fémoro-tibiale, tarsiennes, tarso-métatarsiennes, métatarso-phalangiennes* et *phalangiennes.*

Amputation des bras dans l'articulation scapulo-humérale, ou de l'épaule. — Cette opération, l'une des plus graves et des plus importantes de la chirurgie, fut inventée par Ledran père, qui la pratiqua pour un cas d'exostose avec carie de l'humérus. Lorsque ce dernier os a été brisé très-haut par un coup de feu, et qu'on craint que sa lésion ne s'étende jusqu'à son articulation avec l'épaule, il faut préférer l'extirpation du bras à son amputation dans la continuité. A l'exception de ce cas, on doit s'efforcer de conserver un moignon, quelque court qu'il soit; il sera toujours, comme le fait observer avec raison M. Richerand, de la plus grande utilité au malade. Voici comment Ledran exécuta son opération. Il commença par se rendre maître du sang, en comprimant les vaisseaux axillaires à leur partie inférieure avec une forte ligature conduite à travers les chairs au moyen d'une longue aiguille droite. Ensuite, avec un couteau droit, il coupa transversalement la peau et le deltoïde jusqu'à l'article; il incisa le ligament capsulaire, glissa l'instrument entre les chairs et l'os pour tailler un grand lambeau inférieur, dans lequel il lia une seconde fois les vaisseaux au-dessus de l'endroit où il avait placé sa première ligature. Cette dernière étant devenue inutile, fut enlevée avec la portion du lambeau excédant la surface de la plaie.

Garengeot fit subir plusieurs modifications au procédé de Ledran; ensuite Lafaye imagina une autre méthode, que voici : après avoir fait mettre le malade sur une chaise, et placé le bras dans une situation horizontale, le chirurgien fait sur le deltoïde, avec le bistouri ordinaire, et à la distance de quatre travers de doigt de l'acromion, une incision transversale qui pénètre jusqu'à l'os. Deux autres incisions, l'une antérieure et l'autre postérieure, tombent perpendiculairement sur cette première, et forment un grand lambeau de la figure d'un trapèze, que l'opérateur détache de tous côtés, et qu'il relève vers le haut de l'épaule; il coupe ensuite la capsule articulaire et les tendons des muscles sus-épineux, sous-épineux, petit-rond et sous-scapulaire qui l'environnent; dégage la tête de l'humérus, en faisant faire à cet os un mouvement de bascule par l'aide chargé de tenir la partie inférieure du membre; il glisse le couteau le long de la partie interne du bras, fait la ligature des vaisseaux le plus près possible de l'aisselle, après quoi il sépare le bras un travers de doigt au-dessous, rabaisse le lambeau, et panse le malade. Depuis, plusieurs chirurgiens, comme Sharp, Bromfield, ont fait subir diverses modifications au procédé de Lafaye. Bromfield commençait, avant d'amputer, par découvrir les vaisseaux dans le creux de l'aisselle, pour en faire la ligature. Mais il vaut mieux, afin d'arrêter le sang pendant l'opération, faire comme le prescrivait Desault, simplement comprimer avec une pelote l'artère sous-clavière sur la première côte au-dessus de la clavicule. Dahl avait, en 1760, proposé, pour exercer la compression, un tourniquet de son invention, dont la pelote appuyait sur l'artère sous-clavière dans le même endroit. *Voyez* COMPRESSION.

Quelques-uns des opérateurs qui ont adopté le procédé de Lafaye, l'ont modifié, en ne faisant la ligature des vaisseaux axillaires qu'après la section totale des parties molles ; pour cela, avant d'achever de tailler le lambeau interne, le chirurgien le fait saisir par un aide intelligent, qui le comprime en plaçant les quatre derniers doigts de la main sous la peau de l'aisselle, et en pressant sur l'artère axillaire avec le pouce, mis en opposition et appliqué à la surface saignante ; il coupe le lambeau interne, et fait ensuite la ligature de l'artère brachiale. Il faut également lier l'artère circonflexe postérieure, que l'on trouve dans le bord postérieur de la plaie, et quelques autres petits rameaux des artères thoraciques que l'on rencontre dans son bord antérieur.

M. Dupuytren emploie un procédé dont l'exécution est prompte et facile. Le chirurgien fait soulever et soutenir le bras à angle droit sur le tronc, se place à son côté interne, saisit d'une main et soulève le deltoïde, enfonce sous ce muscle un couteau à deux tranchans, qu'il plonge d'avant en arrière au niveau du sommet de l'apophyse coracoïde ; il rase avec l'instrument la tête de l'humérus, descend entre cet os et le deltoïde, taille le lambeau externe ou supérieur, qu'il achève en dédolant ; il fait relever ce lambeau, abaisse fortement le bras, porte le tranchant du couteau sur le ligament capsulaire, qu'il divise en même temps que les tendons des muscles sus-épineux, sous-épineux, sous-scapulaires, de la longue portion du biceps ; il porte ensuite le couteau en bas, commence à tailler le lambeau interne ; confie le bras à un aide ; saisit lui-même ce dernier lambeau avant d'en achever la section, et comprime l'artère brachiale pour en faire la ligature. En employant ce procédé, il faut se servir de la main gauche, si on opère sur le bras de ce côté, et *vice versâ*. Cependant on pourrait aussi se servir de la main droite pour conduire l'instrument dans l'extirpation du bras gauche; pour cela, il faudrait que l'opérateur se mît derrière le malade, et qu'il perçât avec le couteau le moignon de l'épaule d'arrière en avant, au lieu de le traverser d'avant en arrière comme dans le procédé ordinaire. Afin de remédier au séjour du pus à la surface de la plaie, M. Larrey propose de tailler les deux lambeaux de manière que l'un soit en avant et l'autre en arrière de l'articulation. Il commence par faire une incision longitudinale qui pénètre jusqu'à l'os, depuis l'acromion jusqu'à trois pouces au-dessous. A partir de la partie inférieure de cette première incision, il en pratique une autre de la même profondeur, dirigée en dehors le long du bord du deltoïde et allant en arrière jusqu'à la partie postérieure de l'articulation. Le lambeau postérieur étant détaché, il taille le lambeau antérieur, et les réunit l'un à l'autre d'arrière en avant, après avoir désarticulé et fait la ligature des vaisseaux.

MM. Champesme et Lisfranc ont inventé un procédé plus expéditif que ceux précédemment employés. Le voici : le malade étant assis sur une chaise ou sur le bord de son lit, l'opérateur se place en avant et un peu de côté; il porte le coude du bras à amputer vers la région épigastrique. Au-devant du moignon de l'épaule et de l'extrémité scapulaire de la clavicule, existe une légère dépression triangulaire; c'est au centre de cet enfoncement, entre les apophyses acromion et coracoïde, qu'il plonge un couteau à deux tranchans, dont la lame, étroite de six lignes, est tenue obliquement; il pénètre ainsi dans l'articulation, la tête de l'humérus étant éloignée de la cavité glénoïde du scapulum, lorsque le bras est abandonné à son poids et pend sur le côté. L'opérateur contourne ensuite la tête de l'humérus pour tailler le lambeau externe ou supérieur, en même temps qu'il ouvre l'articulation, ce qui abrège d'un temps l'opération; on désarticule aisément l'os, qui s'éloigne de plus en plus de l'omoplate; les tendons des muscles sus et sous-épineux se trouvant divisés dans le premier temps de l'opération; puis on achève le lambeau inférieur et interne, comme dans les autres procédés. Pour exécuter l'opération suivant ce procédé, le chirurgien doit être parfaitement ambidextre.

Amputation de l'avant-bras dans l'articulation du coude, ou huméro-cubitale. — Cette amputation ne paraît avoir

été pratiquée que par Ambroise Paré, dans un cas de sphacèle;
Brasdor pense qu'il faudrait, pour la faire, inciser transversalement la partie postérieure de l'articulation, couper les ligamens.
latéraux, désarticuler, et finir par tailler en avant un grand lambeau, dans lequel se trouverait l'artère humérale, dont on ferait
la ligature. Ce procédé est d'une exécution longue, difficile; il
vaut mieux, comme l'enseigne M. Dupuytren, après avoir fait
mettre l'avant-bras dans un etat de demi-flexion, soulever les
chairs de sa partie antérieure et supérieure en les pinçant,
et commencer par tailler le lambeau antérieur, en plongeant
transversalement, au niveau de la région antérieure de l'articulation, un couteau à lame étroite, dont le tranchant serait tourné
en bas, ou bien un couteau interosseux; on détache un grand
lambeau semi-elliptique, à base supérieure, aux dépens des chairs
de la partie supérieure et antérieure de l'avant-bras. On fait relever ce lambeau, on pratique en arrière une incision demi-circulaire qui passe au-dessus de l'olécrane et sur les tubérosités de
l'humérus; on détruit les ligamens antérieur et latéraux de l'articulation, que l'on luxe ensuite facilement, pour achever circulairement la section des parties molles à son niveau; on fait
la ligature de l'artère brachiale, des branches articulaires, et
on applique le lambeau sur l'extrémité inférieure de l'humérus.
Il faut s'abstenir de pratiquer cette amputation, et lui préférer
dans tous les cas celle du bras dans sa continuité.

*Amputation du poignet ou de la main dans l'articulation radio-
carpienne.* — Cette opération, d'une exécution facile, a été pratiquée avec succès par Cosme Slotanus, contemporain de Fabrice
de Hilden, par Paignon, Andouillé, Hoïn de Dijon, Sabatier,
et recommandée en dernier lieu par Brasdor.

On peut pratiquer l'amputation du poignet, lorsque la maladie
pour laquelle on opère ne s'étend pas jusqu'à l'articulation, et
qu'il est possible de tailler deux lambeaux pour recouvrir l'extrémité inférieure du radius et du cubitus. On fait suspendre la circulation par la compression de l'artère brachiale; la main étant
tenue en pronation, l'avant-bras fixé et serré par les mains d'un
aide qui tire en haut les tégumens, le chirurgien se place à l'extrémité du membre, saisit la partie malade de la main gauche,
la fléchit légèrement, et avec un bistouri convexe ou un petit couteau à amputation, il fait sur le dos de la main une incision demi-
circulaire, ou mieux encore il taille, au moyen de trois incisions,

deux latérales obliques et une moyenne transversale, un lambeau trapézoïde, dont le bord libre est tourné du côté des doigts; il détache ce lambeau, le relève, et le confie à l'aide qui tient l'avant-bras; reprenant alors la main malade, il coupe les tendons des muscles extenseurs des doigts, radiaux, ceux du long extenseur du pouce, de son court extenseur, et de son grand abducteur; divise le ligament latéral externe de l'articulation, dans laquelle il pénètre, en portant le couteau précisément au-dessous de l'apophyse styloïde du radius, entre elle et le trapèze; incise le ligament postérieur, et finit d'ouvrir l'articulation, en coupant le ligament latéral interne : cela fait, il fléchit fortement la main malade, vers la paume de laquelle il dirige le tranchant du couteau, afin de tailler le lambeau antérieur aux dépens des éminences thénar, hypothénar et de la peau qui les sépare. Dans ce dernier temps de l'opération, il faut éviter de porter trop profondément le couteau du côté du bord radial de l'articulation, parce qu'on serait arrêté par la saillie du trapèze, et du côté du cubital, parce qu'on risquerait de détacher l'os pisiforme, et de le laisser dans le lambeau antérieur; ce qu'on évite facilement en ayant, pendant l'opération, le doigt indicateur de la main gauche appuyé sur la saillie de cet os, afin de juger de sa situation précise, et de pouvoir faire passer ce couteau entre lui et les tégumens.

Dans cette amputation on ouvre l'articulation du côté radial, parce que l'apophyse styloïde du cubitus descend plus bas que celle du radius, couvre le côté interne de l'articulation, empêche d'y pénétrer, et fait tomber l'instrument entre la première et la seconde rangée des os du carpe; la forme courbe que présente en arrière l'articulation, qui est de plus protégée par les deux apophyses styloïdes, empêche de l'attaquer d'abord dans ce dernier sens.

L'amputation finie, on lie les artères radiales et cubitales qu'on trouve de chaque côté du lambeau antérieur; on ramène les deux lambeaux sur les surfaces articulaires, et on les réunit incomplétement, suivant le diamètre antéro-postérieur du membre, en interposant entre eux quelques plumasseaux de charpie. Ce n'est que lorsque les surfaces sont en pleine suppuration, que les gaines des tendons sont fermées par des adhérences, qu'on tente la réunion secondaire au moyen des bandelettes agglutinatives.

Amputation dans les articulations carpo-métacarpiennes. — On peut extirper aisément le premier et le cinquième os du mé-

tacarpe ; les trois autres os de cette région étant étroitement en-
clavés entre les deux précédens et ceux du carpe, on ne pratique point leur extirpation. On doit également s'abstenir de
faire l'amputation à la fois, dans les articulations des quatre derniers os du métacarpe avec les surfaces correspondantes du carpe.
Bien que cette opération puisse, à la rigueur, être exécutée, elle
est trop difficile, et ne présente pas des avantages assez réels pour
qu'on y ait recours.

Le *premier os du métacarpe*, qui soutient le pouce, est facile à
extraire ; l'intervalle considérable qui le sépare du second, la
disposition aplatie de la surface articulaire qui l'unit au trapèze,
rendent son extraction simple et d'une prompte exécution : on
suspend le cours du sang pour cette extirpation et celle des doigts,
en comprimant l'artère brachiale en dedans du bras, ou bien les artères radiale et cubitale à la partie antérieure et inférieure de l'avant-
bras. Dans ce dernier cas, l'aide qui tient la partie supérieure du
membre comprime les vaisseaux de chaque côté, en les pressant
avec ses doigts contre le cubitus et le radius. La main étant tenue
en pronation, les quatre derniers doigts écartés par un aide,
le chirurgien se place à l'extrémité du membre ; il saisit le
pouce malade avec la main gauche, et de la droite, armée d'un
bistouri, il coupe les chairs, en portant l'instrument le long du
côté cubital du premier os du métacarpe ; arrivé à son articulation
avec le trapèze, il ouvre cette articulation, coupe les tendons des
muscles abducteur et extenseur du pouce en arrière, celui du long
fléchisseur en avant, renverse le doigt en dehors, passe la lame du
bistouri entre les surfaces articulaires, pour la ramener le long du
côté radial du premier os métacarpien, et tailler, dans l'éminence
thénar, un lambeau d'une longueur et d'une largeur proportionnées
à la surface de la plaie faite par la première incision, qu'il doit recouvrir entièrement. On peut, dans cette amputation, faire la
première incision en plongeant un bistouri pointu, le tranchant
dirigé en bas, à la partie la plus élevée du premier espace interosseux, en dedans de l'articulation supérieure du premier os métacarpien, et en coupant de haut en bas les parties molles le long du
bord interne de cet os ; après quoi on reporte le bistouri dans le
fond de la plaie pour désarticuler, et on termine l'opération
comme dans le cas précédent.

Dans cette amputation, on ouvre presque toujours l'artère radiale à l'endroit où elle traverse la partie supérieure du premier

espace interosseux, pour se porter à la paume de la main; on la
trouve dans la partie la plus profonde de la plaie, et on en fait
la ligature. On réapplique exactement le lambeau sur la plaie,
et on le maintient par des bandelettes agglutinatives croisées sur
le dos et la paume de la main. Il reste ordinairement un certain
écartement à la base du lambeau, au niveau de la surface articulaire du trapèze; ce qui fait que la plaie suppure un peu, et reste
quelquefois fistuleuse pendant quelque temps dans cet endroit.

L'amputation du *cinquième os du métacarpe* est un peu plus
difficile que la précédente, à raison de l'étroitesse du dernier espace interosseux. Pour la faire, la main est tenue en pronation,
les quatre premiers doigts écartés du cinquième par un aide; le
chirurgien prend de la main gauche le petit doigt; il le tire en
dedans, porte le bistouri tout le long du bord externe du cinquième os métacarpien, en coupant les chairs du dernier espace
interosseux. Arrivé à son articulation supérieure, il passe l'instrument entre lui et le quatrième, tourne le tranchant en dedans,
pénètre par la partie externe de son articulation avec l'os crochu,
le renverse en dedans, coupe les tendons de ses muscles extenseurs et fléchisseurs, celui du cubital postérieur, glisse l'instrument du haut en bas le long du bord interne de l'os, et taille,
dans l'éminence hypothénar, un lambeau d'une grandeur suffisante pour recouvrir la plaie. Si les artères ouvertes dans cette
opération donnent du sang, il devient nécessaire de les lier.

*Amputation des doigts dans leurs articulations métacarpo-
phalangiennes.* — La main est tenue en pronation comme dans
l'amputation précédente; les doigts voisins de celui qui est malade en étant écartés par l'aide qui tient le membre, le chirurgien
taille d'abord deux lambeaux latéraux, semi-elliptiques, avant de
désarticuler, pour les doigts annulaire et médius, afin que ces lambeaux se rencontrent avec exactitude dans tous leurs points. Il est
en effet, pour ces deux doigts, bien plus difficile de faire deux lambeaux égaux, quand on suit le précepte de quelques auteurs qui
conseillent de faire d'abord un lambeau, de désarticuler, et de terminer par l'autre lambeau; presque toujours ce dernier, fait de
la sorte, est trop mince ou d'une forme irrégulière. Pour le doigt
indicateur, le chirurgien coupe le lambeau interne, désarticule,
renverse le doigt en dehors, et finit par couper le lambeau externe.
Pour le petit doigt, on fait d'abord le lambeau externe, on désarticule, on renverse ce doigt sur son bord cubital, et on finit par

le lambeau interne. Dans cette amputation, il faut commencer les lambeaux sur la partie latérale des doigts, vers la partie moyenne de leur première phalange, afin qu'ils aient une longueur suffisante pour se rejoindre au-dessus de la tête de l'os du métacarpe correspondant, mise à nu. Les parties qu'on coupe sont, outre les tégumens, sur les côtés, les ligamens latéraux de l'articulation, les nerfs et les vaisseaux collatéraux, les tendons des muscles lombricaux et interosseux, en avant les tendons des muscles fléchisseurs, et en arrière celui de l'extenseur. Il est rarement nécessaire de faire la ligature des vaisseaux intéressés; la légère compression exercée par les pièces d'appareil suffit pour arrêter l'hémorragie. On réunit avec deux bandelettes de diachylon gommé; on place le milieu de l'une d'elles sur le lambeau externe, et celui de l'autre sur l'interne; on ramène et croise ensuite leurs extrémités sur le dos et dans la paume de la main.

Amputation des doigts dans les articulations phalangiennes. — Pour ces petites amputations, il est ordinairement inutile de suspendre le cours du sang. La main tenue dans la pronation, tous les doigts étant fermés, à l'exception de celui qu'on va amputer, le chirurgien, placé vis-à-vis l'extrémité du membre, s'assure de la situation précise de l'articulation; il prend ensuite de la main gauche le doigt malade, le tient entre son doigt indicateur fléchi qu'il pose en dessous, et son pouce qu'il place en dessus; il fait sur la face dorsale du doigt malade, au-dessous de l'articulation, un lambeau courbe, dont la convexité regarde l'ongle; il glisse derrière ce lambeau la lame du bistouri, coupe le tendon extenseur, pénètre dans l'articulation, divise les ligamens latéraux l'un après l'autre, fléchit fortement l'articulation; fait tourner le bistouri obliquement en bas et en avant, et taille le lambeau antérieur, qui est plus épais et doit être un peu plus long que le postérieur. On lie les artères collatérales, parce qu'on n'est pas obligé de comprimer la plaie; puis on rapproche les lambeaux, et on les maintient par une seule ou deux petites bandelettes agglutinatives. L'amputation des dernières phalanges se fait en suivant le même procédé.

Lorsqu'une maladie du doigt médius ou de l'annulaire oblige à l'extirpation de leur deuxième phalange, M. Richerand préfère pratiquer l'opération dans l'articulation de la première phalange du métacarpe qui la soutient.

On a conseillé de conserver au lambeau antérieur une longueur

telle qu'il couvre à lui seul toute l'extrémité de la phalange, afin
que la cicatrice ne se trouvant pas au sommet du doigt, soit moins
exposée à être déchirée. Ce procédé ne paraît offrir aucun avantage sur celui qu'on emploie ordinairement, et souvent il est
inexécutable, à raison du défaut de tégumens sains dans lesquels
on puisse tailler un lambeau assez long.

*Amputation de la hanche ou de la cuisse dans son articulation
coxo-fémorale.* — Cette mutilation, tout effrayante qu'elle paraisse, relativement au volume de la partie sur laquelle on opère,
à l'étendue de la plaie qu'elle nécessite, et au danger qu'elle fait
courir, doit cependant être pratiquée dans quelques circonstances
graves, lorsqu'elle est le seul moyen de sauver la vie au malade.
Morand le premier avait conçu la possibilité de son exécution.
L'académie royale de chirurgie avait bien senti la difficulté et le
danger d'une semblable amputation, lorsqu'en 1756, et plus tard,
en 1758, elle proposa pour sujet du grand prix qu'elle distribuait
tous les ans, la question suivante : « *Dans les cas où l'amputation
de la cuisse dans l'article paraîtrait l'unique ressource pour sauver
la vie à un malade, déterminer si on doit pratiquer cette opération, et quelle serait la méthode la plus avantageuse de la faire.* »
Des nombreux mémoires envoyés au concours, celui de Barbet
parut seul mériter le prix, qui lui fut décerné. Ce chirurgien,
dans son mémoire, imprimé dans le quatrième volume des prix
de l'académie de chirurgie, établit la possibilité de cette amputation, dans les cas où d'énormes plaies de la partie supérieure
de la cuisse auraient produit un tel désordre, qu'il resterait
peu de parties molles à couper pour achever la séparation totale
du membre; dans les cas de sphacèle qui aurait détruit les parties
molles et pénétré jusqu'à l'articulation; il désirait que la séparation de la cuisse fût pour ainsi dire à moitié faite par la maladie
qui réclamait l'opération. Barbet rapporte que Lacroix, chirurgien en chef de l'hôpital d'Orléans, fit successivement cette amputation des deux côtés, sur un jeune homme de quatorze ans, attaqué
de gangrène aux membres inférieurs, pour avoir fait usage de pain
préparé avec du blé ergoté. Le malade mourut le quinzième jour.
Cette opération fut ensuite pratiquée avec un plein succès, en
1775, par un chirurgien nommé Pérault, sur un homme âgé de
vingt et un ans, qui avait eu la cuisse droite fracassée par le timon
d'une voiture. La gangrène et la suppuration avaient détruit
presque toutes les parties molles qui entouraient l'articulation ;

le chirurgien eut peu de chose à couper pour achever l'entière séparation du membre. Le malade se rétablit.

M. Larrey assure avoir réussi quatre fois dans cette opération, qu'il pratiqua, deux fois en Syrie, et deux autres fois dans la dernière campagne de Russie, pour des coups de feu. En 1812, M. Baffos fit cette amputation sur un jeune enfant; l'opération réussit, mais le malade mourut trois mois après, des progrès de la maladie scrofuleuse dont il était atteint.

J'ai vu en 1816, à l'hôpital militaire du Val-de-Grâce, un canonnier auquel un chirurgien anglais très-distingué, M. Guthrie, avait amputé avec succès la cuisse dans son articulation supérieure, pour une plaie d'arme à feu que ce militaire avait reçue à la malheureuse journée de Waterloo. La cicatrice était parfaitement consolidée.

Le procédé de M. Larrey et celui de M. Guthrie sont préférables à ceux qu'on a proposés jusqu'ici pour cette opération. Pour opérer selon la méthode du premier de ces chirurgiens, on découvre d'abord l'artère fémorale dans le pli de l'aîne, et on la lie le plus près possible de l'arcade crurale, afin que la ligature étant placée au-dessus de la fémorale profonde, on ne soit point incommodé par le sang. Cela fait, on enfonce d'avant en arrière un long couteau droit, en dedans du petit trochanter; on taille un grand lambeau aux dépens des chairs de la partie supérieure et interne de la cuisse; on porte le membre dans l'abduction; on coupe la partie interne du ligament capsulaire, tendu par ce mouvement; on pénètre dans l'articulation; on passe la pointe du couteau entre la tête du fémur et la cavité cotyloïde, pour diviser le ligament inter-articulaire; on luxe le fémur, et portant le couteau au côté externe du grand trochanter, on fait en dehors un lambeau qui puisse s'appliquer exactement à celui qu'on a conservé en dedans; on lie, à mesure que l'on coupe, les artères obturatrices, les branches de la honteuse, de la fessière et de l'ischiatique; on rapproche les lambeaux, on les maintient réunis par des bandelettes agglutinatives, et on panse convenablement le malade.

Selon M. Guthrie, on doit pratiquer l'opération de la manière suivante : le chirurgien place le malade horizontalement, et fait comprimer l'artère fémorale sur la branche du pubis; il se met en dedans du membre, et, avec un long couteau à amputation, il fait deux incisions courbes qui comprennent la peau et le tissu cellulaire, et commencent à quatre pouces au-dessous de l'épine iliaque antérieure et supérieure, en descendant l'une en dedans l'autre en dehors de la cuisse, pour aller se rejoindre angulairement en arrière, au niveau de la tubérosité de l'ischion. Ces incisions circonscrivent deux grands lambeaux de tégumens, un interne et antérieur, et l'autre externe et postérieur. L'opérateur coupe les muscles dans la même direction, à l'endroit où la peau est remontée; il désarticule, lie les vaisseaux, et réunit la plaie par trois points de suture et des emplâtres agglutinatifs.

Amputation de la jambe dans l'articulation fémoro-tibiale, ou dans l'articulation du genou. — Cette opération a été pratiquée plusieurs fois avec succès, et notamment par Fabrice de Hilden, par Hoin et J.-L. Petit. Brasdor la conseille, et pense qu'il vaudrait mieux, enlever la rotule que de la laisser. Pour faire cette opération, Sabatier conseille de suivre la méthode indiquée par Hoin. Il faut pratiquer une incision demi-circulaire au-devant et en dessous de la rotule, faire relever les tégumens, couper le ligament de la rotule et les ligamens latéraux de l'articulation, fléchir le genou pour couper les ligamens croisés, et faire glisser le couteau de haut en bas et de devant en arrière, entre le tibia et les chairs qui se trouvent au pli du jarret, pour tailler un lambeau propre à recouvrir le moignon. Cette opération est généralement condamnée par les meilleurs praticiens, qui lui préfèrent l'amputation ordinaire de la jambe ou de la cuisse, suivant le cas.

Amputation du pied dans l'articulation tibio-tarsienne. — Ne devant jamais être pratiquée, nous n'en parlerons pas.

Amputation partielle du pied, dans les articulations de la première et de la seconde rangée des os du tarse. — Inventée par Chopart, cette opération se pratique dans les articulations à peu près parallèles du calcanéum avec le cuboïde, et de l'astragale avec le scaphoïde. Elle a pour avantage de conserver la partie postérieure du pied, qui peut encore servir à la marche; aussi toutes les fois qu'on peut y avoir recours dans les maladies de la partie antérieure du pied, on doit la préférer à l'amputation de la jambe; elle est très-facile à faire, surtout depuis que M. Richerand a fait connaître le premier, en 1801, que pour arriver à coup sûr dans l'articulation, il fallait prendre pour guide la saillie que forme l'éminence du scaphoïde au bord interne du pied. Le malade étant couché, et la jambe tenue hori-

zontalement, le chirurgien saisit de la main gauche le bout du
pied malade, préalablement enveloppé d'un linge; il incise transversalement la peau qui couvre le dos du pied, à deux travers de
doigt de son articulation avec la jambe; il coupe la peau, les tendons extenseurs, le muscle pédieux, et pénètre jusqu'au tarse ;
il fait de chaque côté une petite incision longitudinale, laquelle,
commençant au-dessous et un peu au-devant de la malléole, se
termine à l'une des extrémités de l'incision transversale; il fait
tirer en haut, par l'aide qui tient la jambe, le lambeau supérieur
qu'il vient de tailler; il porte ensuite le couteau précisément derrière la saillie que forme au bord interne du pied l'éminence du scaphoïde, à laquelle se fixe le tendon du muscle jambier postérieur,
et pénètre ainsi très-facilement dans l'articulation astragalo-sca-
phoïdienne; plus en dehors et un peu plus en avant, il rencontre
l'articulation oblique du cuboïde avec le calcanéum, coupe les ligamens supérieurs de cette articulation, qu'il ouvre. Cela fait,
il écarte les surfaces articulaires, en renversant le pied sur sa
plante; passe entre elles le couteau, qu'il ramène à plat au-dessous
du tarse et du métatarse, pour tailler dans les parties molles un
lambeau qu'il termine au-dessous des articulations métatarso-
phalangiennes. Ce lambeau doit être un peu plus long en dedans qu'en dehors, parce que la plaie qu'il est destiné à recouvrir exactement, a plus d'étendue à sa partie interne qu'à l'externe,
vu l'épaisseur plus grande que le pied présente dans cette dernière région. Le chirurgien fait la ligature des artères pédieuse, plantaires interne et externe. Il trouve la première vers
le milieu du lambeau supérieur, et les deux autres, l'une en dedans, l'autre en dehors du lambeau inférieur. Il place les fils dans
les angles latéraux, applique le lambeau inférieur sur la plaie, et
le maintient avec un nombre suffisant de bandelettes agglutinatives; celles-ci seront assez longues pour remonter jusqu'à la
jambe, sur laquelle elles doivent prendre un point d'appui étendu,
parce que le lambeau a beaucoup de tendance pour s'éloigner des
surfaces articulaires qu'il recouvre.

*Amputation partielle du pied dans les articulations tarso-mé-
tatarsiennes.* — Garengeot a consacré deux articles à cette amputation, qui n'est nouvelle, selon M. Percy, que pour ceux
des chirurgiens de nos jours qui, s'en tenant au présent, ne
sont jamais curieux d'interroger le passé. Ce que cet auteur en
dit prouve qu'elle était usuelle parmi ses contemporains, et qu'il

l'avait vu pratiquer aux grands maîtres. En 1789, M. Percy pratiqua avec un plein succès l'amputation dans les articulations
tarso-métatarsiennes, sur un moine profès de Clairvaux, qui avait
la moitié antérieure du pied gauche affectée de carie, à la suite
d'un écrasement de cette partie. Plus tard, M. Villermé et M. Lisfranc ont proposé chacun un procédé différent pour l'exécuter.
Cette opération, se pratique dans les articulations de l'extrémité postérieure des os du métatarse avec les os de la seconde rangée du tarse. Elle a pour avantage de conserver une
plus grande portion du pied que l'amputation précédente, et de
laisser à la face convexe du premier os cunéiforme, l'insertion du
tendon du muscle jambier antérieur, lequel muscle est antagoniste de ceux du mollet, et suffit, en contrebalançant leur rétraction, pour empêcher le talon de faire la bascule en arrière, et
pour relever·pendant la progression le bout du pied mutilé. Son
exécution est difficile, et demande beaucoup d'exercice de la
part du chirurgien, à raison de l'enclavement de l'extrémité
postérieure du second os du métatarse, qui est reçu profondément entre les trois os cunéiformes, comme dans une sorte de
mortaise quadrilatère. L'articulation est encore fortifiée par la
présence de ligamens plantaires très-forts, lesquels se portent des
os cunéiformes au second os du métatarse, et rendent la désarticulation presque impossible tant qu'on ne les a pas coupés.
Voici comment on doit pratiquer l'opération. La jambe étant
maintenue par un aide, comme pour l'amputation précédente, le chirurgien fait sur le dos du pied, au niveau des
articulations tarso-métatarsiennes, une incision transversale un
peu convexe en avant, qui s'étend depuis la saillie que forme sur
le bord externe du pied l'extrémité postérieure du cinquième os
du métatarse jusqu'au bord interne du pied, dix-huit à vingt
lignes au devant de la tubérosité du scaphoïde, c'est-à-dire jusqu'à
l'articulation du premier métatarsien avec le premier cunéiforme.
Les parties molles coupées, on pénètre en dehors dans les articulations des trois derniers os métatarsiens avec le cuboïde et le troisième cunéiforme; en dedans on ouvre l'articulation du premier
métatarsien avec le premier cunéiforme; au milieu on enfonce et
glisse successivement la pointe du couteau entre les trois os cunéiformes et l'extrémité correspondante du second os du métatarse; on
a soin de couper surtout le fort ligament qui s'étend de ce dernier
os au premier des cunéiformes; on renverse le pied, et taille un

lambeau plantaire, avec lequel on recouvre les surfaces articulaires mises à nu.

Ce procédé est ingénieux, mais comme il ne peut être pratiqué promptement que par les personnes qui s'y sont exercées d'une manière spéciale, je pense qu'on pourrait très-bien le modifier, en coupant transversalement les os avec une petite scie étroite, au lieu de les désarticuler ; l'opération serait moins douloureuse, plus prompte ; la cicatrisation de la plaie ne serait pas plus longue à se former.

Les amputations des orteils dans leurs articulations *métatarsophalangiennes* et *phalangiennes*, se font comme celles des articulations correspondantes de la main.   (J. CLOQUET.)

AMULETTE, s. m. et f., *amuletum, amolimentum* ; de *amoliri*, écarter, d'où on a fait *amoleta*, et ensuite amulette. On a donné ce nom à des images, des écrits, des simulacres ou des substances, de nature différente, qu'on porte sur soi dans l'intention de prévenir ou de combattre les maladies ou les maléfices. L'histoire de tous les peuples policés ou sauvages nous apprend que cette pratique est presque générale, et chez la plupart nous trouvons des amulettes qui appartiennent à des idées de superstition, et d'autres qui reconnaissent une origine plus médicale, et reposent sur des propriétés médicamenteuses vraies ou supposées.

Parmi les amulettes superstitieuses, on remarque principalement les talismans des Orientaux, qui ont successivement pénétré chez les Égyptiens, les Grecs, les Juifs, les Arabes et les Latins. On en distingue de différentes espèces : des talismans astronomiques, remarquables par des signes célestes ou des constellations figurées ; des talismans magiques, qui portent des figures extraordinaires avec des mots bizarres ; et des talismans mixtes, dans lesquels des figures astronomiques sont réunies à des mots mystiques dont l'origine est obscure. Au nombre de ces mots fameux, se trouve surtout celui d'*Abracadabra*, qui remonte à la plus haute antiquité, et qui dérive, suivant Silden, du nom d'un idole des Syriens. Il suffit, pour donner une idée de la confiance qu'on avait dans ce mot seul, de dire qu'il passait pour guérir la fièvre hémitritée.

Les talismans écrits ou figurés sont ordinairement suspendus au cou avec des fils de lin. On en fait aussi des bracelets et des bagues. Ceux des Arabes sont composés de morceaux du *Coran* écrits sur parchemin ou gravés sur des pierres ; ils les renferment dans des sacs de peau qu'ils attachent au cou de leurs chevaux. En Europe, les idées de parure et de coquetterie vinrent se joindre à ces idées superstitieuses, et c'est à ce mélange bizarre qu'on doit encore attribuer, chez nous, la foi aux images de la Vierge, aux médailles de l'ange Gardien, aux croix et à tous les simulacres suspendus au cou ou attachés sur différentes parties du corps, quoique l'aveugle croyance dans toutes ces amulettes soit également réprouvée par la religion et par la raison.

Les amulettes choisies parmi les substances naturelles sont tantôt formées de corps entièrement inertes et privés de propriétés médicamenteuses, ou qui ne peuvent communiquer celles qu'ils pourraient avoir par la manière dont on les emploie ; tantôt au contraire ces corps sont doués de propriétés plus ou moins actives. Dans la liste nombreuse des amulettes inertes, on voit les os de pendu, la poudre de crâne humain, les dents de renard, de chien, de loup, l'ongle d'élan, les os de la tête des serpens, ceux des jambes de crapaud, et les crapauds eux-mêmes desséchés, la poudre de vipère, les morceaux de drap rouge, le liége, le corail, le mercure renfermé dans de petites cassolettes, le sel marin et la cendre de bois séparés ou mélangés comme dans les sachets d'Arnoul, les marrons d'Inde, les graines de pivoine, et beaucoup d'autres substances tout aussi insignifiantes et ridicules. Que des hommes ignorans et crédules aient accueilli dans tous les temps ces prétendus préservatifs enfantés par la crainte de la maladie et de la mort, et prônés par le charlatanisme, on le conçoit aisément ; mais que Boyle ait pu croire que la poudre de crâne humain, échauffée par la chaleur de sa peau, l'ait guéri d'un saignement de nez opiniâtre ; que Vanhelmont et Zwelfer, hommes également distingués dans leur siècle, aient regardé les poudres et les trochisques de crapaud comme un moyen préservatif de la peste, il y a de quoi confondre et humilier la raison humaine ; car il faut alors convenir que les hommes instruits paient quelquefois comme les autres hommes le tribut à l'empire des préjugés, et peuvent tomber comme eux dans les erreurs les plus grossières.

Les substances médicamenteuses actives qui sont placées au nombre des amulettes, ou qui entrent dans la composition de celles qui sont décrites dans plusieurs ouvrages anciens, sont l'opium, l'ambre, l'assa-fétida, l'iris de Florence, la valériane, et plusieurs écorces et fruits aromatiques. Toutes ces substances

-odorantes et volatiles, pulvérisées et appliquées sur la peau dans des espèces de sachets, fournissent nécessairement, lorsqu'elles sont échauffées par la chaleur du corps, des émanations plus ou moins abondantes, qui peuvent être absorbées par la peau, comme le prouve tous les jours l'iatraleptique. Il est donc vraisemblable que les amulettes composées avec ces sortes de médicamens doivent avoir quelques propriétés calmantes, excitantes ou toniques, suivant la nature des corps qui entrent dans leur formation.

L'action de l'aimant, des barreaux aimantés, et des armures magnétiques, dans plusieurs affections nerveuses, est également bien constatée ; et soit qu'on l'attribue à un fluide particulier, ou soit, comme il paraît maintenant plus vraisemblable, d'après les expériences de MM. OErsted et Ampère, qu'on la regarde comme dépendante de l'influence de l'électricité, il est impossible de révoquer en doute ses effets. *Voyez* aimant.

Ainsi il faut nécessairement distinguer les amulettes médicamenteuses et magnétiques des simulacres superstitieux ou des substances inertes qui sont le patrimoine du charlatanisme, et qu'il exploite à son profit. Les premières ne doivent pas être entièrement rejetées de la thérapeutique, parce qu'elles ne sont pas sans action ; les autres, au contraire, doivent être sévèrement proscrites, non pas tant parce qu'elles sont inertes et insignifiantes, que parce qu'elles inspirent au malade une sécurité dangereuse, et peuvent quelquefois l'éloigner de prendre les précautions nécessaires. Le médecin doit donc chercher à combattre les préjugés en faveur des amulettes, excepté dans certains cas particuliers où il est obligé de faire quelques concessions à la faiblesse du malade, et de lui laisser son erreur pour ménager sa raison.

(GUERSENT.)

AMYGDALES, s. f. pl., de ἀμυϟδάλη, amande ; *tonsillæ;* glandes muqueuses, ou plutôt amas de follicules muqueux situés de chaque côté de l'isthme du gosier, entre les piliers du voile du palais. Les amygdales ou tonsilles sont ovoïdes, aplaties de dedans en dehors ; ce qui, ainsi que leur surface rugueuse, les a fait comparer à des amandes enveloppées de leur coque ligneuse. Leur hauteur, qui est de six à huit lignes, mesure celle du détroit guttural. Leur face interne, qui est libre entre les piliers du voile du palais, et saillante dans l'isthme du gosier, est couverte par la membrane muqueuse, et criblée d'une douzaine d'ouvertures dirigées en bas, et dont les supérieures sont les plus larges; leur face externe est contiguë au muscle constricteur supérieur du pharynx, et séparée par ce muscle seulement des gros vaisseaux du col. Le côté antérieur répond au muscle glosso-staphylin, et le postérieur au muscle palato-pharyngien. Des deux extrémités l'inférieure répond à la langue, et la supérieure au point d'union des deux piliers.

Le tissu des amygdales est gris rougeâtre et mou. La membrane muqueuse qui forme leur face interne est plus rouge que celle des parties voisines de la bouche. Les amygdales sont quelquefois formées de lobes distincts, comme Morgagni en a fait la remarque. Ces corps, au premier aperçu, semblent être d'une structure assez compliquée. Voici ce que l'inspection y démontre. Si on les examine par la face interne, on trouve des ouvertures en nombre variable, qui conduisent dans des lacunes ou enfoncemens de la membrane muqueuse, communiquant plus ou moins entre elles, de manière à produire une sorte de tissu aréolaire, dont les parois sont formées par cette membrane. Si on examine ensuite l'amygdale par sa face externe, après l'avoir détachée du muscle constricteur supérieur, auquel elle tient par une couche de tissu cellulaire, on trouve une surface unie; mais si, par une dissection soignée, on détache successivement le tissu cellulaire, on trouve un amas de follicules, dont les orifices aboutissent dans les lacunes de la membrane; de sorte que cet organe ne consiste en quelque sorte qu'en un renforcement de la membrane muqueuse, ou en un amas de lacunes et de follicules muqueux. Les tonsilles reçoivent leurs nerfs de ceux du voile du palais et de ceux de la langue; leurs vaisseaux sanguins sont de petits rameaux des artères et des veines palatines, linguales et maxillaires internes; leurs vaisseaux lymphatiques se rendent dans les ganglions jugulaires supérieurs.

Les tonsilles sécrètent et contiennent un mucus demi-transparent qu'on peut en faire sortir par la pression. Ce fluide muqueux sert à faciliter le passage du bol alimentaire à travers l'isthme du gosier. Il est surtout excrété, pendant cette période de la déglutition, par la pression extérieure qu'exerce alors le muscle constricteur supérieur du pharynx. On trouve une assez bonne figure des amygdales dans l'ouvrage de M. Ch. Bell.

Les altérations morbides les plus fréquentes des amygdales sont : l'inflammation, ordinairement accompagnée d'un gonflement considérable; l'altération du mucus, qui, devenu blanc, tenace, rem-

plissant les lacunes et paraissant à leurs orifices, simule des ulcères, comme Rhuish en avait déjà fait la remarque; la formation
d'une pellicule ou couenne albumineuse sur leur surface, qui
simule une escarre, comme M. Bretonneau l'a très-bien observé; le
gonflement ou l'hyperthrophie; l'ulcération, et des concrétions
olivaires que Celse semble avoir déjà observées.   (A. BÉCLARD.

AMYGDALIN, adj., *amygdalinus*, dérivé de ἀμυγδαλέα,
amandier; qui provient des amandes. *Voyez* SAVON AMYGDALIN.

AMYGDALITE, s. f., *amygdalitis*, inflammation des amygdales. Cette maladie, décrite par la plupart des auteurs sous le
nom d'*angine tonsillaire*, me paraît différer essentiellement des
autres phlegmasies comprises sous la dénomination d'*angines*,
par son siége dans un organe d'une texture particulière, par l'intumescence considérable qui l'accompagne, par la suppuration
profonde qui la termine fréquemment, par le gonflement chronique auquel elle donne lieu lorsqu'elle s'est reproduite un certain nombre de fois.

Cette inflammation peut occuper les deux amygdales à la fois
ou successivement, ou être bornée à une seule. Ses causes sont
en grande partie les mêmes que celles de l'angine pharyngée.
(*Voyez* ce mot.) Souvent elle se développe, et quelquefois même
elle se reproduit chez le même sujet, sans qu'on puisse l'attribuer
à aucune autre cause qu'à une prédisposition inexplicable. La difficulté d'avaler, et la sensation d'un corps étranger dans l'arrière
bouche, sont ordinairement les premiers symptômes de l'amygdalite. Bientôt il s'y joint une douleur ordinairement médiocre,
quelquefois très-vive, avec chaleur, besoin continuel et inutile
d'avaler; la déglutition est difficile, douloureuse, au point
de donner lieu à des contorsions; dans certains cas même elle
est impossible. Le malade éprouve aussi le désir de cracher,
et les efforts d'expuition auxquels il se livre, et qui sont accompagnés d'une toux gutturale, ou plutôt d'un bruissement rauque,
ne font qu'exaspérer la sensation pénible qui les provoque : les
matières rejetées sont claires, visqueuses et filantes; la voix est
obscurcie, et l'articulation des sons confuse; quelquefois il est impossible au malade de se faire entendre autrement que par gestes
ou en écrivant. Dans quelques cas, le passage de l'air est gêné,
mais rarement la difficulté de la respiration est portée à un degré
remarquable : toutefois lorsque le gonflement des tonsilles est
très-grand, et l'expuition du mucus très-difficile, il survient par

intervalles de la dyspnée, et quelquefois une suffocation passagère. A ces symptômes qu'éprouve le malade, s'en joignent d'autres que fournit au médecin l'examen des parties affectées. La mâchoire inférieure étant abaissée, et la base de la langue déprimée avec le doigt ou avec le manche d'une cuiller, on voit les amygdales former une tumeur plus ou moins considérable, dépasser les piliers du voile du palais, qui sont dédoublés et appliqués sur elles, ne plus laisser entre elles qu'un espace étroit, et se toucher même par leur surface interne. La membrane qui les recouvre participe ordinairement à l'inflammation ; quelquefois, dans le début, elle est sèche ; plus tard elle peut présenter soit de petites concrétions blanchâtres, muqueuses ou sébacées, soit une couche grisâtre et membranéiforme ; le plus souvent elle est d'un rouge vif ou foncé. Souvent aussi le voile du palais et la luette offrent du gonflement et de la rougeur. La douleur que quelques malades éprouvent dans l'intérieur de l'oreille, la crépitation qu'ils y ressentent, et la surdité incomplète qui se joint à ces phénomènes, portent à croire que l'inflammation s'étend à la trompe d'Eustachi. Lorsque l'inflammation est bornée à une des amygdales, le gonflement n'existe que d'un côté, et souvent la luette est poussée vers le côté sain : en avalant, les malades inclinent la tête de ce côté, pour y faire passer les alimens ou les boissons. Chez quelques sujets le gonflement des tonsilles, qui rend très-douloureux l'écartement des mâchoires, ne permet pas de reconnaître par la vue les changemens opérés dans les organes phlogosés. Toutefois alors la mâchoire inférieure s'abaisse encore assez pour permettre de porter le doigt indicateur sur les amygdales, et de distinguer le gonflement et la dureté qu'elles présentent.

Tels sont les symptômes locaux qui ont lieu dans l'amygdalite. Divers phénomènes généraux peuvent s'y joindre, tels que la rougeur de la face, la soif, les nausées, la fréquence du pouls, l'élévation de la chaleur, la rougeur de l'urine, l'insomnie. Quelquefois, bien que le gonflement des tonsilles soit considérable, il n'y a point de mouvement fébrile, et le malade, qui ne peut avaler, est tourmenté sans cesse par la faim, qui devient de jour en jour plus pressante : l'impossibilité de boire est aussi, chez quelques sujets, un symptôme fort pénible, auquel s'en joint un autre qui ne l'est pas moins, l'ardeur d'urine.

La marche de l'amygdalite est généralement assez rapide ; elle se termine dans l'espace d'une à deux semaines ; il n'est pas sans exemple, mais il est rare qu'elle se prolonge jusqu'au vingtième jour. L'intensité de ses symptômes augmente pendant la moitié et quelquefois pendant les deux tiers de son cours; elle diminue ensuite rapidement ou par degrés. Lorsque l'inflammation est légère ou médiocre, elle se termine souvent par résolution; lorsqu'elle est considérable, la suppuration a presque toujours lieu. Cette dernière terminaison est souvent annoncée par un changement dans la nature de la douleur, qui, après avoir été aiguë et pulsative, devient gravative et sourde. La difficulté de la déglutition continuant à augmenter, on reconnaît, à l'aide du doigt porté sur la tumeur, qu'elle s'est amollie; quelquefois même la fluctuation y est manifeste. Dans quelques cas l'œil distingue un endroit dans lequel la membrane muqueuse, soulevée en pointe, est près de se rompre. La rupture de l'abcès a ordinairement lieu dans un effort que fait le malade pour cracher, pour avaler ou pour vomir; quelquefois elle s'opère pendant le sommeil. Le pus qui s'écoule a une odeur d'une fétidité repoussante. Cette fétidité est quelquefois le seul signe qui indique la rupture de l'abcès, le pus qui se mêle aux crachats étant en si petite quantité, qu'on pourrait facilement ne pas l'apercevoir. Il est toujours versé dans la bouche; à peine cite-t-on quelques cas dans lesquels il s'est frayé une voie au dehors, à la partie latérale et supérieure du cou : on l'a vu aussi se faire jour des deux côtés. Dans tous les cas, il se passe plusieurs jours avant que les parois du foyer se réunissent, et que le pus cesse de couler dans la bouche ou sur le cou. Le mode de terminaison n'est pas toujours le même dans les deux amygdales : souvent la suppuration a lieu dans l'une d'elles, et la résolution dans l'autre. La gangrène y survient rarement. (*Voyez* ANGINE GANGRÉNEUSE.) Lorsque l'amygdalite se reproduit périodiquement, elle offre chez quelques sujets la même intensité, une durée pareille, une terminaison semblable; chez d'autres elle n'a rien de constant que son retour; ses phénomènes et sa marche varient chaque fois. Communément cette maladie ne laisse à sa suite aucune trace de son existence; mais quelquefois, surtout lorsqu'elle s'est souvent reproduite, l'amygdale reste plus grosse et plus dure qu'elle n'était, et cette tuméfaction, qui paraît rendre plus facile l'inflammation des amygdales, finit par être assez considérable pour donner lieu à une gêne permanente de la déglutition, et rendre nécessaire l'excision d'une portion de ces corps glanduleux.

Le traitement de l'amygdalite consiste dans l'emploi des boissons et des gargarismes mucilagineux, des pédiluves irritans,
auxquels on joint l'application de sangsues au cou, et dans quelques cas la saignée générale ; il ne diffère pas de celui de l'angine
pharyngée, au moins dans la première période de la maladie.
(*Voyez* ANGINE.) Si le gonflement des tonsilles est porté au point
de causer une suffocation imminente, on parvient quelquefois à
calmer momentanément ce symptôme, et même à rendre la déglutition moins difficile, en portant le doigt indicateur sur ces
glandes, et en y exerçant pendant quelques secondes une pression
assez forte. Si la maladie se termine par suppuration, on peut,
dans le plus grand nombre de cas, abandonner à la nature l'ouverture de l'abcès. Mais si le volume de la tumeur produit beaucoup d'anxiété, et surtout s'il cause de la dyspnée, on préfère
recourir à l'incision.

Si l'amygdalite se reproduit fréquemment, on cherche à en
prévenir le retour par les mêmes moyens qu'on oppose à l'angine
périodique. (*Voyez* ANGINE.)   (CHOMEL.)

On pratique sur les amygdales plusieurs opérations chirurgicales, lorsqu'elles sont le siége d'abcès formés dans leur épaisseur, d'ulcérations de diverse nature, développées à leur surface ;
lorsqu'elles restent dans un état d'intumescence chronique à la
suite d'inflammations répétées, comme on l'observe surtout chez
les individus scrofuleux ; quand il s'y développe des concrétions
calculeuses, etc.

Quelle que soit l'opération que l'on doive faire sur les amygdales, il faut asseoir le malade sur une chaisse basse, en face
d'un beau jour ; on lui fait appuyer la tête contre la poitrine d'un
aide, qui croise ses mains sur le front. La bouche sera gran-
dement ouverte, et la langue abaissée, afin de bien mettre à découvert le pharynx. On a imaginé, pour maintenir la bouche
ouverte et abaisser la langue, diverses sortes d'instrumens compliqués, auxquels on a donné les noms de *speculum oris*, de *glosso-
catoche*. (*Voyez* ces mots.) Mais on peut les remplacer dans tous
les cas par des coins de bois tendre, ou deux morceaux de liége,
que l'on place de chaque côté, entre la partie postérieure des arcades dentaires, qu'ils tiennent écartées, et par une large spatule
coudée à l'endroit qui correspond aux dents, et avec laquelle on
déprime la langue. Le chirurgien se place vis-à-vis du malade, et
doit opérer avec la main droite sur l'amygdale gauche, et alternativement.

Abcès. — Dès qu'on a reconnu la présence d'un abcès dans l'une des tonsilles, à sa tuméfaction et à la fluctuation qui s'y fait sentir, etc., il convient d'en faire l'ouverture, tantôt par une simple ponction, et tantôt par une incision. Cette opération se pratique avec un bistouri droit dont la lame, étroite et fixée sur le manche, a été entourée d'une bandelette de linge jusqu'à un demi-pouce de sa pointe, ou bien avec une espèce de lancette engainée, nommée *pharyngotome.* (*Voyez* ce mot.) On porte ces instrumens horizontalement jusqu'à l'organe tuméfié, et on fait la ponction à sa partie antérieure et interne, en poussant le bistouri à deux ou trois lignes de profondeur, ou en plaçant la gaîne du pharyngotome sur le même endroit, et en appuyant sur le ressort pour faire sortir la lame. Si on veut ouvrir l'abcès dans une plus grande étendue, on fait à la tumeur une incision de haut en bas. A peine le foyer purulent est-il ouvert, que le pus s'échappe en abondance; on fait pencher le malade en avant, et on lui prescrit de se laver la bouche, afin d'entraîner le pus au dehors; la plaie de la glande suppure peu, se cicatrise facilement; c'est peut-être là une des causes pour lesquelles on voit quelquefois ces abcès reparaître quelques jours après l'opération.

Les *ulcérations* de diverse nature des amygdales, réclament parfois une cautérisation plus ou moins profonde. On emploie dans certains cas le cautère actuel, que l'on porte sur l'endroit malade au moyen d'une canule dans laquelle on le fait glisser. On se sert aujourd'hui plus généralement, pour cautériser ces glandes, du nitrate d'argent fondu, du beurre d'antimoine, de la potasse liquide ou des acides muriatique et sulfurique. Dans le premier cas, il faut avoir soin que le caustique soit solidement fixé dans un porte-crayon; s'il venait à se détacher, en effet, il pourrait tomber dans le pharynx, et produire de grands ravages. Quand on fait usage du beurre d'antimoine, ou de tout autre caustique liquide, on le porte sur l'organe malade au moyen d'un petit morceau de bois, dont une des extrémités est garnie d'un pinceau de linge, ou mieux encore a été broyée et effilée, de sorte que les fibres ligneuses écartées représentent une sorte de houppe qui retient le caustique. On trempe cette extrémité pénicilliforme de l'instrument dans le caustique; on la fait bien égoutter, et ensuite on l'introduit avec précaution au fond de la bouche, pour l'appliquer à plusieurs reprises sur l'ulcération. Je me suis servi avec avantage de ce moyen pour porter sur des ulcères syphilitiques des amygdales et du pharynx, des solutions mercurielles concentrées. Lorsqu'on a cautérisé les tonsilles, on fait gargariser le malade avec une décoction d'orge ou tout autre liquide mucilagineux, pour entraîner en dehors les dernières portions du caustique.

La cautérisation des amygdales avec l'acide muriatique a été employée avec succès dans des angines tonsillaires épidémiques, dans la première période du croup, qui commence, d'après les recherches du docteur Bretonneaux, par une inflammation avec exudation albumineuse des amygdales.

M. Guyton-Morveau a fait connaître, il y a quelques années, un procédé qui lui a réussi pour guérir l'engorgement considérable des amygdales dans l'angine. Il consiste à porter sur ces glandes du carbonate de chaux en poudre. M. Guyton-Morveau pense que ce médicament agit d'une manière mécanique sur les tonsilles tuméfiées, pour diminuer leur volume. Quelques chirurgiens prétendent aussi avoir obtenu la résolution de l'engorgement de ces organes en les touchant tous les jours avec un pinceau chargé d'acide muriatique.

Induration. — Lorsque les amygdales, après des inflammations répétées, sont restées dans un état d'engorgement et d'induration tel que par leur volume elles mettent obstacle à la déglutition, gênent et altèrent la voix, exposent à de fréquens maux de gorge, pendant lesquels la suffocation est d'autant plus imminente que leur gonflement est plus considérable, il devient urgent de soustraire les malades à ces incommodités. On a proposé divers procédés opératoires pour remédier au gonflement chronique des amygdales, qui n'est point, dans le plus grand nombre des cas, susceptible de guérison par les médicamens, ainsi que Celse l'avait déjà fait remarquer. Il est bon de faire observer que cet engorgement ne produit pas non plus la dégénérescence carcinomateuse de ces organes. Les procédés proposés pour y remédier sont l'*incision*, la *cautérisation*, l'*arrachement*, la *ligature* et l'*excision*.

L'*incision* faite avec le bistouri, ou tout autre instrument tranchant, ne produit dans les amygdales endurcies ni le dégorgement, ni la suppuration de leur tissu, comme on l'avait prétendu, et doit en conséquence être considérée comme un procédé absolument inutile.

La *cautérisation* des tonsilles engorgées faite soit avec le cau-

-tère actuel, comme le voulait M. A. Severin, ainsi qu'un autre chirurgien dont parle Wiseman, soit avec les caustiques, comme le recommandent Heister et plusieurs médecins modernes, n'est presque plus en usage. Ce procédé, pratiqué à la manière de M. A. Severin, est effrayant pour le malade, qui ne s'y soumet qu'avec répugnance, et de plus il manque souvent l'effet qu'on avait droit d'en attendre; et on n'est pas toujours maître de limiter l'action du caustique quand on met en usage le cautère potentiel.

L'arrachement est conseillé par Celse comme première méthode de remédier à l'engorgement dés tonsilles. « *Tonsillas autem,* dit cet auteur, *quæ post inflammationes induruerunt... cum sub levi tunicâ sint, oportet digito circumradere et evellere.* » On a rejeté cette manière d'opérer, dont Fabrice d'Aquapendente avait déjà signalé les inconvéniens; elle est aussi difficile que dangereuse, si même elle est praticable. Un chirurgien habile n'ayant excisé qu'incomplétement une des amygdales engorgées, sur une jeune femme, parce que l'airigne s'était détachée après avoir déchiré le tissu de la glande, essaya, mais en vain, d'extraire avec les doigts la portion flottante; il fut obligé de recourir à une nouvelle excision.

La *ligature* de la portion saillante des amygdales, recommandée par Guillemeau, Heister, Sharp, doit être également abandonnée : elle a l'inconvénient d'augmenter la tuméfaction des parties avant d'en effectuer la séparation, et de mettre le malade en danger de suffocation. Moscati ayant, dans un cas, opéré suivant ce procédé, il survint une inflammation très-violente à la gorge, et le malade fut réduit à l'état le plus fâcheux par la difficulté de respirer et d'avaler. Pour empêcher le malade de périr suffoqué, Moscati fut obligé de couper la tumeur à l'endroit de la ligature.

L'excision des amygdales, à laquelle on a encore donné les noms d'*extirpation,* d'*amputation,* de *rescision,* et que l'on opère avec l'instrument tranchant, est la seule méthode maintenant en usage. Celse la recommande comme second moyen de guérir les tonsilles engorgées, dans le cas où l'on n'a pu les arracher; il dit, en parlant de ces glandes : *si ne sic quidem resolvuntur, hamulo excipere, et scalpello excidere.* » L'excision était aussi pratiquée et recommandée par Paul d'Egine et Ætius. Plusieurs chirurgiens, pensant que Celse conseillait l'ablation entière des tonsilles, avaient regardé cette opération comme fort dangereuse et pouvant donner lieu à des hémorragies mortelles; mais les travaux de l'Académie de chirurgie ont rendu cette opération vulgaire, en montrant le peu de danger qui accompagne son exécution, quand elle est faite d'une manière méthodique.

On a proposé divers modes de pratiquer l'excision des amygdales; Moscati avait prescrit de faire l'opération en plusieurs temps; de fendre l'amygdale en quatre, et d'en réséquer séparément chacun des morceaux. Voici le motif pour lequel il avait adopté ce procédé : un malade qu'il opérait ayant été pris d'une toux violente, lorsque la glande n'était coupée qu'aux deux tiers, il fallut suspendre l'opération et ôter l'airigne; il survint une suffocation menaçante, parce que le morceau coupé tombait sur l'ouverture du larynx. Moscati fut obligé de porter les doigts dans la gorge, et d'arracher la portion d'amygdale qui causait le désordre. La manière d'opérer de Moscati, avec juste raison blâmée par Maurain, que l'Académie avait chargé d'examiner le procédé de ce chirurgien, complique et allonge gratuitement l'opération. Pour éviter la suffocation par la chute de la glande incomplétement coupée sur l'ouverture supérieure du larynx, accident arrivé une fois à Moscati, deux fois à Wiseman, et à quelques autres opérateurs, Louis avait conseillé de commencer à couper la tonsille de bas en haut; il trouvait en outre à cette manière d'opérer l'avantage de moins exposer à blesser la base de la langue, qui se sou lève à l'approche des instrumens dont on se sert. On a encore imaginé diverses modifications pour l'excision des amygdales; les uns se sont servis d'une airigne simple, les autres d'une airigne double; Muzeux de Rheims fit construire pour cette opération des pinces de six pouces de long, courbes, et dont les branches sont terminées chacune par une double airigne. M. Marjolin vient de faire fabriquer, pour extirper les amygdales engorgées sur un jeune garçon fort indocile, un instrument ingénieux : c'est une airigne qui offre quelque analogie avec le tire-balle de Thomassin. Elle se compose en effet d'une airigne double, dans la tige creuse de laquelle on fait glisser à volonté, au moyen d'un bouton, une autre airigne presque droite qui fait pince avec elle, et fixe on ne peut plus solidement la portion de la glande dont on veut faire la résection. Les uns ont fait la section avec un bistouri simple, ou avec un bistouri boutonné; d'autres avec des ciseaux particuliers, garnis d'une sorte de serre qui saisissait la portion coupée, et l'empêchait de tomber dans le pharynx. Caqué de

Reims, employait un couteau dont la lame , longue de quatre
pouces , émoussée à son extrémité, était coudée sur le manche et
faisait avec lui un angle de cent soixante degrés. Le kiotome de
Desault, dans l'échancrure duquel il engagerait la glande pour en
faire la section, ne peut être employé qu'avec une extrême difficulté , et doit être banni de la pratique pour l'excision des
tonsilles.

Voici maintenant comment on procède à l'opération. On se
sert d'une airigne double, ou de la pince airigne de Muzeux, et
d'un bistouri herniaire dont le tranchant est concave ou droit, et
l'extrémité boutonnée. Pour exciser l'amygdale gauche , on tient
l'airigne de la main gauche ; on l'enfonce dans l'amygdale de derrière en devant ; avec le bistouri tenu de la main droite , et porté
au-dessus de la glande , on la coupe de haut en bas et de derrière
en devant. Les nausées qui surviennent rendent quelquefois cette
opération fort difficile ; il faut , autant que possible, saisir un
instant de repos, et couper assez promptement pour que les nausées n'aient pas lieu. Pour l'amygdale droite, on change les instrumens de main. Quelquefois l'airigne déchire le tissu de l'amygdale, qui échappe lorsqu'elle n'est encore que partiellement
coupée ; pour éviter cet inconvénient , on doit enfoncer l'airigne
assez profondément, ne tirer que très-peu sur la glande en l'in-
cisant, et enfin de ne retirer l'instrument qu'avec la portion ex-
cisée. Je préfère ordinairement au bistouri, pour faire l'excision
des tonsilles, les gros ciseaux à pointes mousses dont M. Dubois
se sert dans l'opération du bec de lièvre ; on tire assez fortement,
en avant et en dedans , l'amygdale accrochée par l'airigne ;
on passe une branche des ciseaux au-dessus, et l'autre au-dessous,
et en un ou deux coups l'excision est achevée. J'extirpai de la
sorte, il y a environ trois mois, une amygdale du volume d'un
marron ordinaire, sur la jeune fille de l'un de nos plus célèbres
naturalistes. Quelques chirurgiens se servent, pour cette opération,
des ciseaux courbes sur le tranchant, afin que leur courbure
s'accommode à celle de la langue.

L'excision étant achevée, il se fait par la plaie un léger écoulement de sang qui s'arrête de lui-même, ou qu'on peut modérer
avec un gargarisme astringent, s'il est trop abondant.

On doit éviter avec soin, pour exciser les amygdales, d'employer
un bistouri aigu ; il est arrivé qu'en faisant l'opération avec un
semblable instrument , on a transpercé la paroi postérieure et

latérale du pharynx, ouvert les gros vaisseaux, et causé une hémorragie mortelle. M. Béclard a été témoin de cet accident dans
une ville de province. Un opérateur ambulant avait excisé une
amygdale sur un homme avec un bistouri aigu ; le malade
mourut d'hémorragie quelques heures après ; l'opérateur avait
disparu ; à l'ouverture du cadavre, on trouva que l'artère carotide
interne avait été percée.

Des concrétions calcaires, arrondies, d'une couleur jaunâtre,
se forment quelquefois dans les lacunes muqueuses ou dans le tissu
même des amygdales, qu'elles distendent plus ou moins, suivant
leur volume. En examinant avec attention l'arrière-bouche, on
les aperçoit quelquefois au fond des lacunes, dont elles ne peuvent
franchir les orifices rétrécis. On pourrait encore s'assurer de leur
présence en portant le doigt sur la glande, ou en les percutant
avec l'extrémité d'une sonde ou d'un stylet. Lorsqu'on a constaté
leur présence, il faut les extraire avec une pince à pansement,
entre les mors de laquelle on les saisit. Si l'étroitesse de l'ouverture des lacunes de l'amygdale s'opposait à leur extraction, il
faudrait commencer par inciser la glande avec la pointe d'un bistouri. Quelquefois les concrétions des amygdales sont formées par
une matière épaisse, blanchâtre, suifeuse, d'une odeur très-fétide,
et varient pour le volume depuis celui d'un grain de chenevis
jusqu'à celui d'un gros pois ; elles se forment assez fréquemment
après les angines tonsillaires ; ordinairement elles se détachent
d'elles-mêmes, et sont rendues par l'exspuition.

(JULES CLOQUET.)

ANA, et par abréviation ᾱᾱ, ou ᾱ, de ἀνά, préposition qui
marque réitération, ressemblance ou égalité dans les choses qui
se font à plusieurs fois. Ces caractères, usités dans les formules,
équivalent à *de chaque*, et se placent après l'accolade qui réunit
les substances médicamenteuses qu'on veut employer à la même
dose, et avant les signes ou les mots qui indiquent cette dose.
Quelques personnes pensent qu'il serait plus régulier de placer
ana ou ses abréviations après le dernier médicament de la
série ; et c'est en effet ce que l'on voit dans plusieurs formulaires
anciens. Cette préposition serait prise alors dans un sens un peu
différent de celui qui lui a été attribué précédemment : elle signi-
fierait *derechef* et *en dessus*, et exprimerait la répétition de la
dose indiquée pour chaque ingrédient de la formule, en remon-
tant successivement de l'un à l'autre. Nous croyons que la pré-

mière acception de *ana* doit être préférée, parce qu'elle est plus
simple, et surtout parce qu'elle est celle qui semble résulter de
plusieurs passages d'Hippocrate, de Dioscoride, et d'autres auteurs
grecs, médecins ou non médecins. La plupart des traducteurs et
des auteurs latins ont adopté cette acception de *ana*, en la rendant par *singulatim, singulorum*, de chaque. (RAIGE DELORME.)

ANABROCHISME, s. m., *anabrochismus*, de ἀνὰ, avec, au
travers, et de βρόχος, nœud coulant; opération imaginée pour remédier au renversement des cils contre le globe de l'œil, et qu'on
trouve décrite dans les ouvrages d'Hippocrate, de Celse, de Paul
d'Égine. Elle se faisait, suivant C. Celse, en traversant avec une
aiguille enfilée d'un cheveu en double, la partie extérieure de la
paupière; en engageant ensuite dans l'anse de ce cheveu le cil
dont la direction était vicieuse, afin de le ramener sur la partie
supérieure de la paupière, et de l'y maintenir par un emplâtre
agglutinatif; cette opération, que Celse condamne d'après des
motifs très-plausibles, n'est plus en usage.   (J. CLOQUET)

ANACARDIER, s. m., *anacardium*. LAMK. JUSS. ; genre de
plantes de la famille des térébinthacées de Juss., de la pentandrie tri-
gynie de LIN., qui croît dans l'Inde. Sous le nom d'*anacarde oriental*, on désigne dans le commerce le fruit de l'*anacardium longi-
folium* de LAMK, ou *semacarpus anacardium* de LINNÉE fils. Ces
fruits ont presque toujours été confondus avec la *noix d'acajou*,
qui est produite par un autre arbre de la même famille, le *cas-
suvium occidentale* de LAMK, ou *anacardium occidentale* de LIN.
Cet arbre croît également en Asie et en Amérique. Cette erreur
assez facile à commettre, à cause de la ressemblance de ces deux
fruits, se trouve reproduite dans les ouvrages mêmes les plus modernes. Ainsi, dans la flore du *Dictionnaire des Sciences médicales*, tome 21, on figure sous le nom d'anacardier occidental
ou acajou à pomme, l'anacardier à feuilles longues; tandis que
la description copiée dans l'*Encyclopédie*, est bien celle de l'arbre
qui produit la noix d'acajou et non l'anacarde oriental.

Les fruits de l'anacardier sont formés de deux parties; l'une
inférieure, un peu plus petite, irrégulièrement globuleuse, charnue, est le pédoncule de la fleur qui s'est considérablement développé et accru; l'autre, ayant assez exactement la forme d'un
cœur, dure, noire, lisse, de la grosseur du pouce, attachée par
son extrémité la plus grosse à son pédoncule charnu, est véritablement le fruit. Son péricarpe est dur et coriace, épais d'environ

deux lignes, présentant dans l'intérieur de sa substance des alvéoles irrégulières, remplies d'un suc huileux noirâtre, très-caustique. Une seule graine est renfermée dans l'intérieur de ce péricarpe; elle a beaucoup d'analogie pour la forme et le goût avec les amandes douces.

L'anacarde n'est plus employé en médecine aujourd'hui. Le suc caustique contenu dans l'épaisseur du péricarpe est d'une extrême âcreté. On s'en sert dans l'Inde pour imprimer au linge des marques indélébiles. On l'employait autrefois pour brûler les verrues ou autres excroissances cutanées. Quelques auteurs l'ont même employé contre certaines espèces de dartres. Quant à l'amande renfermée dans le péricarpe, sa saveur est douce, agréable; elle sert d'aliment dans quelques contrées de l'Inde, et aux îles Philippines.

Le mot anacarde parait dérivé de la préposition ἀνά et de καρδία, cœur, à cause de la ressemblance du fruit avec un cœur. (A. RICHARD.)

ANACARDIER OCCIDENTAL. *Voyez* NOIX D'ACAJOU.

ANACATHARSIE, s. f., *anacatharsis*, de ἀνά, de bas en haut, et καθαιρέω, purger. Hippocrate employait cette expression pour indiquer une évacuation de crachats ou de pus qui se fait par les poumons; c'est dans ce sens qu'il s'en est servi dans ses *Aphorismes*, liv. v, aph. 8, et dans plusieurs autres parties de ses ouvrages. Galien avait adopté cette signification; mais dans des temps bien plus rapprochés de nous, quelques auteurs, s'attachant à l'étymologie rigoureuse des mots, ont voulu l'appliquer d'une manière générale à toutes les évacuations par en haut, qui comprennent le vomissement, la salivation et l'expectoration. Cette nouvelle acception n'a pas été plus adoptée que la première; et cette expression est généralement très-peu usitée, soit dans un sens, soit dans l'autre. (GUERSENT.)

ANACATHARTIQUES, adj. m., *anacathartica*. Ce sont des médicamens propres à produire l'anacatharsie ou l'expectoration, suivant Hippocrate et Galien; dans ce cas, les anacathartiques sont synonymes d'expectorans. Dans une acception plus générale, les anacathartiques forment une classe de médicamens qui se subdivise en sialagogues, en errhins, vomitifs et expectorans. *Voyez* ces mots. (GUERSENT.)

ANAGYRE, s. f., *anagyris*. LIN., JUSS.; genre de plantes de la famille des légumineuses. JUSS.; de la décandrie monogynie. LIN.

Les feuilles de l'anagyre fétide ou *bois puant* (*anagyris fœtida* L.),
sont, comme presque toutes celles des autres plantes de la même
famille, douées d'une vertu purgative assez intense. Elles ont
été placées parmi les succédanés indigènes du séné. Cependant on
en fait fort peu d'usage, si ce n'est en Provence, en Languedoc,
où l'anagyre fétide croît spontanément. Ses graines paraissent
jouir des mêmes propriétés, et agir également comme émétiques;
elles sont plus actives que les feuilles. Je n'ai point éprouvé, ce
que quelques auteurs avancent, que la seule odeur de cet arbris-
seau donne des pesanteurs de tête. Peyrilhe dit, dans son *Cours
d'histoire naturelle médicale*, que l'on a vu souvent le fromage
fait avec le lait des chèvres ou des brebis qui avaient brouté les
feuilles de ce végétal, occasioner de violens vomissemens, des
diarrhées, et même mettre les personnes en danger de mort.

Ce médicament est à peine employé, et mérite peu de l'être;
car nous ne manquons ni de purgatifs, ni d'émétiques dont l'action
est plus certaine et moins dangereuse. Les feuilles peuvent s'administrer depuis deux jusqu'à six gros, en infusion dans huit onces
d'eau bouillante : la dose des graines est d'environ un gros.

(A. RICHARD.)

ANAL., adj., *analis*, qui a rapport à l'anus. Muscle coccygio-
anal, c'est le muscle sphincter superficiel ou cutané. Région anale,
c'est la partie du périnée qui est occupée par l'anus. Vaisseaux
anaux, ce sont les vaisseaux hémorroïdaux inférieurs. *V*. ANUS.

ANALDIE, s. f., *analdia*, de α privatif, et de ἄλδειν, croître;
défaut de nutrition. Suivant Triller (*Clinotechnie médicale*), quelques auteurs du moyen âge ont donné ce nom à une sorte d'atrophie générale, ou marasme. On trouve quelquefois, par une coutume vicieuse commune dans ces temps d'ignorance, au lieu de
analdie, le mot *arnaldie*, que l'on faisait dériver du nom d'un vil
charlatan. L'arnaldie fut considérée mal à propos par quelques-
uns comme synonyme d'alopécie, parce que la chute des cheveux
fut, parmi les symptômes du marasme, celui qui attira principalement l'attention.   (RAIGE DELORME.)

ANALEPSIE, s. f., *analepsis*, de ἀνὰ, derechef, et de λαμβάνειν,
prendre; rétablissement des forces après la maladie. (*Voyez* ANA-
LEPTIQUE.) Le mot *analepsie* a été employé par Gilbert dans un
sens très-différent. Cet auteur, du 13ᵉ siècle, a désigné par cette
expression une affection nerveuse dont la cause réside dans l'estomac, et qui diffère de l'épilepsie en ce que le malade, au lieu

de perdre connaissance, éprouve seulement une grande lassitude, accompagnée de spasme. Inusité. (RAIGE DELORMÉ.)

ANALEPTIQUE, adj. et subst. m. On a donné ce nom aux substances propres à rétablir les forces épuisées. Tous les moyens les plus fortifians et les plus promptement nutritifs sont des analeptiques; ils se divisent naturellement en deux classes, les médicamenteux et les alimentaires; mais beaucoup d'autres agens thérapeutiques sont dans le même cas; et on ne voit pas que ce double rapport, sous lequel on doit les considérer, puisse donner lieu à une ambiguité, comme le prétendait Cullens, qui voulait par cette raison qu'on retranchât cette expression du langage de la thérapeutique.

Les analeptiques médicamenteux sont en très-grand nombre : ils sont pris dans la classe des astringens, des toniques et des excitans, ou sont dus à une combinaison de ces différens agens thérapeutiques. Parmi les astringens, on emploie surtout le cachou, le sang-dragon, le suc de coing. Les toniques les plus usités sont les racines de gentiane jaune, les écorces des différentes espèces de quinquina, les préparations ferrugineuses. La classe des excitans, étant beaucoup plus nombreuse, fournit une bien plus grande quantité d'analeptiques; on met surtout en usage les racines de ginseng, de gingembre, de galanga, de serpentaire de Virginie, les écorces de canelle de Winter, de cascarille; les tiges et les feuilles de la plupart des labiées, celles des différentes espèces d'absinthe, des matricaires et de la camomille; les fruits d'amomum, de citron, de vanille; la muscade, le macis, le girofle, les baies de genièvre, de laurier, de piment; les excitans balsamiques, comme le baume du Pérou, le styrax. Enfin, presque toutes les espèces de vins et les eaux minérales gazeuses, ferrugineuses et sulfureuses, peuvent, suivant les circonstances, être employées comme analeptiques. Les différentes espèces de vins doivent être surtout considérées comme les plus précieux analeptiques, parce qu'ils réunissent à des propriétés toniques et plus ou moins excitantes, des qualités alimentaires assez prononcées, et présentent une réunion avantageuse des deux classes d'analeptiques que nous avons admises.

Je ne dois pas oublier dans cette longue énumération, les préparations composées qui sont au nombre des moyens les plus usités, tels que les différentes espèces d'opiats, les thériaques, le diascordium, la confection d'hyacinthe, les élixirs de Garus, c'epropriété, et toutes les teintures aromatiques plus ou moins composées. Toutes ces préparations pharmaceutiques, dans lesquelles se trouvent combinés des toniques, des astringens et des excitans, tendent nécessairement à provoquer des médications mixtes, qui participent plus ou moins des propriétés toniques, astringentes ou excitantes, suivant que les substances qui appartiennent à l'une de ces classes de médicamens· prédominent dans la préparation pharmaceutique.

Quoi qu'il en soit, tous ces agens analeptiques simples ou composés, considérés d'une manière générale, ont des propriétés à peu près analogues; ils tendent presque tous à resserrer le tissu trop lâche et faible, et à aviver les surfaces sur lesquelles on les applique. En agissant principalement de cette manière sur les membranes muqueuses du canal intestinal, ils diminuent les sécrétions trop abondantes de ces parties et tous les flux en général, augmentent sur une très-grande surface l'activité capillaire qui réagit bientôt à son tour sur tout le système vasculaire; d'où résulte une absorption intestinale plus grande, et par suite une excitation générale de tous les systèmes organiques, absórbans et exhalans.

Cette médication triple, ou au moins composée, est nécessairement très-utile dans toutes les débilités réelles, dans les adynamies franches sans inflammation, dans les affections chlorotiques, dans les cas de tendance aux différentes cachexies, dans les convalescences longues, après la plupart des maladies graves, dans les cas d'épuisement, à la suite de la masturbation et des fièvres hectiques; enfin dans tous les cas où il est nécessaire de ranimer les forces languissantes. On conçoit facilement que cette médication analeptique serait au contraire très-nuisible dans des circonstances opposées, chez les individus forts, pléthoriques, disposés aux phlegmasies, aux rhumatismes, à la goutte, aux affections dartreuses, chez les individus maigres, d'un tempérament sec et bilieux; enfin chez ceux qui portent dans un organe important les germes d'une dégénérescence organique assez avancée.

On trouve parmi les analeptiques alimentaires les fécules de pomme de terre, d'arum, de manioc, connue sous le nom de tapioca; le sagou, le salep, le chocolat; les bouillons de tortues, de grenouilles, de poule; les gelées et les sucs de viandes; les consommés préparés avec le bœuf, la volaille, les écrevisses; les jaunes d'œufs, le blanc-manger, les différentes espèces de lait; enfin tous, les alimens d'une digestion facile et prompte. Les analeptiques alimentaires tendent à relever les forces, non pas en augmentant momentanément le ton des organes et excitant tous les systèmes à la manière des médicamens analeptiques; ils agissent d'une manière plus solide et plus durable, en fournissant des sucs nourriciers, abondans et faciles à absorber et à assimiler, et réparent directement les déperditions que tous les organes ont éprouvées. L'observation a prouvé que les différentes substances alimentaires que nous venons d'énumérer remplissaient parfaitement ce but, parce qu'elles sont sans doute plus faciles à chimifier et plus favorables pour une prompte assimilation. Tout l'art du praticien consiste dans la manière de modifier et de combiner ces différentes substances nutritives, et de les associer aux médicamens analeptiques, en les appropriant à chaque cas particulier; c'est sur cette considération que repose la diète analeptique. Une règle importante qui doit principalement guider le praticien dans l'emploi des médications ou des alimentations analeptiques, c'est qu'il faut toujours proportionner la dose des moyens à la faiblesse des malades ou des convalescens : plus ils sont épuisés et débiles, plus le médecin doit être circonspect sur les quantités des médicamens et des alimens, afin de les accoutumer par degrés à une nourriture proportionnée à leurs forces.

Tous les moyens analeptiques doivent être constamment secondés par l'influence d'un air pur et plus ou moins vif. Il doit être nécessairement mis au rang des analeptiques hygiéniques par excellence; car il est certain que sans lui tous les autres seraient inutiles ou insuffisans. (GUERSENT.),

ANALYSE, s. f., *analysis*. L'application de l'analyse à la médecine, proclamée dans ces derniers temps comme une méthode nouvelle d'étudier cette science, ayant attiré sous ce rapport l'attention particulière des médecins, nous en parlerons en traitant des différentes méthodes introduites soit dans l'étude, soit dans l'enseignement de la médecine. *V.* MÉTHODE.

(COUTANCEAU.)

ANAMNESTIQUE, adj., *anamnesticus*, de ἀναμνησις, souvenir. Les signes anamnestiques ou commémoratifs se rapportent au passé, comme les diagnostiques au présent. Ils rappellent tout ce qui s'est passé de relatif à la maladie. Ils ne se bornent

pas à tout ce qui l'a précédée immédiatement : ils s'étendent à
tout ce qui a donné lieu à sa cause , à son développement ; ils
embrassent tout ce qu'on nomme causes occasionelles, causes
procathartiques.

Les anamnestiques tirés des causes occasionelles des maladies
en complètent l'histoire. Les effets ordinaires de ces causes
étant connus, on déterminera plus vite le caractère de la
maladie. Ils servent surtout dans l'imminence d'une maladie , à
faire juger ce qu'elle sera, et à la prévenir par un traitement
qu'ils indiquent dans ce cas seul : par exemple, si la transpiration a été supprimée par le froid, on préviendra quelquefois
une maladie qui menace , par un régime légèrement sudorifique.
Ils sont aussi d'une grande valeur pour l'établissement du diagnostic et du traitement d'une maladie : ainsi M* Geoffroi
ayant à traiter une personne qui avait été attaquée de plusieurs
accès successifs , qui simulaient l'épilepsie, des questions répétées
firent rappeler au malade qu'il avait eu autrefois des dartres; ce
signe anamnestique détermina à appliquer un cautère, qui fut
bientôt environné de dartres; et depuis dix ans, jamais le malade n'a éprouvé aucun accès.

C'est encore à l'aide des signes anamnestiques qu'on peut distinguer ce qui arrive par cause de maladie, ou par certaines
autres causes qui ont précédé sans avoir déterminé une maladie.
Si, après un excès de promenade, on éprouve une lassitude,
un mal de tête, une chaleur vive, une douleur du cou, des
lombes ou des hypocondres, on n'en conclura pas qu'une maladie est imminente; car ces phénomènes n'ont ordinairement
pas de suite, ils disparaissent par le repos; mais s'ils se manifestent sans aucune erreur de régime, il y a lieu de craindre qu'ils
soient les premiers signes d'une maladie commençante.

(LANDRÉ BEAUVAIS.)

ANANAS, s. m. On désigne sous ce nom le fruit du *bromelia
ananas*. L. plante de la famille des broméliacées, Juss. de l'Héxan-
drie monogynie Lin., qui croît dans les différentes contrées de
l'Inde et de l'Amérique méridionale. Ce fruit, à peu près de la
grosseur des deux poingts , charnu, a la forme et l'aspect d'un
cône de pin : il est d'une belle couleur jaune dorée, couronné
par un bouquet de feuilles roides, et épineuses sur les bords ,
formé d'un grand nombre d'ovaires provenant de fleurs distinctes, qui se sont soudées ensemble : sa saveur est sucrée, fort

suave, et parfumée. Ceux que nous obtenons en France par la culture, dans des serres extrêmement chaudes, quoique d'un goût fort agréable, sont encore loin de ceux de l'Inde et de l'Amérique méridionale, qui, au récit de presque tous les voyageurs, sont les meilleurs fruits connus. L'ananas cultivé en France est un peu lourd, froid et indigeste.

Le suc d'ananas, soumis à la fermentation, donne un vin assez agréable, qui contient une grande quantité d'alcohol que l'on peut obtenir par la fermentation.   (A. RICHARD.)

ANAPLÉROTIQUE, adj., *anapleroticus*, de ἀναπληρόω, je remplis; nom donné aux médicamens auxquels on supposait la propriété de faciliter la reproduction des chairs et la cicatrisation des plaies avec perte de substance. Inusité.   (R. DEL.)

ANASARQUE, s. f., *anasarca*, de ἀνά, autour, et σαρξ, chair, c'est-à-dire eau entre les chairs, le mot eau étant sous-entendu; intumescence générale du corps et des membres, produite par de la sérosité, avec mollesse, défaut d'élasticité, pâleur et refroidissement de la peau.

L'anasarque consiste dans un amas considérable d'un fluide séreux dans le tissu cellulaire, immédiatement au-dessous de la peau : quelquefois ce fluide pénètre dans la peau même, et suinte à travers les pores de la cuticule; d'autres fois il est trop grossier pour pouvoir y passer, et élève l'épiderme sous forme de vessies. Il arrive aussi que la peau, ne livrant pas passage à l'eau, est comprimée et durcie, et en même temps tellement distendue, qu'elle donne une dureté extraordinaire à la tumeur que forme l'anasarque. C'est aussi dans ces dernières circonstances que l'inflammation érythématique affecte facilement ces sortes de tumeurs. L'anasarque ne se borne pas à avoir son siége dans le tissu cellulaire sous-cutané; elle occupe encore celui qui sépare les muscles, réunit leurs fibres; celui qui enveloppe les organes ou constitue leur parenchyme; celui qui accompagne et entoure les vaisseaux. La sérosité, entraînée par son poids, pénètre de cellule en cellule, gagne les parties les plus déclives, sans que le mouvement des muscles s'y oppose; et il se forme une tumeur œdémateuse considérable aux pieds ou aux lombes, plutôt que dans toute autre région.

Le tissu cellulaire et les grandes cavités sont continuellement humectés par une vapeur animale qu'exhalent les extrémités des vaisseaux artériels. Quand cette vapeur, destinée, entre autres

usages, à prévenir les adhérences mutuelles que les parties pourraient contracter, est secrétée en trop grande abondance, ou
trop long-temps retenue dans le lieu où l'exhalation la dépose,
et perd par ce séjour une certaine quantité de calorique, elle se
condense, se change en sérosité. De même, lorsque, la quantité
de fluide séreux épanché dans une cavité est trop considérable
pour pouvoir être reprise tout à coup par les vaisseaux absorbans, ce fluide s'accumule dans ces parties ; ou, si la quantité
épanchée n'est pas plus abondante que de coutume, il suffit que
l'absorption soit interrompue ou diminuée d'une manière quelconque pour donner lieu à un amas extraordinaire de fluide.
On peut donc en général attribuer l'anasarque à une exhalation
augmentée, ou à la diminution de l'absorption.

On peut diviser l'anasarque en deux espèces, relativement à
son origine : l'une est idiopathique ou primitive ; l'autre est
secondaire ou symptomatique. Une autre division aussi importante de l'anasarque est tirée de ses causes. Elles ne diffèrent
pas de celles de l'hydropisie en général (*voyez* HYDROPISIE),
qui est déterminée par un défaut, par un excès ou par une inégalité d'action des solides, ou par quelques vices dans les humeurs, ou par plusieurs de ces causes combinées. L'anasarque
est, 1° avec excès de ton, sthénique ou active; 2° avec défaut
d'action des solides, asthénique ou passive; 3° spasmodique. L'a-
nasarque sthénique ou active est produite par une exhalation augmentée, une exaltation des propriétés vitales des vaisseaux exhalans. L'anasarque passive ou asthénique, au contraire, est
particulièrement le résultat de la diminution de l'absorption,
d'un défaut d'action des vaisseaux résorbans qui devraient recon-
duire les fluides dans les veines ou vers les émonctoires. L'anasarque spasmodique est spécialement déterminée par une contraction, un spasme opiniâtre des vaisseaux absorbans. Elle se
voit chez des individus de tempérament nerveux, d'une extrême
sensibilité, qui ont éprouvé de vives affections de l'âme, ou qui
se sont trouvés dans d'autres circonstances propres à augmenter
la mobilité nerveuse, et à intervertir la régularité des fonctions
du système absorbant. Elle diffère de l'anasarque active par ses
causes, et de l'anasarque passive par le traitement qui lui convient.

L'anasarque asthénique est endémique dans les lieux humides,
voisins des lacs et des fleuves, sujets aux inondations, humides
et froids ; elle est très-fréquente chez les personnes qui habitent le

rez-de-chaussée*, des appartemens humides, obscurs, et dont l'air
ne se renouvelle pas. C'est ainsi que les plantes s'étiolent à l'air,
et prennent un caractère cachectique. Le printemps, avant que
la sécheresse se déclare, et l'automne, quand il est pluvieux et
froid, sont les saisons qui amènent le plus d'anasarques. Les
autres causes prédisposantes sont les tempéramens lymphatiques
et pituiteux, l'enfance, la vieillesse, la grossesse, la vie sédentaire des gens de lettres et des artisans, les vêtemens humides
et long-temps conservés, les boissons copieuses, surtout d'eau
froides; les excès des liqueurs alcoholiques, les affections morales
tristes, telles que la crainte, la tristesse, les inquiétudes; l'épuisement par l'abstinence prolongée, un régime aqueux, peu nourrissant, ou par les évacuations excessives de sang, de lymphe,
de liqueur séminale; certaines maladies graves, aiguës ou chroniques; quelquefois les exanthèmes, la dysenterie, la diarrhée,
le vomissement chronique, le diabétès, les engorgemens et les
obstructions des viscères, le rhumatisme chronique, la paralysie,
le scorbut, la syphilis, les scrophules, et particulièrement les
maladies du cœur et des gros vaisseaux. L'anasarque peut également être causée par la gale, les dartres, la teigne, traitées incon-
sidérément par des astringens ou des onguens irritans, et par la
suppression d'une sueur habituelle des pieds, des aisselles; par la
cicatrisation intempestive d'ulcères anciens; par l'interruption
de la sécrétion urinaire, ou même d'une hémorragie naturelle
ou artificielle.

Les causes prédisposantes de l'anasarque sthénique ou active,
sont les tempéramens sanguins et bilieux, la jeunesse, l'âge adulte
et la vieillesse commençante, des alimens trop nourrissans ou trop
excitans, un genre de vie pénible, endurci par les fatigues, et l'exposition habituelle aux intempéries de l'air; chez les femmes, l'é-
poque de l'établissement et de la cessation des menstrues; les
suppressions des flux naturels ou rendus tels par l'habitude, et
surtout des hémorragies, le rhumatisme aigu, l'exposition à l'air
froid durant la période de desquamation des maladies éruptives.
Il paraît même que ce sont presque toujours des anasarques actives qui surviennent après la scarlatine. (*Dissert. sur l'Anasarque*,
Paris 1815.)

L'anasarque spasmodique s'observe particulièrement chez les
sujets doués d'une excessive sensibilité, et d'un tempérament
mélancolique. La frayeur, la colère, la terreur, un chagrin vif,

et d'autres affections morales, sont les principales causes qui la produisent. Bacher, Daigneau, Tissot, etc., pensent qu'elle peut encore être causée par la métastase d'une affection goutteuse, rhumatismale, herpétique, sporique, etc. Bacher assure qu'il est certaines hydropisies qui sont occasionées par des mouvemens convulsifs. M. Beauchêne a traité une leuco-phlegmatie survenue rapidement à une fille de neuf ans, après une forte frayenr. MM. Desessart et Breschet (*De l'hydropisie active*, Paris, 1812) rapportent plusieurs faits d'anasarques produites par des causes semblables.

L'anasarque asthénique ou passive survient ordinairement avec lenteur, et présente tous les phénomènes qui annoncent un défaut d'énergie vitale. Le tissu cellulaire est le siége d'une infiltration qui commence ordinairement par les extrémités inférieures ; d'autres fois l'anasarque se manifeste par une bouffissure de la face qui se répand bientôt sur le reste du corps. Le pouls est petit, mou et lent. La peau devient pâle ou d'un blanc plus ou moins laiteux, et sa chaleur diminue ; elle est douce au toucher sans avoir l'humidité qui lui est naturelle ; et, comme elle a perdu sa force tonique, elle se laisse facilement déprimer, et conserve assez long-temps l'impression des doigts. C'est surtout le soir après l'exercice et quand le malade s'est tenu long-temps debout ou assis que la tuméfaction se manifeste : elle s'étend souvent jusqu'aux cuisses ; mais lorsque le malade est couché, elle diminue, ou même disparaît presque entièrement. Dans le progrès de l'anasarque l'enflure monte jusqu'aux hanches, ou aux lombes et au ventre, s'étend jusqu'à la poitrine ; enfin elle gagne les mains et le visage, de manière que dans cette dernière période tout le corps est bouffi à l'exception de la paume des mains et de la plante des pieds, quoique cependant les partics inférieures soient toujours les plus grosses. A proportion que l'eau d'une anasarque distend la peau, comprime les vaisseaux, les nerfs, les muscles, etc., et qu'elle relâche les fibres de toutes les parties qui en sont abreuvées, il arrive que la chaleur naturelle, la force contractile des muscles, l'élasticité et le ton de toutes les parties œdématiées, sont considérablement diminués ; le poids du corps est pour les malades un fardeau qu'ils ne peuvent plus porter, et même la peau devient insensible à un tel point, qu'on a vu quelquefois des malades se brûler sans s'en apercevoir. Dans une période plus avancée, l'engourdissement augmente, des hémorragies surviennent ; la plus légère cause, une compression, une contusion, une ulcération, le decubitus dans la même position, un coup, un léger sinapisme ou vésicatoire, ou seulement la tension de la peau, occasionnent des inflammations, des érysipèles, des phlyctènes fréquemment suivies de gangrène et de sphacèle. L'urine coule presque toujours peu dans l'anasarque, et est, en raison de sa petite quantité, d'une couleur foncée, et par la même cause, elle dépose facilement, après être refroidie, un sédiment abondant et rougeâtre. Cette petite quantité d'urine est due quelquefois à l'embarras des reins; mais il est probable qu'elle est généralement occasionée parce que les parties aqueuses du sang s'échappent dans le tissu cellulaire, et ne peuvent en conséquence se porter en aussi grande quantité vers les reins. L'anasarque est généralement accompagnée d'un degré extraordinaire de soif; symptômes que l'on pourrait attribuer à ce que la langue et le gosier reçoivent aussi une moindre quantité de fluide; car ces parties sont extrêmement sensibles à toute diminution de la quantité du fluide qui les humecte.

L'anasarque sthénique ou active peut survenir tout à coup, si le sujet est jeune ou robuste. J'ai vu, il y a quelques années, un enfant de six ans qui, ayant éprouvé un réfroidissement dans la convalescence déjà avancée d'une scarlatine, fut en peu d'heures attaqué d'une anasarque. La couleur de la peau est légèrement rouge ou rosée dans l'anasarque sthénique; d'autres fois elle est de couleur naturelle, mais avec un peu de sensibilité au toucher; elle n'est point froide, elle cède sous le doigt qui la presse en offrant un peu plus de résistance que dans l'anasarque asthénique, et l'impression du doigt disparaît de suite. Ordinairement le pouls est dur, parfois vibrant, plein, fort, tantôt plus fréquent, tantôt plus lent que dans l'état de santé. Quelquefois les yeux sont brillans et le visage est animé. La langue est rouge, sèche, l'appetit nul, la soif très-vive, surtout le matin. La nuit il y a de l'agitation, peu de sommeil. Le malade se plaint d'étourdissement, de pesanteur de tête, de bourdonnement d'oreilles, de douleurs vagues, surtout aux lombes, aux jambes, avec de la roideur aux jarrets, de coliques, et le ventre est quelquefois balloné; les diurétiques chauds, les purgatifs drastiques augmentent l'intensité des symptômes, et rendent l'urine plus rare et plus rouge. La couenne inflammatoire se forme sur le sang tiré par la saignée. C'est à l'anasarque sthénique qu'il faut rapporter l'endurcissement du tissu cellulaire des enfans nouveaux nés,

(*voyez* ENDURCISSEMENT, etc.) et l'anasarque des nouvelles accou-
chées, (*voyez* M. Alard., *Du siége et de la nature des maladies*,
T. 1, préface, page 14), qui pense qu'il existe dans l'anasarque des
femmes en couche une affection inflammatoire d'une couche de
vaisseaux absorbans. Souvent l'invasion de l'anasarque spasmodique est subite peu après l'action de la cause, et se caractérise
fréquemment par la difficulté de respirer, une toux sèche, fati-
gante, qui devient très-opiniâtre; la dypsnée va en croissant
jusqu'aux craintes de suffocation. Il y a fréquemment orthopnée;
l'œdème commence d'abord aux jambes, gagne successivement
les cuisses, les parties génitales, le tronc, les membres thorachiques et la tête; le visage est injecté rouge ou violet. Cet engorgement est dur et rénitent, résiste sous le doigt, et ne conserve aucune trace de la pression que celui-ci y a exercée. La
peau est d'une teinte érysipélateuse disposée par plaques. Il y a
insomnie, agitation pendant la nuit; la région des hypocondres
est tendue et légèrement élevée; le·malade se plaint d'un sentiment de constriction à l'épigastre; le pouls est tantôt plein et
fort, tantôt petit, serré, vif et très-irrégulièrement accéléré. Les
urines sont rares, rouges, bourbeuses ou briquetées; quelquefois elles sont claires comme de l'eau distillée.

L'examen des cadavres ne présente pas dans cette maladie le
même intérêt que dans beaucoup d'autres, et principalement dans
celles qui tiennent à une lésion·profonde du tissu de nos organes.
Dans l'anasarque asthénique les mailles du tissu cellulaire sont
distendues par la sérosité, et les fibres musculaires sont plus
pâles et plus molles que· dans l'état naturel. Dans l'anasarque
sthénique, ce n'est que lorsque cette maladie a été très-intense,
qu'elle a été long-temps méconnue, et conséquemment traitée
d'une manière contraire aux véritables indications, que l'on
trouve des altérations remarquables. Les auteurs parlent cependant de rougeur et d'induration du tissu cellulaire, de la présence d'un pus, tantôt séreux ou sanguinolent, tantôt épais et
blanchâtre dans les mailles de ce tissu. Ils parlent encore de la
distension des vaisseaux capillaires par une grande quantité de
sang très-rouge. On ne peut guère tirer de conséquence de l'analyse du liquide séreux de l'anasarque. Toutefois on le·trouve composé en grande partie d'eau, de beaucoup d'albumine, de matière
muco-extractive, de muriate de soude, de muriate de potasse,
de sulfate de soude, de phosphate de chaux, de fer et de magnésie.

L'anasarque ne diffère de l'œdème que par l'étendue plus considérable qu'elle occupe. Ce dernier est borné à certaines parties du corps, le plus souvent les extrémités inférieures ; et lorsqu'il occupe les membres supérieurs, on le désigne ordinairement par le nom de tumeur œdémateuse. L'anasarque s'étend à tout le tissu cellulaire sous-cutané.

L'anasarque, de même que l'emphysème, présente une tuméfaction de tout le système sous-cutané : dans l'un et dans l'autre, si l'on comprime avec les doigts les parties gonflées, l'impression y reste pendant quelques instans ; mais on entend dans l'emphysème une crépitation qui n'existe pas dans l'anasarque. Cette dernière maladie commence le plus souvent à se manifester sur les membres inférieurs ; l'emphysème au contraire survient ordinairement au tronc et aux membres supérieurs ; les causes de ces deux affections sont bien différentes, et aident à établir le diagnostic.

On regarde quelquefois les mots anasarque et leucophlegmatie comme synonymes ; cependant quelques auteurs se sont servis du terme anasarque pour indiquer la maladie quand elle commence par les extrémités inférieures ; ils nomment leucophlegmatie le même gonflement lorsqu'il se manifeste d'abord sur presque toute la surface du corps. D'autres admettent avec Arétée que l'anasarque est formée par l'humeur aqueuse, et la leucophlegmatie par une pituite visqueuse.

L'anasarque présentera en général d'autant plus d'opiniâtreté que la prédisposition sera plus ancienne, que les causes auront agi avec plus de force, et seront plus difficiles à éloigner ; ainsi l'anasarque qui est occasionée par une fatigue prolongée, par des privations, celle qui tient à un séjour dans des lieux humides et froids, enfin celle qui existe sans complication, sera communément moins dangereuse que celle qui doit son origine à une autre maladie indiscrètement supprimée, ou à une lésion profonde de quelqu'un des principaux organes de la circulation, de la digestion, des sécrétions. L'anasarque est sujette à la récidive. Lorsqu'un malade a déjà éprouvé cette affection, la sérosité s'amasse plus facilement dans le tissu cellulaire, pénètre dans les cavités et jusque dans les viscères. Il n'est pas sans exemple que l'anasarque sthénique ait une fin heureuse par le seul bienfait de la nature, et la crise qui se fait dans cette circonstance peut arriver par les sueurs, les urines, mais principalement par une

hémorragie, telle que l'épistaxis, les hémorrhoïdes ou la ménorrhagie. Un traitement rationnel augmente beaucoup les probabilités pour la guérison. Le pronostic de l'anasarque asthénique est plus grave : presque toujours elle est symptomatique
d'une autre maladie dont on ne peut obtenir la guérison. Il arrive cependant quelquefois que par les forces de la nature, aidée
d'un traitement convenable, on voit l'anasarque disparaître,
sans que le malade soit délivré de l'affection dont elle était un
des effets. Lorsque l'anasarque est idiopathique, ou qu'il n'y a
a point de signes de lésions incurables des viscères, et particulièrement du foie, du cœur et des poumons, on peut espérer
de la voir se terminer par le retour à la santé, surtout lorsque
le malade suit exactement un traitement régulier et méthodique.
L'anasarque spasmodique est celle qui guérit le plus facilement,
lorsque cependant l'action des médicamens appropriés n'est pas
empêchée par des causes qui continuent à agir.

Le traitement de l'anasarque présente trois indications générales à remplir : 1° détruire les causes éloignées de la maladie ;
2° évacuer la sérosité qui est déjà amassée dans le tissu cellulaire ; 3° rétablir le ton naturel du système, dont l'atonie doit
être considérée dans beaucoup de cas, comme la cause prochaine
de la maladie, mais qui tient quelquefois à une exaltation ou à
une aberration des propriétés vitales.

Les causes éloignées sont très-souvent telles, qu'on les trouve
détruites, même avant que la maladie survienne ; mais si ces
causes, telles que l'intempérance, une habitation froide et humide, des chagrins, et quelques autres continuent à agir, il faut
les écarter. Souvent les causes éloignées de l'anasarque sont certaines maladies qui ont précédé, que l'on doit traiter par les remèdes qui leur conviennent particulièrement, et dont je ne puis
parler ici.

La seconde indication, qui consiste à évacuer les eaux qui
sont accumulées, peut quelquefois être exécutée avec avantage,
et souvent procurer au moins un soulagement passager. On peut
la remplir de deux manières : la première consiste à évacuer directement l'eau contenue dans la partie affectée d'hydropisie, en
y faisant des ouvertures convenables ; la seconde, à déterminer
certaines sécrétions séreuses, en conséquence desquelles on peut
ranimer l'absorption dans les parties malades. La sérosité, étant
ainsi absorbée et portée dans les vaisseaux sanguins, peut ensuite

être déterminée à s'évacuer par les excrétions générales, ou sortir spontanément par ces voies. On peut quelquefois évacuer l'eau épanchée dans les parties affectées d'anasarque, en ouvrant avec le caustique un cautère un peu au-dessous du genou ; car, comme le gonflement des parties inférieures est particulièrement produit par la sérosité, qui, s'exhalant dans les parties supérieures, tombe constamment dans celles qui sont au-dessous, les cautères pratiqués comme je viens de le dire, peuvent, en évacuant l'eau contenue dans les parties supérieures, modérer beaucoup la maladie. Néanmoins il faut recourir aux cautères avant que l'hydropisie soit fort avancée, et avant que les parties aient beaucoup perdu de leur ton ; car autrement les endroits sur lesquels on les applique sont sujets à être affectés de gangrène. On applique quelquefois les vésicatoires, pour évacuer la sérosité des membres affectés d'anasarque. J'ai vu ces applications avoir de grands succès ; mais, comme la gangrène survient facilement sur les parties couvertes de vésicatoires, on ne doit les employer qu'avec beaucoup de précaution, et peut-être dans les circonstances seules où j'ai dit plus haut que convenaient les cautères. On a conseillé d'appliquer sur la peau des feuilles de chou, et de faire porter des bas de soie huilés ; on peut sans inconvénient faire l'essai de ces moyens.

Il n'est pas rare de voir survenir des phlyctènes sur les jambes des malades attaqués d'anasarque, et l'écoulement de la sérosité leur procurer un grand allégement de leurs souffrances : on a même vu, chez plusieurs malades dont la peau avait été accidentellement lésée par une cause quelconque, les eaux s'évacuer entièrement par la solution de continuité, et une guérison solide en être le résultat. Ainsi on a fait dès la plus haute antiquité, des scarifications qui pénétraient jusqu'au tissu cellulaire, sans aller au delà. Lorsqu'on veut y recourir, il ne faut pas attendre que les forces soient épuisées ; le gonflement doit cependant être considérable, et la peau fort tendue. La plaie doit être petite et assez profonde ; la partie doit être tenue à sec et dans un degré de chaleur modérée. Ces mouchetures doivent être faites à quelque distance les unes des autres, et le plus souvent de préférence aux parties inférieures des cuisses ou vers les malléoles. Le malade ne doit pas être jeté dans un affaiblissement dangereux par une déplétion subite ; il faut donc soutenir l'énergie vitale par des bouillons de viandes, par un vin généreux, ou par des alimens plus solides, et entourer le membre d'un bandage compressif. Si les endroits mouchetés deviennent rouges, tendus, douloureux, avec menace de gangrène, on y appliquera des épithèmes émolliens et résolutifs. Dans l'anasarque invétérée, chez les sujets très-faibles, épuisés, ou vieux et cacochymes, il ne faut pas recourir, sans danger de suffocation, ni aux mouchetures les plus légères, ni aux vésicatoires; car il y a plus à craindre d'accélérer la mort par l'inflammation érysipélateuse ou par la gangrène qui surviendraient, qu'à espérer de soulagement de ces moyens.

Le second moyen de remplir l'indication d'évacuer l'eau chez les hydropiques, consiste dans l'usage des émétiques, des purgatifs, des diurétiques, des sudorifiques; mais remarquons ici avec M. le professeur Pinel (*Nosographie Philosoph. tom. III*), qu'il faut apporter la plus grande sagacité dans le choix de ces remèdes, suivant la cause de la maladie, l'âge et les dispositions de l'individu, la saison, le climat, etc., et avec Hoffmann qu'il faut craindre un traitement trop énergique, et l'usage précipité des hydragogues et des diurétiques forts, comme propres à produire quelquefois l'inflammation des intestins et à accroître un état de débilité nuisible.

Le vomissement spontané a quelquefois déterminé une absorption dans les parties affectées d'hydropisie, et évacué les eaux qui y étaient contenues, d'où l'on peut avec raison supposer que le vomissement excité par l'art doit produire le même effet. Il faut, lorsqu'on a recourt à ce moyen, choisir les émétiques antimoniaux, et les réitérer fréquemment à des intervalles courts. Sydenham a donné le vin d'antimoine à grandes doses avec succès : ce remède agissait par le vomissement, les selles et les urines; il le réitérait trois ou quatre fois quand il excitait la diarrhée, et s'il ne produisait pas cet effet, il y ajoutait un purgatif. Mais cette pratique ne convient que dans les hydropisies commençantes, et souvent elle fait extrêmement souffrir le malade; c'est pourquoi elle exige beaucoup de circonspection. On a vu des malades, atteints d'obstructions ou disposés aux hémorragies, expirer dans le vomissement.

Les malades supportent ordinairement les purgatifs avec plus de facilité que les vomitifs. Il n'y a pas de moyens plus certains que l'action des purgatifs, pour procurer une évacuation abondante de sérosité; c'est pour cette raison qu'ils ont été employés plus fréquemment, et peut-être avec plus de succès que toute autre espèce d'évacuation dans l'hydropisie. Ainsi dès le principe de la maladie, quand le malade est jeune, peu irritable, quand il n'existe dans le bas-ventre ni obstruction ni squirre, lorsque l'hydropisie n'est pas la suite de quelque flux tel que la diarrhée, la dysenterie, les hémorrhoïdes, il est permis d'administrer des purgatifs. L'opinion que les purgatifs les plus doux pouvaient s'employer avec avantage a prévalu dans ces derniers temps, surtout à l'égard de la crème de tartre et de la terre foliée de tartre. L'un ou l'autre de ces remèdes, donné à grande dose (une demi-once et même une once) et fréquemment réitéré, a quelquefois rempli l'indication que l'on se proposait, c'est-à-dire qu'il a excité des évacuations considérables par les selles et par les urines, et guéri par ce moyen l'hydropisie. Cependant l'action et les effets de ces médicamens ont souvent manqué, dans des cas où les purgatifs drastiques ont été suivis du plus grand succès. Ainsi, lorsque les doux laxatifs sont insuffisans pour remplir cette indication, il faut des purgatifs énergiques composés avec le jalap, la scammonée, la gomme-gutte, le séné, le calomelas, etc.... Nous avons employé plusieurs fois avec utilité les pilules de Bontius, celles de Bacher, l'eau-de-vie allemande, etc. P. J. Frank (*Epit. tom. IV*) préconise un électuaire préparé avec la racine de jalap, quelque sel neutre et l'oximel scillitique. Les purgatifs, selon quelques praticiens, doivent être réitérés dans des intervalles aussi courts que les malades peuvent les supporter, et il faut dans le même temps soutenir leurs forces par un régime analeptique : cependant Hoffmann insiste sur la méthode d'expectation en prolongeant le traitement un ou deux mois, et en ranimant lentement les forces de la nature par l'interposition adroite des toniques et des évacuans simples et point trop énergiques. L'emploi plus ou moins fréquent des purgatifs doit être déterminé par l'état des forces du malade, et par le mieux-être ou l'affaiblissement que causent les évacuations.

Le plus grand nombre des hydropiques guérissent par une augmentation de la secrétion urinaire ; néanmoins dans certains cas, les diurétiques les plus vantés n'exercent aucune action sur les reins, et l'urine n'éprouve pas le moindre changement dans sa quantité, ni dans ses qualités. On ne sait pas pourquoi ils réussissent quelquefois, ni pourquoi ils manquent leur effet aussi souvent ; et malgré la distinction des espèces d'anasarque, l'on ignore aussi quelquefois pourquoi l'un peut être utile pendant que l'autre ne l'est pas Souvent quand ils sont trop énergiques, l'excrétion urinaire est encore moins abondante, la fièvre se déclare ou s'accroît, et le malade rend une véritable lessive fétide. Cependant on doit tenter l'emploi des diurétiques; s'ils sont nuisibles dans certains cas, ils sont utiles dans d'autres. Il faut commencer par les doux, en consultant toujours la sensibilité, la faiblesse du malade, et s'élever graduellement aux plus actifs. Lorsque ces derniers auront été employés sans succès, il ne faut pas conclure que les plus faibles seraient également inefficaces. Une malade que j'avais traitée infructueusement avec assez d'énergie par les purgatifs et les diurétiques, s'adressa à un autre médecin qui l'a guérie en ne lui donnant que du petit-lait nitré. Frank dit avoir vu des hydropisies aggravées par l'emploi long-temps continué des diurétiques puissans, céder aux mêmes remèdes prescrits à un quart de dose. Un autre médecin de Vienne rapporte qu'un hydropique, d'un âge adulte, avait essayé tous les remèdes, lorsqu'on le mit à l'usage du rob de sureau, pour faire semblant de lui donner quelque chose. Par l'emploi de ce léger diurétique, le malade rendit une grande quantité d'urine, et il fut guéri. Les diurétiques que l'on emploie avec le plus de succès sont l'eau commune prise en grande quantité, le nitre (nitrate de potasse), la crême de tartre (surtartrate de potasse), la terre foliée de tartre (acétate de potasse), l'esprit de nitre dulcifié (acide nitrique alcoholisé), l'esprit de sel dulcifié (acide hydrochlorique alcoholisé), les eaux minérales alkalines gazeuses, le vin blanc, le petit-lait, la bière, les décoctions de chiendent et des racines dites apéritives, les infusions de baies de genièvre, de queues de cerises, de turquette, de sommités de genêt, les sucs dépurés de cerfeuil, pissenlit, pariétaire, bourache, l'écorce de sureau, la scille et le colchique, la digitale pourprée, les cloportes, les cantharides.

Quelques hydropisies étant survenues après avoir bu une grande quantité d'eau ou de liqueurs aqueuses, d'autres hydropisies ayant été guéries par l'abstinence de tout liquide, les médecins ont souvent adopté la méthode de faire boire en petite quantité, et même ils ont recommandé l'abstinence entière de toute espèce de boisson; mais c'est une pratique dont l'exécution est très-difficile, et d'ailleurs l'expérience prouve que l'usage de faire boire abondamment, est non-seulement sans danger, mais même très-souvent efficace contre l'hydropisie. On peut lire les recherches de Bacher sur les hydropisies, pour se convaincre de l'utilité de donner de grandes quantités de liquides dans ces maladies. Cette méthode convient particulièrement dans les cas où les malades sont vivement tourmentés par la soif. Elle peut souvent ne pas réussir, un grand nombre d'hydropisies étant absolument incurables, cependant on ne risque communément rien de la tenter. Il est même probable que l'on peut la continuer avec beaucoup d'avantage, lorsqu'on s'aperçoit que l'eau passe facilement par les conduits sécrétoires de l'urine, et surtout que cette dernière surpasse la boisson en quantité : mais si au contraire l'urine n'est pas augmentée, ou si elle n'est pas même proportionnée à la boisson, on peut conclure que l'eau s'échappe par les vaisseaux exhalans, et qu'elle augmente la maladie.

La crème de tartre doit être prescrite à la dose de deux gros jusqu'à demi-once et même une once, dans vingt-quatre heures. Ce remède doit être continué long-temps : on l'administre seul ou avec le rob de sureau, avec l'oxymel scillitique, avec l'esprit de sel dulcifié. Quelquefois la crème de tartre a des succès très-prompts. Ainsi j'ai donné des soins, il y a quinze ans, à une dame attaquée d'une anasarque rebelle à beaucoup de médicamens, et qui fut guérie en peu de jours, en prenant chaque matin quelques verres de limonade dans laquelle on ajoutait une demi-once de crème de tartre soluble, qui provoquait des selles et des urines abondantes. La terre foliée de tartre est plus active que la précédente. Des malades ont été guéris uniquement par son usage dans des cas où tous les autres remèdes avaient été inutiles. On la donne comme diurétique à la dose d'un à deux gros par jour, et comme purgative à celle de demi-once, et jusqu'à une once dans une infusion de quelques plantes toniques.

La scille et la digitale pourprée doivent être placées au premier rang des diurétiques. La scille s'administre en poudre ou en extrait aqueux ; on en prépare un vin, un vinaigre, un oxymel qu'on associe avec d'autres remèdes. Ces préparations sont indiquées dans les traités de pharmacie et de matière médicale. J'observerai seulement que l'oximel scillitique est communément prescrit à des doses trop faibles pour en obtenir les bons effets qu'on a droit d'en attendre : il doit être donné à la quantité de

plusieurs onces chaque jour. La digitale pourprée doit être prise
en poudre , en teinture alcoholique ou en teinture éthérée. Les
feuilles fraîches de digitale, les infusions aqueuses de cette plante ,
provoquent souvent des vomissemens ou une superpurgation.
Stork assure avoir administré le colchique comme diurétique
avec un grand succès dans les hydropisies. Il est rare qu'il soit
aussi efficace que la scille. Lorsque la scille ou la digitale pourprée
provoquent des évacuations alvines trop abondantes, on les combine avec l'opium et le colombo ; autrement elles se perdent par
les selles, et n'agissent pas sur les voies urinaires. Les cantharides
sont un moyen dangereux, qui, lorsqu'on y a recours, ne doit
être employé qu'avec prudence par un médecin habile, qui commence par de petites doses, et n'augmente que d'un quart de
grain à un demi-grain, et qui s'arrête à propos.

Les sudorifiques sont encore une autre classe de médicamens
que l'on peut employer pour exciter une excrétion séreuse, et
pour guérir par conséquent l'hydropisie ; mais il y a peu d'observations de leurs succès. Monro en cite quelques-unes. J'ai vu
une femme attaquée d'une anasarque symptomatique d'une obstruction du foie, qui, ayant été enveloppée immédiatement dans
une couverture de laine, eut une sueur abondante qui guérit
l'anasarque : cette malade vécut encore plusieurs annees. On a
proposé la poudre de Dower comme un excellent sudorifique
contre les hydropisies ; on a vu des malades affectés d'anasarque
considérablement soulagés par ce moyen ; mais on a remarqué, dit
Bosquillon , que son usage était sujet à beaucoup d'inconvénicns.

On a proposé et employé pour dissiper l'accumulation de la
sérosité, l'application externe de la chaleur sur la surface du
corps. On a mis les malades dans le bain de sable chaud ; on les
a exposés à l'ardeur du soleil ; on a appliqué une ceinture remplie
de sel calciné ; on a lavé tout le corps avec des éponges imbibées
d'eau de chaux ; on a fait des fomentations et des frictions aromatiques , on a fait prendre des bains de vapeurs sèches et humides :
tous ces moyens ont rarement réussi ; ils doivent cependant
n'être pas négligés, maintenant que, par la distinction des espèces
d'anasarque, on peut juger avec plus d'exactitude les circonstances
où chacun d'eux convient

La troisième indication à remplir dans le traitement de l'anasarque, celle de rétablir le ton naturel du système, varie selon
qu'il est affaibli, augmenté, ou qu'il offre des irrégularités, comme

nous allons l'exposer en parlant du traitement particulier de chaque espèce d'anasarque.

L'anasarque est le plus souvent asthénique ou passive, et dépendant de la laxité du tissu cellulaire et de la peau. Cette laxité est originelle ou causée par l'accumulation de la graisse dans ce tissu, qui s'en trouve actuellement dépourvu. Elle provient de la faiblesse, d'une espèce de demi-paralysie dans laquelle il tombe à la suite des maladies graves, qui souvent déterminent la desquamation de l'épiderme. C'est particulièrement à cette anasarque que convient le traitement général que nous venons d'exposer. Nous ajouterons seulement que dans ces circonstances il faut souvent encore combattre la maladie qui paraît avoir donné lieu à l'anasarque, soutenir les forces épuisées par de longues souffrances, ranimer l'énergie des vaisseaux absorbans et de toutes les sécrétions. On prescrit le quinquina, la gentiane ou d'autres amers, les racines communément appelées apéritives ; on y joint un des sels neutres que nous avons indiqués, ou un acide minéral affaibli, par exemple l'esprit de nitre dulcifié, enfin la scille, la digitale pourprée, et leurs diverses préparations. On varie et l'on combine les diurétiques ; on y joint quelquefois les purgatifs, car on obtient dans certaines circonstances, par un nouveau médicament, ce qu'on avait en vain voulu produire par d'autres médicamens aussi bien indiqués. On fait faire des frictions sur les membres avec les teintures de scille et de digitale pourprée, de cantharides. Lorsque l'anasarque peut être soupçonnée avoir été occasionée par un refroidissement, surtout par l'exposition prolongée à un froid humide, on cherche à rétablir la transpiration ; on enveloppe de vêtemens de laine, on administre la crème de tartre soluble avec une petite dose de tartre stibié, le rob de sureau et l'esprit de sel dulcifié, ou bien l'eau de fleurs de sureau avec le vinaigre ammoniacal et le vin antimonié. Lorsque la tension et la sécheresse de la peau sont considérables, on doit recourir aux bains tièdes préparés avec des plantes aromatiques, et même aux bains de vapeur. On provoque la résorption par de légères frictions aromatiques et diurétiques pratiquées le matin, lorsque l'enflure des extrémités inférieures est un peu diminuée ; on retire surtout de bons effets des vésicatoires volans appliqués dans diverses régions, à moins que la tension, la sensibilité, ou quelques-uns des motifs ci-dessus énoncés, ne s'y opposent.

L'anasarque active s'observe plus rarement que la précédente ;

cependant de toutes les hydropisies, l'anasarque est celle que l'on
trouve le plus souvent avec les caractères d'une affection sthénique, et les symptômes que l'on observe alors permettent d'établir
assez facilement les indications du traitement. Il n'en est pas toujours ainsi; la durée de la maladie, l'enflure de la peau, quelquefois érysipélateuse, qui étouffe le pouls et le rend même, dans
certains cas, presque insensible, augmentent les difficultés. On
consulte alors le caractère de la maladie régnante, on examine la
constitution du malade, la nature des causes auxquelles il a été
exposé. D'après ces circonstances, on prescrit quelquefois la saignée générale ou locale, les bains, les fumigations aqueuses, les
purgatifs réitérés, mais légers, les boissons diurétiques adoucissantes, acidulées et un peu froides, un régime nourrissant et
doux, le repos de l'âme et du corps. Si quelques évacuations sanguines naturelles ou artificielles ont été supprimées, les indications d'ôter du sang seront plus fortes. Si des flux hémorrhoïdaux
ou menstruels paraissent avoir été, par leur interruption ou leur
diminution, les causes de l'anasarque sthénique, on appliquera des
sangsues sur les lieux les plus convenables pour rétablir ces flux.
C'est dans cette anasarque que les boissons abondantes sont particulièrement indiquées.

L'anasarque spasmodique demande un traitement physique et
moral adoucissant, relâchant et propre à calmer les affections de
l'âme et l'excessive mobilité nerveuse. Desessart (*Recueil de discours et observations de médecine clinique*, Paris 1811), qui nous
a transmis des observations sur l'anasarque avec spasme, a constamment employé avec succès les bains tièdes, les boissons d'eau
pure ou aiguisée avec un peu de nitrate de potasse, les infusions
de graine de lin, de bouillon blanc, de mauve, de tilleul, de
petit-lait simple ou avec addition de sel d'epsum, les bouillons de
veau, de poulet, les potions antispasmodiques douces. Sur la fin
du traitement, il prescrivait les toniques légers.

Si on ne détruit pas la cause de l'anasarque ou ses effets, la collection se renouvelle souvent avec plus de rapidité. Le même traitement ne convient pas à tous les malades pour prévenir la rechute.
A la suite de l'anasarque sthénique, si les forces sont encore en
excès, persistez dans un régime ténu et peu nourrissant, évitez
les stimulans, employez tous les moyens de maintenir l'équilibre,
et ne songez pas aux toniques. Dans la convalescence de l'anasarque sthénique, prescrivez des alimens nourrissans, faciles à digérer,

surtout un régime animal, des toniques dont l'activité soit proportionnée au degré d'incitabilité, par exemple les amers, la décoction de quinquina, la teinture de mars, sans négliger les diurétiques; recommandez l'exercice dans un air chaud et pur, le corps étant convenablement couvert; les distractions, les frictions, les bandages compressifs pour soutenir les solides relâchés, etc. Si l'anasarque a été le produit de l'obstruction de quelque viscère, employez, avec une grande prudence et lentement, les remèdes capables de dissiper, s'il y a lieu, le reste de l'engorgement. (LANDRÉ-BEAUVAIS.)

ANASTALTIQUE, adj., *anastalticus*, de ἀναϛέλλειν, repousser. Synonyme inusité de STYPTIQUE. *Voyez* ce mot.

ANASTOMOSE, s. f., *anastomosis, inosculatio*, de ἀνά et de ϛόμα; communication entre deux vaisseaux du même genre. Les vaisseaux lymphatiques sont ceux qui en présentent le plus; les veines en ont beaucoup, les artères en ont moins. Ces communications ont lieu en général entre des vaisseaux d'un calibre égal ou à peu près semblable. Les vaisseaux s'anastomosent ensemble le plus souvent en arcade; quelquefois en angles; quelquefois après avoir marché directement à la rencontre l'un de l'autre; quelquefois ils forment, par plusieurs de ces réunions, des cercles ou des polygones; dans d'autres endroits, les branches de vaisseaux qui s'anastomosent entre elles communiquent aussi chacune de leur côté avec d'autres branches qui ont elles-mêmes d'autres communications, de manière à former des voies collatérales très-étendues. Le plus souvent le vaisseau ou les vaisseaux qui résultent de l'anastomose sont plus volumineux que chacun des vaisseaux réunis, et moindres que la somme de ces vaisseaux. En général les anastomoses sont d'autant plus rapprochées et multipliées que les vaisseaux sont plus petits, et aussi qu'ils sont plus éloignés du centre de la circulation. Elles ont lieu le plus souvent entre des vaisseaux très-petits, dans quelques endroits entre des vaisseaux et même des troncs volumineux. Le plus ordinairement aussi les anastomoses font communiquer des vaisseaux dont l'origine est peu éloignée; dans quelques endroits elles en font communiquer dont l'origine est très-distante, comme de la région sous-clavière à la région inguinale, par exemple. Pour les vaisseaux sanguins en particulier, elles ont lieu entre des vaisseaux plus grands au niveau des articulations des membres que dans leurs intervalles. Pour les veines et les vaisseaux lymphatiques, elle sont encore très-fréquentes jusque dans les troncs principaux.

Pour les veines en particulier, elles sont très-multipliées sous la peau. On se fera une idée du nombre et de l'importance des anastomoses en sachant qu'il n'est pas un point de la longueur de l'aorte descendante qui ne puisse être obstrué sans que la circulation ou l'injection cesse de porter les liquides dans toutes les parties du corps.

Les anastomoses paraissent avoir pour but de favoriser et de régulariser la circulation des humeurs.

On a aussi donné le nom d'anastomose à la communication ou continuation des artères avec les veines.

En considérant les nerfs comme des canaux névrilématiques remplis de substance médullaire, on a donné aussi le nom d'anastomose à la communication des nerfs entre eux. *Voyez* ARTÈRES, VEINES, LYMPHATIQUES. (A. B.)

ANASTOMOTIQUE, adj., *anastomoticus*, qui a rapport aux anastomoses. En thérapeutique on a donné autrefois le nom d'anastomotiques ou d'apéritifs à certaines substances qu'on croyait propres à ouvrir les orifices des vaisseaux. (A. B.)

ANATOMIE, s. f., ἀναϑομή, de ἀναϑέμνω, je dissèque, proprement dissection : art de séparer mécaniquement, d'isoler toutes les parties des corps organisés; science qui a pour but la connaissance de ces mêmes parties : en un mot l'anatomie est la science de l'organisation. On lui a aussi donné les noms de morphologie, d'organologie, de somatologie, etc.

Quelques écrivains ont attaché un sens très-étendu au mot anatomie, et ont donné à cette science un domaine immense, en appelant anatomie toute décomposition d'un corps quelconque, quels que fussent les moyens, mécaniques ou chimiques. Dans ce sens, l'analise chimique serait une opération anatomique. Plus récemment, quelques auteurs, sans étendre autant le sens du mot anatomie, l'ont appliqué à toute décomposition mécanique, même des corps inorganiques. Ainsi, suivant eux, la géognosie serait l'anatomie de la croûte du globe, et la cristallographie, celle des minéraux cristallisés. Ces acceptions du mot anatomie ne sont point et n'ont jamais été généralement admises. En bornant, comme on le fait, l'anatomie à la séparation et à la connaissance des parties dont la réunion constitue les corps organisés, elle est encore une branche importante, et même la base de toute l'histoire naturelle du règne organique, de la physiologie générale et de la médecine.

L'anatomie peut être appliquée à chaque corps organisé en particulier, ou bien comparativement à plusieurs, à un grand nombre, et même à la totalité des êtres organisés connus. Dans ce dernier cas, appliquée à l'universalité des corps doués de l'organisation, l'anatomie a reçu les noms de générale, de comparative, de philosophique, etc. Et en effet elle embrasse toutes les parties organisées; elle les compare dans les différens êtres, où, plus ou moins diverses, elles exécutent la même action également diversifiée; elle cherche à découvrir, à saisir, au moyen de cette analyse dont la nature a fait tous les frais, dans chaque organe, ce qui est essentiel et commun, et ce qui est particulier et variable. L'anatomie comparative des végétaux a reçu le nom de phytotomie; celle des animaux, celui de zootomie, et l'on appelle anatomie vétérinaire, celle des animaux domestiques.

L'anatomie, quand elle consiste dans la dissection et l'observation des parties d'un seul corps organisé, prend le nom particulier de ce corps; c'est ainsi qu'on dit : l'anatomie de l'homme, du cheval, de l'éléphant, etc. Quel que soit l'intérêt que l'anatomie de tous les corps organisés doive inspirer au médecin, il s'occupe plus particulièrement de l'anatomie de l'homme. On a encore donné à cette anatomie les noms d'androtomie, et d'antropotomie. Mais le mot d'anatomie a prévalu, et quand on l'emploie sans épithète, il indique ordinairement l'anatomie de l'homme.

L'anatomie de l'homme considère le corps humain dans deux états différens : dans l'état de santé, et dans l'état de maladie.

L'anatomie morbide, ou l'anatomie du corps humain malade, a pour sujet toutes les altérations, et en général tout ce qui dans le corps l'éloigne du type naturel. *Voyez l'article suivant.*

L'anatomie a donc pour objet d'étudier l'organisation du corps humain, c'est-à-dire les différentes parties ou organes dont il est composé. Mais ces parties sont elles-mêmes, comme sont tous les corps organisés, sous deux états différens, états cependant qui ne sont point permanens, mais qui au contraire changent incessamment pendant la vie; les unes sont solides et les autres sont fluides. Les fluides ou humeurs sont le sujet particulier de l'hygrologie et de la zoochimie.

Les solides ou organes sont plus spécialement le sujet de l'anatomie. On examine dans chacun d'eux, 1° la configuration ou la forme : elle se détermine par le rapport des trois dimensions, par la ressemblance géométrique avec des corps connus; si l'organe est creux, on détermine aussi la forme de sa cavité. 2° La situation ou la place qu'il occupe dans le corps entier, et celle qu'il occupe relativement aux autres parties, ainsi que ses rapports de contact, de liaison plus ou moins intime avec eux. 3° La direction, c'est-à-dire le rapport de son plus grand diamètre avec l'axe du corps. 4° L'étendue ou les dimensions que l'on considère, soit d'une manière métrique, soit relativement au corps entier, soit relativement à quelque autre partie. 5° La couleur, la densité, la cohésion, l'élasticité, et les autres propriétés physiques relatives, soit à la lumière, soit à l'attraction. 6° La texture ou le mode d'arrangement des parties intégrantes, ainsi que ces parties elles-mêmes. 7° La composition chimique de l'organe. 8° Les liquides qu'il contient. 9° Les propriétés dont il jouit pendant la vie, et 10° son action. Quoique ces quatre derniers genres de considérations ne soient pas anatomiques, ils doivent être joints aux autres pour rendre la connaissance complète et utile; il en est de même, 11° des variétés que les organes présentent dans les âges, dans les deux sexes, dans les races et dans les individus. Ce dernier genre de variétés établit le passage entre l'anatomie de l'homme sain et celle de l'homme malade; et vraiment la connaissance d'un organe n'est complète, qu'en y comprenant, 12° celle de ses états morbides.

Quand, en examinant les parties si nombreuses et très-variées qui forment le corps humain, on étudie leur texture, on voit qu'un très-grand nombre sont composées des mêmes parties; et en arrivant ainsi au dernier degré d'analyse mécanique des organes et même des humeurs, on voit qu'ils sont formés les uns et les autres, 1° de *globules* microscopiques, et 2° d'une autre substance à l'état fluide dans les humeurs, à l'état solide dans les organes: dans ces derniers, on lui donne le nom générique de *fibres*.

Beaucoup d'organes ayant une texture semblable, et se ressemblant aussi par plusieurs autres qualités, c'est une idée heureuse de les réunir en systèmes ou genres d'organes dans une description générale, puisque tout ce qu'ils ont de commun étant une fois connu, il ne reste plus ensuite pour chacun d'eux en particulier, qu'à examiner ce qui leur est propre. Telle est l'anatomie générale de l'homme. La plupart des écrivains en anatomie et en physiologie en présentent des traces dans leurs ouvrages; cependant c'est Bichat qui le premier a embrassé ce sujet dans toute son étendue, dans l'ouvrage remarquable auquel il a donné ce titre. Depuis lui, Vinc. Malacarne a publié un ouvrage sur les systèmes d'organes et sur leurs influences réciproques. Gordon et J.-F. Meckel ont publié chacun un ouvrage sur l'anatomie générale, dans lesquels ils ont suivi à peu près le même plan que Bichat. Il en est de même du tableau donné par M. Bock, de Leipsick. Le prodome de la grande anatomie de Mascagni est encore un ouvrage à peu près du même genre. M. Meyer de Bonn, dans un discours d'ouverture d'un cours d'anatomie, a divisé l'anatomie en histologie ou description de la structure, et en morphologie ou description de la forme. Cette méthode s'éloigne un peu plus de celle de Bichat; car, dans l'anatomie générale, on a égard à la forme des organes, du moins dans ce qu'elle a de général; et dans l'anatomie particulière, on ne néglige pas la texture des parties.

L'anatomie particulière des organes, improprement appelée anatomie descriptive, a pour objet l'examen de chaque organe en particulier. Dans cet examen, on suit divers ordres : on classe les organes d'après leur analogie, et d'après les fonctions auxquelles ils concourent pendant la vie. La plupart des anatomistes combinent ces deux genres de classifications. Il serait difficile en effet de suivre rigoureusement le premier; mais on peut très-bien suivre le second, c'est-à-dire classer les organes par appareils. Un des grands avantages de cette méthode, est de lier l'étude de l'anatomie à celle de la physiologie. En suivant cette base de classification, on peut diviser l'anatomie particulière en ostéologie, ou description des os et de leurs dépendances; myologie ou description des muscles et de leurs annexes; æsthéséiologie ou description des sens; névrologie ou description du système nerveux; angeiologie ou description des vaisseaux circulatoires; splanchnologie ou description des organes digestifs, urinaires et génitaux; embryologie ou description du fœtus et de l'œuf.

L'anatomie particulière peut aussi être étudiée d'une autre manière, qui consiste à examiner dans chaque région du corps, toutes les parties qui s'y rencontrent, os, muscles, nerfs, vaisseaux, etc. Cette méthode topographique est particulièrement utile pour apprendre à connaître parfaitement la situation respective de toutes les parties: connaissance indispensable à celui qui veut faire pénétrer un instrument dans les parties du corps vivant.

Une science aussi vaste que l'anatomie doit offrir de nombreuses applications. Elle est la base de l'histoire naturelle des végétaux et des animaux, de la physiologie générale et particulière, de la médecine, de la chirurgie, de plusieurs branches de la médecine légale, des arts d'imitation, et de plusiers autres genres de connaissances et d'applications.

Le naturaliste et le physiologiste ont besoin de connaître l'anatomie de tous les corps dont ils s'occupent. Le médecin doit connaître l'anatomie de l'homme; et s'il croit pouvoir négliger les détails de l'anatomie particulière, du moins il doit faire une étude approfondie de l'anatomie générale. Le chirurgien doit connaître si exactement tous les détails de l'anatomie, si bien l'anatomie topographique, que, quand il enfonce son instrument à travers les parties, pour en atteindre une en évitant toutes les autres, il le dirige avec autant de sûreté que si toutes les parties étaient transparentes, et qu'il en suivît de l'œil le trajet.

L'anatomie, considérée pratiquement ou comme un art, ne consiste pas seulement dans l'art de la dissection, quoique cette opération par laquelle on sépare les unes des autres les parties pour les examiner, soit le principal procédé qu'elle emploie : on a recours à l'injection des vaisseaux et des canaux pour les rendre plus apparens; à l'insufflation des parties creuses et du tissu cellulaire, et de certaines parties vasculeuses; à l'action plus ou moins prolongée de l'eau à divers degrés de température; à l'action du calorique libre; à la putréfaction, et à divers autres procédés chimiques, etc.

Ces diverses opérations mécaniques et chimiques ont toutes pour objet, soit d'isoler diverses parties les unes des autres, soit de mettre en évidence quelques-unes de leurs propriétés. Dans ce dernier but, l'anatomie s'éclaire aussi des expériences sur les animaux vivans.

Les parties étant préparées, c'est-à-dire disposées de manière que l'on puisse aisément les observer, peuvent pour la plupart être, dans cet état, conservées pour l'étude. On les conserve suivant leur nature, soit en les desséchant, soit en les plongeant dans une liqueur, qui, en les altérant le moins possible, les preserve de la putréfaction. Les parties conservées et disposées dans un ordre convenable, constituent un cabinet ou muséum anatomique.

Dans le même but de servir à l'étude, mais d'une manière bien moins parfaite que les parties conservées, et bien moins parfaite encore que l'examen des cadavres, on fait des dessins, des gravures anatomiques et des imitations en relief des parties, avec de la cire colorée, du plâtre, de la pâte de carton, etc. Les dessins gravés ont un avantage très-grand, qui compenserait presque leurs défauts, c'est de pouvoir être répandus partout; ils peuvent donner une idée des objets à ceux qui ne les ont point encore vus, et peuvent très-bien les rappeler à ceux qui les ont déjà observés.

L'anatomie, comme beaucoup d'autres parties des connaissances humaines, a pris naissance en Grèce: Aristote est tout à la fois le père de l'histoire naturelle et de l'anatomie. Cette science a été ensuite cultivée avec succès dans l'école d'Alexandrie par Hérophile et Erasistrate. Galien s'en est beaucoup occupé, et peut être regardé comme le plus grand anatomiste de l'antiquité. Après un intervalle immense, un intervalle de onze siècles, pendant lequel l'empire romain, l'empire d'Orient, ni les Arabes, ne fournirent pas un seul anatomiste, au quatorzième siècle, Mondini, Achillini, Benedetti, Beringario, Massa, Etienne, Dubois (Sylvius), etc., ont pratiqué l'anatomie, et cherché à vérifier les opinions de Galien. Cette époque se fait aussi remarquer par les premières figures anatomiques. Vésale, le plus célèbre des anatomistes modernes, a eu la gloire de détruire en anatomie l'autorité de Galien; de ramener les anatomistes à l'observation de la nature, et de leur apprendre que l'anatomie de l'homme devait être étudiée sur le corps humain, et non sur celui des animaux. L'école moderne ou l'école d'Italie, dont il faut le regarder comme le chef, brilla surtout d'un grand éclat en Italie et dans la personne d'Eustachio, de Fallopio et de Colombo; il ne faut pas oublier leurs compatriotes Guyguidi, Ingrassia, Aransi, Varoli, Fabricio, Casserio et Piccolomini; quoique moins célèbres que leurs devanciers, ils ont tous fait quelques découvertes. Le reste de l'Europe ne comptait guère d'inventeurs dans la même époque; la France n'avait que Dulaurens; l'Angleterre Cowper; l'Allemagne Alberti, Bauhin, Plater et Fuchs; la Hollande Paaw, et le Danemarck Gaspard Bartholin, presque tous copistes de leurs prédécesseurs.

Une nouvelle époque, signalée par des découvertes importantes, est celle du dix-septième siècle, au commencement de laquelle la

circulation du sang, déjà entrevue et indiquée, reconnue enfin
par Harvey, fut proclamée par cet illustre physiologiste, qui con-
sacra plus de vingt-cinq années à des expériences, avant de publier
son ouvrage; ce fut également vers le commencement de ce siècle,
qu'Aselli aperçut les vaisseaux chylifères; découverte confirmée
par celle de Pecquet et de Vesling, qui aperçurent le canal thoracique; et complétée par celles de Rudbeck, de Th. Bartholin
et de Jolyf, qui reconnurent les vaisseaux lymphatiques dans les
autres parties du corps. Ce fut vers le milieu du même siècle que
l'invention du microscope ouvrit à l'anatomie un champ de nouvelles observations, qui ne furent pas toutes utiles. C'est encore
à la même époque qu'appartiennent Ruish, Malpighi, Vieussens,
Willis, Havers, Valsalva, Bellini, Santorini, Ferrein, Senac,
Brunn, Glisson, Stenon, Nuck, Winslow, Morgani, Albinus, et
une foule d'autres anatomistes moins célèbres.

L'époque suivante est tout entière remplie par Haller et son
école; ses propres découvertes et celles de ses élèves, répandus
dans toutes les contrées de l'Europe, ont porté l'anatomie de
l'homme à un degré de perfection presque absolue. Les travaux
de l'école de Haller, et seulement les noms de ses principaux disciples et l'indication de leurs travaux, exigeraient un trop long
espace pour être indiqués.

L'époque actuelle, qui comprend la fin du dix-huitième siècle,
se fait remarquer par des résultats importans en anatomie. L'anatomie végétale, mieux étudiée, est de venue la base d'une méthode
naturelle de botanique; la zootomie, envisagée d'une manière générale et philosophique, est devenue le fondement de la zoologie;
et l'anatomie générale de l'homme, dont on trouvait déjà quelques traces dans les plus anciens écrivains, après avoir emprunté
quelques idées fondamentales à la nosographie, véritablement
créée et développée par Bichat, a fourni en retour et fournira
encore une foule d'idées importantes à la pathologie.

(BÉCLARD).

ANATOMIE PATHOLOGIQUE , *anatomia pathologica ,*
anatomie morbide, *anatomia morbida*; nosotomie, nécrosomatos-
copie, *inspectio , αὐτοψια, sectio, dissectio, incisio, diquisitio
cadaverum morbosorum , anatomia practica, rationalis,* anatomie cadavérique, anatomie médicale, anatomie comparée, anatomie pathosique, etc. On a désigné, sous ces différens noms,

la science qui s'occupe de l'étude des lésions des tissus, et des vices ou déviations organiques.

L'anatomie pathologique est, pour les corps organisés malades ou offrant des déviations du développement normal, ce que l'anatomie proprement dite est pour ces mêmes corps dans l'état de santé. Moins avancée que cette dernière, elle peut cependant se diviser en *anatomie pathologique générale*, qui traite des tissus morbides considérés dans les élémens organiques, et qui fait connaître les altérations indépendamment du tissu où elles existent ; et d'*anatomie spéciale* ou *des instrumens des fonctions*. L'anatomie générale traite des élémens générateurs ; elle étudie la substance élémentaire, la molécule, la fibre, la lamine dont la disposition forme le tissu. L'association de plusieurs tissus forme un système, de même que plusieurs systèmes réunis composent un organe, et plusieurs organes un appareil.

Nous nommons la fibre médullaire du nerf, le tissu nerveux. De la réunion de l'élément médullaire à l'élément albuginé constituant le névrilème, résulte ce que nous appelons système nerveux.

Les expressions de tissu et de système ne sont pas pour nous des synonymes.

Le mot de tissu indique toujours un élément organique isolé de toute association, et le mot de système emporte l'idée de l'union de plusieurs de ces élémens. En anatomie pathologique, il conviendrait de procéder de la même manière que dans l'anatomie générale. Après avoir découvert et étudié l'élément morbide, il faudrait voir comment plusieurs de ces élémens s'associent pour former le système morbide. Nous sommes loin de posséder cette connaissance en anatomie pathologique, car l'anatomie générale du corps sain elle-même reste encore presque entièrement à faire sous ce rapport.

L'anatomie pathologique a été cultivée avec zèle par les médecins les plus éclairés du siècle dernier, et aujourd'hui tous les bons esprits voient que la médecine ne peut faire des progrès, je dirai même ne peut exister réellement comme science, que par l'anatomie pathologique ; c'est à elle que la médecine devra sa certitude, et qu'elle pourra désormais être placée parmi les sciences positives. La véritable médecine n'est en effet que de l'anatomie pathologique.

L'anatomie et la physiologie pathologiques conduiront au per-

fectionnement du diagnostic, du prognostic et des indications curatives. Une dernière connaissance restera encore à acquérir,
c'est celle des moyens de remplir les indications et d'apprécier
rigoureusement le mode d'action des médicamens. Jusqu'à ce que
nous soyons arrivés à ce degré, la médecine ne sera point une
science, mais un simple empirisme.

Comment faut-il étudier cette science pour qu'elle puisse éclairer le praticien et qu'elle devienne la base solide de toutes nos
connaissances médicales ? L'anatomie pathologique est encore au
berceau ; la plupart des faits que nous ont laissés nos devanciers,
sont tronqués, incomplets, observés sous un seul de leurs aspects ;
et conséquemment ils deviennent insuffisans ou d'un bien faible
secours pour construire le monument qui doit être désormais
le sanctuaire de la science médicale. Pendant long-temps l'examen des cadavres n'a eu pour but que la connaissance de la disposition et des rapports de nos organes, et il n'y avait qu'un petit
nombre de médecins qui se livrât à cette étude. Les ouvertures
de cadavres devinrent plus fréquentes, des observations sur nos
altérations ou monstruosités organiques furent recueillies et publiées ; mais un amour du merveilleux dirigeait les observateurs,
et c'est dans cet esprit que l'on signala les vices originaires de
conformation ; l'on ne s'occupa point de l'étude des altérations
matérielles des tissus, ou bien on s'attacha à examiner les formes,
sans rechercher les lésions du tissu lui-même. Une autre époque
arriva, l'amour du merveilleux s'affaiblit, les fables de tous
genres furent appréciées et jugées, et l'on réduisit à leur juste
valeur la plupart des histoires rapportées. Alors on décrivit avec
plus de soin les formes ou caractères extérieurs de nos lésions
organiques ; on s'attachait cependant à citer avec grand empressement celles qui étaient rares, elles étaient presque toujours
regardées comme un effet de la maladie et comme n'existant
nullement à son début. Les altérations matérielles des tissus organiques n'étaient, suivant ces auteurs, que le résultat de la maladie, et non la cause de la maladie elle-même ; souvent lorsqu'on ne trouvait pas, dans un organe regardé comme le siége de
la maladie, de trace de quelque lésion, on ne cherchait point ailleurs, ou si l'on trouvait sur d'autres points des lésions organiques, on ne croyait pas qu'elles pussent produire la série de
symptômes observés dans un autre lieu que celui où résidait l'altération de tissu. Très-fréquemment on affirmait qu'il n'existait

point d'altérations organiques, et que la maladie consistait dans une simple perversion d'actions, sans qu'il y eût de lésion matérielle dans les instrumens des fonctions, comme si la chose était possible et la proposition soutenable. Quelques esprits, par la force de l'habitude, l'éloignement pour toute nouvelle étude, par dédain pour ce qui ne sort pas de leur école ou n'appartient pas à leur époque, font chorus avec l'ignorance, et soutiennent qu'il n'existe point d'anatomie pathologique; que cette prétendue science est une chimère, une sottise, et que d'ailleurs les lésions observées dépendent de la maladie primitive, qu'elles en sont l'effet, et qu'en les connaissant, l'art n'est pas plus avancé, et ses ressources plus nombreuses et meilleures. Que de blasphémes en peu de mots! Sans doute il est plus facile de composer une formule, de rédiger une ordonnance, que d'étudier la structure de nos organes, d'en chercher et d'en suivre les altérations.

L'anatomie pathologique n'est ni assez étudiée, ni assez avancée pour qu'on puisse affirmer que toutes nos maladies tiennent à une lésion matérielle temporaire ou permanente; cependant on peut raisonnablement présumer qu'il en est ainsi, et que peu à peu l'observation le démontrera. Déjà l'on est sur cette voie, et chaque jour on avance vers ce but. L'idée d'une maladie essentielle ou indépendante d'une altération matérielle des tissus, devient de plus en plus vaine et chimérique, et bientôt, n'en doutons pas, elle sera ridicule. On s'attache peut-être beaucoup trop aux caractères extérieurs de nos altérations; on ne les suit pas assez dans la composition intime de nos tissus, depuis l'origine de ces altérations jusqu'à leur entier développement. Ce que nous appelons une dégénérescence, un tissu décomposé, est peut-être bien moins une décomposition qu'une production d'un tissu malade.

Nous pouvons comparer l'état actuel de l'anatomie pathologique à ce qu'était la minéralogie avant Bergman; on étudiait les minéraux bien moins d'après leur composition que d'après leurs caractères physiques. Leur dureté, leur poli, leur aspect chatoyant, leur cassure, leur pesanteur, etc., étaient les seuls caractères auxquels on s'arrêtait. Bientôt la chimie s'empara de cette science; elle soumit tous les minéraux à son creuset, et des matières qui paraissaient différentes furent placées à côté les unes des autres, tandis qu'on sépara des substances auxquelles on croyait, au premier aspect, apercevoir un air de parenté. Romé de Lille et Haüy analsèrent par d'autres procédés les substances

minérales, et leurs dissections des cristaux donnèrent des résultats en tout semblables à ceux que la chimie avait fournis. C'est
de la même manière qu'il faut procéder en anatomie pathologique : après avoir suffisamment étudié les formes et les caractères
extérieurs, il faut chercher à découvrir l'élément organique qui
est lésé, et montrer que dans un organe composé de plusieurs
tissus, ou dans un système composé de plusieurs élémens organiques, c'est tel ou tel de ces élémens qui est altéré primitivement.
Alors on pourra suivre pas à pas les progrès de l'altération, l'observer dans différens périodes, expliquer l'influence de la lésion
primitive sur les tissus voisins, sur les organes plus ou moins éloignés, et enfin donner la raison des phénomènes généraux qui accompagnent cette lésion, et qui peuvent la faire reconnaître pendant la vie. Alors on verra qu'une lésion donnée peut être arrêtée
dans ses progrès, le tissu être ramené à son état primitif, ou que
de temporaire qu'elle pouvait être, elle devient, par ses progrès,
une altération permanente, indestructible, et que les tissus
passent à une désorganisation totale, et deviennent un véritable
corps étranger, dont la nature, soit seule, soit aidée par l'art, doit
se débarrasser. Cette connaissance du mécanisme de la formation
des lésions organiques, de leurs progrès en bien ou en mal, pourra
éclairer la médecine, lui fournir des procédés pour favoriser les
efforts de la nature, dont les moyens de guérison seront connus,
et dont on pourra provoquer l'exercice. On verra que l'inflammation, la suppuration, l'ulcération, les fausses membranes, les
adhérences, la gangrène elle-même, sont autant de moyens que la
nature emploie pour atténuer, arrêter ou détruire nos lésions organiques. On découvrira que certains tissus peuvent passer les
uns dans les autres; qu'il en est où cette métamorphose ne peut
jamais arriver; qu'il est des élémens organiques qui peuvent se
reproduire ou se développer accidentellement, tandis que d'autres
tissus ne se reproduisent point. Cette formation secondaire des
tissus se fait d'autant plus vite et plus facilement, que les parties
tiennent moins essentiellement à l'existence de l'animal, et que
leur production première se rapproche davantage d'une sécrétion.
Les cornes, les ongles, les poils, les os, les cartilages, certains
corps fibreux, les tissus séreux, synoviaux, muqueux, peuvent
se reproduire; mais les nerfs, surtout leur portion médullaire,
ne se régénèrent point, ou ne se développent pas accidentellement,
comme l'ont pensé les médecins qui ont confondu une dégénéres-

cence cérébriforme avec la substance pulpeuse du cerveau ou des nerfs, que nous considérons comme le principal agent organisateur.

Le tissu nerveux est la partie principale, la condition *sine quâ non* de l'animalité. On voit des productions vasculaires partielles, des productions cellulaires, fibreuses, osseuses, muqueuses, cutanées, séreuses, cornées, pileuses, etc.; mais on ne connaît point de reproductions nerveuses, de tumeurs accidentelles pourvues de nerfs. Je crois donc que la base de l'animal, le point constitutif de l'animalité, la cause génératrice et conservatrice de la vie est essentiellement le tissu nerveux, puis le tissu vasculaire. Le nerf tient à une origine première; il est l'agent *organisateur* et *animateur*. Après les nerfs et les vaisseaux, viennent les muscles. Leur importance dans l'économie animale me fait croire qu'ils ont de grandes analogies avec les nerfs, et qu'ils leur doivent presque tout ce qu'ils sont.

Je désirerais, pour les progrès de l'anatomie pathologique, qu'on étudiât davantage nos tissus; qu'on réduisît les élémens organiques au nombre le plus petit; qu'on suivît ces élémens dans leurs combinaisons, pour former des systèmes et des organes. Cette étude long-temps continuée et poussée jusqu'au dernier degré de rigueur et d'exactitude, on observerait avec un grand avantage les altérations matérielles des tissus; on découvrirait leur mode de formation, de développement, et par cette suite d'observations, on les verrait aller depuis le premier degré de lésion temporaire jusqu'à la dégénérescence la plus entière. Cependant cette étude ne portant que sur les lésions organiques, elle serait insuffisante pour les progrès de toutes les parties du domaine de l'anatomie pathologique.

Si les lésions organiques exigent des connaissances profondes et rigoureuses des tissus élémentaires, de leur mode de formation, d'accroissement, etc., les déviations organiques demandent tout aussi impérieusement des idées exactes sur l'évolution des tissus et des organes, et sur leurs modes d'accroissement, ainsi que de décroissement, aux diverses phases de la vie. En effet, la physiologie moderne devra une grande partie de ses progrès à l'étude du développement des organes dans l'homme et les animaux, depuis l'embryon jusqu'à l'état parfait, et depuis les animaux les plus simples jusqu'aux plus composés. D'après les observations déjà recueillies, on a pu juger du mode de formation des organes, de leur importance, de leur composition, etc. Ces recherches, étendues aux deux classes de l'anatomie pathologique, 1° les lésions organiques, 2° les déviations organiques, pourront devenir d'une grande utilité; et c'est ainsi que l'anatomie de structure conduira à la connaissance du siége primitif des maladies, à celle de leur mode de formation, peut-être même aussi à celle de leur essence. Bichat, dont les considérations sur l'anatomie générale sont si belles, si ingénieuses, a laissé beaucoup à faire; ses divisions des systèmes organiques sont arbitraires, quelquefois mal fondées, ou dépendantes seulement de l'analogie des parties. Il a mis sous le même titre des tissus fort différens, et dont les maladies doivent être fort différentes. C'est ainsi que les systèmes cellulaire, vasculaire, nerveux, cutané, muqueux, etc., sont des organes ou même des appareils, et non des tissus simples. Ses travaux sur l'anatomie générale appartiennent à l'anatomie de structure; c'est à eux qu'il doit sa plus grande gloire, de même que c'est à cette anatomie de structure que la médecine devra le plus de lumières pour la connaissance des maladies. Cependant Bichat s'est élevé avec force contre l'abus et l'inutilité de l'étude de la structure intime de nos organes, et sous ce rapport il a été nuisible à la physiologie et à l'anatomie pathologique.

Nous pouvons, pour l'intelligence des faits, considérer la nature vivante comme douée de deux forces distinctes : l'une est la force de formation ou force formatrice, et l'autre la force de conservation ou force conservatrice.

La première préside à la création et au développement des organes. De sa diminution ou de son augmentation dérivent les vices ou déviations organiques qu'on nomme encore des monstruosités; la seconde tend toujours à conserver nos tissus dans le même état, et ce que nous regardons comme altération organique n'est peut-être que la conséquence de son exercice, de même que les symptômes de nos maladies sont considérés comme un mouvement de la nature pour ramener les organes à leur type naturel. Un dérangement apparent dans nos tissus pourrait être regardé comme un travail fait par la nature pour remédier à une lésion que nos sens ne pourraient apercevoir. C'est ainsi que nous voyons l'exhalation d'une lymphe coagulable, le gonflement partiel des systèmes organiques, l'injection des vaisseaux, enfin tous les phénomènes de l'inflammation adhésive ou de l'inflammation éliminatoire, précéder l'union de nos tissus vivans,

ou l'expulsion d'un corps dont la présence devait nuire à l'exercice régulier des fonctions. De même que la zoonomie se compose de l'anatomie ou examen des organes et de la physiologie
ou étude des actions ; de même l'anatomie pathologique comprend la connaissance du tissu morbide et la série des phénomènes vitaux dépendans du tissu malade. Ces caractères anatomiques et physiologiques des tissus altérés ou déviés de leur
développement normal, bien observés et bien appréciés, forment,
par leur ensemble, la base de l'anatomie pathologique, sans laquelle la médecine ne peut marcher d'une manière certaine.

Quelques auteurs modernes ont mal conçu l'anatomie pathologique, ou ont affecté de croire que ceux qui faisaient de cette
branche principale des sciences médicales le sujet favori de leurs
méditations, se bornaient à observer des formes ou des qualités
le plus souvent altérées, sans tenir compte de leur influence
sur l'économie vivante, sans chercher à découvrir le mode de
production et de développement de ces déviations et de ces altérations de nos tissus.

Peut-on croire que dans ce siècle, où tous les esprits sont occupés de la recherche de découvertes d'une application facile et
heureuse au bien de l'humanité, nous puissions nous borner à
l'examen insignifiant d'une altération organique, sans remonter
à sa cause, à son mécanisme, à ses influences, au moyen de la
reconnaître par des signes certains pour en arrêter la marche.
S'il en était ainsi, l'anatomie pathologique serait la dernière des
connaissances humaines ; et l'on devrait en négliger l'étude.
Comment, lorsqu'on doit ses plus beaux titres à une science,
peut-on en méconnaître ainsi les bienfaits ?

C'est que, comme toutes les sciences exactes et rigoureuses,
comme toutes les sciences d'observation, l'anatomie pathologique
demande des faits, que l'étude des faits exige du temps, beaucoup de recherches et d'application. N'est-il pas plus facile de ne
vouloir qu'un petit nombre de ces faits pour les généraliser plus
aisément, et, en allant ensuite d'abstraction en abstraction, de
négliger cette observation rigoureuse, pour n'admettre et ne
voir qu'une irritation toujours complaisante, et qui se prête à
tous les caprices d'une imagination fougueuse, plus désireuse de
se signaler que de chercher la vérité avec calme et décence. Non,
l'anatomie pathologique ne consiste pas plus dans la seule connaissance des changemens des propriétés physiques de nos tissus, que

la physiologie, dans la simple observation des actions organiques isolées des organes eux-mêmes. Tant que cette dernière science a été cultivée séparément de l'anatomie, elle est restée stérile, ou n'a produit que des erreurs. Dans l'état sain comme dans l'état malade, l'anatomie et la physiologie doivent rester unies, marcher ensemble, si elles veulent arriver avec sûreté. Je concevrais encore l'étude isolée de l'anatomie, et je ne ferais que déplorer son aridité ; mais la physiologie ne peut avancer qu'en s'appuyant sur elle, et si cette pensée est exacte en ne l'appliquant qu'à l'étude du corps sain, elle est d'une justesse bien plus rigoureuse si nous l'appliquons à la pathologie. Je ne conçois pas plus une *médecine physiologique* ou une *physiologie pathologique* sans anatomie pathologique, que je ne conçois la digestion sans estomac, la voix sans larynx, la vue ou l'ouïe sans l'œil ou sans l'oreille. Disserter sur les dérangemens des fonctions sans tenir compte des lésions matérielles des tissus, serait le comble de la déraison. Il faut donc croire que la *médecine physiologique* ne consiste pas plus dans une *irritation locale*, que l'*anatomie pathologique* dans le stupide examen d'un changement de forme. Accordons aux médecins de nos jours plus de sens et de génie.

J'ai déjà dit que l'anatomie pathologique n'avait encore fait que très-peu de progrès ; mais c'est beaucoup que de rendre l'étude de cette science plus commune, et d'en faire sentir les avantages. Nous ne sommes que très-peu éloignés de ce point de départ ; et il faudra bien des efforts pour conduire la science à son plus haut degré de perfection. Sans cesse on répète que l'anatomie est de toutes les branches de la médecine la plus avancée, qu'il ne reste plus rien à étudier ; et je pense avec Tenon que presque toutes nos connaissances anatomiques se bornent à l'appréciation des formes extérieures, de la position, de l'étendue, des rapports principaux ; mais nous ignorons les lois du développement, et le mode d'apparition et de disparition des organes : nous ignorons la structure intime des tissus et le mode de leur première formation, et cependant c'est sur toutes ces connaissances que doit reposer l'anatomie pathologique. Comment sans elles ne pas confondre la lésion organique avec la cause de cette lésion elle-même ? Connaissons-nous autre chose que la forme d'une inflammation des systèmes muqueux ou cutané ? A quoi tiennent toutes ces différences de forme des inflammations érythemateuses, phlycténeuses, pustuleuses, aphtheuses, etc. ? Dans ces systèmes, ces formes indiquent-elles un siége différent ou une nature différente? ou faut-il croire que l'inflammation n'est qu'une forme dont s'enveloppent des maladies, dont la nature est cachée sous ce caractère extérieur? L'anatomie de structure peut seule nous faire trouver la véritable formule pour la solution de ce problème. C'est à cette anatomie que nous devrons encore de ne pas confondre les changemens qu'on observe dans les maladies, avec ceux qui arrivent dans les derniers instans de la vie, ou qui surviennent après la mort.

D'autres détracteurs de l'anatomie pathologique ont prétendu qu'il existait beaucoup d'affections dans lesquelles l'ouverture du cadavre ne pouvait rien démontrer. Répondons que l'anatomie pathologique ne s'occupe pas seulement d'investigations sur le cadavre, mais que l'étude de la maladie pendant la vie est aussi de son domaine. Une hémorragie, un flux sanguin, séreux, puriforme, une inflammation, sont ordinairement accompagnés d'une altération matérielle, observable sans qu'il soit nécessaire de porter le scalpel dans les tissus organiques. Nous pouvons dire encore qu'il en est sans doute de ces maladies sans lésion organique apparente, comme des monstruosités. Pendant long-temps on les a attribuées à des jeux de la nature, et l'on n'a pu parvenir à les expliquer d'après les lois de l'organisme. Des notions plus précises de l'organisation et de l'évolution des organes ont donné les explications les plus satisfaisantes de ces prétendues bizarreries. L'étude de l'embryon a donc éclairé la théorie de la formation de nos déviations organiques : attendons de même que l'étude de l'anatomie de structure nous découvre des altérations morbides dans des circonstances où nos sens n'en avaient pas jusqu'alors aperçus. C'est par cette connaissance de la structure intime que nous découvrirons non-seulement des lésions matérielles, mais encore la nature de la maladie. En effet je ne confonds pas l'altération du tissu avec la nature, l'essence, la cause première de la maladie, et je sais que l'exostose, la nécrose, la carie, l'ulcération, la pustule, ne sont pas la syphilis elle-même, mais seulement une forme de cette maladie. Cependant l'étude de ces formes, sans nous découvrir l'essence du mal, pourra nous en indiquer le genre; car nous finirons par apercevoir dans les variétés de ces formes des altérations, des caractères par lesquels la cause de la maladie se trahira, et découvrira sa nature.

Ne savons-nous pas déjà que dans l'inflammation ulcéreuse et dans l'ulcère lui-même, dans les pustules des tissus cutanés, muqueux, etc., dans les inflammations, les productions organiques, etc., il y a des caractères assez positifs pour nous faire distinguer une cause vénérienne de toute autre? Et certaines apparences des inflammations des membranes muqueuses font, dès la première période, reconnaître la phlegmasie, dans laquelle une sécrétion d'une matière albumineuse, disposée bientôt en fausse membrane, se formera et produira des accidens que l'on doit éviter. Voilà, je pense, de très-heureux résultats de l'anatomie pathologique. N'est-ce pas à cette science que nous devons la connaissance du mode de formation des fausses membranes, connaissance féconde en heureuses applications.

L'anatomie pathologique, étudiée sous le double rapport des altérations matérielles et des déviations organiques examinées sur les cadavres, et des phénomènes des maladies observés pendant la vie, doit être la mine la plus riche en résultats précieux propres à éclairer toutes les branches de la médecine. Elle fera faire à la physiologie des progrès aussi rapides et peut-être plus certains que ceux qu'on doit aux expériences sur les animaux; elle guidera le médecin, en éclairant son diagnostic et en donnant une grande justesse à son prognostic; elle dirigera le médecin légiste, et portera dans ses rapports la même exactitude, la même précision que celles que lui fournissent la chimie et la physique; enfin elle finira peut-être par jeter quelque lumière sur les médications à produire et sur les moyens thérapeutiques à employer.

Je divise le domaine de l'anatomie pathologique en deux grandes sections : 1° *les déviations organiques* (*voyez* ce mot); 2° *les lésions organiques* (*voyez* ce mot).

Je rapporte à la première division tout ce qu'on appelle communément monstruosités, vices organiques ou de conformation, et je regarde comme appartenant à la seconde les différens changemens temporaires ou permanens qui peuvent survenir dans la disposition anatomique ou disposition matérielle moléculaire, fibrillaire ou générale de nos systèmes ou de nos organes, lorsque l'investigation ne peut pas être poussée jusque dans le tissu lui-même.

Pour les déviations organiques, je considère d'abord l'état de la partie ou de l'organe, les degrés de la même déviation, ses variétés, sa liaison avec la disposition anatomique des autres systèmes, sa compatibilité avec la vie générale, son influence sur les diverses fonctions de l'économie, enfin son mode de formation ou la marche que suit la nature lorsqu'elle s'écarte des lois générales qu'elle s'est imposées.

Dans les lésions organiques, je m'attache, 1° à reconnaître ses caractères physiques à l'aide de tous les moyens mécaniques et chimiques. Dans ces recherches je m'efforce de découvrir, s'il est possible, le tissu élémentaire primitivement affecté, et je suis la maladie dans ses divers degrés dans tous nos tissus. Possédant ces notions, je trace les caractères du tissu morbide, abstraction faite de son siége.

2° Une seconde étude est celle de l'influence de la lésion sur l'organe qui en est le siége, sur les organes avec lesquels il sympathise le plus directement, et sur toutes les fonctions de l'économie. Je nomme *caractères anatomiques* ceux de la première série de phénomènes dont j'ai parlé, et *caractères physiologiques* ceux de la seconde.

Je procède donc, dans l'étude de nos maladies et dans leur description, de l'observation de la lésion matérielle locale considérée anatomiquement et chimiquement, à la recherche des symptômes de cette lésion ou de tous les signes qui peuvent la faire reconnaître lorsqu'elle est plus ou moins profondément cachée.

Quelques personnes diront peut-être que notre manière de concevoir l'anatomie pathologique est d'en faire rigoureusement de la pathologie. Je le veux bien, car peu importe le nom ; mais on avouera que cette méthode est la meilleure, qu'elle seule peut éclairer la science, lui donner de l'unité, beaucoup de clarté et de certitude.

La chirurgie, depuis long-temps, ne suit pas d'autres procédés, et il sera glorieux pour elle d'avoir frayé le chemin qui conduit à la vérité. C'est dans cet esprit que l'anatomie pathologique est cultivée en France depuis vingt-cinq ans environ, et que cette science a été professée par M. Dupuytren ; c'est principalement à ce médecin célèbre que nous devons l'heureuse impulsion qui a été donnée, et c'est de son école que sont sortis déjà de grands médecins et d'excellens ouvrages. Je terminerai en citant les paroles de l'un d'eux, qui viennent tout-à-fait à l'appui de ce que j'ai dit dans cet article : « L'anatomie pathologique est une science beaucoup plus fixe, et présente des objets d'étude plus distincts que la nosologie symptomatique. Il est beaucoup plus facile de décrire les tubercules et d'indiquer leurs symptômes, que de définir la phthisie pulmonaire des pathologistes, et de chercher à établir des divisions d'après des causes. L'emphysème du poumon est une altération qui peut être décrite exactement et en peu de mots, et dont les signes peuvent être exposés facilement de manière à la faire reconnaître. On ne parviendra pas aisément à une semblable précision en étudiant l'asthme à la manière de Sauvages. On dira peut-être que la méthode anatomique a l'inconvénient de fonder des espèces dont les principaux caractères ne peuvent être bien vérifiés que par l'ouverture du cadavre. Ce reproche mérite à peine d'être réfuté : il faudrait dire aussi que les chirurgiens ont tort de distinguer la fracture du col du fémur de la luxation de la tête de cet os, et qu'on ne doit pas faire des espèces différentes du catarrhe pulmonaire et de la péripneumonie. L'altération des organes est, sans comparaison, ce qu'il y a de plus fixe, de plus positif et de moins variable dans les maladies locales : c'est de la nature et de l'étendue de ces altérations que dépend toujours le danger ou la curabilité de ces maladies ; c'est par conséquent ce qui doit les caractériser ou les spécifier. On aurait tort d'ailleurs de croire que les espèces nosologiques établies d'après les données que fournit l'anatomie pathologique, ne peuvent être reconnues que sur le cadavre : elles sont au contraire plus faciles à reconnaître sur le vivant, et présentent même à l'esprit quelque chose de beaucoup plus clair et de plus positif qu'aucune distinction nosologique fondée sur les symptômes. La péritonite est certainement une maladie facile à reconnaître sur le vivant, et sur vingt médecins instruits en anatomie pathologique, que l'on appellerait auprès d'une malade atteinte de cette maladie, pas un ne la méconnaîtra et ne variera sur son nom. En pourrait-on dire autant des médecins habitués à ne voir dans les maladies que des symptômes ? N'arriverait-il pas nécessairement que l'un y verrait un iléus, l'autre une colique hépatique, un troisième une fièvre, etc. ? On peut en dire autant de la péripneumonie, de la néphrité, de l'hépatite, etc. L'anatomie pathologique est donc incontestablement le flambeau le plus sûr qui puisse guider le médecin, soit pour reconnaître les maladies, soit pour guérir celles qui en sont susceptibles. » *Voyez*, pour d'autres développemens et pour la classification, mon article PHYSIOLOGIE PATHOLOGIQUE.

(G. BRESCHET.)

ANATOMISTE, adj., *anatomicus*; nom que l'on donne aux personnes qui cultivent l'anatomie.

ANATRIPSOLOGIE, s. f., *anatripsologia*, de ἀνάτριψις, friction, et de λόγος, discours. Traité des frictions. Inusité.

ANCHILOPS, s. m., *anchilops*, ἀγχίλωψ, de ἀγχι, poche, et de ὠψ, œil. On a donné ce nom à une tumeur située vers le grand angle de l'œil, au-devant ou dans le voisinage du sac lacrymal. Cette maladie offre deux variétés bien distinctes; la première, que je nomme *anchilops inflammatoire*, est un petit phlegmon ou un furoncle. La tumeur est rouge, douloureuse, accompagnée d'un engorgement lymphatique des paupières; elle présente tous les caractères d'une tumeur inflammatoire, dans sa marche, qui est aiguë; dans sa terminaison, qui a presque toujours lieu par suppuration. La seconde variété, que j'appelle *anchilops enkysté*, est formée par une tumeur kystique arrondie, dure, souvent indolente, circonscrite, sans changement de couleur à la peau, qui varie pour le volume depuis celui d'un gros pois jusqu'à celui d'une noix, se développe d'une manière lente et insensible, et ne cause d'autre incommodité au malade que de gêner le mouvement des paupières, et de produire une difformité plus ou moins grande, suivant son volume. La tumeur est presque constamment placée, à sa naissance, au-dessus ou au-dessous du tendon du muscle orbiculaire des paupières, presque jamais à son niveau. Elle est immédiatement enveloppée par une membrane fibro-celluleuse, dont l'épaisseur varie, et qui est quelquefois doublée en dedans par un feuillet mou, pulpeux, rougeâtre; elle renferme le plus souvent une humeur glaireuse, filante, mêlée parfois avec une matière purulente jaunâtre. La tumeur peut rester un grand nombre d'années sans changer de forme et de volume. Quelquefois, à la longue, elle s'enflamme, s'ouvre, laisse échapper la matière qu'elle contient, et donne lieu à un petit ulcère. Il est facile, en comparant les symptômes qui appartiennent à chaque espèce d'anchilops, d'établir leur distinction. En comparant ces mêmes symptômes avec ceux de la tumeur lacrymale, on évite de confondre deux genres de maladies essentiellement différens. *Voyez* TUMEUR LACRYMALE.

Dans l'anchilops inflammatoire, il faut employer le traitement antiphlogistique, couvrir la tumeur avec un cataplasme émollient, et lorsque la fluctuation s'y fait sentir, y plonger la pointe d'un bistouri ou d'une lancette, pour évacuer le pus qu'elle renferme.

Dans l'anchilops enkysté, il faut enlever le kyste, s'il est peu volumineux; s'il est fort gros, on doit simplement le fendre dans sa partie antérieure; et lorsque la matière glaireuse qu'il contenait est sortie, on remplit sa cavité avec de la charpie, afin de favoriser le resserrement et les adhérences de ses parois. Dans quelques cas, il faut exciser une portion du kyste, et en toucher le fond avec des cathérétiques. La simple incision suffit parfois pour guérir le malade en fort peu de temps. Tel fut le cas d'un vieux marin qui vint à la consultation de l'hôpital Saint-Louis avec un anchilops enkysté qu'il portait depuis plusieurs années. Je fendis la tumeur dans toute son étendue, et au bout de quelques jours, le malade était parfaitement guéri. Quand l'anchilops est suivi d'un ulcère au grand angle de l'œil, la maladie prend le nom d'œgylops. *Voyez* ce mot. (J. CLOQUET.)

ANCOLIE, *aquilegia*, LIN., JUSS. Famille des renonculacées, J. Polyandrie pentagynie, L. Ce genre est remarquable par sa corolle, composée de cinq pétales, en forme de cornets, pendans entre les six sépales du calice. Une espèce de ce genre, l'ancolie commune (*aquilegia vulgaris*, L.), qui porte le nom vulgaire de *gants de Notre-Dame*, et qu'on rencontre communément en été dans nos bois, a joui autrefois d'une grande réputation, quoique les médecins d'aujourd'hui n'en fassent que peu ou point usage. Ses différentes parties, telles que son herbe, sa racine et ses graines, ont une saveur amère, âcre, un peu nauséabonde. Hoffmann en recommandait l'usage dans l'accouchement lent et difficile. D'autres l'ont prescrit contre les maladies éruptives, l'ictère, l'hydropisie, etc. Mais aucun fait bien certain n'a constaté les vertus attribuées à cette plante, qui doit rester suspecte jusqu'à un nouvel examen qui fasse mieux connaître ses propriétés, et les circonstances où son emploi peut être utile.

On préparait autrefois avec ses graines des pilules, et avec ses fleurs un syrop qui ressemblait beaucoup pour la couleur, et non pour la saveur, au sirop de violette. Les différentes parties de l'ancolie s'administraient à la dose d'un scrupule à un gros.

(A. RICHARD.)

ANCONÉ, adj. pris subst., *anconeus*, de άγκων, le coude; qui est relatif au coude ou à l'olécrâne. Nom donné par quelques anatomistes aux trois portions du triceps brachial, et au muscle suivant.

ANCONÉ (muscle), épicondylo-cubital, CHAUSS.; petit muscle

aplati et triangulaire, situé superficiellement en dedans et au-dessous de l'olécrâne. Il s'attache par un tendon à la tubérosité externe de l'humérus (épicondyle); à ce tendon, épanoui en aponévrose, succèdent des fibres charnues qui se portent, les supérieures, horizontalement en dedans, en se confondant avec celles du triceps; et les autres de plus en plus obliquement en bas; elles se terminent toutes au quart supérieur de la face et du bord postérieurs du cubitus. Ce muscle, dont l'action est faible, étend l'avant-bras sur le bras. (A. BÉCLARD.)

ANCYLOGLOSSE ou **ANKYLOGLOSSE**, s. m., *ancyloglossum*, ancylion; ἀγκυλόγλωττον, ἀγκύλιον, état d'adhérence de la langue qui empêche les mouvemens de cet organe, et, suivant son degré d'étendue et l'âge de l'individu, nuit à l'action de téter, à la déglutition et à l'articulation des sons. L'ancyloglosse peut être congénial ou accidentel. L'ancyloglosse congénial peut avoir lieu de diverses manières : ou le frein de la langue est trop prolongé vers la pointe de cet organe, et est en même temps trop peu étendu de bas en haut; ou il est trop épais, comme Fabrice de Hilden (cent. 3, obs. 28) en rapporté un exemple sur son frère utérin; ou il existe sous la langue un bourrelet charnu, une tumeur qui la fixe à la paroi inférieure de la bouche, et que l'on a nommée *tumeur sublinguale*, ou *soubre-langue* (Levret, *Journal de Médecine*, t. 37); ou la langue est retenue par des brides membraneuses; ou enfin elle adhère immédiatement, et dans une étendue plus ou moins grande, à la paroi inférieure de la bouche.

Lorsque le frein ou le *filet* de la langue est en même temps trop prolongé en avant, et trop court de haut en bas, la langue ne peut se porter en avant sur la gencive inférieure, ni saisir convenablement le mamelon et l'embrasser, comme cela est nécessaire pour que l'enfant puisse téter, à moins que le mamelon ne soit fort long. Mais ce vice de conformation n'empêche pas la langue de se porter en arrière, et il ne nuit pas à la déglutition. Ainsi l'allaitement, impossible dans un grand nombre de cas, peut cependant avoir lieu dans d'autres, quoique avec une certaine difficulté qui, je ne sais pourquoi, va en augmentant, de sorte que la section du frein devient nécessaire au bout de quelques mois. Si, malgré cette difficulté, ou parce que le frein laissait plus de liberté à la langue, l'enfant continue d'être allaité, et qu'il s'élève jusqu'à l'âge où la parole se développe, il ne pourra articuler les sons que d'une manière fort imparfaite, et en bégayant. Il est impossible d'assigner les causes de ce vice de conformation. Le diagnostic n'en est pas difficile à établir dans la plupart des cas. En effet, averti que l'enfant éprouve de la difficulté à saisir le mamelon, ou même qu'il ne peut téter, on regarde dans sa bouche, et on remarque que sa langue ne peut s'avancer sur la gencive; venant à la soulever, on reconnaît la disposition du frein qui la retient presque immobile, et s'oppose même à ce qu'on la soulève avec facilité. Levret fait observer avec raison que dans les cas où le frein se prolonge jusqu'à la pointe de la langue, celle-ci est fendue, et offre la figure d'un cœur de carte à jouer. Il pense aussi que l'excédant du frein est plus mince que le frein lui-même; mais je n'ai pas vu que cette partie présentât une organisation différente de l'état naturel, sauf la modification de ses dimensions. Quand ce vice de conformation n'est pas porté à un point si considérable, il n'est pas toujours aussi facile de juger de l'obstacle qu'il peut apporter à l'allaitement. Il faut, en portant l'extrémité du doigt dans la bouche de l'enfant, le solliciter à exercer les mouvemens de succion. On sentira alors s'il peut courber sa langue en gouttière, et l'avancer entre les gencives pour saisir le mamelon. Il faut aussi examiner le mamelon, et s'assurer s'il est convenablement disposé; car tel enfant qui ne pourra téter une femme dont le mamelon sera gros et court, en tétera facilement une autre chez laquelle il présentera des dimensions différentes. La difficulté ici ne sera donc que relative; elle pourra cependant exiger que l'on ait recours à l'opération, car il est presque toujours plus facile et plus avantageux d'inciser le filet trop prolongé, que de changer une nourrice qui réunit d'ailleurs les conditions convenables. Il arrive fort souvent que la difficulté de l'allaitement tient à des causes étrangères, telles que la mauvaise conformation du mamelon. Cependant la plupart des personnes qui ne sont pas au courant des connaissances chirurgicales attribuent constamment cette difficulté à la présence du filet, comme elles disent; et anciennement les sages-femmes se croyaient dans l'obligation de le couper chez tous les enfans. Heister et d'autres médecins rapportent même que les sages-femmes d'Italie et d'Allemagne se laissaient croître l'ongle du petit doigt pour s'en servir à faire cette section. Le bord tranchant d'une pièce de monnaie était aussi employé au même usage. Actuellement il est bien généralement reconnu qu'il est rare que l'on soit obligé de recourir à cette petite opération; et dans ces cas voici comme on y procède : on fait tenir l'enfant couché sur le dos ou dans une position horizontale, de manière que la lumière pénètre facilement dans sa bouche ; on soulève la pointe de la langue avec la plaque ou pièce de pouce fendue que J.-L. Petit a fait ajouter pour cet usage à l'extrémité des sondes cannelées. Alors, avec des ciseaux mousses tenus de la main droite, on coupe d'un seul trait le frein qui est engagé dans la fente de la plaque. Avant que Petit eût inventé ce léger perfectionnement, on soulevait la langue avec les doigts ou avec une petite fourche ; mais la petite fourche ne l'assujettissait pas solidement, et les doigts gênaient par leur volume. Cette opération si simple a encore ses difficultés et ses dangers. Les difficultés viennent de l'agitation continuelle des enfans, dont on a de la peine à réprimer les mouvemens et à tenir la bouche ouverte, et surtout de ce que, dès qu'ils sentent l'approche d'un instrument, ils rétractent la langue par un mouvement automatique ; mais en attendant quelques instans, les muscles se relâchent, et la rétraction cesse. Il faut alors saisir promptement cet instant pour introduire la plaque, soulever la langue, et diviser le filet. Si l'on a porté l'incision trop loin, ou si, comme le dit Levret, « on a coupé le frein réel et « bien conformé pour le filet, il peut arriver, suivant cet auteur, « que la langue, devenant malheureusement trop libre dans se porter « fort en arrière dans les cris de l'enfant, elle s'engage, tout en- « tière au-delà de la valvule du gosier ; ce qui ferait que l'épiglotte « resterait pour toujours abaissée sur la glotte, d'où s'ensuivrait « de toute nécessité l'interception de la respiration, et la mort de « l'enfant par suffocation. » J.-L. Petit, d'après qui il parle, et qui le premier a parlé de cet accident, rapporte plusieurs faits semblables. La première fois qu'il rencontra ce cas, l'enfant périt promptement, et l'ouverture du cadavre fit connaître la cause de la mort. Dans d'autres cas, il fut assez heureux pour sauver les enfans, en tenant la langue abaissée au moyen d'une compresse épaisse posée sur sa face supérieure, soutenue par une bande qui faisait le tour de la mâchoire inférieure, après l'avoir ramenée en avant. Je n'ai jamais eu occasion de voir cet accident, et je n'ai pas appris que des chirurgiens de nos jours l'aient rencontré ; mais il me semble qu'on ne peut guère douter de la réalité des observations de Petit. Un autre accident plus fréquent est l'hémorragie qui résulte de l'ouverture de la veine ou de l'artère ranine, hémorragie entretenue par la succion à laquelle l'enfant est incessamment invité par l'abord d'un liquide dans sa

bouche, et dont le danger ne vient pas seulement de la déplétion
des vaisseaux, mais encore de ce que le sang, en s'accumulant et
se coagulant dans l'estomac, remplit ce viscère, et empêche la
nutrition. Pour éviter de blesser ces vaisseaux, qui rampent sous
la face inférieure de la langue, il faut, en faisant l'incision,
abaisser la pointe des ciseaux pour l'éloigner de cette face. Dans
la vue d'échapper avec plus de sûreté à ce danger, j'ai l'habitude
de couper seulement le bord du frein avec les ciseaux. Le resté
de la division s'opère souvent de lui-même par l'effet des mouvemens de la langue, tant est grande ordinairement la ténuité de
ce repli membraneux. Quand cela n'a pas lieu, j'achève la division en passant sous la langue l'extrémité du petit doigt. Dionis
en avait déjà donné le précepte; mais Levret et plusieurs autres
chirurgiens ont craint que cette déchirure ne donnât lieu à une
inflammation très-vive, et même à des convulsions. Je crois que
cette crainte est absolument chimérique. Le cas de convulsions
observé par Fabrice de Hilden se rapporte à des incisions assez étendues, pratiquées sans nécessité et sans méthode, par un charlatan,
sur le plancher inférieur de la bouche. Quelques précautions que
l'on prenne, il peut cependant arriver que l'on blesse un des vaisseaux sublinguaux. L'hémorragie peut encore, comme Petit assure l'avoir vu, survenir sans que les gros vaisseaux de la langue
aient été blessés; aussi est-il bon d'examiner de temps à autre
la bouche de l'enfant après cette petite opération. S'il y a hémorragie, et qu'elle soit peu abondante, on pourra essayer de l'arrêter en touchant la surface de la plaie avec un styptique, ou en
appuyant pendant quelque temps, avec l'extrémité du doigt, un
petit morceau d'agaric sur le lieu d'où sort le sang; mais si ces
moyens ne réussissent pas, ou si le sang sort en trop grande
abondance pour qu'on puisse espérer de l'arrêter ainsi, il faut
avoir recours à la cautérisation, que l'on pratique avec un stylet
boutonné, ou une aiguille à tricoter, chauffé jusqu'au rouge, et
que l'on porte sur l'ouverture du vaisseau. Ce moyen arrête
promptement et sûrement l'hémorragie, produit peu de douleur, et est suivi de peu d'inflammation. Petit avait proposé
d'exercer la compression avec une petite fourche de bois. Mais ce
moyen, difficile à contenir, est peu sûr, et empêche l'enfant de
téter; aussi est-il abandonné. La ligature des vaisseaux ouverts
présente quelque difficulté; d'ailleurs Riolan assure avoir vu des
convulsions et la gangrène de la langue en être la suite. Après

l'opération, et dès que le sang est arrêté, on donne à téter à l'enfant ; la légère inflammation qui survient se dissipe bientôt d'elle-même, et les lèvres de la division se cicatrisent isolément.

L'épaisseur plus considérable du filet, quand elle n'est pas jointe au vice de conformation dont je viens de parler, ne nuit pas à l'action de téter ou à la déglutition ; elle s'oppose seulement à la liberté entière et à la rapidité des mouvemens de la langue, qu'exige la perfection de l'articulation des sons. *Fabrice de Hilden*, dans le cas qu'il rencontra, se crut obligé d'inciser le filet en plusieurs endroits ; mais il suffirait sûrement de faire avec des ciseaux boutonnés ou un bistouri, une incision prolongée convenablement et avec les précautions déjà indiquées.

La tumeur sublinguale ou *soubre-langue*, et l'adhérence immédiate de la langue à la paroi inférieure de la bouche, outre les inconvéniens déjà énoncés, ont encore celui d'empêcher la langue de se porter en arrière, de sorte que la déglutition ne peut se faire que d'une manière imparfaite, et que pendant cet acte l'épiglotte ne pouvant s'abaisser sur l'ouverture du larynx, les liquides versés dans la bouche tombent dans ce conduit, au lieu de passer dans l'œsophage, comme *Levret* l'a fort bien remarqué, et comme il l'a constaté par des ouvertures de cadavres. Aussi la mort de l'enfant est-elle inévitable, si l'on n'apporte un prompt remède. La tumeur sublinguale se présente sous la forme d'une masse plus ou moins longue et épaisse, brune et assez ferme, qui est située à la place du frein de la langue, et dans quelques cas offre les mêmes dimensions qu'elle. La section de ce bourrelet est de nécessité absolue pour soustraire le sujet à une mort inévitable. Mais, dit *Levret*, les mauvais succès et l'inspection des parties démontrent que la réussite est impossible, par la raison que les gros vaisseaux de la langue naturelle ont leur tronc dans celle qui est contre nature. Cependant des observations de Faure, communiquées à l'académie royale de chirurgie, montrent que ces craintes sont exagérées, et que l'on peut se flatter de succès en opérant. A cet effet, après avoir fait ouvrir la bouche de l'enfant, on saisit la langue avec le pouce et le doigt indicateur de la main gauche, dont la paume devra être tournée vers le nez de l'enfant. On a soin de relever la langue avec assez de force pour alonger le bourrelet charnu, et on l'incise avec des ciseaux boutonnés. On laisse le sang s'étancher, et on a soin de passer le doigt plusieurs fois

par jour, pour s'opposer à l'agglutination des lèvres de la plaie.
La salive de l'enfant et le lait de la nourrice sont les meilleurs
topiques pour en procurer la cicatrisation. S'il y avait une
hémorragie, on se conduirait comme il a déjà été dit. Quelquefois il suffit de faire des scarifications sur la surface de
la tumeur, pour en procurer la résolution, et rendre à la
langue sa dimension. Les adhérences de la langue se font assez
évidemment reconnaître à l'inspection de la bouche, et doivent
être détruites avec des ciseaux boutonnés, si elles sont peu
étendues, ou disséquées avec un bistouri à pointe mousse, si
elles sont plus étendues. Pendant qu'on opère, il faut tenir la
bouche ouverte au moyen d'un bâillon.

Les brides membraneuses peuvent exister d'un seul côté ou,
des deux côtés à la fois, et être plus ou moins larges et plus
ou moins longues. On a vu une de ces brides, passant au-dessus
du bord alvéolaire, aller se fixer à la partie interne de la joue
correspondante. Ces brides gênent plus ou moins les mouvemens de la langue, selon qu'elles sont plus ou moins nombreuses,
plus ou moins courtes. Elles dévient la langue vers le côté où
elles existent, et s'il en existe des deux côtés, vers le côté où
elles ont moins de longueur. L'inspection de la bouche les fait
reconnaître. Il est facile de les couper avec des ciseaux boutonnés.
Si elles étaient fort longues, il faudrait, après les avoir coupées
vers une de leurs adhérences, retrancher d'un second coup de
ciseaux le lambeau restant. Il faut aussi détruire toutes les brides
en une seule fois, en ayant pourtant le soin de laisser après
chaque incision le sang s'étancher, avant de procéder à une
nouvelle incision.

L'ancyloglosse accidentel est rare. On conçoit en effet que
les mouvemens continuels de la langue doivent s'opposer
à ce qu'elle contracte d'adhérence vicieuse avec les parties
voisines, dans les cas fréquens de plaie, d'ulcérations syphilitiques, aphtheuses, et dans celles qui résultent de la chute des
escharres gangréneuses, qui affectent la langue dans certaines
affections. Une observation de P. de Marchettis (*Syllog*,
obs. 32), prouve cependant la possibilité d'une semblable adhérence. Cette adhérence, qui fut la suite d'une plaie d'arme à feu,
empêchait les mouvemens de la langue et l'articulation de la
parole. On détruisit l'adhérence, de la manière qui a été

précédemment décrite. Il n'y eut pas d'hémorragie, et le malade guérit sans accidens.

Je ne puis terminer cet article, peut-être déjà trop long, sans parler d'un cas qui, quoique essentiellement différent, a cependant la plus grande analogie par ses effets avec l'ancyloglosse. Ce cas est celui qui est signalé dans les Mémoires de l'académie royale de chirurgie (t. 3, p. 16.) « Il vient au « monde des enfans qui, sans avoir le filet ni la langue trop « courte, ne peuvent téter, et sont en danger de périr faute « de nourriture; il faut alors examiner s'ils n'ont pas la langue « trop fortement appliquée et comme collée au palais; en ce « cas, il faut l'en détacher, et l'abaisser avec une spatule ou le « manche d'une cuiller ou chose semblable; par ce moyen, « M. Lapie dit avoir sauvé la vie à deux enfans qui, jusqu'à « ce moment, n'avaient pu prendre le teton. » M. Levret a eu l'occasion de vérifier plusieurs fois la justesse des remarques de M. Lapie ; et depuis, il s'est aperçu qu'il y a des enfans qui, sans être nés avec ce défaut, l'acquièrent quelquefois, et c'est lorsqu'on a été trop long-temps sans leur faire prendre le mamelon. Pour éviter cet inconvénient, il faut, lorsque l'enfant doit être plus de vingt-quatre heures sans téter, au lieu de le faire boire soit à la cuiller soit au gobelet, le nourrir au biberon.   (DESORMEAUX.)

ANCYLOMÈLE ou ANKYLOMÈLE, s. f., de ἀγκύλος, courbé, et de μήλη, sonde. Nom d'une sonde recourbée, dont on se servait du temps d'Hippocrate. Inusité.

ANCYLOTOME, ou ANKYLOTOME, s. m., ancylotomus, ἀγκυλοτομος; de ἀγκύλος, courbé, et de τέμνειν, couper; couteau courbe. Paul d'Egine a donné ce nom à toutes les espèces de couteaux dont la lame présente une courbure. Scultet désigne par ce mot un instrument dont on se servait de son temps pour couper le frein de la langue. Voyez ANCYLOGLOSSE.   (J. CLOQUET.)

ANCYROÏDE, adj., qui a la forme d'un crochet ou d'une ancre. On a donné ce nom à l'apophyse caracoïde de l'omoplate, et à une partie des ventricules latéraux du cerveau.   (A. B.)

ANDROGYNE, s. m., androgyna, de ἀνήρ, gén. ἀνδρός, homme, et de γυνή, femme. Ce terme a été employé par les uns pour désigner les hommes efféminés, viri effeminati, et par les autres pour indiquer les individus sur lesquels les organes des deux sexes se trouvent réunis. L'*androgynie* serait dans ce cas synonyme de l'*hermaphrodisme*. Quelques naturalistes veulent qu'on applique le mot *androgyne* aux animaux pourvus des organes des deux sexes, mais qui ne peuvent pas se féconder eux-mêmes; tandis qu'on appellerait *hermaphrodites* les animaux qui, pourvus des organes du mâle et de la femelle, pourraient se féconder sans s'unir à un autre animal de leur espèce. Les phytologistes appellent androgynes les plantes dont les sexes se trouvent sur des fleurs distinctes et séparées, quoique sur le même individu, et *hermaphrodites* celles dans lesquelles les organes des deux sexes sont réunis dans la même fleur.

Existe-t-il dans l'espèce humaine de véritables androgynes ? Nous renvoyons, pour répondre à cette question, aux articles HERMAPHRODISME et HERMAPHRODITE. *Voyez* ces mots.

(G. BRESCHET.)

ANDROMANIE, s. f., *andromania*, de ἀνήρ, ἀνδρός, homme, et de μανία, fureur. Passion extrême pour les hommes; fureur utérine. *Voyez* NYMPHOMANIE.

ANDRUM, mot indien que Kœmpfer a employé, d'après les médecins du Malabar, où la maladie est endémique, pour désigner une espèce d'éléphantiasis qui a son siége au scrotum. *Voyez* ÉLÉPHANTIASIS.

ANE, s. m., *asinus*, ὄνος. On donne ce nom à un animal mammifère, de la famille des solipèdes, et du genre cheval. Les zoologistes le désignent sous la dénomination d'*asinus equus*. On l'élève en domesticité dans presque tous les pays civilisés du monde, et il rend une multitude de services qu'il n'est pas de notre objet d'énumérer. Nous rappellerons seulement ici que sa chair est employée comme aliment dans un assez grand nombre de circonstances, et que son lait possède des qualités qui le font rechercher par les médecins dans beaucoup de maladies. (*Voyez* ALIMENS et LAIT.) Nous devons dire aussi que ses sabots, son sang, son urine, ses excrémens, sa graisse et ses poils étaient recommandés par les anciens thérapeutistes. Scroder, par exemple, nous apprend que la poudre de ses sabots rapés était donnée à la dose d'une demi-once par jour pendant un mois, contre l'épilepsie, et de la même manière que le pied d'élan (*ungula alcis*). *Voyez* ÉLAN. Après l'avoir calcinée, on mêlait aussi cette même poudre avec de l'huile, et on l'appliquait, comme un résolutif, sur les tumeurs scrofuleuses et sur les engelures. Avec le lait de

femme, on en preparait un collyre que l'on instillait goutte à
goutte dans les yeux, lorsqu'il existait un ptérygion. Enfin le
sabot entier, brûlé sur des charbons ardens, répandait une vapeur fétide, vantée contre l'hystérie. Quant au sang, si l'on avait
le soin de le tirer de derrière les oreilles, il calmait les accès de
mélancolie; et si on le prenait sur un ânon, il guérissait l'ictère.
Les excrémens, recueillis dans le mois de mai, arrêtaient l'épistaxis; et, appliqués en cataplasmes, ils apaisaient les douleurs
arthritiques, ou devenaient un cosmétique propre à blanchir le
teint. L'urine de l'animal dont nous parlons ne jouissait pas de
moindres propriétés. Discoride nous apprend qu'elle guérissait les
maladies des reins et la gale, qu'elle remédiait à l'atrophie des
membres, à la paralysie, etc. Comment donc aujourd'hui tant de
recettes merveilleuses, basées sur les qualités des diverses parties
de l'âne, et données par Hartmann, par Solenander, par Mat-
thioli, par Ettmuller, par Michaëlis, et une infinité d'autres, sont-
elles tombées dans le plus profond oubli? C'est que dans les
sciences d'observation, le vrai seul est durable; et il n'y a de vrai
en médecine que ce qui est basé sur l'expérience : or l'expérience
n'a confirmé l'efficacité d'aucune de ces substances, et tout ce que
l'on peut dire aujourd'hui de juste au sujet de l'âne, c'est que sa
chair est nutritive, que son lait est utile dans la phthisie pulmonaire, dans les affections chroniques de l'estomac et des intestins,
et dans la constipation comme laxatif, que sa graisse à l'état frais
est émolliente et relâchante, comme l'axonge de porc et la graisse
de volaille, et que la vapeur de ses sabots brûlés peut être antihystérique. (HIP. CLOQUET.)

ANÉMIE, s. f. *Anœmia*, de α privatif, et de αῖμα, sang,
privation de sang. Maladie opposée à la pléthore, et qui consiste dans une diminution très-grande de la quantité du sang
contenu dans l'appareil circulatoire. Un auteur l'a aussi décrite
sous le nom d'*Inanition des vaisseaux*, *d'épuisement des vaisseaux sanguins*.

L'anémie peut être le résultat immédiat des causes morbifiques :
La privation des alimens nécessaires à l'entretien de la santé, ou
l'usage de substances peu nutritives, des évacuations abondantes, des fatigues considérables, peuvent donner lieu à une
anémie primitive; mais dans beaucoup de cas elle est secondaire : elle survient à la suite d'hémorragies prolongées, de saignées fréquentes, et dans le cours de diverses maladies chroniques.

La chlorose a été considérée comme une espèce d'anémie, qui sera décrite au mot *Chlorose*.

Les principaux symptômes de l'anémie sont la décoloration de la peau qui devient pâle, l'œdématie du tissu lamineux, une faiblesse qui permet à peine au malade de se soutenir, l'inappétence, le dévoiement, les sueurs excessives pendant la nuit et même pendant le jour, une sécrétion abondante d'urine, l'impossibilité de fixer son attention sur un sujet quelconque, les sifflemens d'oreilles, les défaillances, les syncopes, dans lesquels la mort peut avoir lieu. A l'ouverture des cadavres, on ne trouve pas de sang dans les vaisseaux destinés à le contenir, et spécialement dans les artères et les veines; il ne s'en écoule pas sous le scalpel, lorsqu'on incise les parties charnues; les cadavres sont *secs*, comme s'ils étaient de cire, suivant l'expression de Lieutaud. Les toniques, les préparations martiales, un choix d'alimens très-riches en principes nutritifs, un exercice modéré, sont les principaux moyens qu'on a proposés contre cette maladie.

L'anémie qui succède à des hémorragies abondantes, est un des phénomènes de ces affections, et rentre nécessairement dans leur histoire; il en est de même de l'anémie qui survient dans le cours de diverses maladies chroniques. Il en est autrement de celle qu'on a observée dans une des galeries de la mine de charbon de terre d'Anzain, et qui succédait à une sorte de diarrhée très-douloureuse; elle doit être exposée ici, parcequ'il serait difficile de la décrire ailleurs.

Tous les ouvriers employés dans la galerie en question tombèrent malades dans l'été de l'an 11 pour la première fois, bien que cette galerie fût déjà depuis long-temps en exploitation. La maladie n'attaqua point les ouvriers employés dans les galeries voisines, qui ne différaient sensiblement de la première que par une longueur moins considérable, et un renouvellement un peu plus facile de l'air. Elle débutait sous la forme de coliques violentes, avec météorisme, déjections noires et vertes, auxquelles se joignaient la gêne de la respiration, les palpitations, et une grande faiblesse. Ces accidens se dissipaient peu à peu après une durée de dix à douze jours, et c'était alors que se montraient les symptômes de l'anémie : la face décolorée prenait une teinte analogue à celle de la cire que le temps a jaunie; les vaisseaux sanguins s'effaçaient au point, qu'aucune veine n'était sensible à la vue ou au toucher dans l'épaisseur de la peau, dans les régions mêmes où ces vaisseaux sont ordinairement plus manifestes. Aucune ramification capillaire ne paraissait sur les conjonctives oculaire et palpébrale, ni sur la membrane muqueuse de la bouche; les pulsations artérielles étaient faibles, et ces divers symptômes persistaient même au milieu des phénomènes fébriles qui survinrent accidentellement chez quelques sujets. Du reste, ces individus étaient dans une extrême faiblesse; ils se plaignaient d'une grande anxiété; ils offraient un peu d'œdématié au visage, éprouvaient de fréquentes palpitations, et de l'essoufflement par le moindre exercice; ils avaient des sueurs habituelles; l'appétit était conservé, mais les digestions étaient imparfaites, et le dépérissement faisait des progrès continuels. Cet état se prolongeait quelquefois pendant six mois ou un an, et dans quelques cas il se terminait par la mort, qui était précédée souvent de la réapparition des premiers symptômes. La longueur et l'opiniâtreté de cette affection engagèrent à consulter la société de l'école de médecine sur les moyens à employer pour la combattre : quatre malades furent conduits à Paris, et placés dans l'hôpital de la Faculté; le professeur Hallé fut chargé de diriger leur traitement. On eut d'abord recours à l'usage d'alimens réparateurs, et aux infusions amères de houblon et de gentiane, au vin antiscorbutique, moyens auxquels on joignit, plutôt en manière d'essai que d'après des indications précises, les frictions mercurielles. Pendant ce traitement, un des malades succomba; à l'ouverture de son corps, on trouva tous les vaisseaux artériels et veineux vides de sang coloré, et ne contenant qu'un peu de liquide séreux; l'incision des chairs ne donna lieu à aucun écoulement de sang, si ce n'est à la cuisse, où il en sortit un peu. Cette absence de sang, qui était d'accord avec les phénomènes observés, porta à renoncer aux frictions mercurielles, et à les remplacer par l'usage intérieur du fer (limaille porphyrisée), à la dose d'un gros chaque jour, combiné sous forme d'opiat avec quelques toniques. Au bout de huit à dix jours, on observait déjà une amélioration dans l'état des malades soumis à ce mode de traitement; quelques veines commençaient à se montrer sous la peau de l'avant-bras; les digestions étaient plus régulières; l'essoufflement avait diminué. Chacun des jours suivans, les malades montraient, comme une découverte, de nouveaux vaisseaux qu'ils n'avaient pas aperçus la veille : tous les symptômes continuèrent également à s'amender, et le rétablissement de ces individus était complet lorsqu'ils furent renvoyés dans leur pays.

Des lésions semblables furent observées, sur les lieux mêmes, chez plusieurs individus qui succombèrent ; et le même mode de traitement fut employé avec un égal succès à Dunkerque, où quelques malades avaient été envoyés, et à Anzain même. On remarqua de plus que les rechutes étaient faciles.   (CHOMEL.)

ANÉMOMÈTRE, s. m., de ἄνεμος, vent, et de μέτρος, mesure : Instrument qui sert à marquer la direction, la force et la durée des vents. Lorsque des épidémies ravagent un pays, ou même lorsqu'on veut tracer la constitution médicale d'une saison, ou la topographie d'une ville ou d'une province, il est indispensable de tenir un compte exact de la direction et de la durée des vents. On sait combien cette connaissance a fourni aux philosophes de l'antiquité de vues ingénieuses, et le trait d'histoire d'Empédocles n'est ignoré de personne. Il nous paraît donc utile de donner quelques notions à cet égard.

Bien que les vents n'aient pas seulement une direction parallèle à l'horizon, mais qu'ils lui soient quelquefois obliques, on se borne ordinairement à considérer le point d'où ils partent, et celui où ils se rendent. Pour faire cette appréciation, il faut supposer un cercle divisé en trente-deux parties par seize diamètres ; ce qui donne trente-deux directions qui ont reçu le nom de *rumbs*, ou *airs de vent*, et dont l'ensemble forme *la rose des vents*.

Quatre points principaux, résultant de deux diamètres se coupant à angles droits, et correspondant au nord, au sud, à l'est et à l'ouest, ont reçu le nom de points cardinaux. Les noms des points intermédiaires participent de ceux de ces mêmes points, combinés deux à deux, trois à trois, sans addition ou avec addition de la fraction $\frac{1}{4}$, qui indique que le point désigné est le quart de l'espace compris entre un point cardinal et le milieu qui le sépare du point cardinal le plus voisin, ou le 8e d'un point cardinal à l'autre. Ainsi, pour désigner que le vent occupe le point correspondant au quart de l'espace compris entre le nord et le nord-est, on dit que le vent est nord-quart-de-nord-est ; le point qui suit immédiatement se nomme nord-nord-est ; le suivant, nord-est-quart-de-nord. Cette locution annonce que le vent est nord-est, mais inclinant vers le nord d'un 32e de cercle ou d'un quart de l'espace compris entre le nord-est et le nord. Cette règle, facile à saisir, s'applique également aux autres points de la rose des vents. Ainsi on dit sud, ensuite sud quart-de-sud-ouest ou de sud-est, selon qu'on examine de droite à gauche, ou de gauche à droite ; sud-sud-ouest, sud-ouest-quart-de-sud, etc.

L'instrument qui sert le plus ordinairement à mesurer les vent, est la girouette ; cet instrument suffit au médecin observateur. Il ne serait pas suffisant pour apprécier la vitesse des vents ; on a imaginé pour cela d'autres moyens plus ou moins ingénieux, qu'il n'entre pas dans notre plan de faire connaître ici.

(ROSTAN.)

ANÉMONE, s. f., *anemone*, L. J., renonculacées, J. Polyandrie polygynie, L. Ce genre est caractérisé par son calice pétaloïde, régulier, ses fruits monospermes, souvent terminés par une queue barbue à leur sommet, et par un involucre composé de trois folioles, placé au-dessous des fleurs. De toutes les espèces de ce genre, la seule qui ait été employée avec quelque succès à l'intérieur, c'est l'anémone des prés, ou *pulsatille noirâtre* (*anemone pratensis*, L.). Stoerk a fait avec ce végétal un grand nombre d'essais, en l'administrant tour à tour sous les formes d'extrait, de poudre, d'infusion, etc., et dans les maladies les plus différentes ; telles, par exemple, que la syphilis, l'amaurose, l'aménorrhée, la paralysie, etc.; mais ses propriétés curatives annoncées par Stoerk n'ont point été constatées de nouveau par les auteurs qui ont cherché à répéter ses expériences. L'anémone des prés demande donc encore à être de nouveau expérimentée pour que les praticiens puissent retirer quelque avantage de son administration.

On a employé aux mêmes usages, et sans en retirer de plus grands avantages, la coquelourde ou pulsatille (*an. pulsatilla*, L.), espèce extrêmement voisine de la précédente. La *sylvie* ou anémone des bois (*an, nemorosa*, L.) s'emploie surtout à l'extérieur. Comme toutes les autres plantes de la famille des renonculacées, elle est âcre et corrosive. On s'en est quelquefois servi pour déterminer sur un point quelconque de la surface du corps une rubéfaction qui remplace celle qu'on produit par les sinapismes. Quelques auteurs ont recommandé de l'appliquer sur les poignets dans le traitement des fièvres intermittentes tierces.

En général, on doit se défier de toutes les plantes de ce genre : elles sont âcres, corrosives et plus ou moins délétères.

(A. RICHARD.)

ANENCÉPHALE, adj., *anencephalus*, de la particule *a* pri-

vative, et de *ἐγκέφαλον*, encéphale. On a désigné par ce terme
les fœtus ou les enfans nouveau-nés, privés en partie ou en totalité de l'encéphale. *Voyez* anencéphalie.   (G. BRESCHET.)

ANENCÉPHALIE , s. f. de *α* privatif, et de *ἐγκέφαλον*, encéphale. On a voulu désigner par cette expression la déviation
organique qui consiste dans l'absence plus ou moins complète
du crâne ou de l'encéphale. Ce vice de conformation est encore connu sous les noms d'*acéphalie fausse , acephalia spuria ,
d'acranie* ou défaut de crâne (*acrania*), d'aencéphalie (*aence-
phalia*), de microcéphalie (*microcephalia*).

On décrit sous ces différens noms, l'absence d'une portion
plus ou moins grande de l'encéphale ou de ses enveloppes osseuses. La privation totale de la tête constituant l'acéphalie; il ne
faut pas confondre ces deux états. Je crois qu'il serait mieux
de nommer cette monstruosité *hémicéphalie* (*Voyez* ce mot),
parce que les termes d'*anencéphalie* ou d'*acranie* paraissent
exprimer l'absence complète de la masse encéphalique ou des os
du crâne; ce qui ne se rencontre pas dans ce vice organique.

Les travaux de Haller, Sandifort, de MM. Sœmmerring ,
Prochaska , Klein, Malacarne , Penada , Rossi, Buttner, Otto,
Meckel , Tiedemann, Béclard , et tout récemment ceux de
M. Geoffroy-Saint-Hilaire , ne laissent presque plus rien à
désirer sur ce point important d'anatomie et de physiologie
pathologique.

L'anencéphalie n'exclut pas toute possibilité d'existence isolée,
comme le fait l'acéphalie. On a vu des anencéphales donner
des signes certains de vie à leur naissance, et continuer à vivre
pendant plusieurs heures et même plusieurs jours. Tant que le
fœtus ne jouit pas d'une vie individuelle propre, mais qu'il n'est
qu'une partie de l'organisme maternel, le défaut du cerveau,
même total, n'a pas d'influence nuisible sur l'existence, puisque
les monstres de cette espèce naissent ordinairement bien nourris.
C'est ce qu'on peut voir dans les figures de beaucoup de ces
anencéphales ; c'est ce que démontre M. J. F. Meckel, d'après
les douze anencéphales qu'il possède ; et c'est aussi ce que je puis
affirmer d'après les exemples que j'ai sous les yeux. Les fœtus
anencéphales que j'ai disséqués m'ont tous offert de l'embonpoint;
le tissu cellulaire sous-cutané pénétré d'une assez grande quantité de graisse. Mes observations s'accordent parfaitement avec
celles de Morgagni , Prochaska, Sandifort, Tyson , J. F. Mec-

kel, etc. Hull cite deux cas où les fœtus étaient extrêmement petits, quoiqu'ils vinssent au terme régulier de la grossesse. Mais dans l'un de ces cas, le fœtus anencéphale existait dans le même utérus avec un fœtus bien conformé. Les observateurs disent encore ici que le nombre des anencéphales du sexe féminin est plus grand que celui des anencéphales du sexe masculin. La différence n'est cependant pas aussi forte que pour les acéphales. Morgagni, Sandifort et Sœmmerring assurent que le nombre des femelles l'emporte encore de beaucoup sur celui des mâles ; je ferai remarquer avec M. J. F. Meckel, que beaucoup d'observateurs se taisent sur la nature du sexe. Cependant le sexe féminin ne paraît pas excéder de beaucoup en nombre le masculin, comme cela existe pour beaucoup d'autres monstruosités. Henkel a donné une observation qui porte que la même mère accoucha successivement de deux filles anencéphales, et de deux garçons bien conformés.

La manifestation de vie des fœtus anencéphales dans le sein maternel est toujours ordinaire et naturelle ; seulement l'accouchement arrive le plus souvent avant terme, et le plus ordinairement vers le septième ou le huitième mois. Dès que ces fœtus doivent avoir une existence propre, qui n'est possible qu'avec l'intégrité de l'organe central du système nerveux de relation, ils meurent, soit en naissant, soit immédiatement ou peu de temps après. Dolignon nous a transmis l'histoire d'un anencéphale dont la tête était couverte d'un production molle, pulpeuse sur la dure-mère, et cette membrane formant une tumeur spongieuse, rouge et épaisse de six lignes, contenant du sang et un peu de substance médullaire. Il mourut quelques instans après sa naissance. Dans un cas cité par Wepfer, la vie persista quinze minutes après que l'enfant fut venu au jour. Rouhault et Saviard ont chacun vu un fœtus anencéphale vivre pendant six heures. Un autre vécut huit heures, et Buttner cite un cas de quinze heures d'existence. Un fœtus de sept mois, et anencéphale, ne périt qu'après sa onzième heure. Klein, Erisseau, Paaw, Rayger, parlent d'anencéphales qui parvinrent jusqu'à leur vingt-quatrième heure. L'anencéphale de Schellhase atteignit la fin de son deuxième jour ; celle de Jacobœus parvint à son troisième, ainsi que celui de Penchiénati. Saviard a observé une anencéphale dont l'existence se prolongea jusqu'au quatrième jour ; pendant tout ce temps, il se remua, cria, et prit le sein de sa nourrice. Heyshan en a vu un parvenir jusqu'au sixième jour. Dans un cas observé par Bayle, un fœtus anencéphale de huit mois vécut une semaine, et vint au monde avec deux dents incisives à la mâchoire supérieure.

Les yeux sont parfois mobiles, vifs, et l'iris est sensible à la lumière, ainsi que Hull en cite un exemple. Quoique l'existence soit rigoureusement possible, pendant quelque temps, avec l'absence de cerveau, cependant le défaut de cet organe se fait bien sentir pour l'exercice de toutes les fonctions. Dans le cas de Buttner, de l'anencéphale qui vécut quinze heures, les paupières ne s'ouvrirent point; les yeux ne purent distinguer la lumière; la respiration, très-gênée, exigeait, pour s'exécuter, que la tête fût portée en avant, et que l'enfant fît des mouvemens brusques et convulsifs. Chez d'autres enfans, la respiration était bruyante, les mouvemens paraissaient faibles, et ils périssaient dans les convulsions. Celui de Klein, qui vécut vingt-deux heures, resta constamment dans un état d'assoupissement; la peau était froide; il n'y eut aucune excrétion; la respiration était très-lente, le pouls insensible, le visage bleuâtre, et les yeux ne donnaient aucun signe de sensibilité à la lumière. Dans la seconde observation de Klein, l'enfant vécut vingt-quatre heures, mais dans un grand état de faiblesse; sa respiration était difficile, ainsi que la déglutition, et l'on ne le faisait sortir d'un assoupissement continuel qu'en lui arrosant la tête avec du vin tiède. L'excrétion de l'urine et des matières alvines s'opérait avec régularité.

Quant à la disposition des parties qui forment la tête, on observe beaucoup de variétés, mais qui peuvent toutes se rapporter à un développement incomplet du crâne, de la face et de l'encéphale. Il nous serait facile d'entrer dans beaucoup de détails, en analysant les observations que nous possédons sur l'anencéphalie; mais il nous suffira d'extraire les faits les plus importans appartenans aux principaux observateurs; car ce n'est que dans une monographie ou dans un traité complet d'anatomie pathologique qu'on peut s'étendre sur une pareille matière. En général les anencéphales appartiennent à une période plus avancée du développement que les acéphales. L'existence des os du crâne, ou de leurs vestiges, les portions de cerveau, de cervelet ou de moelle épinière, la présence de poches dirigées le plus souvent en arrière, la disposition presque toujours normale des principaux viscères du thorax et de l'abdomen, sont autant de preuves de ce que j'avance. On ne voit pas ici, ou l'on n'observe que beaucoup plus rarement que dans l'acéphalie, l'absence des poumons, du cœur, de l'estomac, la division des intestins en plusieurs portions, l'atrésie de beaucoup de canaux, les anomalies dans la distribution ou dans le nombre des vaisseaux sanguins, la confusion des appareils génitaux et urinaires, l'imperfection des organes sexuels, la présence des diverticules intestinaux; enfin les membres existent ordinairement, et leurs vices de conformation sont moins remarquables, moins fréquens, moins nombreux; c'est ce que démontrent les observations de Morgagni, Haller, Sandifort, Sœmmerring, Vasalva, Malacarne, Busch, Klein, Van-Doeveren, Caldani, Otto, J. F. Meckel, etc. Dans un cas d'anencéphalie, Van-Doeveren vit un double bec de lièvre et une fissure de la voûte du palais. Les yeux, au lieu d'être rapprochés et confondus, comme il arrive quelquefois, ainsi qu'on peut le voir dans les fœtus monopses ou cyclopes, les yeux, dis-je, étaient très-distans l'un de l'autre; une fente divisait le nez. Anachstedt cite un cas semblable; toutes les parties cérébrales et la voûte du crâne manquaient. La voûte palatine, le sphénoïde, l'occipital et les vertèbres cervicales supérieures étaient fendues. Dans d'autres fœtus on a trouvé une division du palais, du nez, du front, de la voûte du crâne et de l'occipital, ainsi qu'un spina bifida des vertèbres cervicales, ou une séparation totale de cette portion supérieure de la tige rachidienne. Quelquefois la fissure s'étend en avant sur le sternum, sur l'abdomen, et jusqu'au pubis, avec atrophie de la vessie, et en arrière, les lames des vertèbres, séparées les unes des autres, changent le canal vertébral en une simple gouttière.

On peut établir une progression dans l'anencéphalie, et sous le rapport des parties contenantes, et sous celui des parties contenues. Ces deux ordres de parties de la tête ne sont pas dans une dépendance rigoureuse l'un de l'autre dans l'anencéphalie. Quelquefois avec un crâne largement ouvert, les os de la voûte sont à peine ébauchés ou très-distans les uns des autres; on rencontre une poche ou une masse contenant le cerveau assez bien conservé ou développé; d'autres fois, quoique le crâne ne présente qu'une fente en avant, ou, ce qui est plus fréquent, une fenêtre en arrière, la poche qui sort par cette ouverture a contenu l'encéphale, dont on ne trouve plus aucun ou que de légers vestiges. Dans cette conformation, la cavité crânienne a très-peu de capacité; les frontaux et les pariétaux, dirigés presque horizontalement, ne laissent

entre eux et la base du crâne que très-peu d'espace. La face portée
en avant présente les mâchoires proéminentes, et les orbites regardent le ciel.

M. J. F. Meckel a donné l'histoire de douze fœtus anencéphales qui forment une série progressive de crânes vicieusement
conformés; mais la même progression de non-développement ne
se trouve pas pour l'encéphale; cet organe manque presque entièrement dans tous les cas. Il ne faut pas inférer de là que l'anencéphalie ne tient point à un développement imparfait ou arrêté de
la tête, mais qu'elle est due à des causes accidentelles, ou à l'existence d'une hydrocéphalie. Ne pouvons-nous pas tout naturellement présumer que les progrès du développement ont été les
mêmes pour le crâne et pour l'encéphale, mais qu'arrivée à un
certain degré, la force de formation s'est rallentie; le crâne, qui
était ouvert dans toute sa partie supérieure, a pu laisser sortir
l'encéphale renfermé dans ses membranes, et les parois du crâne,
ne se trouvant plus soutenues en dedans, se sont affaissées; les
bords des os, jusqu'alors séparés, se sont joints, et la tête est
devenue déprimée dans un sens, tandis que dans un autre elle a
offert une encéphalocèle ou une hydrencéphalocèle qui ne doivent
être regardées que comme secondaires. Plus tard une cause fortuite a pu faire rompre ces poches, qui se sont vidées, et la matière qu'elles contenaient s'est mêlée à la liqueur de l'amnios.

Robin de Kyavalle ne trouva chez un anencéphale de six mois
ni cerveau, ni moëlle épinière, mais seulement un peu de mucosité.
Penada a observé sur un anencéphale privé du cerveau et du cervelet
que la voûte du crâne n'était éloignée que de deux à trois lignes
de la base du crâne. Dans cet espace se trouvait la dure-mère.
La partie supérieure de la colonne cervicale était ouverte jusqu'à
la troisième vertèbre, lieu où commençait la moëlle épinière.
Klein et Bussière citent des faits semblables d'absence du cerveau,
et où l'on voyait les artères carotides se ramifier dans les membranes; le cordon rachidien ne commençait qu'à la quatrième
vertèbre du cou.

Sur une petite fille nouvellement née, Hander rencontra, au
lieu de cerveau, une masse charnue, ferme, d'un rouge foncé à
l'extérieur, composée de quatre à cinq corps rangés à côté les
uns des autres, et ressemblant à des glandes recouvertes par une
membrane, et contenant des vésicules remplies d'un liquide jaune.
Des nerfs très-mous sortaient de la base de cette masse, et du

commencement de la moelle épinière. Morgagni parle, dans sa
48ᵉ lettre, d'un fœtus anencéphale, dans le fond du crâne duquel
existait une vésicule remplie d'un liquide rougeâtre, et en arrière
un corps amygdaliforme, qu'il regarda comme le cervelet. Sur un
autre sujet, il rencontra sous une membrane mince et rouge, au
lieu de cerveau et de moëlle allongée, deux prolongemens épais,
mous, contenant une matière muqueuse. Wepfer parle également
d'une petite fille hémicéphale dont le crâne renfermait une masse
rougeâtre, convexe, à circonvolutions, mais d'apparence charnue
à sa superficie. Une membrane d'enveloppe ayant été ôtée, on
aperçut plusieurs vésicules adhérentes les unes aux autres par des
filamens déliés et renfermant un liquide clair. A la base du
crâne, on vit trois corpuscules arrondis, formés de substance
médullaire grisâtre, et desquels sortaient des cordons nerveux.
Sur d'autres sujets, on a reconnu deux petits hémisphères cérébraux, avec le conarium, vers lesquels arrivait la moelle épinière,
et d'où l'on voyait sortir des filets nerveux. Klein vit à la place
du cerveau une collection d'hydatides divisée en deux grappes
adhérentes entre elles et à la dure-mère ; les plus petites égalaient
à peine la grosseur d'une tête d'épingle, et les plus grosses celle
d'une aveline. Enveloppées d'une membrane épaisse et élastique,
elles contenaient un liquide rougeâtre. En arrière, on apercevait
un tubercule de substance cérébrale, placé au-dessus de la protubérance annulaire et de la moelle allongée. Ce tubercule avait
une cavité dans son épaisseur, et un réseau vasculaire. Les nerfs
optiques sortaient du cerveau dans un point qui n'offrait aucune saillie ; ils se rapprochaient, mais ne se réunissaient point.
Les nerfs de la cinquième paire avaient une grosseur plus forte
que celle qu'ils ont communément. Rossi découvrit, dans le fond
du crâne d'un anencéphale, une substance rougeâtre très-adhé-
rente aux os. Examinée, elle offrit un double feuillet. Derrière
les cavités orbitaires, on apercevait un appendice et beaucoup
de granulations miliaires d'une substance grise. La moelle rachidienne avait aussi cette teinte grise ; les filamens nerveux
n'offraient pas l'apparence médullaire. Les artères carotides
internes étaient extrêmement petites ; les veines et les artères vertébrales manquaient. Stalpart Van-der-Wiel rencontra à la base
du crâne d'un de ses fœtus anencéphales une excroissance fongueuse avec plusieurs vésicules pleines de sérosité. Prochaska
parle d'une masse rouge qui avait moins de la moitié du volume

du cerveau. Caldani a vu également dans le crâne une masse d'apparence charnue, partagée en trois lobes, deux petits et un grand. Elle était cellulaire, et contenait un fluide rougeâtre. Les artères carotides interne, externe et vertébrale, ainsi que les veines du cou, formaient un réseau de petits vaisseaux entrelacés et adhérant fortement à une membrane. Ces vaisseaux ne formaient pas de troncs communs dans cette partie de la tête, et c'est plus bas qu'on distinguait les artères sortant les premières, et s'isolant de ce lacis vasculaire. Dolignon, Romberg, Rayger, Marrigues, etc., parlent aussi d'apparence fongueuse, de membranes formées par l'union d'un grand nombre de petits vaisseaux, et dans plusieurs des cas qu'ils rapportent, tantôt la moelle épinière manquait partiellement, et le canal rachidien était ouvert; tantôt le cordon médullaire manquait entièrement, quoique la colonne vertébrale fût régulière.

Dans un cas observé par Penchiénati, d'une petite fille qui vécut pendant trois jours, on vit les corps striés, les couches optiques, les ventricules latéraux et le moyen agrandis, les quatre protubérances ou tubercules quadri-jumeaux, et le conarium. Le cervelet était mou et couvert par une membrane mince. Toutes ces parties présentaient, à la région supérieure du crâne, une éminence rouge, non recouverte par la peau. Les artères frontale et occipitale étaient plus grosses que de coutume, et les artères temporales manquaient. Les masses cellulaires et spongieuses dont nous avons parlé, nous paraissent indiquer un état stationnaire de l'encéphale; la présence des vésicules vient encore fortifier cette présomption, puisque l'anatomie nous apprend que, dans ses premières périodes, le cerveau est vésiculeux. Dans les anencéphales d'une époque plus avancée du développement organique, on commence à distinguer de la substance médullaire, et bientôt après la séparation de l'organe en hémisphères et en lobes.

Quelquefois, comme nous l'avons dit, d'après nos propres observations, et ainsi que Tyson en donne un exemple, l'encéphale est rejeté en arrière, refoulé dans la cavité des vertèbres cervicales, où au lieu de cerveau on ne voit qu'une tumeur fongoïde dans la substance de laquelle on découvre quelque peu de matière cérébrale. Dans l'observation de Hull, l'organisation était plus avancée et le cerveau semblait être plus régulier. Le crâne et l'encéphale paraissaient s'être formés dans les mêmes proportions et rapports; on reconnaissait les pariétaux et la partie supé-

-rieure des frontaux, mais petits et plats; ils ne laissaient entre eux et la base du crâne, aucun espace pour loger le cerveau. Les occipitaux supérieurs manquaient, la colonne rachidienne, imparfaite, était ouverte depuis la nuque jusqu'au sacrum. Dans la partie supérieure de cette cavité, se trouvait le cervelet, tandis que le cerveau descendait jusqu'au sacrum; la moelle épinière était divisée, et les nerfs optiques, plus minces et plus courts que de coutume, sortaient de la base du cerveau. Dans quelques anencéphales, l'organisation est un peu plus qu'une simple ébauche; Malacarne a vu, dans la région de la fontanelle postérieure, une éminence molle et globuleuse, formée principalement de substance grise ou corticale, et au-dessous un peu de substance blanche disposée en quelque sorte comme dans l'arbre de vie. D'autres auteurs ont décrit des fœtus anencéphales, où le cervelet et le cerveau étaient très-peu irréguliers, quoique le crâne manquât presque entièrement. La colonne vertébrale pouvait être fendue sans que le cordon rachidien offrît aucune trace de vice de conformation. Nous dirons avec M. J.-F. Meckel, dont nous avons mis plus d'une fois les travaux et l'amitié à contribution, que la science possède un nombre suffisant de faits pour démontrer les différens degrés de l'anencéphalie. On voit d'abord avec un défaut à peu près égal du crâne, le cerveau manquer entièrement et la base du crâne à nu, ou ne se trouver couverte que par le périoste et une substance celluleuse. A un degré plus avancé se montrent les vésicules, dans lesquelles n'existe d'abord qu'un liquide, et plus tard de la substance cérébrale. Enfin l'encéphale se forme en entier: sa partie supérieure peut encore offrir de légères défectuosités, et le crâne être ouvert en avant, en haut ou en arrière.

La direction de la face, le renversement de la tête en arrière, la saillie du menton, la position supérieure des orbites, l'absence du cou, le rapprochement des oreilles des épaules, sont autant de circonstances qui s'expliquent aisément.

L'absence du cou et la situation de la tête, qui paraît sortir d'entre les épaules, tiennent aux mêmes causes: on peut en accuser soit la torsion de la colonne cervicale et sa convexité en avant, soit la fusion des diverses pièces qui la composent, ou leur division seulement en arrière pour former une seconde cavité crânienne propre à recevoir l'encéphale, ou sa séparation complète en deux tiges, ainsi que j'en ai des exemples. La fusion des vertèbres les unes dans les autres paraît à M. Meckel le phénomène le plus remarquable. Cette circonstance rappelle, suivant ce grand physiologiste, la forme primitive de la colonne vertébrale, qui n'est dans le principe chez l'embryon des mammifères, comme dans les poissons chondroptérigiens, pendant toute leur vie, qu'un cartilage sans séparation, dans lequel apparaissent successivement des noyaux osseux distincts et séparés, qui deviennent plus tard de véritables vertèbres. Dans les cétacés, ces pièces restent toujours unies et confondues, et n'ont que peu d'épaisseur. Une ténuité semblable a été remarquée par Sandifort dans les anencéphales. Le nombre des pièces semble aussi décroître plutôt dans la colonne cervicale que dans les autres points du rachis. Mais n'est-ce pas encore l'effet de cette fusion des vertèbres, et devons-nous chercher, dans la réduction de ce nombre, un passage à la condition d'autres espèces animales; peut-on croire que les anencéphales soient ici dans des conditions semblables à celles où se trouvent plusieurs reptiles, et la plupart des poissons? Je sais que des naturalistes, dont je respecte le caractère, et aux travaux desquels la science est très-redevable, croient qu'on peut trouver, dans les mutilations de la tête, des membres, etc. des acéphales, des anencéphales et de beaucoup d'autres monstruosités, des preuves du passage de l'organisation humaine à la condition d'animaux de différentes classes; mais je ne puis partager cette opinion dans toute la rigueur de son interprétation, et je ne puis voir dans ces rapprochemens forcés des formes des monstruosités trop souvent comparées par le vulgaire à des animaux connus ou bizarres, qu'une erreur qu'un léger examen fait bientôt découvrir. Notre siècle ne doit pas répéter les contes ridicules d'Ambroise Paré, de Fortunius Licetus, etc.

Je trouve une élévation de pensée bien plus grande, et une véritable découverte des lois de la formation organique, dans l'opinion qui attribue la plupart des monstruosités animales, à un développement arrêté dans son cours.

Nous dirons qu'il nous est agréable d'avoir attribué à cette cause nos vices organiques avant de connaître les travaux de beaucoup de physiologistes étrangers, et qu'en cela nous nous trouvons d'accord avec M. Geoffroy-Saint-Hilaire, qui avait été amené au même résultat par ses savans travaux.

Nous signalerons un dernier phénomène des anencéphales, c'est celui du système pileux sur divers points du corps, et de l'accroissement plus considérable de certains organes que ne le comporte l'âge du fœtus. Ne peut-on pas raisonnablement admettre ici que la cause de ces phénomènes se trouve dans le transport de la force organique, ou force formatrice, sur d'autres points que sur ceux où elle devait agir, et qui sont restés en arrière dans leur formation.

Les opinions sur le mode de production de l'anencéphalie, peuvent se rapporter à deux divisions.

Dans la première, on regarde cet état comme primitif, et dans la seconde, on prétend que le crâne et l'encéphale ont été formés d'après le type régulier, et que leur altération a été secondaire et accidentelle. Mais les uns veulent que la cause occasionelle, un agent mécanique, par exemple, ait agi de l'extérieur à l'intérieur, tandis que d'autres prétendent que la cause a été interne. Enfin il en est qui admettent ces deux genres de causes. Morgagni, Haller, Sandifort, Rossi, Siebold, Pénada, se prononcent pour l'origine mécanique; mais Haller, Sandifort, Rossi et Siebold, veulent une cause mécanique extérieure, tandis que les autres la veulent intérieure, et ils admettent comme telle un amas d'eau dans l'intérieur du crâne. Haller cite à l'appui de son opinion l'existence des nerfs du crâne, des ouvertures faites pour eux, dans l'épaisseur des os de la tête. La présence des artères carotides, des veines jugulaires et des nerfs, lui paraissent aussi plus que des présomptions, en faveur de son sentiment. L'idée de l'existence de nerfs, d'artères, et de veines parvenant à un crâne dépourvu de cerveau, lui semble être dénuée de toute raison. Comment croire, dit cet illustre physiologiste, que d'aussi grandes artères que les carotides, d'aussi grosses veines que les jugulaires, puissent être fermées dans leurs points correspondans à la cavité cranienne, et que les nerfs ne consistent que dans leur névrilème, sans une parcelle de substance médullaire; Haller conclut du défaut des os du vertex, et d'une grande partie du frontal et de l'occipital, du refoulement vers l'intérieur de la portion écailleuse du temporal, que toutes ces pièces osseuses encore tendres ont été portées en dedans, à une période quelconque, par une cause violente, que les méninges ont été déchirées et que par cette rupture la substance encéphalique a pu sortir.

On a cité, pour défendre cette opinion, des observations signalant des accidens éprouvés par la mère pendant la gestation; des coups, des chutes, des pressions sur l'abdomen, etc. Mais

Prochaska et Sœmmerring ont combattu ces opinions. Si on les admettait, disent ils, comment pourrait-on concevoir l'analogie et même la ressemblance qui existent entre les différens exemples de cette monstruosité? La présence des cheveux immédiatement au-dessus des sourcils, la saillie des yeux, l'existence de grandes poches membraneuses à la base du crâne, sont, suivant ces auteurs, autant de circonstances contraires à l'admission de cette explication. Comment les parties contenantes auraient-elles pu résister à une pression extérieure qui aurait détruit le cerveau et les os du crâne? Le plus souvent il y a un spina bifida, tandis que la peau de toute la face postérieure du tronc est dans son intégrité. Il est incontestable que ces parties étant extérieures, elles eussent dû souffrir les premières, et plus que les autres. La raison la plus concluante contre cette opinion est, suivant M. J.-F. Meckel, la fréquente coexistence du défaut de crâne et de cerveau, et d'autres déviations organiques analogues, dont l'origine ne peut être expliquée par une cause mécanique. Une de ces déviations organiques les plus remarquables est le développement vicieux ou incomplet du cordon rachidien, et la fente plus ou moins étendue de la colonne vertébrale.

Les partisans de l'origine mécanique des monstruosités objecteront contre cette coïncidence de l'anencéphale avec beaucoup d'autres aberrations du développement, que ces vices de conformation ont pu être l'effet de la même cause mécanique qui a détruit le crâne et le cerveau; mais on leur demande comment ils expliqueront la coexistence d'un appendice intestinal qui a été observé par Rosen, Muller et Otto, celle de la séparation des lobes du thymus, du défaut d'une artère ombilicale, de l'ouverture du diaphragme, de la séparation du canal intestinal de l'estomac, de la présence d'un grouin à la place du nez, de l'absence de la plupart des os de la face du développement fort imparfait des membres, de l'existence d'une queue, etc.? Cette explication ne dit pas pourquoi le défaut de cerveau et de crâne existe avec la duplicité de plusieurs organes importans.

Nous répéterons avec plusieurs anatomistes célèbres, et particulièrement avec M. J.-F. Meckel, qu'on doit considérer comme démontré que l'anencéphale ne doit pas son origine à une cause extérieure, et que le crâne et le cerveau ont été primitivement formés suivant le type normal. N'est-il pas possible d'admettre, avec Morgagni, Penada, Sandifort et Klein, qu'une accumulation considérable de sérosité a détruit ces parties développées jusqu'à un certain degré, et d'une manière régulière ? Cette opinion est celle du professeur J.-F. Meckel, et, suivant lui, Prochaska et Sœmmerring n'ont fourni contre elle aucune raison concluante. L'objection principale de MM. Prochaska et Sœmmerring est que la mort devrait résulter d'une pareille destruction du cerveau et du crâne, par l'action d'une masse de liquide dans son intérieur, qui produirait le déchirement des parties; mais cette raison elle-même peut, suivant M. Meckel, être donnée contre ceux qui rapportent la production de ces monstruosités aux dernières périodes de la vie du fœtus.

L'existence des acéphalies et leur développement jusqu'à une période assez avancée, indiquent que la destruction de l'encéphale et la mutilation du crâne n'excluent pas la possibilité de la vie fœtale. Nous savons que pendant la vie utérine les fonctions ne sont point ou ne sont que faiblement sous la domination du cerveau. Legallois nous a démontré cette vérité pour une époque plus avancée de la vie; et à plus forte raison cette indépendance des fonctions à l'existence du cerveau doit se trouver pour l'embryon et pour le fœtus.

L'embryon, dans une de ses premières périodes de développement, supporte vraisemblablement une destruction de tout le cerveau et de toute la moelle épinière; ce qui est démontré par plusieurs exemples que nous possédons de l'absence de ces parties sur des anencéphales. Et si cette destruction n'a pas eu lieu, nous pouvons admettre tout aussi bien le non-développement de ces parties : circonstances qui nous font penser que l'embryon peut être considéré comme se trouvant dans les conditions d'une plante; réduit à la vie végétative, ce n'est que par le développement des nerfs cérébraux et rachidiens qu'il passe à la condition d'animal, et ce passage n'est complet que lorsqu'il vit isolément et qu'il ne tire plus sa nourriture du sol maternel auquel il est attaché.

La circonstance que Prochaska semble regarder comme une preuve contraire à l'origine dont nous venons de parler, est que l'ouverture et l'issue des parties ont dû arriver de très-bonne heure, et qu'il s'est formé à la place du cerveau détruit, une membrane très-fournie de vaisseaux, et qui adhère intimement avec les autres enveloppes cérébrales. Cette circonstance est précisément en faveur de l'opinion qu'il combat; et M. Meckel fait

judicieusement observer que ce n'est que pendant une des premières périodes qu'une semblable destruction peut être supportée
sans préjudice.

Cette membrane très-vasculaire, et plus ou moins épaisse, dont
l'existence est constante, n'est, suivant moi, que le feuillet interne
de la meningine ou membrane pie-mère, laquelle offre une véritable hypertrophie, parce qu'elle s'est approprié et a pris à son
profit le sang destiné à l'encéphale et aux autres parties, plus ou
moins altérées ou détruites. C'est d'après les mêmes principes que
les os de la base du crâne, lesquels sont les derniers à manquer
ou à dévier de leur forme primitive, offrent aussi une hypertrophie, une dureté et une compacité étrangères à cette période
de développement.

Si l'on considère certaines dispositions des *hémicéphales*, on
est tout naturellement porté à penser qu'elles n'ont pu être
produites que par des causes physiques, mécaniques, agissant
du dedans au dehors. C'est ainsi que j'ai trouvé, et que beaucoup d'auteurs ont signalé des os imparfaitement développés et
séparés du crâne, situés en dehors; la colonne épinière fendue,
la cavité rachidienne largement ouverte dans toute ou dans une
grande partie de sa longueur, les lames des vertèbres rejetées
latéralement; des poches ou sacs affaissés et déchirés, ou remplis
d'un liquide aqueux. Toutes ces dispositions sont, suivant quelques auteurs, des indices certains d'un fluide qui a exercé son
action sur les os du crâne et du rachis, en s'opposant à l'union
des pièces dont le rapprochement forme les cavités craniennes
et rachidiennes.

La grande ressemblance des anencéphales entre eux est,
selon M. J.-F. Meckel, une preuve qu'ils dépendent d'une cause
commune, c'est-à-dire d'une pression du dedans au dehors.
Qu'on s'imagine, dit ce physiologiste, le front déprimé chez un
hydrocéphale après l'évacuation de l'eau, et les yeux seront aussi
proéminens que chez le *fœtus anencéphale*. Les cheveux se trouvent
dans leur lieu ordinaire; mais le grand développement de la tête,
le poids de la colonne de liquide en arrière, l'agrandissement
considérable du contour du crâne, ont porté les cheveux dans
un point où il semble qu'ils ne devraient pas se rencontrer.
C'est parce que la colonne du liquide ou la masse encéphalique
se porte en arrière vers le canal rachidien et renverse l'occipital,
que la tête s'incline dans ce sens, et se renverse sur la colonne

vertébrale ; que la tête paraît sortir d'entre les épaules, le cou manquer, et la mâchoire inférieure faire une saillie en avant. C'est enfin par ce même mécanisme que s'explique la position élevée du visage ; ce qui a fait appeler ces monstres *uranoscopes*, nom que pour la même raison les anciens avaient donné, et que Linnée a conservé à certains poissons appartenans à la troisième tribu des acanthoptérygiens de M. le professeur Cuvier.

L'explication donnée par M. J.-F. Meckel nous paraît trop exclusivement mécanique, et trop étrangère aux lois générales de l'organisation. Pourquoi, si l'anencéphalie dépend d'une collection de sérosité dans le crâne, voyons-nous beaucoup d'hydrocéphales naître, vivre, se développer avec ce genre d'hydropisie? et pourquoi, dans les hydrocéphalies congéniales que l'on a disséquées, et dans celle dont j'ai fait moi-même l'examen, a-t-on trouvé l'encéphale dans son état d'intégrité, et même offrir une masse et une densité supérieures à celle d'un sujet du même âge, bien conformé et exempt de toute maladie? Dans les sciences naturelles comme dans la philosophie générale, il faut se défier des explications qui ne sont applicables qu'à des cas particuliers, et qui conséquemment forment des exceptions à la règle commune. Ces réflexions me portent à demander si l'on ne pourrait pas attribuer l'anencéphalie aux mêmes causes que celles de beaucoup d'autres déviations organiques? Pour répondre à cette question, il faut examiner rapidement quelques-unes des opinions avancées sur la nature de ces causes.

M. Tiedemann nous servira encore de guide et de modèle dans la recherche et l'appréciation de ces causes. Pendant long-temps on s'est contenté de disputer beaucoup sur l'origine des monstruosités, sans qu'on ait voulu suivre la voie qui devait conduire le plus sûrement au but. Tant qu'on n'a fait que considérer les formes extérieures sans pénétrer la disposition intérieure et l'état des organes les plus cachés, on n'a rien fait pour la science. L'anatomie seule peut nous éclairer dans ce labyrinthe, où il est facile de s'égarer ; et l'étude attentive et suivie du mode de développement des organes peut seule nous servir de fil d'Ariadne.

Une opinion qui a long-temps régné sur la formation des monstruosités, est celle dont Littre, Duverney, Tyson, Winslow, Van-Doeveren ont été les promoteurs et les défenseurs. D'après eux les germes ou œufs sont primitivement monstrueux, mais propres cependant à remplir les fonctions auxquelles la nature les appelle. Mais cette opinion, étant intimement liée avec la théorie de l'évolution, théorie réfutée par Blumenbach, Rœderer et Wolff, est abandonnée de tous les physiologistes; nous ne croyons pas devoir nous y arrêter. De toutes les idées émises sur l'origine des déviations organiques, aucune n'a été adoptée et n'est encore défendue avec plus de chaleur que celle par laquelle on les attribue aux écarts de l'imagination. D'après cette opinion, les monstres ou fœtus déviant de la forme normale sont produits par l'influence de l'esprit maternel, affecté par une impression violente, sur le fœtus. Cette opinion a trouvé de grands adversaires dans Ludwig·, Rœderer, Gruner, Sœmmerring Zimmer, etc. Sans examiner si en général l'imagination maternelle, dérangée par une vive émotion, peut avoir une influence sur la formation du fœtus, de manière à pouvoir modifier son organisation, je dirai que cette influence de l'imagination ne peut exister ni pour les acéphales ni pour les anencéphales, puisque ces prétendus monstres sont le plus souvent nés avec des fœtus bien conformés; et il est difficile que dans toutes les circonstances l'imagination maternelle ait pu agir sur l'un et non sur l'autre de ces fœtus, plus ou moins étroitement unis par la circulation utéro-placentale; car souvent les deux enfans avaient des enveloppes communes et n'avaient qu'un seul placenta.

Les anencéphales, et surtout les acéphales, présentent à un très-haut degré les traces d'une organisation incomplète, et l'on reconnait aisément que leur développement n'a rien eu de vicieux, mais qu'il s'est arrêté à une période, ou qu'il n'a pu continuer en suivant le type primitif ou forme normale.

Quelle est l'imagination assez dérangée ou assez singulière pour songer à créer des diverticules, des utérus bicornes, des atrésies ou des confusions de divers canaux, enfin beaucoup d'états qui appartiennent aux premières périodes de l'organisation fœtale.

Une opinion qui remonte à une antiquité très-reculée, et qui compte pour soutiens de très-grands noms, est celle par laquelle on attribue les monstruosités à des violences physiques, à des causes mécaniques extérieures, telles que des compressions, des secousses, des commotions, des chutes et des contusions. Hippocrate, Fort. Licetus, Bruckmann, Méry, Siegwart, Morand, Grashuys, Huber, Platner, Kaaw Boerhawe, E. Sandifort, Superville, Lecat, etc., ont prétendu que les monstruosités dépendaient de violences externes.

Duverney, Winslow, Wolff, etc., ont combattu avec énergie cette explication, et ils ont eu raison, si l'on regarde constamment comme des monstruosités l'absence d) quelques-unes de nos parties. Il est des fœtus défectueux, naissant avec un membre de moins ou avec des mutilations de diverses parties ; mais il ne faut pas considérer ces altérations comme des vices organiques, des déviations ou monstruosités, etc.; mais bien comme de véritables maladies accidentelles dont le fœtus a été affecté. Ecseinbein a recueilli et publié une infinité de cas de ce genre. M. le professeur Chaussier a vu souvent des enfans naître avec un grand nombre de fractures qu'on ne pouvait pas attribuer aux manœuvres faites pendant l'accouchement. Des membres entiers ont été trouvés séparés du corps dans le sein maternel. Quelquefois, à la naissance, cette séparation n'est pas encore complète, tandis que d'autres fois la plaie est déjà cicatrisée, et le membre présente un moignon conique. Ces observations sont incontestables, et ont été faites par beaucoup d'accoucheurs. M. le professeur Béclard en a aussi recueilli de ce genre ; et je puis affirmer avoir vu des enfans offrir en naissant de nombreuses fractures récentes ou anciennes : j'ai aussi vu les autres espèces de mutilations dont j'ai parlé. La maladie ne nous attend donc pas aux portes de la vie ou lorsque nous paraissons à la lumière, mais elle nous saisit au premier moment de notre existence, et lorsque encore dans le sein maternel nous ne sommes qu'une matière dont les formes commencent à peine à se dessiner.

Laissons de côté la question sur la cause des monstruosités en général, et bornons-nous à étudier si les organes manquans aux acéphales ont été détruits par des causes ou des influences physiques, et si les autres difformités, les anencéphales, par exemple, doivent aussi reconnaître les mêmes causes.

Les acéphales, suivant beaucoup de physiologistes modernes, sont formés dans la règle ; et comme ils ont été renfermés dans l'utérus avec des fœtus bien conformés, les influences de l'imagination de la mère n'ont pu s'exercer sur l'un des fœtus sans agir sur l'autre. Le même raisonnement peut s'appliquer à la manière d'agir des causes physiques. Si l'on croit que l'absence de certaines parties dépende de leur destruction par une violence, ne devrait-on pas voir des cicatrices ou des déchirures ? et l'on ne trouve de ces altérations que sur quelques anencéphales, et nullement sur les acéphales.

La plupart des acéphales sont dépourvus de cœur, et le défaut de cet organe ne peut pas dépendre d'une impression physique; car comment la circulation pourrait-elle continuer à s'exercer après que le cercle circulatoire aurait été interrompu dans un point de son étendue, et surtout après la destruction du cœur? Comment cette circulation se rétablirait-elle, s'exécuterait-elle avec absence du cœur? Quelles causes ou impressions physiques pourraient produire cette imperfection de développement dans un aussi grand nombre d'organes tels que l'estomac, les intestins et leurs diverticules, la vessie urinaire, les organes de la génération, les doigts et les orteils, etc.? N'est-il pas plus naturel de penser, avec Tiedemann et Elben, que l'absence ou l'imperfection de beaucoup d'organes dans les acéphales et les anencéphales démontre un état stationnaire à un degré inférieur de développement; que ces organes n'ont pas été détruits, mais qu'ils ne sont pas formés, ou qu'ils ne se sont développés que très-imparfaitement?

Dira-t-on que le développement des organes a été empêché par la pression d'un des fœtus sur l'autre? Dans cette supposition, comment expliquer l'absence des organes les plus profondément placés, la distribution du système vasculaire, et l'existence des diverticules du canal intestinal, la figure de l'utérus bicorne, etc.? Une pression paraît-elle donner une explication satisfaisante de ces dispositions anatomiques? Il faut donc regarder comme erronée l'opinion par laquelle des physiologistes prétendent que ces monstres ont d'abord été réguliers, et que c'est à des causes physiques et accidentelles qu'il faut attribuer leurs vices de conformation. Ne paraît-il pas plus simple et beaucoup plus facile à concevoir, d'après la connaissance du mode de développement des organes dans l'embryon et le fœtus, que la structure des acéphales démontre une formation incomplète ou arrêtée dans sa marche? et les belles recherches de Harvey, de Wolff, d'Autenrieth, de J.-F. Meckel, de Tiedemann, de Burdach, ne fournissent-elles pas la preuve que les organes du fœtus ne se trouvent pas formés simultanément; qu'il est une échelle dans le mode d'apparition et de développement des organes, et qu'aux différentes périodes de la vie fœtale il paraît de nouveaux organes; enfin, qu'il existe une véritable progression dans leur formation? Ce n'est que dans les dernières phases de ce développement que les organes acquièrent la forme sous laquelle on les décrit. Nous dirons avec Rœderer, Wolff, Prochaska,

Sœmmerring, Autenrieth, J.-F. Meckel et Tiedemann, etc., etc., que l'acéphalie et l'anencéphalie dépendent d'une anomalie ou d'une paresse de la force végétative, que nous appelons *force formatrice* (*voy*. le mot ANATOMIE PATHOLOGIQUE), ou *nisus formativus* d'après Blumenbach. On peut rigoureusement appliquer à la théorie de la formation des acéphales et de beaucoup d'autres monstres toutes les connaissances que nous devons aux travaux de Harvey, Wolff, Autenrieth, J.-F. Meckel, Tiedemann, Pander, Doëllinger, etc., sur les développemens successifs des organes. La végétation progressive ou force formatrice est-elle affaiblie, et la formation du système vasculaire est-elle diminuée dans l'embryon, on voit cet embryon manquer de certains organes, ou ces organes s'arrêter dans leur développement, à un degré plus ou moins inférieur de leur organisation. Dans le défaut des organes il y a une suite de degrés depuis l'absence d'un doigt jusqu'à celle de tous les organes excepté le ventre, c'est-à-dire de cette partie dans laquelle les vaisseaux passent du cordon ombilical dans l'embryon. L'abdomen ne peut jamais manquer dans les monstres, parce qu'il forme cette partie de l'embryon qui naît la première des vaisseaux du cordon ombilical. Il n'existe point de monstre sans abdomen ; et le plus bas degré de déviation ou vice organique est de n'offrir ni cerveau, ni crâne, ni tête, ni oitrine, ni membres pectoraux ou pelviens, ni parties génitales. Le système vasculaire se forme-t-il moins par en haut que par en bas ? alors paraissent l'hémicéphalie, l'aprosopie, l'acéphalie avec toutes ses variétés, l'acéphalocardie, etc., et l'embryon se compose du ventre et des membres abdominaux plus ou moins irréguliers. Si le système vasculaire ne se développe que jusqu'au thorax, on ne voit paraitre qu'un tronc sans tête et sans membres ; et si les vaisseaux s'étendent jusqu'à la poitrine et aux membres thoraciques, il n'y a qu'une acéphalie simple. Ainsi l'étendue et le développement des vaisseaux au-dessus ou au-dessous de l'ombilic donne la mesure du degré d'acéphalie, de l'absence ou de l'imperfection du thorax, du bassin, des membres, etc. Il y a dans tous ces cas divers degrés, suivant la conformation des membres. Tantôt il n'existe que des moignons, des appendices au lieu d'extrémités ; le bras ou la cuisse terminent le membre, et la jambe ou l'avant-bras manquent entièrement, ou ne consistent qu'en de faibles vestiges, telles que des portions osseuses irrégulières ou des phalanges informes. La formation du système vasculaire supérieur ou céphalique, mais d'une manière incomplète, c'est-à-dire avec l'absence de vésicules crâniennes, destinées à produire l'encéphale, ses enveloppes solides ou membraneuses, détermine la production de l'anencéphalie ou hémicéphalie à ses divers degrés. Tantôt il n'y a qu'une fissure sur la ligne médiane et supérieure du crâne et au rachis, tantôt le développement du crâne et de la masse encéphalique et rachidienne s'est arrêtée à une période moins avancée, et l'on ne trouve que des vestiges d'os crâniens plus développés à la base que partout ailleurs, au lieu d'encéphale, des poches vides ou remplies d'un liquide; la moelle épinière n'existe pas non plus dans la partie supérieure : quelquefois la colonne vertébrale est ouverte dans toute ou presque toute son étendue; même cette tige osseuse peut être divisée en deux portions. Ce développement imparfait produit aussi la division labiale ou maxillaire, la confusion des yeux par l'absence des fosses nasales, dont la formation appartient à une époque assez avancée de développement; de même que nous savons que les sinus apparaissent encore plus tard. D'après ces mêmes principes nous expliquons l'existence de beaucoup d'autres monstruosités, telles que le bec de lièvre, l'exomphale congénitale, l'hypospadias, l'épispadias, l'exstrophie de la vessie urinaire ou *prolapsus vesicæ* de quelques auteurs, l'hermaphrodisme, etc. etc. toutes monstruosités dépendantes du ralentissement ou de la cessation totale de la végétation animale progressive, ou de la formation des vaisseaux, qui est le premier effet de la force formatrice.

L'acéphalie et l'anencéphalie seraient donc, suivant nous, dépendantes de la même cause, tiendraient aux mêmes circonstances de l'organisme animal, et nous n'attribuons l'anencéphalie ni à un effet de l'imagination maternelle, ni à une influence du moral, ni à une violence exercée sur l'utérus et son contenu, pas plus qu'à une circonstance physique accidentelle et fortuite; nous ne partageons pas davantage l'opinion des physiologistes qui attribuent, les uns à l'hydrocéphalie, les autres à une encéphalocèle, la production de l'anencéphalie. Nous savons que le développement organique s'irradie de l'abdomen vers les extrémités, et que la tête exigeant une activité plus grande de la force formatrice, et des matériaux de nutrition plus considérables, l'extrémité céphalique du tronc doit offrir plus fréquemment une formation imparfaite que l'extrémité pelvienne. L'embryon, considéré au point d'insertion du cordon ombilical, est la graine de laquelle partent la plumule et la radicule. Sa vie n'est en effet que végétative ; l'influence du cerveau et de ses dépendances ne se fait sentir que beaucoup plus tard. N'avons-nous pas rapporté des observations qui démontrent l'existence de fœtus anencéphales pendant plus ou moins de temps, après leur séparation du placenta, et leur sortie de l'utérus. C'est de la base au sommet, et de la partie antérieure a la postérieure, que le développement se fait pour la tête. Les fissures de la partie antérieure sont moins fréquentes que celles de la partie supérieure; et dans les anencéphalies les moins considérables, c'est-à-dire dans celles où la formation organique s'est arrêtée plus tard, on ne trouve plus qu'une ouverture en arrière, vers le trou occipital ou le rachis. Enfin le spina bifida est plus commun que l'anencéphalie, et jamais on ne rencontre cette dernière monstruosité sans la première, tandis que le spina bifida se montre assez fréquemment seul.

Il y a des monstruosités qui dépendent d'autres circonstances organiques que celles dont nous venons de parler pour l'acéphalie, l'anencéphalie, etc.; mais nous en traiterons aux articles DÉVIATIONS ORGANIQUES, MONSTRES, MONSTRUOSITÉS, etc.

Une question difficile à résoudre est, en admettant la formation des acéphales, des anencéphales, etc., comme dépendante du ralentissement ou de l'inactivité de la végétation organique progressive, de savoir quelle est la cause productrice de cette inactivité, de ce ralentissement de végétation organique. Nous pourrions consigner ici notre pensée, faire connaître nos présomptions, rapporter même des faits qui donnent à notre opinion une force plus grande que celle qui naît de simples probabilités ; mais nous avons déjà dépassé les bornes qui nous sont prescrites, et nous sommes obligés de renvoyer ailleurs tous ces développemens. *Voyez* DÉVIATIONS ORGANIQUES, MONSTRUOSITÉS, etc.

(G. BRESCHET.)

•ANESSE, s. f., *asina*. La femelle de l'âne est ainsi appelée. *Voyez* ANE, ALIMENS et LAIT. (HIP. CLOQUET.)

ANESTHÉSIE, s. f., *anœsthesia* ; de α privatif et de αἴσθησις, sensibilité. Privation de la faculté de sentir. L'acception de ce mot varie suivant les auteurs qui l'ont employé. Les uns l'ont borné à désigner l'abolition ou la diminution de sensibilité de la peau. D'autres, Tissot surtout, en ont fait une maladie caractérisée par la cessation absolue, au moins en apparence, des sens internes et titude dans les membres à retenir la position qu'on leur donne. Dans l'un et l'autre cas, l'anesthésie est toujours symptomatique ; dans le premier, de la section ou de la compression des nerfs qui donnent à la peau la faculté de ressentir l'impression des corps, ou d'une lésion du cerveau qui l'empêche de percevoir cette impression ; dans le deuxième cas, l'anesthésie est liée aux affections hystériques ou hypocondriaques. *Voyez* les articles qui traitent de ces maladies.   (RAIGE-DELORME)

ANETH, s. m., *anethum*, L., J.; genre de la famille des ombellifères, J.; de la pentandrie igynie, L. Il a pour caractères des pétales entiers, roulés en dessus, un fruit ovoïde un peu comprimé, strié; ses fleurs sont jaunes. Deux espèces de ce genre sont employées en médecine, savoir, l'*aneth odorant* et le *fenouil*.

ANETH ODORANT, *anethum graveolens*, L.; vulgairement *aneth* ou *aneth puant*. C'est une plante annuelle qui croît dans les contrées méridionales de l'Europe; il diffère du fenouil par sa tige moins élevée et sa racine annuelle. Ce sont les fruits dont on fait usage; ils offrent les caractères suivans : ils sont ovoïdes, allongés, un peu comprimés, marqués de cinq stries longitudinales sur chacune de leurs faces latérales, et bordés d'une membrane assez saillante. Leur odeur est forte, analogue à celle du cumin; leur saveur est chaude et aromatique; leur couleur est d'un jaune brunâtre. Les fruits d'aneth sont placés parmi les médicamens propres à stimuler nos organes, et à en activer les diverses fonctions. Ils jouissent des mêmes propriétés que le fenouil.

ANETH FENOUIL, *anethum fœniculum*, L. Vulgairement *fenouil, f. doux*. Cette espèce est vivace, plus grande, plus glauque que la précédente; elle est commune dans les moissons des provinces méridionales de la France. Ses fruits sont ovoïdes, allongés, striés longitudinalement, d'une odeur agréable et aromatique, d'une saveur chaude, sucrée, assez semblable à celle de l'anis : leur couleur est verdâtre. On cultive le fenouil dans l'Italie et le midi de la France. Ces fruits doivent leur odeur et leur saveur aromatiques à une huile volatile qui leur communique une vertu excitante fort remarquable. Dans les anciennes pharmacopées on trouve les fruits du fenouil parmi les quatre *semences chaudes majeures*. On les emploie avec succès toutes les fois qu'il y a faiblesse locale ou générale; ils augmentent la force des organes, régularisent et excitent leurs fonctions. On conçoit, d'après leurs propriétés excitantes, comment ces fruits peuvent être tour à tour, dans diverses circonstances, emménagogues, diurétiques, sudorifiques, etc.

On peut administrer le fenouil de différentes manières : en infusion dans l'eau bouillante, à la dose d'un à deux gros pour une livre d'eau; en poudre, soit dans du vin, ou en pilules, à la dose de demi-gros à un gros; enfin on en fait de petites dragées, en les trempant dans du sucre cuit à la plume. Le fenouil entre dans un grand nombre de préparations officinales, dont les principales sont : la thériaque, le sirop d'armoise, le sirop des cinq racines apéritives, etc.

Les fruits du fenouil ne sont pas la seule partie employée; on fait aussi usage de sa racine, qui est allongée, blanchâtre, d'une odeur et d'une saveur aromatiques. C'est une des *cinq racines apéritives majeures*. Elle est excitante, diurétique. Sa dose est d'une demi-once en décoction dans deux livres d'eau. — (A. RICHARD.)

ANÉVRYSME, s. m., *aneurysma*, ἀνεύρυσμα; mot dérivé, suivant Montanus, de la particule privative α, et de νευρον, nerf; ce qu'on pourrait traduire avec Lancisi par *enervatio;* suivant J.-B. Silvaticus, du verbe εὑρύνω, *dilato;* et enfin, suivant M. A. Severin, du verbe εὑρηνειν, *exilire, seu effluere.*

On a donné le nom d'anévrysme à des tumeurs formées soit par la dilatation des membranes des artères, soit par l'issue du sang échappé de ces vaisseaux blessés par un corps vulnérant quelconque; de là les divisions des anévrysmes en *spontanés* et en *traumatiques*, en *vrais* et en *faux*. Ces deux dernières dénominations, qui ont été la source de nombreuses controverses entre les auteurs, ne peuvent donner, dans tous les cas, une idée exacte de la nature de la maladie à laquelle on les applique; aussi ne les emploierai-je que pour ne pas trop m'écarter du langage reçu dans les écoles.

Je me propose de traiter successivement dans cet article des anévrysmes spontanés, et des anévrysmes traumatiques, considérés en général et en particulier; d'exposer leurs différences, leurs causes, leurs modes de développement, leurs signes, leurs terminaisons, leur traitement, et enfin les avantages et les inconvéniens des différentes méthodes curatives qui ont été proposées.

externes, et ne différant de la catalepsie que par le manque d'ap-

Des anévrysmes spontanés. — On donne ce nom à tous ceux qui ne sont pas la suite d'une blessure, et il en existe plusieurs espèces bien constatées soit par les observations cliniques, soit par les recherches d'anatomie pathologique. Ces espèces sont, 1° l'*anévrysme vrai* proprement dit, dans lequel toutes les tuniques artérielles, également dilatées, concourent à la formation de la tumeur; 2° l'anévrysme par dilatation de la tunique extérieure ou celluleuse, et déchirement, désorganisation ou destruction des membranes moyenne et interne; c'est l'*anévrysme mixte externe* de Monro; 3° enfin l'anévrysme par dilatation des tuniques interne et moyenne, avec destruction de la membrane extérieure ou celluleuse, que l'on a nommé *anévrysme mixte interne*. Quelques expériences de Haller sur les vaisseaux du mésentère des reptiles en avaient fait pressentir la possibilité; une pièce pathologique présentée à la faculté de médecine, il y a environ quinze ans, par MM. les professeurs Dubois et Dupuytren, en a démontré l'existence sur la partie antérieure de la crosse de l'aorte, et sur la partie supérieure de sa portion descendante. Scarpa, dans la première édition du traité qu'il a publié sur l'anévrysme, dit qu'il n'en existe pas qui soit produit par la dilatation de toutes les tuniques artérielles, et il ne regarde pas comme tumeur anévrysmale ces dilatations considérables que l'on observe si souvent à l'origine de la crosse de l'aorte sur les vieillards, et même quelquefois sur des sujets adultes. Hodgson ne considère pas non plus cet état comme un anévrysme, soit que la dilatation occupe tout le pourtour du vaisseau, soit qu'elle n'existe que sur l'un de ses côtés, soit qu'elle se termine brusquement, soit qu'elle aille graduellement en diminuant. Il en traite spécialement sous la dénomination de dilatation contre nature des artères, et il établit à peu près les mêmes caractères distinctifs que Scarpa entre ces deux affections. Suivant ces deux auteurs, la dilatation diffère de l'anévrysme, parce qu'elle occupe le plus souvent tout le pourtour du vaisseau, tandis que l'anévrysme est borné à l'un de ses côtés; l'anévrysme ne communique avec l'artère que par un collet plus ou moins rétréci, tandis que dans le cas de dilatation la base du renflement que présente l'artère se trouve par toute sa longueur et par toute sa largeur en communication avec le reste de la cavité artérielle. Dans l'intérieur des tumeurs anévrysmales, on trouve des caillots, des concrétions fibrineuses, tandis qu'on n'en rencontre pas dans les dilatations simples; dans les anévrysmes, les membranes de l'artère sont souvent détruites, désorganisées; et dans les dilatations elles restent saines, ou n'offrent que des altérations de texture peu considérables; les anévrysmes se terminent bien plus souvent et plus promptement par rupture que les dilatations contre nature des artères. J'admettrai, avec les auteurs que je viens de citer, qu'il existe entre les anévrysmes produits par dilatation et par érosion des tuniques artérielles, et la dilatation simple, la plupart des différences qu'ils allèguent; mais cette dilatation n'est-elle pas cependant un véritable mode d'anévrysme? Elle donne lieu assez souvent à la rupture des tuniques interne et moyenne de l'artère; elle occasionne des symptômes analogues à ceux que produisent les anévrysmes; quand ces dilatations ont leur siége dans les cavités splanchniques, elles produisent des morts subites comme les tumeurs anévrysmales, et enfin elles ne présentent pas d'autres indications curatives. Lors même que l'on ne voudrait pas accorder le nom d'anévrysme à ces dilatations contre nature, il n'en resterait pas moins prouvé qu'il existe de véritables anévrysmes par dilatation de toutes les tuniques artérielles, dans lesquels on trouve des caillots, et que tantôt ces tumeurs occupent tout le pourtour du vaisseau, qui présente dans ce cas un renflement fusiforme; et que dans d'autres cas elles n'occupent qu'une partie de la circonférence du tube artériel, auquel elles paraissent sur-ajoutés, et avec lequel elles communiquent par une ouverture moins large que le corps de la tumeur. Ces anévrysmes vrais ont été observés dans l'aorte, dans la carotide primitive, dans l'artère cubitale, dans l'artère fémorale; mais il faut convenir qu'ils sont assez rares; que lorsqu'ils ont acquis un certain volume, il arrive le plus souvent que les tuniques interne et moyenne de l'artère se rompent, que la tunique celluleuse reste seule pour soutenir l'effort latéral du sang, et que dans cet état la tumeur offre à peu près les mêmes conditions qu'un anévrysme qui aurait été produit dès son origine par la perforation des tuniques profondes, et la dilatation de la tunique celluleuse. L'anévrysme occasioné par la désorganisation ou par la déchirure des membranes interne et moyenne des artères, et par l'expansion de leur tunique celluleuse, est beaucoup plus fréquent que le précédent; et enfin il n'existe encore qu'un seul exemple, dont j'ai parlé, de l'anévrysme provenant de la destruction de la membrane extérieure des vaisseaux, et de la dilatation de leurs tuniques profondes.

Les anévrysmes offrent des différences importantes sous le rapport de leur siége. En les considérant sous ce point de vue, les auteurs les ont divisés en *anévrysmes externes* et en *anévrysmes internes*. On a d'abord donné le nom d'anévrysmes externes à ceux qui se développent dans les artères des membres, et on a ensuite donné cette dénomination à tous ceux dont le siége peut permettre de suspendre le cours du sang entre la tumeur et le cœur par l'application méthodique d'une ligature ou d'un autre moyen de compression. On a réservé le nom d'anévrysmes internes pour ceux qui surviennent dans les cavités splanchniques, et qui sont situés de telle manière qu'il serait trop dangereux ou presque impossible de les opérer. Les progrès de l'anatomie et de la chirurgie ont fait restreindre de beaucoup le nombre des anévrysmes que l'on rangeait, dans le siècle dernier, parmi ceux dont on ne devait pas tenter la guérison par des moyens chirurgicaux. Des ligatures ont été appliquées avec succès sur les artères carotides primitives, sur les sous-clavières, sur les iliaques externes, sur l'artère hypogastrique. L'aorte elle-même a été liée à trois quarts de pouces au-dessus de sa bifurcation par Astley Cooper; et quoique cette opération hardie, qui se présentait d'ailleurs comme le seul moyen de sauver les jours d'un malade près de succomber à un anévrysme volumineux de l'artère iliaque externe, n'ait pas eu de succès, on ne peut cependant blâmer le chirurgien qui a osé l'exécuter, car elle pouvait offrir quelques chances favorables de guérison, puisque l'on a des exemples d'oblitération spontanée de l'aorte.

Les anévrysmes externes les plus fréquens ont été observés dans les artères les plus grosses et les plus voisines du cœur. Les artères iliaque externe, fémorale, poplitée, sous-clavière, axillaire, sont le plus souvent le siége de ces tumeurs. Cependant les artères du bras, de l'avant-bras, de la jambe, du pied, de la main, et même les artères extérieures de la tête, peuvent aussi en être affectées. On a des observations d'anévrysme de l'artère occipitale, de l'ophthalmique, de la sphéno-palatine, de l'auriculaire postérieure. Il arrive ordinairement que l'on ne rencontre qu'un seul anévrysme sur un malade; cependant on trouve des individus qui portent plusieurs de ces tumeurs; cette circonstance diminue l'espoir de guérir en les opérant. Quelquefois il arrive qu'un sujet guéri d'une tumeur anévrysmale est, quelque temps après sa guérison, affecté d'un second anévrysme dans l'artère principale d'un autre membre. Cet accident est arrivé à un Espagnol que M. Boucher, ancien chirurgien en chef de l'Hôtel-Dieu de Lyon, et l'un de nos plus habiles praticiens, avait opéré avec succès, un an auparavant, d'un anévrysme de l'artère iliaque externe. Des cas analogues ont été observés par beaucoup d'auteurs.

Les anévrysmes sont beaucoup plus rares chez les femmes que chez les hommes. Cependant les femmes ont les parois de leurs artères moins épaisses, et sont tout aussi fréquemment affectées de plusieurs maladies que l'on accuse d'altérer la texture de ces vaisseaux. Peut-être ne leur arrive-t-il d'être moins souvent atteintes d'anévrysme que parce qu'elles sont généralement plus sobres, et qu'elles ne se livrent que rarement à des mouvemens violens, à des travaux pénibles.

Les anévrysmes sont très-rares avant l'âge de la puberté, probablement parce que les maladies organiques des artères n'ont pas encore eu le temps de se développer, et que pendant l'enfance et la première jeunesse les artères sont plus souples et plus élastiques qu'à des époques plus avancées de la vie.

- *Les causes* des anévrysmes spontanés sont assez nombreuses; les unes prédisposent seulement à cette maladie, les autres y donnent lieu plus ou moins immédiatement.

Parmi les causes prédisposantes, nous rangerons l'épaisseur trop considérable des parois du ventricule gauche du cœur; les courbures des artères contre lesquelles le sang est poussé presque perpendiculairement; la proximité du cœur; le rapport défavorable qui existe entre la capacité des grosses artères et l'épaisseur de leurs parois; la situation superficielle de quelques-uns de ces vaisseaux, qui les expose à des meurtrissures, à des contusions; la position de quelques autres, et notamment de l'artère poplitée, dans le voisinage d'articulations qui peuvent exécuter des mouvemens très-étendus, dans lesquels les artères, pour peu qu'elles aient perdu de leur souplesse et de leur extensibilité, peuvent être tiraillées et même partiellement dilacérées. Je considérerai aussi comme causes prédisposantes tous les exercices extrêmement violens, soit de tout le corps, soit de quelques-unes de ses parties seulement; l'usage immodéré du vin et des liqueurs alcoholiques; la répétition trop fréquente de l'acte vénérien. Quelques auteurs ont pensé que l'usage long-temps prolongé des préparations mercurielles prédispose aux anévrysmes en accélérant la circulation, en produisant une sorte de fièvre. Cette opinion paraît peu fondée; il est bien plus probable, d'après les faits observés par Morgagni, Corvisard, Scarpa, et d'après d'autres observations recueillies dans les hôpitaux spécialement affectés au traitement des maladies syphilitiques; que le virus exerce directement son action sur les membranes des artères, les ramollit, les rend friables, ou y produit des ulcères, et que ces diverses altérations sont nécessairement suivies du développement de tumeurs anévrysmales.

Quelques praticiens pensent, peut-être avec raison, mais sans en pouvoir cependant fournir rigoureusement la preuve, que les affections herpétique, psorique, scrofuleuse, scorbutique, rhumatismale, goutteuse, peuvent aussi agir sur les artères, altérer leur texture, et les disposer ainsi à devenir prochainement anévrysmatiques.

Les causes les plus fréquentes des anévrysmes spontanés sont l'ossification de la membrane interne des artères, ses dégénérations athéromateuse, stéatomateuse, fongueuse, et enfin les ulcérations dont elle peut devenir le siége.

Jetons un coup d'œil rapide sur ces différens modes d'altérations. Les artères sont plus ou moins complétement ossifiées chez un très-grand nombre de vieillards; elles sont alors plus fragiles, moins extensibles; leur calibre même paraît assez souvent rétréci. Cet état, qui nuit à l'exercice de leurs fonctions, n'est pas cependant l'altération qui occasionne ordinairement les anévrysmes; on les voit plutôt se former lorsqu'à un âge moins avancé, des incrustations osseuses, irrégulières, plus ou moins larges, se développent entre la membrane interne et la membrane moyenne d'une artère. La tunique moyenne est peu à peu soulevée, déchirée; quelquefois elle s'ulcère; les incrustations osseuses se trouvent alors en contact avec le sang, et il peut arriver qu'elles rétrécissent la cavité du vaisseau; ce qui ne peut manquer d'accélérer les progrès de l'ulcération. En même temps les fibres de la tunique moyenne sont envahies par l'ossification, ou bien elles s'écartent irrégulièrement, ou bien enfin elles sont détruites par une sorte d'ulcération. Le sang pénètre entre les fibres de cette tunique, et commence à soulever la membrane celluleuse. La formation de l'anévrysme est alors assez lente; dans d'autres cas, les membranes moyenne et interne, altérées de cette manière dans leur texture, se rompent dans un effort, dans un mouvement violent, ou dans le moment où l'artère éprouve une compression forte, une contusion, et la tumeur anévrysmale paraît tout-à-coup. Il est fort important de remarquer que l'altération organique des artères que je viens d'indiquer se prolonge souvent, ainsi que celles dont je vais parler, assez loin au-dessus et au-dessous des anévrysmes.

• Une autre cause assez fréquente de ces tumeurs, c'est la formation d'une matière jaunâtre ou blanchâtre, purulente, entre les deux membranes profondes des artères. Cette matière a été comparée à celle que l'on trouve dans les athéromes, dans les mélicéris, dans les tubercules suppurés. M. Delpech pense que la maladie commence dans ce cas par une ulcération de la membrane fibreuse. La partie malade, ainsi que le dit Hodgson, paraît jaunâtre et saillante. Les élévations sont tantôt larges et très-étendues, d'autres fois elles sont circonscrites, et ont une forme pustulaire. De la substance calcaire est souvent contenue dans l'épaisseur de ces éminences. Une ulcération venant à s'établir à leur surface interne, la membrane fibreuse étant déjà ulcérée, un anévrysme doit nécessairement se former. Hodgson a vu cette substance athéromateuse obstruer complétement les artères rénales et fémorales, d'un même sujet.

Plusieurs fois on a trouvé les membranes des artères, et surtout l'interne, tuméfiées, épaissies, converties en une matière dure, homogène, coriace. Dans l'épaisseur de l'engorgement, on a vu chez quelques sujets une substance inorganique assez semblable à du suif. Cette affection, que Stentzel a décrite sous le nom de stéatome des artères, peut les obstruer dans une partie de leur étendue; d'autres fois elles sont dilatées et ramollies dans le lieu même où elles présentent de ces tumeurs, ou ramollies, distendues, ulcérées immédiatement au-dessus. Chez d'autres individus, la membrane interne des artères, affectée probablement d'une inflammation chronique, se gonfle, se ramollit, prend un aspect fongueux ou pulpeux, se couvre de végétations, et finit par s'ulcérer profondément. Ce sont encore là des causes d'anévrysmes.

Les nombreuses recherches que l'on a faites jusqu'à ce jour sur l'organisation et sur les maladies du système artériel, ne permettent pas d'admettre parmi les causes des anévrysmes une disposition consistant dans un état de faiblesse ou de défaut d'élasticité des membranes de toutes les artères; mais je pense que l'on doit admettre une *diasthèse anévrysmale*, si on la fait consister dans la simultanéité ou dans le développement successif de lésions

organiques graves dans plusieurs de ces vaisseaux, produites par
une cause interne quelconque. Cette cause, à la vérité, est le plus
souvent très-difficile à caractériser, et souvent on n'en soupçonne
l'existence que quand il n'est plus temps de chercher à la détruire.

Modes de développement des anévrysmes. — Un effort violent,
une chute, une contusion, sont quelquefois la *cause accidentelle*
des anévrysmes, tantôt en donnant lieu au développement de l'une
des lésions organiques dont je viens de parler, tantôt en produisant la rupture des tuniques affaiblies ou fragiles d'une artère. Dans
ce dernier cas les membranes profondes du vaisseau se rompent
tout à coup, soit sur l'un de ses côtés seulement, soit, ce qui est
beaucoup plus rare, dans tout son pourtour. Dans l'un comme
dans l'autre cas, le sang n'étant plus soutenu que par la tunique
celluleuse, la tumeur anévrysmale peut paraître brusquement, et
dans un temps assez court acquérir un volume considérable. Dans
le moment de l'accident, les blessés éprouvent ordinairement une
douleur vive, et la sensation d'un déchirement intérieur; ils en-
tendent quelquefois le bruit que ce déchirement occasionne; ils ressentent de l'engourdissement dans la partie inférieure du membre,
et ne peuvent ensuite se mouvoir qu'avec douleur et difficulté. Je
conviendrai que l'observation a démontré que parmi ces anévrysmes qui ont paru subitement ou très-peu de temps après un
effort violent, il s'en est trouvé un certain nombre qu'on aurait
pu, à la rigueur, ranger parmi les anévrysmes faux consécutifs,
traumatiques, parce qu'en disséquant la tumeur on a trouvé l'artère non dilatée, et parfaitement saine au-dessus et au-dessous
de la rupture des membranes interne et fibreuse. Il faut cependant observer qu'il n'y a pas ressemblance parfaite entre les deux
maladies, car dans l'anévrysme faux consécutif, l'ouverture des
deux membranes profondes est toujours beaucoup moins étendue,
et son contour reste plus régulier.

Lorsque la membrane interne d'une artère a été perforée par
des écailles ou par des granulations osseuses, ou qu'elle ne présente que des ulcérations de peu d'étendue, quand les fibres de la
tunique moyenne ont été éraillées, écartées, ou qu'elles ont déjà
commencé à être détruites par une ulcération, le sang ne s'échappe
que peu à peu du vaisseau, et l'anévrysme, dans son origine, ne
consiste que dans une sorte d'ecchymose entre la tunique fibreuse
et la tunique celluleuse. Le sang extravasé se coagule, et bouche
momentanément l'ulcération. Celle-ci venant à s'agrandir, de

nouvelles quantités de sang s'échappent, et forment de nouveaux caillots. Au bout de quelque temps la crevasse des tuniques moyenne et fibreuse est assez large pour que le sang y pénètre et puisse refluer dans le vaisseau. C'est alors que l'anévrysme se caractérise par des signes extérieurs, et que son accroissement devient plus rapide. La tunique celluleuse se laisse distendre, elle forme une poche plus ou moins large, compressible, pulsative, adossée à l'artère, et communiquant avec elle par une ouverture plus étroite que le corps de la tumeur, irrégulière, à bords flottans, frangés, déchirés, et située ordinairement au centre d'une espèce de cloison formée par les membranes fibreuse et interne perforées. Si l'ulcération continue à s'élargir, cette cloison peut disparaître, et l'on ne trouve plus vis-à-vis la tumeur anévrysmale qu'une espèce de gouttière formée par le côté de l'artère qui est resté intact. Dans quelques cas rares, les deux membranes profondes sont détruites ou ont été déchirées dans tout le pourtour du vaisseau. Il n'existe pas non plus alors de cloison dans l'intérieur de la tumeur, et suivant M. Delpech, « le kyste ané- « vrysmal est alors interposé entre les deux côtés d'une véritable « section opérée par la lésion organique. C'est seulement dans des « cas de cette espèce, ajoute-t-il, que l'on a pu trouver la cavité « de l'anévrysme communiquant avec celle du vaisseau par deux « orifices infundibuliformes. » Nous ne pouvons, sous ce rapport, partager l'opinion de notre savant confrère, car nous sommes convaincus que le même phénomène a lieu momentanément dans quelques anévrysmes produits par la dilatation de toutes les tuniques artérielles. À mesure qu'un anévrysme augmente de volume, de nouveaux caillots se forment dans sa cavité; les plus anciennement formés restent adossés au kyste anévrysmal; ils acquièrent de la consistance, ils prennent une couleur blanchâtre, jaunâtre, deviennent entièrement fibrineux, et sont disposés par couches concentriques plus ou moins nombreuses. Les caillots les plus récens, placés au centre de la tumeur, et près de son ouverture de communication avec l'artère, sont beaucoup plus mous et de couleur rouge foncée, tirant sur le noir. Les caillots fibrineux contribuent pendant quelque temps à soutenir l'effort du sang; mais en s'accumulant, ils finissent par contribuer à accélérer la rupture du kyste anévrysmal, qui a lieu encore plus promptement lorsqu'il est lui-même affecté d'ulcération soit à sa surface interne, soit à sa surface externe.

Lorsqu'un anévrysme est, dans son origine, produit par la dilatation de toutes les tuniques de l'artère, ce qui est d'ailleurs assez rare, comme nous l'avons déjà fait observer, ses progrès sont plus lents ; la tumeur peut même rester stationnaire pendant quelque temps ; mais tout à coup son volume devient beaucoup plus considérable, et c'est ordinairement à la suite d'un effort, d'un mouvement violent, d'une chute, d'une toux forte, d'un accès de colère, ou dans le paroxysme d'une fièvre aiguë, que ce phénomène a lieu. Il est aisé de s'en rendre compte lorsqu'on se rappelle que les tuniques interne et moyenne des artères sont beaucoup moins extensibles que leur membrane celluleuse. Dilatées à un certain degré, les deux premières ne peuvent se prêter à une dilatation plus considérable ; si les contractions du cœur deviennent plus violentes, elles se rompent, et la membrane celluleuse, soutenant seule l'effort du sang, se laisse brusquement distendre, et il arrive non-seulement que l'anévrysme devient beaucoup plus volumineux qu'il n'était auparavant, mais souvent encore il perd sa forme régulière, et les pulsations y deviennent beaucoup moins distinctes. C'est alors que commence la seconde période de la maladie ; c'est aussi à cette époque qu'on lui a donné le nom d'anévrysme mixte interne.

Le sac anévrysmal est adhérent aux parties qui l'environnent, mais ses adhérences peuvent être plus ou moins intimes, et il peut arriver que ce sac, encore très-petit, s'ouvre tout à coup avant que ces adhérences soient assez fortes pour résister à l'impulsion du sang qui se répand dans les parties environnantes. Ce cas est assez rare pour que je croie devoir transcrire une observation qu'en a donnée Hodgson : « Un vieillard qui avait toujours joui d'une « bonne santé, éprouva, en marchant dans la rue, une douleur « soudaine, et s'aperçut immédiatement d'une petite grosseur au « milieu de la cuisse droite. La douleur augmenta, la tumeur de- « vint plus considérable, et en peu d'heures tout le membre devint « œdémateux. La tumeur était compressible ; mais ce ne fut que « quelques heures avant la mort qu'on put découvrir une sorte de « pulsation vibratoire assez prononcée. Le malade devint extrê- « mement faible, la tumeur augmenta, et il mourut trois semaines « après son apparition. Les muscles de la cuisse, séparés les uns « des autres dans une grande étendue, étaient remplis d'une quan- « tité considérable de sang coagulé, et présentaient une large ca- « vité à la surface antérieure du triceps. L'artère fémorale com-

« .mniquait avec ce sac par une petite ouverture ronde, pas plus
« large que le calibre même du vaisseau. Cette ouverture était
« évidemment celle d'un petit sac anévrysmal qui s'était ouvert
« tout à coup, et avait donné lieu à une extravasation étendue,
« puisqu'on voyait au fond de la cavité les membranes dilatées et
« rompues du vaisseau réfléchies sur la surface extérieure de l'ar-
« tère. Le sac originel avait dû n'être pas plus gros qu'un pois, et
« était formé par une dilatation partielle des membranes artérielles,
« qui, dans toute leur étendue, étaient très-épaissies et recouvertes
« de matière calcaire. »

A mesure qu'un anévrysme augmente de volume, le kyste anévrysmal augmente d'épaisseur pendant un certain temps, soit
parce que la nutrition y devient plus active, soit parce qu'il s'ap-
proprie les lames du tissu cellulaire voisin; il acquiert dans quelques cas une épaisseur très-considérable, et devient, dans quelques-unes de ses parties, fibreux et même fibro-cartilagineux. Dans
les cavités splanchniques, les membranes séreuses s'adossent à sa
surface, le fortifient, et semblent faire corps avec lui; les viscères
sont déplacés, comprimés; quelquefois même ils sont forcés de
loger dans leur épaisseur une partie de la tumeur anévrysmale.
Dans les membres, les aponévroses sont soulevées, distendues.
Les muscles allongés, comprimés par la tumeur, changent de
direction, s'aplatissent, perdent leur couleur naturelle; les nerfs,
tiraillés, comprimés, convertis en rubans aplatis, sont quelquefois désorganisés et accolés plus ou moins intimement à l'anévrysme. Les veines, les vaisseaux et les ganglions lymphatiques
participent au tiraillement, au déplacement, à la compression. Des
veines considérables finissent quelquefois par s'oblitérer. On peut
donc facilement concevoir pourquoi les sujets affectés d'anévrysmes sont gênés dans leurs mouvemens; pourquoi ils éprouvent
de la douleur, de l'engourdissement dans la partie inférieure du
membre malade. On peut tout aussi facilement se rendre compte
du refroidissement de ce membre, de la distension de ses veines
superficielles, et de l'engorgement œdémateux énorme dont il
devient souvent le siége. Ce n'est pas seulement sur les parties
molles que les tumeurs anévrysmales exercent une action nuisible. Toutes les fois qu'elles se développent dans le voisinage
d'un os, qu'elles appuient sur lui, qu'elles le compriment, que
leurs pulsations l'atteignent, cet os ne tarde pas à être détruit.
Tantôt son périoste reste accolé au kyste anévrysmal. D'autres

fois cette membrane est elle-même frappée de destruction, et le sang vient baigner immédiatement la substance osseuse. Ce n'est ni une carie ni une nécrose qu'éprouve l'os, c'est une altération d'un genre particulier; sa substance commence par se ramollir; elle est ensuite absorbée irrégulièrement. Les portions restantes de l'os prennent quelquefois une dureté remarquable. Les cartilages, les fibro-cartilages ne sont pas non plus épargnés, mais ils résistent plus long-temps que les os à la cause qui tend à les détruire, probablement parce qu'ils sont plus souples, et qu'ils ne sont pas pourvus d'un aussi grand nombre de vaisseaux absorbans. Pendant qu'un anévrysme déforme, désorganise les parties qui l'environnent, il éprouve lui-même des changemens fâcheux : la crevasse de l'artère s'agrandit; les caillots s'accumulent dans le kyste; la tumeur prend quelquefois, à la suite d'un mouvement, d'un effort, d'un choc, un accroissement rapide; elle devient en même temps irrégulière, bosselée, et cesse de présenter une consistance uniforme et des pulsations isochrones aux battemens du pouls. Ces phénomènes reconnaissent pour cause tantôt l'élargissement de la crevasse des tuniques interne et fibreuse de l'artère, tantôt une déchirure du kyste anévrysmal lui-même, déchirure qui donne issue à une certaine quantité de sang qui s'épanche dans le tissu cellulaire autour de la tumeur. Celle-ci se ramollit dans sa partie la plus saillante; elle devient adhérente à la peau, qui s'amincit et prend une teinte bleuâtre. Des escarres gangréneuses se forment dans l'épaisseur de cette membrane; lorsqu'elles viennent à se détacher, il sort du fond de la plaie des lambeaux de tissu cellulaire désorganisé, des caillots noirâtres, du sang grumeleux; on est alors certain que le kyste est rompu. Des caillots et du sang fluide continuent à s'échapper de l'anévrysme; les forces du malade s'épuisent rapidement, et si les couches fibreuses, qui opposent encore un obstacle à l'issue du sang, viennent à se détacher ou à se rompre largement, il survient une hémorragie qui occasionne la mort en quelques instans. Tous les malades affectés d'anévrysmes ne meurent pas d'hémorragie; quelques-uns succombent à la gangrène qui s'empare de la partie inférieure du membre ou des parties voisines de la tumeur; d'autres périssent épuisés par la longueur et la violence de leurs souffrances.

Il arrive cependant quelquefois que les anévrysmes guérissent spontanément, et l'on a déjà constaté quatre modes de guérison spontanée :

1° Cette guérison peut avoir lieu lorsque les caillots fibrineux, accumulés dans la tumeur, y interceptent totalement le cours du sang. Dans ce cas, l'anévrysme se resserre insensiblement sur lui-même, et se convertit en noyau dur, arrondi ou oblong, qui peut, avec le temps, disparaître totalement ; l'artère s'oblitère, et se convertit ordinairement en un cordon ligamenteux jusqu'aux premières collatérales qui naissent au-dessus et au-dessous de la tumeur.

2° L'anévrysme peut encore guérir sans les secours de l'art, et sans que le malade coure aucun danger, lorsque la partie supé-rieure du kyste anévrysmal vient appuyer sur l'artère au-dessus de la crevasse, et la comprime assez fortement pour intercepter le cours du sang, et le forcer à parvenir dans la partie inférieure du membre par les artères collatérales.

3° Dans quelques cas une inflammation aiguë s'empare des parties voisines d'un anévrysme volumineux, et du kyste ané-vrysmal lui-même. Cette inflammation se termine par un vaste abcès ; le pus s'en échappe mêlé avec des caillots de sang et avec des lambeaux de tissu cellulaire ; la poche anévrysmale s'exfolie ou se couvre de bourgeons charnus qui se réunissent entre eux ; et la plaie, après avoir abondamment et long-temps suppuré, finit par se cicatriser. J'ai observé cette terminaison, dont on trouve plusieurs observations dans les auteurs, sur un forgeron âgé de soixante ans, qui portait un anévrysme volumineux à la partie moyenne de la cuisse. Dans le cas dont il s'agit, les ma-lades peuvent mourir d'hémorragie, si l'artère n'est pas oblitérée au-dessus de la crevasse avant l'ouverture de l'anévrysme ; ils peuvent aussi succomber quelque temps après que cette ouverture a eu lieu, épuisés par l'abondance de la suppuration.

4° Enfin la gangrène s'empare quelquefois d'un anévrysme près de se rompre, et des parties qui l'environnent. Le tissu cellulaire gangréné s'échappe avec le sang et les caillots putréfiés ; la plaie finit par se déterger, et suppure abondamment ; l'artère se trouve oblitérée par des caillots fibrineux, ou se change en un cordon ligamenteux au-dessus et au-dessous de la tumeur, dans une étendue plus ou moins considérable. Hodgson rapporte un exemple de ce mode de guérison observé sur un homme robuste, âgé de

trente-cinq ans, qui portait un anévrysme qui s'étendait plusieurs
pouces au-dessus et au-dessous du ligament de Poupart. La gangrène se propagea au loin; il se passa plus d'un an avant que la
cicatrisation fût complète. Hodgson fait judicieusement remarquer
que la gangrène d'un anévrysme et des parties environnantes offre
tant de danger, que loin de la désirer, on doit toujours la craindre,
et faire tout ce qu'il est possible pour la prévenir.

Diagnostic des anévrysmes. — Un anévrysme qui n'a pas encore acquis un volume très-considérable se présente sous la forme
d'une tumeur arrondie ou ovoïde, située sur le trajet d'une artère; cette tumeur est souple, quoique rénitente; elle disparaît
lorsqu'on la comprime; elle reparaît aussitôt qu'on cesse de la comprimer; elle offre des pulsations qui se font également sentir sur
tous les points de sa surface accessibles au toucher, lors même
qu'on cherche à la déplacer; quand on comprime l'artère au-dessus
de la tumeur, celle-ci se ramollit, et les pulsations cessent; elles
deviennent plus fortes si on exerce la compression au-dessous; la
peau conserve d'ailleurs sa couleur; la tumeur est tantôt indolente, d'autres fois elle est le siége de douleurs plus ou moins
vives qui dépendent probablement du tiraillement de quelque
nerf.

Le diagnostic devient plus difficile lorsque l'anévrysme est ancien, volumineux, irrégulier; lorsque ses parois sont très-épaisses,
ou qu'il contient beaucoup de caillots fibrineux, et qu'il n'y pénètre qu'une petite quantité de sang fluide. Il est encore plus
obscur quand le membre est infiltré, et lorsque dans les circonstances que je viens d'indiquer, la crevasse de l'artère, au lieu d'être
tournée vers la peau, se trouve dirigée vers un os. Il s'en faut
beaucoup aussi que le diagnostic soit facile quand l'anévrysme
s'est formé brusquement à l'occasion de la rupture d'une artère,
et qu'une certaine quantité de sang s'est épanché ou infiltré dans
le tissu cellulaire environnant. Dans ces différens cas, les pulsations n'ont plus lieu, ou elles ne sont que momentanées et très-
obscures. A la vérité, on parvient quelquefois à les rendre plus
sensibles en comprimant pendant quelque temps la tumeur, ou
en exerçant au-dessous d'elle une compression sur l'artère que
l'on suppose anévrysmatique. Il faut aussi remarquer que plusieurs espèces de tumeurs peuvent offrir des pulsations sans être
des anévrysmes : si ces tumeurs ne contiennent pas de liquide, et
qu'elles ne soient qu'accolées à une artère, on pourra éviter une

méprise, parce qu'on reconnaîtra assez facilement qu'elles sont seulement soulevées à chaque pulsation de ce vaisseau, qu'elles ne se dilatent pas en tous sens comme les anévrysmes, qu'elles cessent de battre quand on les a déplacées. Mais si une artère est en quelque sorte enveloppée par un kyste, par un abcès froid, par un engorgement celluleux ou glandulaire profond, par un amas de sang, par une collection gélatiniforme, il deviendra presque impossible de distinguer les pulsations qui se feront alors sentir, de celles d'un anévrysme.

Une circonstance bien fâcheuse, indiquée par M. Delpech, et qui est bien propre à induire en erreur, lorsqu'on n'a pas observé la maladie dans son origine, et qu'on ne peut obtenir des détails exacts sur les symptômes qu'elle a successivement présentés, c'est la formation d'une collection purulente entre la peau et un anévrysme irrégulier avec érosion du sac anévrysmal. Si on ouvre la tumeur, on en voit d'abord sortir du pus ; mais bientôt après les caillots qui s'échappent annoncent l'existence d'un anévrysme que l'on n'avait point soupçonné, et si on ne se hâte de suspendre le cours du sang, il peut survenir une hémorragie promptement mortelle.

Dans les cas douteux, il faut temporiser, examiner la tumeur à plusieurs reprises, et en faisant prendre différentes situations au malade. Il faut, si la chose est possible, essayer la compression pendant quelque temps sur l'artère principale du membre, entre le cœur et la partie tuméfiée, et observer soigneusement les changemens qu'elle peut éprouver. Si les doutes ne sont pas dissipés après ces essais, et qu'il n'y ait pas urgence à opérer, il faut encore attendre ; mais si les douleurs étaient intolérables, si le membre devenait le siége d'un engorgement œdémateux considérable, si l'on avait raison de craindre la dénudation d'un os dans une grande étendue, ou des désordres graves dans une articulation, il faudrait bien alors se décider à plonger dans la tumeur un trois-quarts délié ou un bistouri à lame très-étroite. En supposant qu'on eût ouvert ainsi un anévrysme, on n'aurait pas immédiatement à craindre une hémorragie. Il suffirait, pour empêcher l'écoulement du sang à l'extérieur, d'appliquer sur la piqûre un emplâtre de diachylon gommé ; mais il faudrait ne pas tarder à prendre un parti décisif, car il pourrait arriver à la suite de cette ponction que le sang continuât à sortir peu à peu du kyste anévrysmal, et qu'il s'infiltrât dans le tissu cellulaire voisin ;

d'autres fois la perforation faite au kyste s'agrandit avec plus de
rapidité, le sang s'épanche plus abondamment, et dans quelques-
cas on a vu la gangrène survenir assez promptement à la peau,
au tissu cellulaire, et à la poche anévrysmale.

Pronostic. — L'anévrysme est une maladie grave. Cette affection est surtout très-fâcheuse lorsque les lésions organiques qui y
ont donné lieu sont très-étendues, et que les parties situées dans
le voisinage de la tumeur sont très-altérées dans leur texture.
Dans quelques cas les vaisseaux collatéraux qui devraient entretenir la circulation dans la partie inférieure du membre après la
ligature ou la compression du tronc principal, sont en partie détruits ou oblitérés; c'est ce que l'on doit particulièrement craindre
quand les anévrysmes ont acquis un volume énorme, ou lorsque
la gangrène existe dans les parties voisines. Ces circonstances sont
du plus fâcheux augure; elles n'ont cependant pas toujours empêché l'opération de réussir. « Astley Cooper, dit Hodgson, a lié
« avec succès l'artère iliaque externe dans deux cas d'anévrysme
« inguinal avec un commencement de gangrène. Les tumeurs s'ab-
« cédèrent après l'opération, sans qu'il y eût hémorragie : on en-
« leva le coagulum; les sacs se couvrirent de granulations, et les
« ulcérations se guérirent graduellement. »

Après la ligature pratiquée pour des anévrysmes très-volumineux, quelquefois la masse formée par les caillots est résorbée;
mais il arrive aussi assez fréquemment qu'il se forme un abcès
gangréneux dans la tumeur, et que les malades succombent soit
pendant que les escarres se détachent, soit lorsque la suppuration est déjà établie.

Lorsqu'un malade porte en même temps un anévrysme externe
et un anévrysme interne, ce serait compromettre la chirurgie, et
exposer le malade à succomber plus promptement, que de tenter
la guérison de l'anévrysme externe par une opération. On ne
peut, dans ce cas malheureux, que conseiller les saignées souvent
répétées, le repos, un régime très-sévère, et les topiques réfrigérans.

L'existence de deux anévrysmes dans deux membres différens
est encore une circonstance fâcheuse, mais beaucoup moins que
la précédente. On peut, s'il n'existe pas d'autres complications,
opérer ces deux anévrysmes à vingt ou trente jours d'intervalle.
Il ne faudrait pas attendre trop long-temps pour pratiquer la seconde opération, parce que l'on a observé qu'à la suite de la pre-

mière, la tumeur qui reste fait presque toujours des progrès rapides.

Quelques anévrysmes deviennent très-fâcheux par leur situation : tels sont ceux qui affectent la partie inférieure de la carotide primitive, ceux de l'artère axillaire qui se prolongent sous la clavicule, ceux de l'artère iliaque externe qui remontent très-haut. Dans ces anévrysmes, il est souvent très-difficile ou même impossible de comprimer ou de lier l'artère entre la tumeur et le cœur; et si la ligature est encore possible, elle se trouve ordinairement placée sur une partie déjà malade du vaisseau. Ces anévrysmes doivent peut-être rentrer, sous le rapport de leur traitement, dans le nombre de ceux qui sont particulièrement du ressort de la médecine. Je pense qu'il faut adopter à peu près la même opinion pour tous les anévrysmes qui se développent sur des sujets très-avancés en âge. L'opération offrirait, à cause de l'oblitération probable de la plupart des artères collatérales, trop peu de chances de succès pour qu'on la pratiquât. Ce ne serait même qu'avec prudence que l'on pourrait essayer pendant quelque temps la compression.

Toutes les cachexies, et notamment les cachexies scorbutique et vénérienne invétérées qui compliquent des anévrysmes, doivent en faire porter un pronostic fâcheux; elles contre-indiquent, tant qu'elles existent, toute espèce d'opération chirurgicale exécutée dans la vue de guérir radicalement la tumeur.

Il ne reste aucun espoir de guérison lorsque les os des membres voisins des anévrysmes sont profondément érodés; quand les extrémités articulaires sont tuméfiées, cariées. L'amputation devient alors, quand les malades ne sont pas trop affaiblis, le seul moyen qui puisse leur conserver la vie.

Traitement. — Il est maintenant reconnu qu'on ne parvient à obtenir la guérison radicale d'un anévrysme externe qu'en y interceptant le cours du sang pendant un temps assez long pour que l'artère puisse s'oblitérer jusqu'à l'origine des premières branches collatérales, qui naissent au-dessus et au-dessous de la tumeur. On a cependant long-temps cru qu'il était possible de faire disparaître l'anévrysme, et de conserver le cours du sang dans tout le trajet de l'artère; et c'était sur la compression que l'on comptait particulièrement pour arriver à ce résultat. Quelques anévrysmes de l'aorte, du tronc brachio-céphalique, des artères iliaques primitives, peuvent guérir par ce mécanisme; mais il n'en est pas de même des tumeurs anévrysmales des membres. On cite cependant quelques cas extrêmement rares qui semblent faire exception : Astley Cooper a vu un anévrysme de la partie supérieure de l'artère fémorale, long d'environ trois pouces, et plus volumineux qu'un bubon ordinaire, dans lequel le coagulum, très-adhérent aux membranes artérielles, laissait dans son centre un canal irrégulier pour le passage du sang. La tumeur, dure au toucher, présentait de fortes pulsations ; elle était restée stationnaire depuis plusieurs années. Hodgson rapporte ce fait comme un exemple de guérison. Je n'y vois pour mon compte qu'une preuve qu'il est possible qu'une tumeur anévrysmale ne fasse aucun progrès pendant un temps fort long.

Passons maintenant en revue les différentes méthodes curatives qui ont été proposées pour procurer la guérison des anévrysmes.

A. Les saignées, le repos absolu, la privation presque complète des alimens solides, l'usage modéré de l'eau pure ou d'une tisane rafraîchissante pour boisson, conseillés avec succès par Valsalva contre les anévrysmes internes (*voyez* ce mot), agissent en diminuant la quantité du sang, ainsi que la force et la fréquence des pulsations du cœur, et favorisent ainsi la formation du coagulum dans la tumeur. On peut seconder l'action de ces moyens par l'usage intérieur des préparations de digitale, et par les purgatifs légers ; mais il faut convenir que l'on doit bien peu compter sur cette méthode seule pour la guérison des anévrysmes externes. Il est même reconnu que si l'on insiste trop long-temps et trop rigoureusement sur son emploi, l'anévrysme peut faire de tels progrès, lorsqu'on croit convenable de se relâcher de la sévérité du régime, ou bien les malades restent dans un tel état d'épuisement, qu'il n'est plus possible de conserver l'espoir de les guérir par des moyens chirurgicaux.

B. La glace pilée, l'eau glacée, la neige, peuvent être appliquées avec succès sur les tumeurs anévrysmales. M. Guérin, de Bordeaux, a constaté par plusieurs observations leurs bons effets. Th. Bartholin les avait déjà fait connaître long-temps auparavant. On peut remplacer ces topiques par l'eau végéto-minérale froide, par l'eau vinaigrée, par toutes les dissolutions non irritantes de sels déliquescens, par les décoctions de plantes astringentes, employées froides. Il est toujours nécessaire, lorsque l'on fait appliquer les topiques réfrigérans, d'astreindre les malades à un repos absolu, à un régime sévère. Il est souvent utile de leur pratiquer plusieurs saignées en commençant le traitement. On insistera sur l'usage de ces topiques si la tumeur diminue de volume, devient plus dure, et si les pulsations perdent de leur force. Il faudra y renoncer s'ils occasionnent des douleurs vives, une toux fréquente; on aurait également tort d'insister sur leur emploi si la tumeur devenait plus volumineuse, plus irrégulière, ou si la peau paraissait menacée de gangrène. MM. Guérin, Sabatier, Pelletan, Larrey, ont obtenu par cette méthode la guérison d'anévrysmes des artères carotide, sous-clavière, fémorale, poplitée. M. Ribes a eu occasion de disséquer le corps d'un sujet traité, treize ans auparavant, suivant cette méthode, d'un anévrysme poplité, par M. Sabatier. La tumeur s'était oblitérée et convertie en un noyau celluleux qui allait en s'amincissant vers ses deux extrémités. Les branches qui naissaient au niveau de l'anévrysme étaient oblitérées dans son voisinage; les artères collatérales situées au-dessus et au-dessous de la tumeur avaient entretenu la circulation dans la partie inférieure du membre; mais elles avaient été puissamment secondées par plusieurs autres artères qui, très-petites, peut-être imperceptibles dans l'état de nature, avaient acquis peu à peu un volume considérable. M. Ribes pense même qu'il peut se développer, pendant la guérison des anévrysmes, des artères qui n'existaient pas auparavant; mais n'est-il pas probable que cette assertion est inexacte, et que ce savant anatomiste se sera laissé induire en erreur par quelqu'une de ces variétés anatomiques que présente si souvent le système artériel. Des expériences de Parry sur les artères, expériences qu'il serait, je crois, nécessaire de répéter, viennent, il faut en convenir, à l'appui de l'opinion sur laquelle nous exposons nos doutes. Parry ayant coupé la carotide primitive en travers sur des moutons, et ayant tué ces animaux après la cicatrisation de la plaie, a trouvé des artérioles assez grosses, s'étendant d'un bout de l'artère coupée à l'autre bout, et on sait que la carotide primitive, dans son trajet, ne donne aucune branche.

C. Les préparations emplastiques et les poudres astringentes sont inefficaces par elles-mêmes contre les anévrysmes. Les succès qu'on leur a attribués doivent être rapportés à la compression.

D. La cautérisation avec le fer rouge a été pratiquée avec succès par M. A. Severin, dans la cure d'un anévrysme volumineux de l'artère fémorale. On ne pourrait aujourd'hui trouver aucun motif d'excuse pour un chirurgien qui exécuterait une semblable opération, quand même le résultat en serait heureux. Des faits rapportés par A. Paré, Trew, Guattani, et par d'autres auteurs, prouvent combien il est dangereux d'appliquer sur les tumeurs anévrysmales des caustiques potentiels, soit pour les ouvrir, soit pour arrêter l'hémorragie, et procurer la guérison quand on les a ouvertes.

E. La compression a été employée très-souvent dans le traitement des anévrysmes; exécutée avec méthode, et dans des circonstances favorables, jamais elle ne peut être nuisible; et lors même qu'elle ne produit pas la guérison, elle ne peut que disposer les malades à une autre opération plus sûre dans ses résultats. On peut exercer la compression, 1° sur la tumeur anévrysmale; 2° sur toute l'étendue du membre; 3° entre la tumeur et le cœur; 3° au-dessous de la tumeur. Les moyens compressifs peuvent être appliqués sur les tégumens, ou bien sur le vaisseau mis à découvert.

La compression médiate sur la tumeur peut se faire avec des machines, telles que celles qui ont été imaginées par Arnaud, Hunter, Boudou, Foubert, etc.; mais il vaut encore mieux mettre en usage le procédé très-simple de Guattani. Ce procédé consiste à couvrir la tumeur avec de la charpie, à placer sur cette charpie des compresses épaisses, disposées en X. Une autre compresse longue et épaisse doit être appliquée au-dessus de la tumeur, sur le trajet de l'artère. On termine en assujettissant ces différentes pièces d'appareil par un bandage roulé, très-régulier et médiocrement serré, qui doit s'étendre depuis la partie inférieure de l'anévrysme jusqu'à la partie supérieure du membre. On humecte ce bandage fréquemment avec de l'eau vinaigrée, ou avec une autre liqueur réfrigérante, et on ne le renouvelle que tous les quinze ou vingt jours. On prescrit au malade le repos absolu, un régime sévère, et on lui fait pratiquer une ou plusieurs saignées pour désemplir les vaisseaux, calmer la douleur, et accélérer la formation du coagulum et le resserrement de l'anévrysme.

Guattani rapporte trois exemples de guérison d'anévrysmes de l'artère poplitée, opérée par ce mode de compression; et il est à remarquer que le volume très-considérable de ces trois tumeurs avait déterminé Guattani à ne pas pratiquer la ligature au-dessus et au-dessous d'elles. Le même praticien convient avoir essayé plusieurs fois, sans aucun succès, la compression pour des anévrysmes de la partie supérieure de la jambe.

La compression, exécutée comme je viens de l'indiquer, peut donner lieu à l'engorgement œdémateux de la partie inférieure du membre, et l'augmenter s'il existe déjà. On évite cet inconvénient très-grave en commençant, comme l'ont recommandé Genga et Théden, l'application du bandage roulé sur le pied ou sur la main; mais il faut également le continuer jusqu'à la jonction du membre avec le tronc, et ne pas négliger d'appliquer des compresses épaisses sur la tumeur, et une autre compresse sur le trajet de l'artère au-dessus de l'anévrysme. Cette compression suspend peu à peu le cours du sang dans la tumeur, favorise la résolution de l'engorgement œdémateux; et accélère la dilatation des petites artères qui doivent entretenir la circulation après l'oblitération complète du sac anévrysmal.

Il est plus avantageux de ne comprimer l'artère qu'au-dessus de la tumeur lorsque celle-ci est douloureuse, que ses tégumens amincis sont sur le point de s'ulcérer; mais ce mode de compression convient plus particulièrement encore lorsqu'à une certaine distance au-dessus de l'anévrysme, l'artère est placée très-superficiellement, et trouve un point d'appui presque immédiat sur un os. Ces conditions existent, pour l'artère axillaire, derrière la clavicule; pour l'artère fémorale, à son passage sur le pubis; pour la même artère, là où elle est appuyée sur la face interne du fémur, pour l'artère brachiale, etc. Lorsque l'on veut se borner à comprimer l'artère au-dessus d'un anévrysme, le moyen compressif ne doit, autant que possible, agir que sur ce vaisseau et sur un autre point diamétralement opposé, afin que la circulation puisse se faire facilement pour tout le reste de la circonférence du membre; et ce n'est que graduellement qu'il faut suspendre le cours du sang dans l'anévrysme. Un demi-cercle d'acier, portant à l'une de ses extrémités une pelote que l'on peut éloigner ou rapprocher au moyen d'une vis de pression, et garni à son autre extrémité d'un coussin destiné à protéger la peau, est l'instrument le plus commode et le plus sûr pour exécuter cette compression. M. Dupuytren l'a employé plusieurs fois avec succès pour des anévrysmes du membre abdominal. Il a cependant des inconvéniens qui lui sont particuliers. Beaucoup de malades ne peuvent le supporter, parce qu'il leur occasionne des douleurs trop vives, ou un engourdissement insupportable dans la partie inférieure du membre. Chez d'autres sujets, quelles que soient les précautions que l'on prenne, la peau s'excorie ou s'ulcère dans les deux points où elle

est en contact avec la pelote et avec le coussin, et enfin il est bien
difficile d'empêcher l'appareil de se déranger, pour peu que les
malades exécutent de mouvemens. Lorsque la guérison a lieu par
ce procédé, la poche anévrysmale s'oblitère, ainsi que la portion
d'artère qui s'étend jusqu'au point comprimé, à moins que le
sang ne reflue dans cette portion du vaisseau par le moyen de
quelques artérioles ; ce qui n'empêche pas toujours la guérison
de s'opérer.

La compression au-dessous de la tumeur a été exécutée par
M. Vernet, qui espérait probablement, comme Desault et Brasdor,
que le sang arrêté dans l'anévrysme s'y coagulerait en totalité,
et que les pulsations cesseraient. Déçu dans son espérance, il fut
promptement obligé, par les progrès de la maladie, de renoncer
à ce mode de traitement.

La compression immédiate comptait encore quelques partisans
dans le siècle dernier. Pour l'exécuter, on commençait à suspendre
le cours du sang au-dessus de l'anévrysme; on incisait ensuite la
peau, le sac anévrysmal, et après avoir enlevé les caillots., on
appliquait sur la crevasse de l'artère du carton mâché, de l'agaric, des bourdonnets de charpie saupoudrés avec des substances
astringentes. La plaie ainsi tamponnée, on appliquait des compresses imbibées de liqueurs aromatiques ou spiritueuses, un bandage roulé, et on avait l'attention de laisser le garrot ou le tourniquet en place, si l'on avait pu s'en servir. On se proposait
probablement encore, en pratiquant cette opération, de conserver
le calibre de l'artère, ou bien l'on comptait beaucoup plus sur le
tamponnement que sur la ligature pour arrêter l'hémorragie. On
était sans doute dans l'erreur; mais je dois cependant rappeler
ici que Guattani et Maximini ont opéré avec succès de cette manière un anévrysme de l'artère iliaque externe; qu'une femme à
laquelle un chirurgien habile avait ouvert un anévrysme inguinal
qu'il avait pris pour un bubon, fut sauvée par le tamponnement.
De ces faits et de plusieurs autres analogues qu'il est inutile de
citer, je conclus que ce moyen peut être très-utile quand on a
ouvert un anévrysme par accident, et qu'on se trouve dans l'impossibilité d'arrêter l'effusion du sang par un procédé plus méthodique. Il peut encore convenir quand, après l'opération de
l'anévrysme, il survient une hémorragie consécutive, et qu'il
n'est pas possible d'appliquer de nouvelles ligatures, ou qu'il

faudrait les placer, si le sang s'écoulait par le bout inférieur du vaisseau, trop près de la tumeur anévrysmale.

Les accidens que l'on a à craindre à la suite de la compression immédiate, sont des hémorragies consécutives dangereuses, ou un gonflement énorme qui donne lieu à une suppuration très-abondante, ou qui se termine par la gangrène. Ces accidens sont bien assez graves pour la faire abandonner.

F. La ligature est le plus efficace de tous les moyens de guérison que l'on a proposés. Les chirurgiens qui l'ont pratiquée n'ont pas toujours exécuté l'opération de la même manière; mais tous les procédés connus peuvent se rapporter à deux méthodes. Dans l'une, on ouvre le sac anévrysmal, et l'on pratique une ou plusieurs ligatures sur le vaisseau ouvert; dans l'autre, on laisse la tumeur intacte, et on se borne à lier l'artère à quelque distance au-dessus d'elle.

Première méthode; ouverture du sac. — Paul d'Ægine veut qu'on soulève en même temps la peau et l'anévrysme par dilatation, qu'on passe sous lui une aiguille garnie d'un fil double, qu'on écarte les deux fils, et qu'on fasse deux ligatures entre lesquelles la tumeur reste comprise. On doit ensuite l'ouvrir, la vider, et en enlever ce qui se trouve compris entre les ligatures. Ce procédé très-douloureux, et défectueux sous tous les rapports, a été complétement abandonné.

Ætius, en parlant de l'anévrysme du plis du bras, recommande de mettre d'abord l'artère brachiale à découvert au-dessous de l'aisselle, de l'embrasser entre deux ligatures, et de la couper ensuite entre elles. *Rassuré contre l'effusion du sang*, le chirurgien doit ensuite ouvrir la tumeur anévrysmale, la vider exactement, et chercher la crevasse du vaisseau. L'ayant trouvée, il soulève l'artère avec un crochet mousse, place deux ligatures, l'une au-dessus, l'autre au dessous de cette crevasse, et coupe ensuite le vaisseau en travers. Ce procédé, quoique plus méthodique que celui de Paul d'Ægine, a été abandonné, et a dû l'être. Nos lecteurs apercevront facilement les inconvéniens qu'il offre, et les difficultés qu'il doit présenter dans une partie de son exécution.

Lorsque les chirurgiens eurent appris à se servir méthodiquement du garrot, du tourniquet, des pelottes pour suspendre à volonté le cours du sang, ils durent renoncer aux ligatures éloignées de la tumeur et imaginées par Ætius, pour remplir cette indication. Cependant, on voit encore Thevenin, conseiller, à une époque où ces instrumens étaient bien connus, d'embrasser l'artère et une grande épaisseur de parties molles, avec une ligature provisoire. Desault lui-même crut devoir prendre cette précaution, avant d'ouvrir un anévrysme de l'artère axillaire.

Guillemeau, contemporain d'Ambroise Paré, pratiqua l'opération pour un anévrysme du pli du bras, en mettant la tumeur à découvert, en liant l'artère au-dessus d'elle seulement, et en ouvrant ensuite le sac. Keisler, en 1644 et dans les années suivantes, adopta à peu près le même procédé pour les anévrysmes du jarret. Le garrot étant appliqué sur la cuisse, et le malade étant couché sur le ventre, le chirurgien incisait les tégumens, en prolongeant l'incision au-dessus et au-dessous de la tumeur. Il incisait avec précaution le tissu cellulaire sous-cutané pour éviter les gros nerfs, puis procédait à l'ouverture de la tumeur, enlevait les caillots, et faisait ensuite relâcher le garrot pour reconnaître la crevasse du vaisseau. Il introduisait de bas en haut une sonde dans cette ouverture, pour soulever le tube artériel et le rendre plus saillant. Cette précaution importante étant prise, il passait autour de l'artère soulevée une ligature au moyen d'une aiguille, en évitant de comprendre d'autres parties dans l'anse de fil; poussant ensuite sa ligature le plus haut possible, il la serrait lentement à mesure que l'on retirait la sonde, et laissait les deux extrémités du fil hors de la plaie. La ligature étant achevée, il remplissait la plaie avec de la charpie imbibée d'oxycrat, et appliquait des compresses et un bandage roulé.

Guattani et Mazotti perfectionnèrent cette opération en pratiquant une seconde ligature au-dessous de la crevasse du vaisseau, afin d'empêcher l'effusion du sang, qui peut affluer promptement dans la partie inférieure de l'artère, par le moyen des branches artérielles collatérales. M. A. Severin et J. Trullus, avaient traité de cette manière, et avec succès vers l'année 1646, un anévrysme faux primitif de l'artère fémorale survenu à la suite d'une blessure faite par une balle; et Bottentuit, à leur exemple, avait aussi employé heureusement la double ligature sur le même vaisseau blessé. Cette seconde ligature dispense de tamponner la plaie; mais elle est quelquefois très-difficile à placer dans les anévrysmes spontanés, et surtout dans les anévrysmes poplités, lorsque la tumeur se prolonge très-bas; il faut alors, comme l'a conseillé Mazotti, s'en tenir au procédé de Keisler.

Guattani a encore mis en exécution un autre mode opératoire qui consiste à isoler la poche anévrysmale dans la plus grande partie de son étendue, et à ne l'ouvrir qu'après avoir lié l'artère au-dessus et au-dessous de la tumeur. Il doit être impossible d'exécuter cette dissection quand les anévrysmes sont volumineux; on s'expose toujours, en la pratiquant, à ouvrir plusieurs petites artères qu'il importe beaucoup de conserver; on s'expose aussi à comprendre entre les deux ligatures des branches artérielles collatérales que l'on pourrait laisser au-dessus et au-dessous de ces ligatures, si l'on commençait par ouvrir la tumeur anévrysmale.

Les chirurgiens qui opèrent encore aujourd'hui les anévrysmes en ouvrant la tumeur, adoptent le procédé suivant : le malade étant placé de manière à ce que la tumeur soit exposée au grand jour, et assujetti dans cette situation par des aides ou par des lacs, on se rend maître du cours du sang avec le garrot ou avec le tourniquet. Le chirurgien se place du côté du membre où se trouve l'anévrysme, et s'assure que les pulsations y sont complétement suspendues. Immédiatement après, il incise les tégumens, en prolongeant leur division un peu au delà des deux extrémités de la tumeur; cette première incision doit *toujours* être pratiquée suivant la direction connue du trajet de l'artère. Il incise de la même manière le tissu cellulaire sous-cutané, les aponévroses. Dans cette partie de l'opération, il doit éviter de couper les gros nerfs voisins de la tumeur; il peut quelquefois les faire écarter par l'aide placé vis-à-vis de lui (et il est fort important que cet aide connaisse bien d'avance tout ce qu'il devra faire pour seconder l'opérateur). Le chirurgien n'est pas toujours le maître d'éviter les veines accolées à l'anévrysme; s'il les ouvre, il en fera la ligature; il liera également les petites artères qui donneraient du sang. Lorsque la poche anévrysmale se trouve mise à découvert, on l'incise de dedans en dehors dans toute sa longueur. Quoique le garrot soit bien appliqué, il s'échappe presque toujours avec plus ou moins de violence une certaine quantité de sang rouge mêlé à des caillots noirâtres. Il faut absterger promptement ce sang avec une éponge humide, et enlever ensuite avec la main les couches fibrineuses qui sont restées dans la poche anévrysmale. On absterge de nouveau l'intérieur du sac, et l'on cherche ensuite le lieu par lequel il communique avec l'artère. Quelquefois l'œil le découvre assez promptement; dans d'autres cas, on parvient plus tôt à le sentir avec l'extrémité du doigt. Cette recherche peut être assez longue, surtout quand on ne peut empêcher le sang de suinter dans l'anévrysme, lorsqu'il s'échappe des veines divisées des parois du kyste. Il faut aussi observer que cette ouverture peut présenter beaucoup de variétés de forme, d'étendue, de situation. Si on n'aperçoit pas cette ouverture, et qu'on ne puisse la découvrir ni avec le bout du doigt, ni avec une grosse sonde cylindrique et mousse, il faut faire légèrement relâcher le garrot, par l'aide auquel il a été confié; le sang rouge qui s'échappe aussitôt après, fait reconnaître le point sur lequel il faut porter l'extrémité de la sonde. Le chirurgien introduit cet instrument dans le vaisseau, en lui faisant suivre la direction de son bout supérieur; alors il arrive souvent que le sang sort par la sonde. On fait resserrer le garrot; l'opérateur, ayant soulevé légèrement l'artère avec la sonde, saisit avec le pouce et l'index d'une main la portion du vaisseau soulevée, donne la sonde à tenir à un aide, et se sert de la main qui lui reste libre, pour passer, avec une aiguille ordinaire, ou avec une aiguille à manche, une ligature aplatie, composée de plusieurs fils cirés. Cette première ligature ne doit pas être placée trop près de la crevasse de l'artère; il faut qu'elle porte sur une partie saine de ce vaisseau, et qu'elle n'embrasse, si faire se peut, que lui seul. Pour s'assurer qu'il a bien embrassé l'artère, le chirurgien doit saisir les deux extrémités rapprochées du ruban de fil, et appuyer le doigt sur le vaisseau vis-à-vis l'anse de la ligature. Si l'artère y est comprise sans être blessée, le sang ne sort que par le pavillon de la sonde au moment ou on relâche le garrot; et si l'on s'est servi d'un stylet mousse, le sang ne coule pas. Après avoir placé cette première ligature, il faut en placer une seconde dite *d'attente*, un peu plus haut et de la même manière: Cette ligature ne devient utile que dans le cas d'hémorragie consécutive. Une seule ligature suffit ordinairement au-dessous de l'ouverture de communication de la poche anévrysmale avec l'artère; on la passe avec les mêmes précautions; mais il faut observer qu'on est quelquefois forcé, à cause de l'insuffisance de la compression exercée par le garrot, ou de la gêne très-grande qu'il occasionne quand il est très-serré, de nouer la ligature supérieure avant de s'occuper de placer celle-ci.

Pour que les ligatures suspendent parfaitement le cours du sang, et qu'elles ne coupent pas trop promptement le vaisseau, il faut qu'elles soient exactement perpendiculaires à son axe, qu'elles soient assujetties par deux nœuds simples et parallèles, et que ces nœuds soient serrés graduellement et sans secousse.

Les ligatures étant terminées, le chirurgien absterge de nouveau la plaie, et fait diminuer peu à peu la compression exécutée au-dessus de l'anévrysme. On procède ensuite au pansement de la manière suivante : Les ligatures qui ont été serrées, et la ligature d'attente, sont enveloppées séparément dans des petits linges et renversées sur la peau près des angles de la plaie. On introduit mollement entre ses lèvres des bourdonnets de charpie fine, ou des morceaux d'agaric très-souples, des compresses imbibées de fomentations aromatiques sont appliquées sur cette charpie; on les contient au moyen d'un bandage à bandelettes séparées, médiocrement serrées.

Lorsque le pansement est achevé, on place le membre légèrement fléchi sur un coussin rempli de balles d'avoine ou de plantes aromatiques; on le couvre de linges chauds et secs ou de tissus de laine imbibés de fomentations toniques, que l'on a soin de renouveler assez fréquemment pour que la peau ne se refroidisse pas. On laisse le garrot en place sans le serrer, et une personne intelligente reste près du blessé, pour le secourir promptement en cas d'hémorragie.

Quelques remarques importantes nous restent encore à faire sur le manuel de cette opération. Quand l'artère au-dessus de la tumeur anévrysmale ouverte, paraît plus dilatée qu'elle ne devrait l'être, lorsqu'elle a perdu sa souplesse, qu'elle commence à s'ossifier, il vaut mieux l'aplatir avec le presse-artère ou la lier sur un cylindre de linge, que de l'étreindre immédiatement avec la ligature. Lorsque pour placer la ligature inférieure on se trouve dans l'obligation de couper plusieurs nerfs, plusieurs grosses veines, ou des artères musculaires assez grosses, il est convenable, comme le conseillait Mazotti, de renoncer à cette ligature, et de se borner à tamponner légèrement la partie inférieure de la plaie. Ce tamponnement modéré est encore nécessaire quand une artère collatérale ou récurrente verse du sang entre les ligatures supérieure et inférieure, et qu'on ne peut parvenir à la lier elle-même.

Les phénomènes qui ont lieu après cette opération, sont les suivans : Immédiatement après que l'on a serré les ligatures, le pouls cesse de se faire sentir dans la partie inférieure du membre; le malade se plaint ordinairement d'y éprouver une sorte d'engourdissement, et même du froid; mais si la circulation se rétablit, ces symptômes se dissipent peu à peu, une chaleur douce se développe dans le membre, des pulsations d'abord très-obscures commencent à se faire sentir dans les artères superficielles situées au-dessous de la plaie, et vers le quatrième ou cinquième jour de l'opération, la suppuration pénètre l'appareil. Elle est plus ou moins sanieuse, et ne diffère pas de celles des grandes plaies récentes qui commencent à suppurer. On panse alors le malade, en laissant dans la plaie la charpie qui est adhérente; dans les pansemens suivans, le reste de la charpie peut être enlevé. On voit la plaie se déterger, ses bords se détuméfier, son fond se couvrir de bourgeons charnus. Les ligatures tombent le plus souvent d'elles-mêmes du douzième au vingtième jour. On est quelquefois obligé de les couper plus tard pour les extraire, et on le fait avec des ciseaux moussés ou avec un bistouri boutonné. Au bout de trente à quarante jours, la plaie est ordinairement cicatrisée. Le membre reste pendant un certain temps plus faible, plus grêle que celui du côté opposé. Dans quelques cas, les articulations ne recouvrent jamais complètement leur souplesse naturelle. Les suites de l'opération de l'anévrysme par l'ouverture du sac, ne sont pas toujours aussi simples et aussi heureuses. Des accidens graves, et de plusieurs genres, peuvent jeter le malade dans un grandd anger, ou même occasioner sa mort.

Ces accidens sont des douleurs violentes dans le membre opéré, des hémorragies consécutives, une inflammation violente des parties voisines de la plaie, la gangrène et même le sphacèle de la partie inférieure du membre.

Les douleurs violentes n'ont lieu ordinairement que quand on a compris dans les ligatures un nerf considérable. La constriction du nerf peut en même temps donner lieu à des convulsions, et contribuer à la production du sphacèle. A. Falconettus, dit Testa, ayant pratiqué l'opération sur un homme de quarante ans, qui portait un anévrysme poplité volumineux, fit deux ligatures à l'artère, et, à l'exemple de Molinelli, il ne s'embarrassa pas d'éviter les nerfs et les autres parties situées dans le creux du jarret. La plaie ayant été pansée, et le malade mis dans son lit, des convulsions horribles, symptôme précurseur de la mort, se manifestèrent presque aussitôt. Toute la jambe commença à devenir livide, le sphacèle survint bientôt, et s'étendit jusqu'au ventre. Le malade mourut au commencement du jour qui suivit l'opération. Si la douleur et les convulsions produites par la ligature d'un gros nerf, ne cédaient pas à la saignée et à l'administration des préparations d'opium, il ne resterait d'autre parti à prendre que de couper le nerf au-dessus de la ligature, ou de pratiquer l'amputation du membre.

Les hémorragies consécutives sont très-fréquentes à la suite de l'opération de l'anévrysme par l'ouverture du sac; elles peuvent dépendre de plusieurs causes. Tantôt elles surviennent parce que la ligature supérieure, exécutée avec difficulté, a été placée obliquement sur l'artère, et se trouve, au bout de quelque temps, relâchée en prenant une direction perpendiculaire au vaisseau; tantôt elles ont lieu parce que les deux nœuds de la ligature sont serrés l'un sur l'autre, sans que le premier de ces nœuds étreigne suffisamment l'artère; mais la cause la plus commune et la plus à redouter de ces hémorragies consécutives, c'est l'état maladif des membranes artérielles au-dessus de la tumeur anévrysmale. Ces membranes peuvent, à une certaine distance de cette tumeur, être ramollies, dilatées, ulcérées, ossifiées; altérées dans leur texture, elles sont en très-peu de temps coupées par le fil qui les serre, et souvent les ligatures d'attente que l'on emploie lorsque l'hémorragie survient, ne l'arrêtent que pour quelque temps; elles coupent à leur tour le vaisseau avant qu'il soit oblitéré. L'amputation du membre devient encore alors le moyen qui offre le plus de probabilités pour sauver les jours du blessé, quoique l'observation ait prouvé que, pratiquée dans ce cas, elle est rarement suivie de succès.

L'inflammation violente des parties voisines de la plaie doit être attribuée à plusieurs causes : au contact prolongé de l'air sur les chairs pendant l'opération; aux tiraillemens douloureux que l'on est obligé d'exercer sur les nerfs pour les éloigner du trajet de l'incision, et pour ne pas les comprendre dans les ligatures. La profondeur de la plaie, son irrégularité, et la nécessité où l'on est de remplir, quoique mollement, la poche anévrysmale avec de la charpie pour la faire suppurer, contribuent aussi à produire cet accident. La saignée, la diète absolue, les boissons rafraichissantes, les fomentations émollientes, sont indiquées pour le prévenir, et pour le combattre lorsqu'il survient; mais on n'est pas toujours assez heureux pour l'empêcher d'avoir une terminaison funeste.

La gangrène et le sphacèle sont spécialement à craindre quand l'opération a été très-laborieuse; lorsque les nerfs et les grosses veines ont été coupés ou liés; lorsque les hémorragies consécutives ont forcé de passer de nouvelles ligatures, ou de tamponner la plaie, quand l'inflammation consécutive a été très-violente, et a donné lieu à un gonflement assez considérable pour empêcher la circulation dans les artères collatérales. Dans quelques cas la gangrène ne se déclare qu'aux orteils, ou aux doigts, ou à quelques portions de peau peu étendues; elle n'est pas alors très-dangereuse; mais d'autres fois toute la partie inférieure du membre se gonfle, se ramollit, perd sa sensibilité et sa chaleur, prend une teinte livide, se couvre de phlyctènes remplies de sérosité fétide. C'en est fait de ce membre; il est sphacélé. Il faut se hâter de l'amputer au-dessus de la plaie, quoique l'expérience ait encore appris que l'amputation réussit moins souvent dans cette circonstance que quand elle a été nécessitée par des hémorragies consécutives.

Si on veut rapprocher tous les faits recueillis sur cette opération, on sera facilement convaincu qu'elle est souvent d'une exécution très-difficile, et qu'il n'est pas toujours possible de la terminer méthodiquement. On aura également la conviction qu'elle doit être très-douloureuse, et que les malades ont à redouter des accidens primitifs et consécutifs très-graves, surtout quand l'anévrysme est très-voisin du tronc. Tous ces inconvéniens très-fâcheux sont-ils compensés par le seul avantage qui soit propre à cette méthode, et qui résulte de l'évacuation du sang contenu dans la tumeur, immédiatement après qu'on l'a ouverte? Cette partie de l'opération semble devoir convertir un anévrysme en une plaie qui, après avoir suppuré pendant quelque temps, doit se cicatriser dans l'espace de trente à quarante jours, sans laisser de traces de la maladie. C'est bien ce qui arrive dans un petit nombre de cas; mais le plus souvent, quand les malades ne succombent pas aux premiers accidens consécutifs, cette plaie profonde, meurtrie, irrégulière, ulcéreuse, dont le fond laisse les os presque immédiatement à découvert, fournit une suppuration très-abondante, sanieuse, qui épuise les sujets opérés; les os, les articulations s'altèrent, des fistules se forment, et la guérison complète n'a lieu qu'au bout d'un temps très-long. Il reste d'ailleurs prouvé que sur un nombre donné d'opérations pratiquées suivant les deux méthodes, pour des anévrysmes spontanés, on a sauvé un bien plus grand nombre de malades en se bornant à lier l'artère au-dessus de la tumeur, qu'en pratiquant l'ouverture du sac. Cette seule circonstance suffirait pour faire accorder la préférence à la première de ces deux méthodes, qui la mérite encore, comme on pourra en juger par sa description, parce qu'elle est d'une exécution plus simple, plus facile, par conséquent moins douloureuse et plus sûre.

Deuxième méthode; ligature de l'artère au-dessus de l'anévrysme, sans ouvrir la tumeur anévrysmale. — Guillemeau avait lié l'artère brachiale au-dessus d'un anévrysme au pli du bras; mais il avait ensuite ouvert la tumeur. Cent vingt ans plus tard, en 1710, Anel pratiqua la ligature de la même manière pour un cas semblable, mais il n'ouvrit pas la poche anévrysmale; les pulsations cessèrent après l'opération, et la tumeur se dissipa peu à peu. Molinelli ne parle du procédé d'Anel que pour le blâmer; il était entièrement oublié lorsque Desault y eut recours en 1785, pour un anévrysme de l'artère poplitée. Il pratiqua la ligature immédiatement au-dessus de la tumeur, dans le creux du jarret. Ce célèbre chirurgien, en liant l'artère aussi près de la tumeur, se proposait probablement de conserver toutes les branches collatérales supérieures; mais il tombait dans plusieurs inconvéniens : son opération devenait difficile, à cause de la profondeur de l'artère, et du voisinage de l'anévrysme; sa ligature pouvait correspondre à une portion déjà altérée des parois du vaisseau; la tumeur étant très-rapprochée de la ligature, était exposée à devenir le siége d'une inflammation dangereuse; cet accident eut lieu, et le sac s'ouvrit quelque temps après l'opération; le malade mourut plusieurs mois après d'une carie au tibia.

Dans la même année, mais quelques mois plus tard, J. Hunter opéra un anévrysme de l'artère poplitée, en liant l'artère fémorale au-dessus de son passage dans l'anneau aponévrotique du troisième adducteur, par conséquent bien au-dessus de l'anévrysme; il passa successivement autour de l'artère quatre ligatures écartées de quelques lignes, et il serra ces ligatures à différens de-

grés, de manière à ce que la plus voisine de l'anévryme se
trouvât destinée à intercepter totalement le cours du sang, tandis
que les trois autres devaient seulement modérer son mouvement
d'impulsion. Plus tard, Hunter renonça à l'emploi de ces ligatures
incomplétement serrées qui finissent par couper le vaisseau, et
qui seraient d'ailleurs inutiles s'il survenait au bout de quelques
jours une hémorragie. Le procédé de Hunter, employé par lui
pour les seuls anévrysmes poplités, a été appliqué depuis, comme
méthode générale, à la curation de tous les anévrysmes spontanés
du ressort de la chirurgie; il peut même convenir, comme nous
l'indiquerons plus tard, pour une partie des anévrysmes occasionés par des blessures d'artères.

Examinons maintenant suivant quelles règles générales cette
opération doit être exécutée.

Le lieu qu'occupe l'anévrysme; le trajet plus ou moins long
de l'artère, depuis la tumeur jusqu'au point où ce vaisseau cesse
de pouvoir être embrassé par une ligature; la situation plus ou
moins superficielle de cette artère dans les différentes parties de
son trajet; la disposition des branches collatérales qu'elle fournit
au-dessus de l'anévrysme, sont autant de circonstances variables
qui doivent empêcher qu'on pratique toujours l'opération à la
même distance de la tumeur anévrysmale. Mais, autant que possible, il faudra mettre l'artère à découvert, assez loin de l'anévrysme
pour la trouver parfaitement saine, et dans un lieu où elle soit
située superficiellement, afin de pouvoir l'isoler avec plus de facilité des veines et des nerfs voisins, afin aussi de pouvoir serrer
plus commodément au degré convenable les ligatures.

On tâchera de conserver au-dessus de la plaie assez de branches collatérales pour entretenir la circulation dans la partie inférieure du membre après l'opération, et on fera l'incision de manière à ce que les ligatures ne soient pas trop rapprochées des
grosses branches collatérales, surtout des supérieures, parce que
leur voisinage trop immédiat est une des causes les plus à redouter
de l'hémorragie consécutive. L'incision extérieure aura assez de
longueur pour que l'on puisse agir librement sur le vaisseau; et
les aponévroses seront incisées dans une étendue plus grande que
la peau.

On isolera soigneusement l'artère des grosses veines et de
tous les nerfs voisins, et l'on exécutera cette partie de l'opération
avec précaution, soit avec un stylet mousse, soit avec une sonde

cannelée, soit avec un instrument aplati, mince, non tranchant, soit enfin avec le doigt. Cependant quand l'artère est très-superficielle, il vaut mieux se servir du bistouri tronqué pour la séparer des parties voisines. On ne l'isolera que dans une étendue suffisante pour passer les fils.

L'artère ayant été isolée, il faudra s'occuper d'y intercepter le cours du sang, et on peut le faire de différentes manières : les chirurgiens sont maintenant partagés d'opinion sur les avantages et sur les inconvéniens respectifs des ligatures étroites et des ligatures larges. Les uns préfèrent lier les artères avec un fil de soie simple; d'autres emploient des ligatures formées de plusieurs fils cirés et rapprochés parallèlement les uns des autres; quelques-uns se servent de ligatures larges nouées sur un cylindre de toile ou de sparadrap apposé sur l'artère, destinées à l'aplatir, au lieu de l'étreindre circulairement. On n'est guère plus d'accord sur les cas où il faut employer le *presse-artère*, les pinces *presse-artère*, ni sur ceux où il convient de placer deux ligatures. On retrouve encore la même diversité d'opinions relativement aux ligatures d'attente; à la section transversale de l'artère entre deux ligatures; à la durée du temps pendant lequel on doit laisser séjourner les ligatures simples ou les autres moyens conseillés pour comprimer immédiatement le vaisseau.

Scarpa recommande essentiellement d'aplatir l'artère, il veut que l'on passe au-dessous d'elle deux cordons cirés ayant chacun deux lignes de largeur, et placés l'un près de l'autre; que l'on applique longitudinalement sur l'artère un petit cylindre de toile qui la dépasse un peu dans le sens transversal, et que l'on noue les deux ligatures sur le cylindre. L'artère, comprimée de cette manière, est applatie au lieu d'être froncée circulairement; la disposition cunéiforme qu'elle présente au-dessus des ligatures, est tout aussi avantageuse pour l'adhérence de ses parois et pour retenir le caillot que la forme conique que prend un vaisseau artériel lié circulairement; et le petit appareil de compression ne se sépare jamais, dit Scarpa, avant le quatorzième jour; l'artère n'est totalement divisée par lui, dans le plus grand nombre des cas, que du dix-huitième au vingt-unième jour. En suivant ce procédé, on ne doit pas réunir la plaie par première intention, il ne faut pas non plus la tamponner; mais il faut interposer entre ses lèvres avec douceur un plumasseau mince enduit de cérat, afin de les empêcher de s'agglutiner avant la chute des ligatures, et pour ménager une issue facile au pus.

M. Roux a complètement adopté le procédé de Scarpa, à cette seule différence près, que le cylindre qu'il applique sur l'artère, est fait avec une petite bande de sparadrap de diachylon gommé roulée sur elle-même; il lui donne environ un pouce de longueur et la grosseur de l'artère. Seize ligatures des artères fémorale et brachiale ont été faites par MM. Boyer et Roux, à l'hôpital de la Charité, depuis quelques années, par ce procédé; aucun malade n'a éprouvé d'hémorragie consécutive.

MM. Jones, Cooper, Travers, Hodgson, blâment fortement les ligatures larges, et surtout les ligatures nouées sur des cylindres de toile ou de liège. Ils reprochent à ces ligatures de ne pas diviser complètement les membranes interne et moyenne de l'artère au moment où on les serre; ils prétendent que ces ligatures doivent donner lieu fréquemment à l'inflammation ulcéreuse de l'artère au-dessus de la ligne où cesse la compression, et suivant eux, cette enflammation est la cause la plus fréquente de l'hémorragie secondaire. Ils avancent, avec plus de raison, que pour placer deux ligatures larges, qui doivent embrasser le cylindre de l'artère, il faut nécessairement isoler celle-ci dans une plus grande étendue, et que le procédé est moins simple, et ils regardent comme un grand inconvénient, résultant de l'emploi de ce procédé, l'impossibilité où l'on est de pouvoir réunir la plaie par première intention immédiatement après l'opération. Hodgson donne les préceptes suivans, déduits des observations qui lui ont été communiquées ou qu'il a recueillies : « 1° La liga- « ture doit être mince, et embrasser exactement le tour du vais- « seau, parce qu'elle est destinée à effectuer la division la plus « nette possible de ses membranes interne et moyenne, sans oc- « casioner d'ulcération étendue. 2° La ligature doit être très- « serrée, pour assurer la division complète des membranes interne « et moyenne, et pour prévenir sa chute ultérieure, la division « complète d'une artère saine étant une chose presque impossible, « même avec la ligature la plus mince. 3° On ne doit détacher le « vaisseau des parties environnantes que dans l'étendue nécessaire « pour passer la ligature. 4° La réunion immédiate de la plaie doit « être favorisée par tous les moyens que l'art peut fournir. » Ail- leurs il ajoute : « Les ligatures d'attente ne sont pas seulement « inutiles dans le plus grand nombre de cas, elles sont encore

« nuisibles, parce qu'elles donnent lieu à la section assez prompte
« des parties qu'elles embrassent. » Ce fait, connu depuis bien
long-temps, n'a pas fixé l'attention des praticiens autant qu'il le
mérite, et il met en défaut bien des raisonnemens que l'on a faits
sur le mode d'agir nécessaire des ligatures, pour qu'elles puissent
donner lieu à l'oblitération des artères. *Voyez* LIGATURE.

Nous ferons remarquer qu'il suffit de serrer médiocrement
une ligature pour diviser les membranes profondes de l'artère,
et qu'on expose le malade à une hémorragie consécutive en la
serrant avec force.

Auquel, du procédé recommandé par Scarpa, ou de celui conseillé par Hodgson, faut-il accorder la préférence ? L'un d'eux
doit-il absolument faire rejeter l'autre ? Les partisans exclusifs
des ligatures déliées et rondes, aussi-bien que ceux des ligatures
larges et serrées sur des cylindres, s'appuient également sur des
faits authentiques, et sur les résultats d'expériences faites sur des
animaux, pour prouver l'excellence du procédé qu'ils adoptent ;
mais on peut facilement se convaincre que chacun exagère autant
les avantages de sa manière d'opérer, que les inconvéniens de celle
de ses adversaires. Pour moi, je pense, et c'est aussi sur les faits
que je fonde mon opinion, qu'on ne doit pas accorder une préférence exclusive à l'un de ces procédés sur l'autre, et que chacun
d'eux doit être appliqué spécialement à des cas déterminés. Les
ligatures larges, serrées sur un cylindre de toile, ou appliquées
avec un serre-nœud, seront employées lorsqu'il faudra lier une
artère volumineuse, facile à isoler des parties voisines, et dans
laquelle on aura raison de craindre quelque altération de texture.
Les ligatures faites d'un seul ou de deux fils de soie ou de lin, me
paraissent plus avantageusés lorsqu'on doit lier une artère enveloppée dans un plexus nerveux, cachée sous une membrane séreuse ; elles sont également préférables lorsque l'artère à lier a
conservé toute sa souplesse, et que son organisation est restée
intacte. Les ligatures larges, nouées immédiatement, se rétrécissent, se tordent et prennent la forme d'une corde irrégulière
sur les côtés du nœud ; elles ont les inconvéniens des deux autres
espèces de ligature, sans en avoir les avantages. C'est moins d'ailleurs à la largeur des ligatures, à la forme qu'elles impriment au
vaisseau, qu'à d'autres circonstances, qu'il faut attribuer la plupart des hémorragies consécutives ; tantôt c'est une altération
morbide préexistante des parois de l'artère, qui donne lieu à la

chute prématurée des ligatures. Dans d'autres cas, une véritable cachexie constitutionnelle empêche l'inflammation de suivre une marche régulière dans l'artère liée et dans les parties voisines, et, quoique l'on fasse, cette inflammation, au lieu de déterminer une prompte adhésion entre les parois du vaisseau, produit leur ulcération. Plus souvent encore on se trouve forcé, par la situation de la tumeur, à lier l'artère trop près de l'origine d'une grosse branche collatérale; le fluide continue d'affluer jusque vers la ligature, et on la voit tomber avant que l'oblitération de l'artère puisse avoir lieu.

J'ai dit précédemment que les ligatures d'attente sont ordinairement inutiles, parce qu'elles divisent l'artère presque aussi promptement que les ligatures serrées. Ces ligatures peuvent être cependant de quelque utilité dans le cas où l'hémorragie survient dans les premiers jours qui suivent l'opération; c'est pourquoi, lorsque l'on a quelque raison de craindre que l'anse de fil ou de soie avec laquelle on a embrassé l'artère, ne glisse ou ne se trouve irrégulièrement appliqué sur le vaisseau, il est prudent de passer une ligature d'attente.

Les anciens coupaient les artères en travers, après les avoir comprises entre deux ligatures. Ténon avait conseillé à M. Pelletan de suivre ce procédé lorsqu'il pratiqua ses premières opérations d'anévrysme. M. Maunoir l'a beaucoup vanté; mais pour expliquer son utilité, il admet dans les artères des fibres longitudinales, dont elles sont dépourvues, et il suppose que quand on a lié de cette manière une artère dans une opération de l'anévrysme, elle se trouve dans les mêmes conditions qu'elle présente après une amputation. Cette supposition est encore inexacte. Scarpa assure qu'une hémorragie consécutive eut lieu sur deux malades opérés de cette manière en Italie. Hodgson rapporte que cette méthode a été souvent suivie en Angleterre, et qu'il n'est pas à sa connaissance que son emploi ait été suivi d'hémorragie; et cependant il pense que l'on peut obtenir, par la flexion du membre sur lequel on a pratiqué l'opération, les mêmes résultats que l'on se propose d'obtenir par la section transversale de l'artère. « Si nous voulions, « dit le professeur Pelletan, chercher les inconvéniens qui pour- « raient résulter de cette section de l'artère entre deux ligatures, « nous ne pourrions en citer aucun. Seulement il faudrait recom- « mander que ces ligatures fussent fortement serrées dans le mo- « ment où l'on couperait l'artère; car il est incontestable que la

« constriction serait moindre au moment de la section, que l'on
« risquerait qu'elle devînt insuffisante dans ce moment, et qu'il
« survînt hémorragie : il est également évident que si la ligature
« venait à manquer, on aurait beaucoup moins de facilité pour en
« placer une nouvelle, que si l'artère avait été conservée dans son
« intégrité. » C'est à cette circonstance qu'il faut attribuer, je
crois, le peu de faveur dont ce procédé jouit en France.

Hodgson, ainsi que je l'ai dit, ne considère pas comme une
précaution essentielle au succès de l'opération, la section de l'artère entre deux ligatures; mais il pense avec raison qu'il est convenable d'appliquer deux ligatures, sans couper l'artère en travers,
ainsi que l'a fait plusieurs fois Abernethy, dans les cas où le sang
peut affluer avec rapidité dans les deux bouts du vaisseau, comme
cela a lieu dans l'artère carotide primitive, à cause des anastomoses des artères cérébrales et faciales; comme cela peut aussi arriver dans l'artère iliaque externe, dans laquelle le sang peut
refluer par les artères épigastrique, iliaque antérieure, et fémorale profonde.

Il n'est pas absolument nécessaire qu'une ligature reste appliquée sur une artère jusqu'à ce qu'elle tombe spontanément pour
donner lieu à l'oblitération de ce vaisseau, et à la guérison d'un
anévrysme. Jones, dans ses expériences, avait observé plusieurs
fois qu'en appliquant plusieurs ligatures étroites sur une artère, et
en coupant aussitôt après ces ligatures, elles pouvaient donner
lieu à un épanchement lymphatique assez considérable dans ce
vaisseau pour en oblitérer la cavité. Ses expériences ont été répétées, et n'ont pas réussi. Travers a obtenu l'oblitération permanente de l'artère après avoir laissé la ligature six heures en place.
M. Béclard a répété les mêmes expériences, et il a vu la circulation
se rétablir même après avoir laissé les ligatures appliquées pendant un temps plus long. M. Dubois a procuré la guérison de
deux anévrysmes poplités, en appliquant une ligature et un serre-
nœud sur l'artère fémorale. Il se proposait, en opérant ainsi, de procurer la dilatation successive des artères collatérales, en n'interceptant que graduellement le cours du sang dans la tumeur et le
tronc principal. La ligature, serrée à plusieurs reprises, jusqu'à
ce que l'anévrysme eut cessé de présenter des pulsations, fut re-
tirée au bout de cinq à six jours, et les bords de la plaie furent
alors mis en contact immédiat. M. Larrey a depuis employé
le même procédé avec autant de succès. Un troisième malade,

opéré par M. Dubois, éprouva une hémorragie funeste dix-huit jours après l'opération. Le serre-nœud avait été retiré sept jours avant cet accident. Je trouve un avantage réel dans cette manière d'opérer, résultant de l'interception graduée du cours du sang dans la tumeur; mais je dirai tout aussi franchement qu'il me paraît trop chèrement acheté par le séjour prolongé du serre-nœud dans le fond de la plaie; par le danger que l'on court de déchirer l'artère lorsqu'on augmente la compression sur elle au moment où elle est déjà enflammée; par la possibilité de l'ulcération ou de la désunion des surfaces artérielles faiblement adhérentes après la soustraction de la ligature. De nouveaux essais de cette méthode détruiront ou confirmeront les doutes que l'on peut encore conserver sur son utilité.

Phénomènes qui ont lieu à la suite de la ligature pratiquée au-dessus d'un anévrysme. — Dans la plupart des cas, les pulsations cessent dans la tumeur immédiatement après que la ligature a été serrée; quelquefois ces pulsations continuent, elles paraissent seulement plus faibles; chez d'autres sujets elles ne se renouvellent qu'au bout de quelques jours, existent pendant quelque temps, et finissent par disparaître. On a cependant vu, mais surtout dans des anévrysmes suite de blessure, ces pulsations continuer et la tumeur conserver son volume. Quand la persévérance ou le renouvellement des pulsations ne sont pas l'effet de l'application irrégulière de la ligature, ils s'expliquent par la présence d'une ou de plusieurs branches collatérales qui portent le sang trop rapidement, soit entre la tumeur et la partie de l'artère qui a été liée, soit dans la tumeur elle-même, soit au-dessous de la tumeur. On a observé ce phénomène dans les anévrysmes de la carotide, dans des anévrysmes fémoraux, poplités, et cependant ils ont guéri. Il doit inspirer plus d'inquiétude dans les anévrysmes des artères de la jambe, de l'avant-bras, à cause du nombre et du volume plus considérable des artères anastomotiques. C'est pour cette raison que quelques chirurgiens préfèrent encore opérer ces anévrysmes par l'ouverture du sac lorsqu'ils sont situés à peu de profondeur, et que l'opération ne doit offrir que peu de difficultés.

Quand l'opération doit être suivie de succès, on voit la tumeur perdre peu à peu de son volume, devenir plus dure; dans quelques cas cependant elle se ramollit, et disparait alors plus promptement. Les douleurs qui existaient diminuent insensiblement, et l'anévrysme finit par disparaître totalement dans l'espace d'un à trois mois. On ne sent plus après sa disparition, dans le lieu qu'il occupait, qu'un noyau celluleux ovoïde, arrondi, dur, insensible. Presque immédiatement après la constriction de la ligature, la température du membre s'abaisse; mais il n'est pas rare de la voir s'élever au-dessus de son degré naturel quelques temps après l'opération. Cette augmentation de la température est d'un heureux augure; elle est probablement produite par la circulation plus active qui se fait dans les vaisseaux capillaires. Ce phénomène se dissipe insensiblement à mesure que les artères collatérales se dilatent. Chez quelques sujets, l'abaissement de la température se prolonge pendant plusieurs jours, le membre reste engourdi, presque insensible et décoloré; on n'y sent aucune pulsation artérielle. On doit alors craindre que la circulation ne puisse se rétablir, et que le membre ne se gangrène.

Les symptômes généraux qui surviennent à la suite de l'opération, surtout quand elle a été pratiquée sur de grosses artères voisines du tronc, sont assez variables et quelquefois assez graves; souvent ils paraissent essentiellement dépendre du changement brusque qui doit s'établir dans la circulation, immédiatement après l'application de la ligature; chez d'autres sujets, ils paraissent produits par le spasme; dans quelques cas, ces deux ordres de symptômes se présentent réunis. La dureté et la fréquence du pouls, la chaleur de la peau, la coloration du visage, la céphalalgie, les vertiges, l'oppression, l'agitation, le délire, doivent être rapportés à la première cause. La pâleur de la face, une sorte de tremblement des lèvres et des membres, la petitesse et la concentration du pouls, les frissons, les éructations gazeuses, le hocquet, les nausées, les borborygmes, le ballonement du ventre, l'inquiétude, l'anxiété extrême, des soubresauts dans les tendons, les syncopes, etc., appartiennent à la seconde. Il est important de remarquer que les symptômes spasmodiques ne sont pas ordinairement de longue durée, et qu'ils sont la suite presque immédiate de l'opération; que quelques jours après il survient souvent de véritables symptômes inflammatoires; que dans beaucoup de cas, on a vu l'estomac, le péritoine, le cerveau ou d'autres viscères, affectés d'inflammation ou de congestions sanguines. On n'observe guère de symptômes réels d'adynamie que quand le membre opéré est atteint de gangrène, ou lorsque les malades ont éprouvé des hémorragies consécutives considérables.

Les recherches anatomiques que l'on a eu occasion de faire sur des sujets morts peu de jours après avoir subi l'opération suivant la méthode de Hunter, et sur d'autres individus qui avaient survécu long-temps à leur guérison, ont appris que la circulation se rétablit dans le membre opéré par les artères capillaires, qui ont commencé à se dilater à mesure que la tumeur a augmenté de volume, et par les artères collatérales, qui ont aussi éprouvé une dilatation plus ou moins considérable avant l'opération. Cette dilatation continue à augmenter après la ligature du tronc principal. Si ce tronc a été lié très-près de l'anévrysme, il s'oblitère ordinairement jusqu'à la tumeur. Si au contraire la ligature a été placée à une assez grande distance de l'anévrysme, il arrive souvent, comme M. Deschamps l'avait très-bien observé, que l'artère s'oblitère d'abord au-dessous de la ligature; qu'un peu plus bas, dans un lieu où elle fournit plusieurs branches, elle conserve son calibre, et y reçoit un peu de sang qui pénètre pendant quelque temps jusque dans la poche anévrysmale; mais cette petite quantité de sang, insuffisante pour distendre cette poche, et pour lui communiquer de fortes pulsations, ne peut empêcher celui qui y est contenu de se coaguler; elle ne peut non plus s'opposer au resserrement de cette poche sur elle-même. Le sang amassé dans l'anévrysme étant converti en une masse solide, l'artère s'oblitère aussi au-dessus de la tumeur anévrysmale; mais il reste cependant une portion de ce vaisseau intermédiaire aux deux parties oblitérées, qui n'éprouve pas d'oblitération. Le sang y pénètre par les branches qui s'y ouvrent supérieurement, et en ressort par d'autres branches qui naissent plus bas; il se rend ensuite dans d'autres vaisseaux situés au-dessus de la tumeur. Les choses ne se passent pas toujours : ainsi l'artère s'oblitère quelquefois dans toute sa longueur, et à une grande distance de l'anévrysme; mais il ne faut pas croire pour cela que les collatérales qui aboutissent à ce tronc oblitéré et à l'anévrysme lui-même, restent inutiles pour la circulation : leurs troncs s'oblitèrent aussi dans une étendue variable; mais leurs divisions restent perméables au sang; elles forment avec les artères de la partie supérieure et celles de la partie inférieure du membre, des arcades anastomotiques fort importantes. L'oblitération de l'artère au-dessous de l'anévrysme, se prolonge jusqu'à l'origine des premières branches collatérales auxquelles elle donne naissance.

Les accidens, qui peuvent être la suite de l'opération de l'anévrysme par la méthode de Hunter, sont l'hémorragie consécutive, l'augmentation de volume de la tumeur, et sa rupture, la gangrène de la poche anévrysmale, la gangrène du membre. Je vais passer à l'examen de ces accidens, en exposant le traitement qu'il convient de prescrire à la suite de l'opération; mais auparavant je dois encore faire remarquer que cette opération est assez grave pour qu'il soit nécessaire d'y préparer les malades toutes les fois que l'indication s'en présente, et qu'il n'y a pas urgence de la pratiquer.

Traitement à la suite de l'opération. — Le pansement doit être très-simple, comme je l'ai dit précédemment. Le malade sera placé dans son lit de manière que l'artère liée soit légèrement relâchée; le membre opéré sera entouré de sachets de sable ou de son chaud, ou bien de vessies à demi-remplies de fomentations aromatiques. On prescrira une potion antispasmodique légèrement opiacée, si les douleurs sont vives, ou s'il est survenu quelque symptôme produit par le spasme. On recommandera le repos le plus absolu, et un aide instruit restera près du malade. Il conviendra, dans la plupart des cas, de l'astreindre à une diète rigoureuse, de lui donner d'abord pour boisson une infusion aromatique très-légère, telle que celle de fleurs de tilleul, à laquelle on substituera, dès que la chaleur commencera à se rétablir dans la partie inférieure du membre, des tisanes délayantes émulsionnées ou acidulées avec les acides végétaux; si le sujet est robuste, dans la force de l'âge, que le jour même de l'opération, ou dans les jours suivans, on voie survenir cette série de symptômes qui annoncent un état de pléthore générale, une congestion sanguine locale, une fièvre traumatique violente, on aura recours à la saignée, et il faudra la faire pratiquer plusieurs fois si les symptômes de congestion ou d'irritation persistent. Lorsque ces symptômes ont moins d'intensité, ou quand les malades sont d'une faible constitution, on doit accorder la préférence aux sangsues, aux ventouses scarifiées, qu'il faut faire appliquer sur la région où la douleur se fait sentir.

Des embrocations sur la région épigastrique et sur l'abdomen, avec les teintures de safran, de castoréum, avec l'huile de camomille camphrée, réussissent assez souvent pour calmer le hoquet, pour faire cesser le météorisme du ventre, et pour favoriser le dégagement des gaz qui distendent l'estomac et l'intestin. Des

demi-lavemens antispasmodiques peuvent être associés utilement
à ces embrocations. Un malade opéré d'un anévrysme inguinal
par M. Dupuytren, était cruellement tourmenté par la difficulté
qu'il éprouvait à rendre ces gaz intestinaux ; une canule en gomme
élastique, introduite dans l'anus, procura leur issue.

Cinq à six jours après l'opération, lorsque la fièvre traumatique a cessé, on peut accorder quelques crêmes de riz, d'orge,
de gruau, et même quelques bouillons. Le premier pansement ne
sera fait que lorsque la suppuration sera établie ; on aura soin,
dans les pansemens, de ne pas tirailler les ligatures. Lorsqu'elles
seront tombées spontanément, on pourra mettre en contact immédiat les bords de la plaie. Il faudra que quelque temps encore
après la cicatrisation, le sujet opéré évite de se livrer à des exercices violens, à de grands mouvemens, car on les a vus donner
lieu à la déchirure de la cicatrice et de l'artère, et à une hémorragie violente. M. Béclard m'a communiqué une observation de
ce genre d'accident éprouvé par un malade auquel il avait lié l'artère fémorale, et chez lequel la plaie était cicatrisée.

Le traitement asthénique que je viens de recommander ne convient pas dans tous les cas ; il serait essentiellement nuisible lorsque les malades sont naturellement très-faibles, ou quand ils ont
été affaiblis par des hémorragies consécutives considérables, par
une suppuration gangréneuse ; c'est alors qu'il est nécessaire de
soutenir leurs forces par quelques alimens faciles à digérer, tels
que le bouillon, la gelée de viandes ; de leur faire prendre de
temps en temps une petite quantité de vin, et de leur donner
pour boisson habituelle la limonade vineuse ou une infusion aromatique, et de leur prescrire quelques potions préparées avec les
eaux distillées aromatiques, l'extrait de kina, le camphre, le
musc, l'éther, etc.

Accidens. — Les *hémorragies consécutives* ont lieu par la plaie
ou par une crevasse de la tumeur. Les premières peuvent survenir
quelques heures après l'opération, par le relâchement ou la chute
d'une ligature mal faite, si on a adopté le procédé des anciens,
reproduit par M. Maunoir ; mais si l'artère liée n'a pas été coupée
en travers, l'hémorragie se manifestera plus tard. Cet accident a
été observé depuis le cinquième jour après l'opération jusqu'au
vingt-cinquième.

Le sang est ordinairement fourni par le bout supérieur du vaisseau ; plus rarement il s'échappe par son extrémité, qui tient à la

tumeur. On peut présumer que le sang s'écoule par le bout supérieur de l'artère lorsque l'hémorragie a lieu avec violence,
qu'elle a été précédée de pulsations fortes au-dessus de la ligature,
qu'on la suspend instantanément en comprimant l'artère un peu
au-dessus du lieu où elle a été liée. On enlève d'ailleurs l'appareil, et on peut ensuite reconnaître très-exactement le lieu d'où
jaillit le sang. Dans cette circonstance, il convient d'agrandir la
plaie par son angle supérieur, et de placer une autre ligature un
peu au-dessus de l'ouverture par laquelle le sang s'échappe. Si les
bords et le fond de la plaie étaient fortement enflammés, et qu'il
y eût motif de craindre que l'artère elle-même ne participât à l'inflammation, il serait avantageux d'appliquer cette ligature à une
plus grande distance de la crevasse, afin de se mettre plus sûrement à l'abri d'une seconde hémorragie. Il est utile, je pense,
de rappeler ici que Desault, ayant lié l'artère crurale sur un homme
affecté d'un anévrysme faux consécutif de cette artère, fut forcé,
par des hémorragies consécutives, de la lier à plusieurs reprises,
en se rapprochant chaque fois de sa partie supérieure; que le
soixantième jour après l'opération, il y eut encore une hémorragie, et que cet opérateur, n'osant plus alors se fier à la ligature, imagina de comprimer l'artère entre deux petites lames de
bois; ce qui lui réussit parfaitement.

Lorsque l'hémorragie a lieu par le bout du vaisseau continu
à l'anévrysme, elle est quelquefois précédée de fortes pulsations
au-dessous de la ligature, et même dans la tumeur anévrysmale;
on suspend ou on diminue l'écoulement du sang en comprimant
l'artère entre la tumeur anévrysmale et la plaie. Toute incertitude cesse quand on a enlevé l'appareil. Il n'est pas toujours
possible alors de placer convenablement une autre ligature, parce
qu'elle pourrait être trop rapprochée de l'origine d'une grosse
branche collatérale ou de la tumeur elle-même. C'est ce qui est
arrivé à la suite de la ligature de l'artère iliaque externe, pratiquée pour un anévrysme inguinal. M. Dupuytren, comme je
l'ai dit précédemment, a été forcé, dans ce cas, d'avoir recours
au tamponnement.

L'augmentation de volume de l'anévrysme et sa rupture peuvent avoir lieu si l'artère n'a pas été suffisamment étreinte par
la ligature, ou si celle-ci se relâche au bout de quelques jours, parce
qu'on a compris dans l'anse de fil des parties molles épaisses avec
le vaisseau. Mais cet accident survient le plus souvent lorsque des

branches collatérales considérables reportent trop promptement le sang soit dans la tumeur, soit dans la portion d'artère comprise entre la ligature et l'anévrysme, soit immédiatement au-dessous de celui-ci. Il doit être difficile de déterminer avec précision la véritable cause de l'accident, et cependant il faudrait pouvoir le faire pour agir méthodiquement et avec espoir de succès. En essayant de comprimer l'artère au-dessus de la ligature, entre la la ligature et l'anévrysme, immédiatement au-dessous de la tumeur anévrysmale, on pourra quelquefois parvenir à établir ce diagnostic important. Si on reconnaît que la ligature n'intercepte pas totalement le cours du sang dans la portion de vaisseau qu'elle embrasse, il faut se décider à le lier un peu plus haut. « Si dans « un anévrysme secondaire, dit Hodgson, la pulsation cessait en « comprimant l'artère un peu au-dessus de la tumeur, le chirur- « gien serait justifié en faisant la ligature de l'artère aussi près que « possible du sac. Il en serait de même pour la ligature de l'artère « au-dessous de la tumeur, si l'impulsion du sang dans l'anévrysme « était arrêtée par la compression de la partie inférieure du vais- « seau. » Lorsqu'on ne peut assigner exactement par quelle voie le sang pénètre dans la tumeur, et qu'elle continue à augmenter de volume malgré les saignées, les applications froides, une légère compression, il faut pratiquer l'opération par l'ouverture du sac, que j'ai décrite précédemment, ou bien pratiquer l'amputation du membre. Il faudrait aussi avoir recours à l'une ou à l'autre de ces opérations dans le cas de rupture du sac et d'hémorragie.

La suppuration et la gangrène du sac anévrysmal sont d'autant plus à redouter, que la tumeur est plus volumineuse, que les parties environnantes sont plus distendues et plus altérées dans leur texture, et que l'on a été obligé de lier l'artère plus près de l'anévrysme. Cet accident peut survenir avant la chute des ligatures, ou long-temps après qu'elles sont tombées. Lorsque la poche anévrysmale gangrénée se rompt, et qu'il y a en même temps hémorragie, il ne faut pas hésiter à pratiquer l'amputation si elle est possible, et si le malade a encore assez de forces pour la supporter. Si l'hémorragie n'a pas lieu, il faut favoriser l'issue de la sanie, du sang putréfié, des lambeaux de tissu cellulaire désorganisé par des incisions faites avec précaution, et par des pansemens fréquens, dans lesquels on emploie utilement les digestifs animés et les lotions aromatiques. On doit s'attendre à une longue suppuration; il faut donc s'attacher à soutenir les forces des malades par les moyens hygiéniques convenables.

La gangrène d'un ou de plusieurs doigts, de plusieurs orteils, ou d'une portion peu considérable des tégumens ne doit pas inspirer beaucoup d'inquiétude. Il n'en est pas de même de celle qui occupe toute l'épaisseur du membre, qui ne laisse d'autre ressource que l'amputation. On conseille généralement de ne la pratiquer que quand la gangrène est bornée. Je ne partage pas cette opinion pour le cas dont il s'agit; je pense qu'il est bien plus avantageux d'y avoir recours dès que le sphacèle est caractérisé. Hébréard, chirurgien en chef de l'hôpital de Bicêtre, a amputé plusieurs fois avec succès la jambe et la cuisse sur des sujets affectés de gangrène sénile, et avant que cette gangrène, qui a de l'analogie avec celle qui résulte de la ligature des gros vaisseaux, fût limitée.

Ligature au-dessous de la tumeur. — On rencontre des anévrysmes tellement situés, qu'il est impossible ou qu'il serait dangereux de placer une ligature entre eux et le cœur; tels sont quelques-uns de ceux des carotides primitives, des sous-clavières, des artères iliaques externes. Si ces tumeurs continuent de faire des progrès, quoiqu'on mette en usage le traitement débilitant et les applications réfrigérantes, vaut-il mieux s'en tenir à ces moyens, malgré leur inefficacité, que d'essayer de lier l'artère près de la tumeur, et du côté de son extrémité éloignée du cœur? M. Deschamps a lié sans succès l'artère fémorale au-dessous d'un anévrysme de la même artère; mais il restait entre la ligature et la tumeur une artère collatérale par laquelle le sang pouvait s'écouler après avoir traversé la poche anévrysmale. Astley Cooper a lié l'artère fémorale entre l'origine de l'artère épigastrique et celle de l'artère profonde pour un anévrysme de l'iliaque externe. L'anévrysme diminua d'abord de volume; les ligatures tombèrent sans qu'il survînt d'hémorragie. On espérait la guérison lorsque la rupture du sac eut lieu, et occasiona la mort du malade. Dans ce cas, comme dans le précédent, il restait une artère collatérale entre la ligature et la tumeur, et c'est peut-être à cette circonstance qu'il faut attribuer le défaut de succès de ces deux opérations. De nouvelles tentatives devront encore être faites, notamment sur la carotide primitive, avant de renoncer à cette opération, qui a été proposée par Desault, Brasdor, et depuis recommandée par M. Pelletan.

Lorsque les anévrysmes ont donné lieu à la carie des os situés dans leur voisinage, l'amputation devient le seul moyen curatif que l'on puisse rationnellement mettre en usage.

Des anévrysmes en particulier.

Anévrysmes des carotides primitives. — Ces anévrysmes ne sont pas très-rares. Ils occupent le plus souvent la partie supérieure de l'artère. On les rencontre plus rarement vers la partie moyenne. Quelquefois ils commencent à se développer immédiatement au-dessus de l'aorte ou du tronc brachio-céphalique, et ils sont alors en partie cachés par le sternum. Dans les deux premiers cas, on peut lier la carotide entre l'anévrysme et le cœur; dans le dernier, on ne pourrait placer la ligature qu'au-dessus de la tumeur. Nous n'osons déterminer s'il vaudrait mieux alors s'en tenir au traitement débilitant, et aux applications réfrigérantes; mais il faudrait au moins en essayer l'emploi avant d'en venir à l'opération.

Il est fort important d'être prévenu qu'un anévrysme de a partie inférieure de la carotide ou de la sous-clavière peut être tellement étranglé par la partie supérieure du sternum, qu'il puisse paraître possible de lier l'artère entre la tumeur et la partie supérieure de la poitrine, quoique l'opération soit absolument impraticable. Allan Burns a rapporté l'observation d'un anévrysme de l'aorte et de l'artère innominée. La première apparition de la tumeur avait eu lieu plus près de l'acromion que du muscle sterno-mastoïdien : l'opération avait été conseillée. Hodgson a vu lui-même deux anévrysmes naissant de l'aorte ou de l'artère innominée, dans lesquels la tumeur s'avançait au-dessus de la moitié acromiale de la clavicule. J'ai observé une tumeur semblable à l'Hôtel-Dieu de Paris.

Quoique les artères carotides soient situées assez superficiellement, le diagnostic de leurs anévrysmes est quelquefois assez obscur. On en a ouvert en les prenant pour des abcès, et on a traité comme affectés de cette espèce d'anévrysmes des malades chez lesquels il n'existait que des abcès froids, ou des engorgemens glandulaires qui entouraient le vaisseau.

Les anévrysmes des carotides primitives donnent lieu ordinairement à de violentes douleurs de tête, à des vertiges, à des pulsations fortes dans l'intérieur du crâne. En augmentant de volume, ils peuvent occasioner d'autres symptômes graves qui résultent de la compression du larynx, du pharynx, de la trachée artère, de l'œsophage, de la veine jugulaire interne. On observe aussi quelquefois des symptômes qui sont l'effet du refoulement de la langue, de la compression ou de la distension du nerf pneumo-gastrique.

Haller, A. Petit, M. Pelletan, Bailly, Astley Cooper, ont trouvé l'artère carotide oblitérée, sans que la circulation cérébrale eût été interrompue. Plusieurs physiologistes, depuis Valsalva, avaient lié les deux artères carotides primitives, et les artères vertébrales avaient suffi pour entretenir la circulation dans le cerveau et dans les parties molles extérieures de la tête.

Hodgson a commis une erreur, probablement involontaire, en disant que les inductions importantes qu'on pouvait tirer de ces faits n'avaient été appliquées au traitement des anévrysmes par aucun praticien avant que Astley Cooper eût lié, en 1805, la carotide primitive sur une femme affectée d'un anévrysme de la partie supérieure de cette artère. Avant cette époque, M. le professeur Dubois avait résolu de pratiquer cette opération sur un homme atteint de la même maladie ; l'opération n'eut pas lieu, parce que ce malade mourut d'apoplexie peu de jours avant celui où il devait être opéré.

La ligature de l'artère carotide est d'autant plus facile que le cou est plus long, et que la partie inférieure de la tumeur est plus éloignée du sternum. L'observation a appris que lorsqu'on attend, pour opérer, que la tumeur ait acquis un volume très-considérable, les suites de l'opération sont beaucoup plus dangereuses.

Le procédé opératoire est le suivant :

Le malade étant couché sur un lit étroit ou sur une table, sa tête étant soutenue sur un coussin, et assujettie par un aide, le chirurgien pratique à la peau, au-dessous de la tumeur et le long du bord antérieur du muscle sterno-mastoïdien, une incision de deux pouces à deux pouces et demi. Il divise ensuite dans la même direction les fibres du muscle peaucier (thoraco-facial), et le tissu lamineux qui unit le sterno-mastoïdien au sterno-hyoïdien. Dans ces premières incisions, on coupe quelques filets nerveux du plexus cervical superficiel, et d'autres filets nerveux qui naissent de l'arcade anastomotique formée par une branche du nerf grand hypoglosse, et par deux rameaux des premières paires cervicales. Un aide tire en dehors, avec un crochet mousse large de cinq à six lignes et aplati, le bord antérieur du sterno-mastoïdien. On

voit alors distinctement dans le fond de la plaie le muscle scapulo-
hyoïdien, une partie de l'anse nerveuse dont j'ai parlé, l'artère
carotide, et plus en dehors, la veine jugulaire interne qui s'affaisse
et se gonfle alternativement pendant l'inspiration et l'expiration.
L'aide qui tire en dehors le muscle sterno-mastoïdien sera chargé
de comprimer cette veine vers l'angle supérieur de la plaie, si elle
cache l'artère en se gonflant. L'opérateur, après avoir reconnu la
situation de l'artère par la vue et par le toucher, entame, par une
incision faite en dédolant, la gaîne celluleuse qui l'enveloppe,
et qu'il soulève avec une pince à disséquer. Il passe ensuite, de
dehors en dedans, entre l'artère et la veine jugulaire, un stylet
mousse, flexible, terminé à une de ses extrémités par un bouton
olivaire, et présentant à l'autre une ouverture destinée à recevoir
la ligature. Dans cette partie de l'opération, le chirurgien évitera soigneusement de faire passer le stylet sous le nerf pneumo-
gastrique, qui est situé au côté postérieur et externe de l'artère.
On doit même éviter, autant que possible, de comprendre dans
la ligature les filets nerveux qui descendent le long de la carotide
pour aller contribuer à la formation du plexus cardiaque. Il est
toujours facile de ne pas embrasser le nerf récurrent qui remonte
le long de la trachée artère et de l'œsophage. Si on opère très-
près de la partie inférieure du cou, on prendra les précautions
convenables pour ne pas blesser l'artère thyroïdienne inférieure,
qui passe derrière la carotide. Si l'espace qui reste entre la tumeur
et la partie supérieure du sternum est considérable, le chirurgien
passera une seconde ligature à un pouce environ de la première.
Chacune de ces ligatures sera assujettie par deux nœuds simples
et parallèles, et la plaie sera pansée très-simplement. L'appareil sera
maintenu par des bandelettes enduites de diachylon gommé. On a
quelquefois coupé l'artère entre les deux ligatures ; d'autres fois
on ne l'a point coupée ; dans aucun cas il n'y a eu d'hémorragie :
cependant il paraît plus prudent de ne point la diviser en travers,
parce que si la ligature inférieure venait à se relâcher et à glisser,
il serait très-difficile de saisir le bout inférieur du vaisseau rétracté,
pour le lier de nouveau. Dans le moment où l'on serre la ligature,
et d'autres fois peu d'instans après, quelques malades éprouvent
une vive douleur qui se prolonge jusqu'à la tête ; d'autres
sont pris d'une toux convulsive ; on a même vu la respiration momentanément suspendue ; dans d'autres cas, les malades n'ont
ressenti qu'une sensation douloureuse locale, de peu de durée,

et ont été en même temps débarrassés des douleurs violentes qui avaient leur siége dans l'anévrysme et dans la tête.

Au lieu de faire coucher le malade sur un lit pour l'opérer, on peut le faire asseoir. Cette situation est préférable quand il existe de la dyspnée ou de violens vertiges. On peut aussi employer, au lieu d'un stylet flexible et aiguillé, pour passer la ligature, une aiguille à manche et à courbure étroite; mais la pointe ne doit pas en être assez aiguë pour pouvoir blesser l'artère ou les parties voisines.

M. Breschet a rapporté, dans une des excellentes notes qu'il a jointes à sa traduction d'Hodgson, l'histoire de dix-huit ligatures pratiquées sur la carotide primitive pour des anévrysmes, des blessures, et des tumeurs érectiles. L'opération a été neuf fois suivie de succès.

Anévrysmes des carotides externes et de leurs branches. — Ces anévrysmes sont assez rares, et on n'a peut-être pas encore re- recueilli assez d'observations pour déterminer avec précision le procédé opératoire qui conviendrait particulièrement pour chacun d'eux.

Lorsque la maladie a son siége dans la carotide externe elle-même, on doit pratiquer la ligature sur la carotide primitive, pour deux motifs; parce qu'on peut la mettre à découvert plus facilement que l'externe, et parce qu'en liant celle-ci la ligature se trouverait nécessairement placée très-près de l'origine de plusieurs branches collatérales volumineuses. Walter de Landshut, en Bavière, a pratiqué la ligature de la carotide primitive vers la partie inférieure du cou, sur un homme de trente ans, affecté d'un anévrysme de la carotide externe, du volume d'un œuf d'oie. Les pulsations ne cessèrent pas après l'opération, elles existaient encore dix semaines après; mais quelques mois plus tard les pulsations ne se faisaient plus sentir : la tumeur était réduite au volume d'une noisette. En 1813 le docteur Post a lié aussi avec succès la carotide primitive sur un sujet de trente-cinq ans, qui portait une grosse tumeur anévrysmale imméda-tement au-dessous de l'angle de la mâchoire.

Les anévrysmes de l'artère thyroïdienne supérieure, de l'artère linguale, de la portion cervicale de l'artère occipitale située au-dessous de l'apophyse mastoïde, me paraissent devoir exiger la même opération. La compression me semble au contraire préférable pour les anévrysmes de la partie de ce vaisseau qui remonte sur le crâne, et pour ceux de l'artère temporale.

Si la compression ne réussissait pas, il faudrait, à cause des nombreuses anastomoses des artères du crâne, et de la situation superficielle du vaisseau malade, ouvrir la poche anévrysmale, lier les deux bouts de l'artère, ou tamponner si la ligature offrait trop de difficultés.

Anévrysmes des artères sous-clavières. — On doit ranger la plupart d'entre eux parmi les anévrysmes qui ne doivent pas être opérés, quoiqu'il soit possible de lier la sous-clavière gauche et le tronc brachio-céphalique derrière le sternum, après avoir coupé en travers la portion sternale du muscle sterno-mastoïdien, ainsi que les muscles sterno-hyodien et sterno-thyroïdien. On pourrait même, si la tumeur était très-peu volumineuse, ne pas être obligé de placer la ligature aussi bas, et il suffirait de lier l'artère près du bord trachéal du muscle scalène antérieur. Les exemples assez nombreux d'oblitération spontanée de la sous-clavière, rapportés par les auteurs, prouvent qu'elle n'empêche pas la circulation de se continuer dans la partie inférieure du membre. Mais plusieurs motifs doivent cependant détourner d'opérer les anévrysmes de ce vaisseau. D'abord il sera souvent impossible, avant l'opération, de déterminer avec précision à quelle profondeur s'étend la dilatation anévrysmale. En supposant que l'anévrysme n'occupât que la fin de la sous-clavière, il fraudrait toujours placer la ligature très-près de la tumeur, et cette ligature se trouverait en même temps très-rapprochée de l'origine des artères vertébrale, mammaire interne, thyroïdienne inférieure : ce sont là deux inconvéniens fort graves. Enfin nous ferons encore remarquer que la présence de la tumeur derrière la clavicule contribuerait à rendre l'opération très-difficile et très-périlleuse. Si cependant on se décidait à pratiquer la ligature de l'artère sous-clavière près du bord trachéal du scalène, on adopterait un des deux procédés suivans :

Procédé décrit par Hodgson. On fait à la peau et au muscle peaucier, immédiatement au-dessus de l'extrémité sternale de la clavicule, une incision *horizontale* longue de trois pouces. On coupe en travers, sur une sonde cannelée, l'insertion claviculaire du muscle sterno-mastoïdien. L'opérateur sépare avec son doigt ou avec le manche d'un scalpel le tissu cellulaire qui se trouve dans le fond de la plaie, jusqu'à ce qu'il arrive au muscle scalène antérieur; il suit alors le bord trachéal de ce muscle pour parvenir à l'artère qui passe derrière lui, et autour de laquelle il passe une ligature avec l'aiguille à anévrysme.

Le procédé suivant me paraît plus avantageux, parce qu'il permet au chirurgien de distinguer plus facilement les parties situées dans le fond de la plaie. Le malade étant assis sur une chaise solide, ou étant couché sur un lit étroit, un aide assujettit la tête, et la penche du côté opposé à la tumeur. Le chirurgien pratique le long du bord postérieur de la clavicule, à la peau et au muscle peaucier, une incision de trois pouces, qu'il commence près de l'extrémité sternale de cet os. Soulevant ensuite, et faisant en même temps soulever par un aide la lèvre supérieure de la plaie, il l'incise de bas en haut dans l'étendue de deux à trois pouces. Les deux incisions doivent à peu près représenter un T renversé dont la branche verticale se prolonge le long du bord externe du muscle sterno-mastoïdien. Le chirurgien coupe ensuite en travers, sur la sonde cannelée, la portion claviculaire de ce muscle près de son insertion, et la renverse en dedans. Tandis qu'un aide abaisse l'épaule, l'opérateur cherche avec le doigt l'artère au côté interne du scalène; l'ayant découverte, il passe entre elle et la veine qui la couvre en devant un stylet aiguillé courbé, dont il ramène l'extrémité engagée sous le vaisseau avec l'extrémité du doigt indicateur.

En exécutant cette opération difficile et périlleuse, il faut prendre beaucoup de précautions pour ne pas blesser les veines sous-clavière, jugulaire interne, thyroïdienne inférieure; les nerfs diaphragmatique et pneumo-gastrique; les branches artérielles qui naissent du tronc que l'on se propose de lier. Du côté gauche il faudra des soins particuliers pour laisser la plèvre intacte, et pour ne pas lier ou couper le canal thoracique, qui descend, en se courbant en dehors, sur le scalène, pour s'ouvrir dans la partie postérieure de l'angle formé par les veines sous-clavière et jugulaire interne. Si l'on éprouvait beaucoup de difficulté à trouver la sous-clavière droite, on pourrait encore, comme le conseille Hodgson, couper en travers la portion sternale du muscle sterno-mastoïdien, et suivre la carotide primitive jusqu'à l'origine de la sous-clavière.

Anévrysmes des artères axillaires. — Ces anévrysmes peuvent être logés entièrement dans l'aisselle; plus souvent ils se prolongent derrière le grand et le petit pectoral , et soulèvent plus ou moins la clavicule ; enfin ils peuvent s'étendre sous la clavicule, ou commencer à se développer derrière cet os.

On a recueilli plusieurs observations d'oblitérations lentes des artères sous-clavières, produites par des concrétions fibrineuses ou osseuses , qui n'avaient point empêché la circulation de se faire dans la partie inférieure du membre. Ces faits, dont plusieurs se trouvent consignés dans le *Journal de Médecine*, et le *Traité des maladies du cœur*, du professeur Corvisard, dans l'ouvrage de Hodgson sur les maladies des vaisseaux, étaient bien propres à faire espérer que la circulation ne serait pas interrompue à la suite de l'application de la ligature sur l'extrémité de ces vaisseaux ou sur l'axillaire. Enhardis par ces observations, éclairés par les phénomènes qui ont suivi la ligature de l'artère axillaire, exécutée pour arrêter des hémorragies traumatiques, les chirurgiens ne considèrent plus actuellement les anévrysmes de ce vaisseau comme une maladie incurable, ou qui nécessite au moins l'amputation du bras dans l'article.

Les vaisseaux qui peuvent servir à entretenir la circulation dans l'épaule, et la partie supérieure du bras lorsque l'on a lié l'artère sous-clavière ou l'artère axillaire, ne sont pas les seules branches qui naissent de ces vaisseaux ; le sang y reflue encore par les anastomoses qui existent entre plusieurs de ces artères et la thyroïdienne supérieure. On peut facilement s'en assurer en pratiquant des injections sur le cadavre, après avoir lié successivement à différentes hauteurs la sous-clavière, l'axillaire et les branches qu'elles donnent.

Lorsque les anévrysmes axillaires ont acquis un volume considérable, ils soulèvent très-fortement la clavicule, et la ligature de l'artère derrière cet os devient très-difficile. Astley Cooper fut obligé d'abandonner une opération de ce genre sans la terminer. Dans un cas analogue, un chirurgien très-habile embrassa, dans la ligature, un cordon du plexus brachial sans y comprendre l'artère ; mais une circonstance extraordinaire contribua puissamment à l'induire en erreur : la ligature ayant été engagée dans le fond de la plaie, on suspendait les pulsations dans la tumeur chaque fois que l'on levait en haut l'anse de fil, et que l'on pressait avec un doigt sur la partie qui y était comprise. Il est très-probable que l'artère se trouvait alors serrée dans le plexus brachial en partie soulevé, et à un degré suffisant pour empêcher

momentanément le passage du sang. Cette ligature offre encore
beaucoup de difficultés, indépendantes du volume et de la situation de la tumeur, lorsque le malade a beaucoup d'embonpoint,
le cou court, épais, et la tête enfoncée dans ses épaules. Lorsque
l'anévrisme est volumineux, qu'il soulève le grand pectoral au-
dessous de la clavicule, il faut nécessairement lier l'artère sous-
clavière à son passage sur la première côte. Lorsque la tumeur est
encore peu considérable, et qu'elle n'occupe que le creux de l'aisselle, on peut lier l'artère axillaire entre le bord supérieur du
petit pectoral et la clavicule.

*Ligature de l'artère sous-clavière en dehors du scalène anté-
rieur sur la première côte.* — Le malade étant assis ou couché, un
aide assujettit la tête, un second aide tire le bras ou l'épaule en
bas et un peu en avant, le chirurgien fait une première incision
de deux pouces et demi environ, qui divise successivement la
peau, et le muscle peaucier le long du bord postérieur de la clavicule, entre l'insertion du sterno-mastoïdien et celle du trapèze,
cette incision pouvant servir chez les sujets maigres dont le cou
serait long et grèle ; dans cette première partie de l'opération, on
évitera de blesser la veine jugulaire externe ; si on la coupait, il
faudrait en faire aussitôt la ligature. Cette première incision terminée, on en pratique une seconde, de la même longueur environ,
à la lèvre supérieure de la plaie ; elle doit être commencée à une
égale distance de ses deux angles, et dirigée vers le point où le
muscle sterno-mastoïdien croise le scapulo-hyoïdien. On se sert
très-commodément, pour exécuter cette incision, d'un bistouri
tronqué ou boutonné, avec lequel on coupe en même temps, et
de dedans en dehors, la peau et le muscle peaucier soulevés. Le
chirurgien aperçoit vers l'angle supérieur de la plaie le muscle
scapulo-hyoïdien, le plexus brachial, et à la partie antérieure et
interne de ce plexus, le scalène antérieur. En suivant le bord
externe de ce muscle jusqu'à la première côte avec l'extrémité du
doigt, il arrive sur l'artère sous-clavière, et il peut alors la voir
ou du moins en sentir les pulsations.

L'opérateur, en procédant à la recherche de l'artère sous-
clavière, ne doit pas oublier que chez quelques sujets, les artères
cervicale transverse et scapulaire supérieure, passent au-devant
de la partie inférieure du scalène antérieur en croisant sa direction,
et pour cette raison, il se servira autant que possible de son doigt
ou du manche d'un scalpel, pour diviser le tissu cellulaire et

écarter les glandes qui peuvent cacher le vaisseau. Le chirurgien se rappellera aussi que la veine sous-clavière doit être placée à la partie antérieure et inférieure de l'artère, tandis que le plexus brachial est très-rapproché de sa partie supérieure et postérieure. Il est d'autant plus important de se représenter exactement, en opérant, la situation relative de ces parties, qu'il arrive quelquefois que, pendant les opérations, les pulsations des artères les plus grosses cessent de se faire sentir. Après avoir reconnu l'artère sous-clavière, le chirurgien recommande à l'aide qui tient le bras, d'abaisser l'épaule, et il s'occupe de passer la ligature autour de l'artère. Il doit s'être muni de plusieurs instrumens destinés à cet usage, tels qu'un stylet d'argent flexible, perforé à ses deux extrémités; une sonde cannelée, en acier ou en fer, moins flexible, à bords mousses, recourbée et perforée près de son extrémité; une aiguille à anévrysme, construite comme la sonde de Bellocq, mais plus grêle et plus recourbée, etc.; il engagera avec précaution celui de ces instrumens qu'il aura préféré, entre l'artère et la première côte, et se servira du doigt indicateur pour le diriger et pour en ramener l'extrémité derrière le vaisseau. S'il ne peut parvenir à contourner l'artère avec l'instrument, il essaiera de dégager la ligature soit avec de petites pinces, soit avec un crochet mousse fait à l'instant avec un stylet recourbé ou préparé d'avance. Si l'on se trouvait dans l'impossibilité de passer la ligature à cause de la profondeur du vaisseau et de l'intervalle de l'espace dans lequel il serait situé, il faudrait couper en travers, avec beaucoup de précautions, la partie inférieure du muscle scalène antérieur, comme le conseille M. Dupuytren, ou procéder à la ligature de l'artère au côté interne de ce muscle. Lorsque l'on a engagé la ligature, il ne faut pas manquer d'en soulever les deux extrémités, et de presser avec le doigt sur les parties embrassées dans l'anse de fil ou de soie, pour s'assurer que l'artère y est bien comprise, et qu'elle y est comprise seule. On pourra ordinairement employer les doigts pour serrer et nouer la ligature; si la chose était impossible, on se servirait de pinces à coulisses pour faire les nœuds, ou l'on appliquerait une presse-artère.

La ligature de l'artère sous-clavière au-dessus de la clavicule, a été pratiquée d'abord en Angleterre, mais sans succès, par M. Ramsden et par M. Blizard; et avec succès, à New-York, par le docteur Post; et en France par M. Dupuytren.

Ligature de l'artère axillaire au-dessous de la clavicule. —

Cette ligature a été pratiquée à différentes hauteurs, soit à la suite de blessures, soit pour des anévrysmes, par beaucoup de chirurgiens, parmi lesquels on peut citer White, Desault, Keate, Chamberlaine. Plusieurs procédés ont été suivis ou conseillés. Je vais indiquer les principaux : White, dans un cas de blessure, introduisit, à travers la peau et au-dessus de la plaie, une forte aiguille, pour conduire la ligature; l'hémorragie fut arrêtée. Le quatrième jour, la gangrène survint à l'épaule, et le malade mourut. Une partie du plexus brachial avait été comprise dans la ligature. Desault, pour une blessure analogue, pratiqua une incision oblique de six pouces au-dessous du tiers acromial de la clavicule jusqu'au bord antérieur de l'aisselle; la gangrène se déclara le sixième jour; mais il est à remarquer que la tumeur formée par le sang infiltré avant l'opération était très-volumineuse, et que tout le membre était déjà enflammé.

M. Pelletan, en 1786, trouva, sur un homme de quarante ans, un anévrysme spontané qui remplissait le creux de l'aisselle, se portait en avant sous le muscle grand pectoral, soulevait l'extrémité acromiale de la clavicule, et descendait plus bas que le mammelon; il restait cependant un intervalle entre la tumeur et la clavicule, et on parvenait à faire cesser les pulsations dans l'anévrysme en comprimant l'artère dans ce lieu. Ce praticien résolut d'inciser la peau le long de la clavicule; de passer une sonde mousse et cannelée derrière la portion claviculaire du muscle grand pectoral; de couper en travers toutes les attaches de ce muscle à la clavicule, et de lier ensuite immédiatement l'artère. Ce projet, très-bien conçu, ne fut pas exécuté. Les consultans, craignant que la tumeur anévrysmale, mise à découvert, ne se rompît, engagèrent l'opérateur à lier l'artère à travers le grand pectoral. L'aiguille fut plongée à plusieurs reprises dans le muscle, et l'artère ne fut pas embrassée. Le malade mourut vingt jours après cette tentative malheureuse. A l'ouverture de son cadavre, on constata que l'opération, telle que l'avait proposée M. Pelletan, eût été facile à exécuter.

Chamberlaine a lié l'artère axillaire par un autre procédé : « Une incision transversale, longue de trois pouces, fut faite aux « tégumens et au muscle peaucier, le long et sur le bord inférieur « de la clavicule, à trois doigts de l'extrémité sternale de cet os, « et on la termina à environ un pouce de l'acromion.... Une se- « conde incision, longue de trois pouces, fut pratiquée oblique-

« ment à travers les tégumens sur les muscles deltoïde et pectoral,
« intéressant le premier de ces muscles presque dans son centre.
« On détacha ensuite la portion claviculaire du grand pectoral,
« et on enleva la graisse et le tissu cellulaire qui s'étendait sur
« les vaisseaux ». L'artère fut liée immédiatement, mais avec quelque
difficulté à cause de sa profondeur. L'anévrysme, qui était la suite
d'une blessure, a guéri; le bras est resté plus petit que celui du
côté opposé, mais il a repris de la force et de la fermeté.

Hodgson propose un autre procédé, qui consiste à pratiquer
à la peau et au muscle grand pectoral une incision semi-lunaire,
qui doit être commencée à un pouce environ de l'extrémité sternale de la clavicule, et terminée près du bord antérieur du muscle
deltoïde. On doit ensuite soulever le lambeau et lier l'artère entre
le petit pectoral et la clavicule. Les deux procédés que je viens
d'indiquer ont ceci d'avantageux, qu'ils permettent de mettre
largement à découvert l'artère axillaire; mais ils ont l'inconvénient de nécessiter la section transversale ou oblique d'un grand
nombre de faisceaux musculaires. La division transversale du
bord antérieur de l'aisselle, exécutée par Desault, mérite le
même reproche; mais il faut se rappeler qu'elle fut exécutée par lui
dans un cas d'anévrysme traumatique diffus, qui ne permettait
guère d'opérer autrement.

On peut, avec assez de facilité et en ménageant beaucoup plus
les muscles, lier l'artère axillaire au-dessous de la clavicule, pourvu
que la tumeur soit assez éloignée de cet os, et que les malades ne
soient pas très-gras.

Le malade étant assis ou couché sur un lit plus élevé vers la
tête que vers les pieds, un aide, muni d'une pelote fixée sur un
manche, se tient prêt à comprimer le vaisseau en cas d'hémorragie pendant l'opération; le chirurgien fait, s'il se peut, écarter
le bras du corps, et pratique ensuite à la peau et au grand pectoral
une incision de quatre pouces environ, qu'il commence au-dessous
de la clavicule, vis-à-vis le bord externe du sterno-mastoïdien, et
qu'il prolonge vers l'aisselle en suivant la direction des fibres du
grand pectoral. Les petites artères coupées pendant cette première partie de l'opération, doivent être liées aussitôt qu'elles
sont ouvertes. On fait légèrement rapprocher le bras du corps,
un aide écarte avec des crochets mousses les bords de la plaie, et
le chirurgien cherche avec le doigt l'artère entre la clavicule et le
bord supérieur du petit pectoral, la veine correspond à la partie

inférieure et antérieure ; un cordon du plexus brachial se trouve ordinairement placé sur la partie antérieure, et le reste du plexus correspond à la partie supérieure et postérieure. On engage le stylet aiguillé, ou la sonde cannelée, perforée près de sa pointe et garnie de la ligature, entre la veine et l'artère, et on la ramène entre elle et les nerfs du plexus. On a soin surtout de ne pas comprendre dans l'anse de fil celui des cordons nerveux qui passe au-devant de l'artère ; on presse ensuite sur l'anse de fil, soulevée légèrement, pour s'assurer si l'artère y est bien comprise. Après l'opération, le bras doit être rapproché du corps, et placé sur des coussins médiocrement élevés.

J'ai cru devoir décrire ces différens procédés, parce que les variétés de forme et de situation des anévrysmes axillaires peuvent les rendre tous utiles.

Je ferai remarquer que les anévrysmes axillaires sont ceux qui ont le plus souvent induit les chirurgiens en erreur, et qu'on a le plus souvent ouverts pour des abcès.

Anévrysmes de l'artère brachiale.—Ils sont bien plus rares que les axillaires, et ils sont plus fréquemment la suite de violences extérieures que de maladies organiques des membranes artérielles. Si la tumeur remontait jusque dans l'aisselle, il faudrait lier l'artère au-dessous de la clavicule, car au-dessous du petit pectoral, il serait presque impossible de l'isoler de l'espèce de gaîne que lui forme le plexus brachial.

Lorsque l'anévrysme est placé vers la partie inférieure du bras, on doit lier l'artère brachiale vers le milieu de ce membre, par conséquent assez loin au dessous de l'origine de l'artère collatérale externe ou musculaire profonde.

Le procédé opératoire est très-simple : le malade étant couché, son bras appuyé sur un coussin et écarté du corps, et l'avant-bras à demi-fléchi, le chirurgien pratique à la peau, le long du bord interne du muscle biceps, qui s'avance sur le côté externe de l'artère, une incision de deux pouces à deux pouces et demi ; il incise ensuite dans la même direction une aponévrose mince qui couvre le vaisseau, et l'isole du tissu cellulaire qui l'unit au nerf médian ; ce nerf se trouve à son côté interne ; les veines satellites sont quelquefois placées sur sa partie antérieure. La ligature sera passée de dedans en dehors, et ne comprendra que l'artère seule. Il y a moins d'inconvénient à réunir la plaie par première intention, que dans les cas où elle est très-profonde. Il est bon de se rappeler que l'artère brachiale, chez quelques sujets, se divise en deux branches, immédiatement au-dessous de l'aisselle. Cette disposition, qui doit concourir au succès de l'opération, serait facile à constater avant de l'entreprendre ou en l'exécutant, et il ne faudrait lier que l'artère anévrysmatique.

Anévrysmes des artères de l'avant-bras. — Ils sont très-rares ; ils peuvent occuper la partie supérieure, la partie moyenne, ou la partie inférieure de l'avant-bras. Lorsqu'ils en occupent la partie la plus élevée, il peut être très-difficile de distinguer s'ils appartiennent à l'artère radiale ou à l'artère cubitale ; et dans ce cas, il faut lier la brachiale un peu au-dessus du pli du bras. Le procédé opératoire est le même que celui que je viens de décrire, si ce n'est que l'opération est exécutée plus près de l'articulation du coude

Quand l'anévrysme affecte l'artère radiale au-dessous du tiers supérieur de l'avant-bras, il est convenable de lier ce vaisseau *immédiatement* au-dessus de la tumeur ; si on pratiquait la ligature à une plus grande distance, la circulation serait entretenue dans la tumeur par le sang qui y refluerait par l'extrémité inférieure du vaisseau, et qui s'échapperait ensuite par les branches qui auraient leur origine entre la ligature et l'anévrysme. Plusieurs chirurgiens recommandent même, dans ce cas, de lier l'artère au-dessus et au-dessous de la poche anévrysmale et d'en pratiquer l'ouverture. Hodgson a vu la ligature pratiquée immédiatement au-dessus d'un anévrysme de l'artère radiale, suffire pour en procurer la guérison.

La ligature de cette artère à la partie moyenne, et surtout à la partie inférieure de l'avant-bras, est très-facile. L'incision doit être faite suivant le trajet du vaisseau entre les bords du long supinateur et du radial antérieur, ou fléchisseur radial du carpe. Une branche du nerf radial se trouve placée près du côté externe de l'artère. On aura soin de ne pas la comprendre dans la ligature.

Il est beaucoup plus difficile de mettre à découvert l'artère cubitale dans le tiers supérieur de l'avant-bras ; elle y parcourt un trajet très-oblique, et elle y est couverte par les muscles rond pronateur, radial antérieur, palmaire grêle et fléchisseur sublime. On a proposé de couper ces muscles en travers, pour découvrir le vaisseau. Ce procédé doit être rejeté ; il vaut beaucoup mieux pratiquer une incision de trois à quatre pouces sur le trajet de la partie supérieure d'une ligne, levée de la tubérosité interne de

l'humérus au côté cubital de l'os pisiforme : cette incision pénètre sur l'union des muscles cubital antérieur et fléchisseur sublime. On commence la séparation de ces muscles vers l'angle
inférieur de la plaie, parce qu'ils y sont moins intimement unis.
Après les avoir séparés avec le bistouri, on soulève en dehors le
fléchisseur sublime qui couvre l'artère, et on passe la ligature
autour d'elle, soit avec une aiguille mousse à courbure étroite,
montée sur un manche, soit avec un stylet aiguillé et recourbé.
Le nerf se trouve au côté cubital de l'artère; je ne crois pas qu'il
soit toujours possible de l'isoler des veines qui l'accompagnent.
J'ai employé, en 1814, ce procédé avec succès sur un chasseur
à cheval de la garde, qui avait eu l'artère cubitale blessée par le
fer étroit d'une lance. Pour exécuter plus facilement cette opération, il faut faire fléchir légèrement l'avant-bras et plus fortement
la main.   —

Une incision de deux pouces suffit pour mettre l'artère cubitale à découvert, et la lier au-dessous de la partie moyenne de
l'avant-bras entre les tendons du cubital antérieur et du fléchisseur sublime.

Anévrysmes de la main. Guattani rapporte l'histoire d'un
anévrysme de la grosseur d'une pomme, qui occupait l'éminence
hypothénar de la main droite. Cette tumeur n'offrait pas de pulsations. Au moment où Guattani en fit l'ouverture, il s'en
échappa une grande quantité de sang. On eut recours au tamponnement. Quarante-deux heures après, le malade éprouva une
violente hémorragie à la suite d'un mouvement de la main. Il
fallut tamponner de nouveau. Les anévrysmes de la main me
paraissent exiger, suivant leur siége, lorsqu'ils ne guérissent pas
par la compression, la ligature de l'artère cubitale ou de l'artère
radiale à la partie inférieure de l'avant-bras.

On a quelques observations d'anévrysmes, produits probablement par des causes externes, de la portion de l'artère radiale qui se contourne sur le dos de la main. Ils
ont été guéris par la compression exercée sur la tumeur elle-
même.

Anévrysmes des artères iliaques externes. Faut-il ranger ces
anévrysmes, quand ils s'étendent jusque vers le tronc de l'iliaque
commune, parmi ceux dont il ne faut tenter la cure que par la
méthode débilitante et les applications réfrigérantes ? Il nous
paraît convenable d'attendre que l'on ait encore fait quelques

tentatives pour les guérir par une méthode plus active, avant de
résoudre cette question d'une manière absolue.

M. Graham a trouvé, sur un enfant de quatorze ans, l'aorte
entièrement oblitérée au-dessous de sa crosse, et dans l'étendue
de quelques lignes, comme si elle avait été serrée par une ligature. Paris, prosecteur de Desault, avait vu, sur une femme
d'environ cinquante ans, la même artère tellement contractée
au-dessous de sa crosse, qu'elle n'offrait que le volume d'une
plume à écrire; un peu plus bas elle reprenait son calibre ordinaire. Les membranes de l'aorte étaient saines chez ces deux individus. On ne peut pas rigoureusement conclure de ces faits que
chez l'homme la circulation ne serait pas interrompue dans les
membres inférieurs par l'application d'une ligature sur l'aorte
abdominale. Pratiquée sur les chiens, cette opération ne donne
lieu ni à la gangrène, ni à l'atrophie de leurs membres pelviens;
elle ne paraît pas même être dangereuse pour eux sous le rapport des accidens inflammatoires; mais il faut observer qu'on
peut l'exécuter sur ces animaux sans ouvrir le péritoine, tandis
que sur l'homme il faut détacher cette membrane dans toute la
largeur du flanc gauche, ou bien l'ouvrir près de la ligne blanche
et sur les côtés de l'aorte, pour pouvoir faire la ligature de ce
vaisseau.

Astley Cooper, comme je l'ai dit précédemment, a lié l'aorte
à un pouce environ au-dessus de sa bifurcation, sur un sujet de
trente-huit ans, affecté d'un anévrysme très-volumineux de l'artère iliaque externe. Le malade mourut quarante heures après
l'opération. Sa mort doit être attribuée, suivant Cooper, à la
seule interruption de la circulation dans le membre correspondant à l'anévrysme; ce célèbre chirurgien annonce que si un
anévrysme ayant la même situation se présentait à lui, il lierait
l'aorte avant que la tumeur eût acquis un grand développement.

Anévrysmes inguinaux. — On donne ce nom à ceux qui occupent la partie supérieure de l'artère fémorale, ou la partie inférieure de l'artère iliaque externe. Des observations recueillies
par M. A. Severin, Gavina, Guattani, Clarke, avaient appris
que la circulation peut continuer dans la cuisse et dans la jambe,
soit à la suite de la gangrène de ces anévrysmes, soit à la suite
du tamponnement de la tumeur préalablement ouverte. Mais
Abernethy est le premier qui ait proposé et exécuté la ligature
de l'artère iliaque externe. La nécessité le força, la première

fois, à recourir, en 1796, à cette opération pour arrêter une hémorragie résultant de la chute prématurée d'une ligature placée sur la partie supérieure de l'artère fémorale. Cette opération a été pratiquée très-souvent depuis, soit pour des anévrysmes spontanés, soit pour arrêter des hémorragies traumatiques. Sur vingt-deux malades opérés, dit Hodgson, quinze ont été guéris. Deux des malades sont morts de la gangrène de la partie inférieure du membre; chez un troisième, il survint une hémorragie résultant d'une ulcération de l'artère au-dessus de la ligature; l'anévrysme, sur un quatrième, s'ouvrit dans le tissu cellulaire, derrière le péritoine, le sac suppura, et le malade mourut d'épuisement; la gangrène du sac anévrysmal fut la cause de la mort du cinquième; le sixième périt de la rupture d'un anévrysme de l'aorte, treize semaines après l'opération; et enfin, chez le dernier, l'opération ne fut pratiquée qu'après la rupture du sac, et ce malade était tellement épuisé, qu'il mourut le troisième jour.

Après la ligature de l'artère iliaque externe, la circulation peut être entretenue dans les artères de la cuisse par les anastomoses qui existent entre la mammaire interne, les lombaires, l'iléo-lombaire, la fessière, la sacrée latérale, l'ischiatique, la honteuse interne, l'obturatrice et les artères épigastriques, circonflexe iliaque, honteuse externe, circonflexes de la cuisse, ainsi que les branches perforantes de la fémorale profonde. La ligature de l'artère iliaque externe ne convient pas seulement dans les cas d'anévrysme de la fémorale au-dessus de la profonde; elle a été également pratiquée avec succès sur des sujets chez lesquels la tumeur s'était développée à la hauteur de l'origine de cette branche, ou un peu au-dessous d'elle.

Pour peu que l'on ait de connaissance en anatomie, on concevra facilement quelles sont celles de ces anastomoses qui sont les plus utiles lorsque l'anévrysme s'étend au-dessus de l'origine de l'épigastrique et de la circonflexe iliaque; quand il reste un intervalle entre ces deux vaisseaux et la partie supérieure de la tumeur; et enfin lorsqu'au-dessous de l'anévrysme, l'artère fémorale se trouvera oblitérée ou très-retrécie jusque vers la partie inférieure de la cuisse.

M. Dupuytren était parvenu, par le moyen de la compression exercée sur l'artère à son passage sur le pubis, et par les applications refrigérantes, à obtenir une diminution d'un tiers

danš le volume d'un anévrysme inguinal ; les pulsations y
étaient devenues aussi beaucoup plus faibles, mais la violence des
douleurs occasionées par l'emploi de ces moyens, obligea d'y
renoncer, il fallut en venir à l'opération.

Procedés opératoires. — Abernethy fait placer le malade sur
une table horizontale, et pratique aux tégumens une incision de
quatre pouces ; cette incision est commencée à un pouce et demi
environ au devant de l'épine antérieure et supérieure de l'os
coxal, et terminée à un demi pouce environ du ligament de
Poupart. Les bords de la plaie étant écartés, on incise, dans la
même direction et dans la même étendue, l'aponévrose du grand
oblique. On introduira alors le doigt au-dessous des bords inférieurs
des muscles oblique, interne et transverse, de manière à protéger
le péritoine, tandis que l'opérateur divisera ces muscles avec un
bistouri ordinaire ou boutonné; on passe ensuite l'indicateur
derrière le péritoine, jusqu'à ce qu'on arrive au bord interne
du muscle psoas, où l'on sent distinctement les pulsations de
l'artère. La veine correspond à son côté interne, et lui est unie
par du tissu cellulaire dense, que l'on divisera avec l'ongle ou
avec l'instrument, de manière à ce que l'on puisse introduire
facilement le stylet ou l'aiguille mousse, entre les deux vaisseaux,
et faire ressortir l'instrument à la partie externe de l'artère.
(*Extrait de Hogdson*).

On trouve sur ce vaisseau un filet nerveux qui l'accompagne
jusqu'à la sortie du bassin, on tâchera de ne pas le comprendre
dans la ligature; si on ne peut l'éviter ou le dégager, on le cou-
pera en travers avant de serrer l'anse de fil. Les nerfs cruraux sont
plus en dehors et plus faciles à éviter.

Procédé de Astley Cooper. — Il consiste à faire une « incision
« semi-lunaire aux tégumens, dans la direction des fibres de
« l'aponévrose du muscle oblique externe. Une des extrémités de
« cette incision sera située près de l'épine de l'iléon, l'autre se
« terminera un peu au-dessus du bord interne de l'anneau abdo-
« minal; l'aponévrose du muscle oblique externe sera découverte,
« et on la divisera dans toute l'étendue et dans la direction de la
« plaie externe. Le lambeau formé de la sorte, étant soulevé,
« l'on verra le cordon des vaisseaux spermatiques passant sous
« le bord des muscles oblique interne et transverse. L'ouverture
« du fascia qui borne le muscle transverse, et par laquelle sort le
« cordon spermatique, est située dans l'espace moyen, entre

« l'épine antérieure et supérieure de l'iléon et la symphyse du
« pubis. L'artère épigastrique marche précisément le long du bord
« interne de cette ouverture, au-dessous de laquelle on trouve
« l'artère iliaque externe. Si l'on passe le doigt sous le cordon
« des vaisseaux spermatiques, et dans cette ouverture du fascia qui
« borne le muscle transverse, on le mettra en contact immédiat
« avec l'artère qui s'étend sur le côté externe de la veine iliaque....
« L'opération est exécutée de cette manière, en dérangeant le
« moins possible le péritoine, et l'on applique la ligature sur la
« partie la plus superficielle de l'artère ».

Hodgson fait remarquer avec raison que ce procédé est impraticable quand la tumeur est volumineuse, et qu'elle s'étend sous
le ligament de Poupart; qu'il expose à lier l'artère trop près de
l'origine de l'épigastrique et de la circonflexe iliaque; que si on
l'emploie, il faut porter la ligature le plus haut possible, et
même qu'il est convenable de diviser quelque peu les muscles et
le fascia, pour mettre l'opérateur en état de lier avec certitude
l'iliaque externe à une distance convenable de l'origine de ces
deux vaisseaux.

MM. Dupuytren, à l'Hôtel Dieu de Paris; Bouchet, à Lyon;
de La Porte, à Brest; Mouland, à Marseille, ont pratiqué l'opération suivant le procédé d'Abernethy. C'est aussi ce procédé
que conseille M. le professeur Boyer.

Il est avantageux que la cuisse soit étendue pendant que l'on
pratique l'incision des tégumens; mais il vaut mieux qu'elle soit
fléchie, soit pendant que l'on opère la section des muscles profonds, soit lorsque l'on soulève le péritoine ou qu'on procède
avec le doigt à la recherche de l'artère. Pendant que l'on achève
de couper les muscles, et pendant que l'on cherche le vaisseau
ou qu'on s'occupe de le lier, le péritoine vient souvent se présenter entre les lèvres de la plaie; un aide doit alors le repousser
en arrière et vers la ligne médiane, et le malade doit éviter de
pousser des cris prolongés, ou de contracter avec violence ses
muscles abdominaux. On trouve quelquefois au-devant de l'artère
une aponévrose mince, que l'on ne peut déchirer avec le doigt;
on peut être obligé de se servir du bistouri pour y pratiquer une
ouverture assez large pour pouvoir y engager avec facilité l'instrument destiné à conduire la ligature. L'artère iliaque externe,
chez quelques sujets, aussitôt après sa naissance, plonge dans la
partie postérieure latérale du petit bassin, et remonte ensuite en

décrivant une courbe assez longue vers le détroit supérieur. Cette disposition pourrait rendre l'application de la ligature plus difficile, et forcer le chirurgien à la placer tantôt plus près, tantôt plus loin de la tumeur, qu'il ne le voudrait. Presque tous les chirurgiens se bornent actuellement à placer une seule ligature auprès de l'iliaque externe. Abernethy, dans trois cas, en a appliqué deux; et dans deux de ces opérations, il coupa l'artère en travers entre les ligatures.

L'opération étant terminée, et la plaie pensée très-simplement, le malade doit être placé dans son lit de manière à ce que le tronc soit légèrement élevé vers les épaules, et que la cuisse soit un peu fléchie sur le bassin, pour que l'artère n'éprouve aucun tiraillement.

Anévrysmes des artères fessière et ischiatique. Jonh Bell ouvrit un anévrysme traumatique très-volumineux de l'artère fessière, et fit avec succès la ligature immédiate de ce vaisseau. Hodgson rapporte que le docteur Stevens a pratiqué aussi avec succès la ligature de l'artère *iliaque interne*, sur une négresse qui portait un anévrysme spontané de l'artère fessière du volume de la tête d'un enfant. Une incision d'environ cinq pouces de longueur fut faite à la partie inférieure et latérale de l'abdomen; le péritoine fut détaché avec précaution des muscles iliaque et psoas. Le chirurgien, en suivant l'artère iliaque externe, parvint facilement à l'interne, et passa autour d'elle une seule ligature avec une petite aiguille mousse. Au bout de six semaines, la malade était parfaitement guérie. On pourrait, je crois, avoir recours à cette opération dans la cure des tumeurs variqueuses ou érectiles d'un volume considérable qui se développent assez souvent sous les muscles fessiers.

Anévrysmes de l'artère fémorale au-dessous de l'origine de l'artère profonde. — Les anévrysmes de cette artère sont très-fréquens, et l'on a observé que ceux qui ont leur siége vers la partie supérieure ou vers la partie moyenne de la cuisse, acquièrent dans un temps donné un volume beaucoup plus considérable que ceux qui naissent un peu plus bas, parce que ceux-ci sont comprimés par une aponévrose beaucoup plus forte. Les anévrysmes fémoraux ont été la cause de beaucoup de méprises funestes pour les malades, et on ne saurait trop souvent rappeler que leur diagnostic peut offrir beaucoup de difficultés. J'ai déjà dit que l'on est parvenu à en guérir quelques-uns par la compression, mais le plus souvent il faut en venir à l'opération.

Lorsque ces anévrysmes sont peu éloignés de l'origine de l'artère profonde, on peut opter entre la méthode ancienne et la méthode moderne. M. le professeur Boyer conseille dans ce cas la méthode ancienne, afin de conserver l'artère profonde. Nous pensons cependant qu'il vaut mieux lier l'artère iliaque externe au-dessus de l'épigastrique, parce qu'on s'éloigne davantage de la tumeur et de l'origine de l'artère profonde. Il est même à désirer que ce vaisseau, près de sa naissance, s'oblitère promptement après la ligature, et qu'il ne contribue pas à entretenir au-dessous d'elle un courant de sang trop rapide, susceptible d'empêcher la coagulation de celui qui est contenu dans la tumeur.

Quand les anévrysmes occupent la partie moyenne ou la partie inférieure de la cuisse, on placera la ligature à un pouce au moins au-dessous de l'origine de la profonde, et même un peu plus bas si la chose est possible. Il y aurait moins de danger à lier l'iliaque externe qu'à placer la ligature presque immédiatement au-dessous de cette branche volumineuse. M. Boyer conseille encore dans ce cas l'ancienne méthode, parce qu'il craint qu'en pratiquant celle de Hunter, il ne survienne une inflammation dangereuse dans le sac anévrysmal trop voisin de la ligature. Cet accident est sans doute à redouter, mais il est moins à craindre que la plupart de ceux qui pourraient survenir si l'on exécutait l'opération en ouvrant le sac.

Le même professeur convient qu'il faut se borner à lier l'artère à quelque distance au-dessus de la tumeur, lorsque celle-ci occupe la partie inférieure de la cuisse. « Dans ce cas, dit-il, l'artère « est malade dans l'endroit où elle est le plus profondément « située; on ne connaît pas l'étendue de la lésion, et s'il arrivait « que cette lésion se prolongeât vers le bas, derrière le tendon « du muscle adducteur, on pourrait éprouver de grandes diffi- « cultés à placer les ligatures inférieures, en pratiquant l'opéra- « tion suivant l'ancienne méthode. »

J'indiquerai dans l'article suivant le procédé à suivre pour la ligature de l'artère fémorale.

Anévrysmes poplités. — Ils peuvent naître à la partie supérieure, à la partie moyenne, à la partie inférieure du creux du jarret, et dans quelques cas ils en occupent toute la longueur. Quoiqu'ils soient soutenus par des muscles puissans, ils acquièrent chez quelques sujets un volume très-considérable, et parmi les anévrysmes externes, ils sont ceux qui donnent le plus souvent lieu à l'érosion des os situés dans leur voisinage. En traitant de la compression, j'ai eu occasion de dire qu'elle avait été exercée avec succès sur la tumeur par Guattani, et par d'autres chirurgiens. On aura lieu d'espérer de très-bons résultats de l'emploi de ce moyen lorsque l'anévrysme sera indolent, d'un volume médiocre, compressible, situé vers le milieu du jarret, et qu'il aura été la suite d'une distention violente de l'artère. M. Boyer préfère la compression au-dessus de la tumeur, vers la partie moyenne de la cuisse, et il rapporte deux exemples de guérison. Dans l'un des cas, la compression fut employée pendant onze mois; dans l'autre, il fallut la continuer pendant plus de vingt.

Je dois rappeler ici que MM. Dubois, Viricelle, de Lyon, et Larrey, ont guéri des malades affectés d'anévrysme poplité, en suspendant graduellement la circulation dans l'artère fémorale, au moyen d'un presse-artère laissé pendant quelques jours dans la plaie. Le professeur Assalini, de Milan, a employé au même usage des pinces en argent, dont les branches courtes, aplaties et larges, peuvent être rapprochées ou éloignées par le moyen d'une vis. Il assure s'être servi trois fois de cet instrument avec succès, et ne l'avoir laissé appliqué que pendant vingt-quatre heures sur deux malades. Il faut encore de nouvelles observations pour faire adopter ou rejeter ces procédés.

On a entièrement renoncé à opérer les anévrysmes poplités par l'ouverture de la tumeur; on se borne à lier l'artère fémorale, mais on ne place plus la ligature immédiatement au-dessus de sa tumeur, comme Desault le fit dans sa première opération. On ne suit plus le procédé de Hunter, qui liait l'artère immédiatement au-dessus de son passage dans l'anneau aponévrotique du troisième adducteur; on préfère la lier à la réunion du tiers supérieur avec le tiers moyen de la caisse, comme l'a conseillé Scarpa, parce que dans cet endroit le vaisseau est bien plus superficiel, qu'il est facile de l'isoler des parties environnantes, et qu'il n'y donne pas naissance à de grosses branches collatérales.

Procédé de Scarpa. « Le malade sera placé sur le bord du lit, « les épaules et la tête plus relevées que les fesses, la jambe et la « cuisse à demi fléchies et appuyées sur un coussin. Un aide sera « placé à côté du malade, de manière à pouvoir comprimer, s'il « le faut, l'artère fémorale à son issue de l'arcade crurale; je dis, « s'il le faut; car, en effet, à moins de quelque accident survenu

« dans le cours de l'opération, il est utile que le chirurgien soit
« libre de sentir les battemens de l'artère fémorale. L'opérateur
« reconnoitra par le tact le trajet de l'artère fémorale superfi-
« cielle, depuis l'arcade crurale, et quand il sera parvenu au bas,
« au lieu où il cessera de pouvoir distinguer ses battemens, il
« déterminera ce point comme devant répondre à l'angle infé-
« rieur de l'incision qu'il va faire : cet angle doit tomber à peu
« près sur le bord interne du muscle couturier, précisément dans
« le lieu où ce muscle croise la direction de l'artère fémorale
« superficielle, et dans le sommet de l'espace triangulaire, formé
« par le concours du muscle second adducteur et du vaste interne.
« L'incision sera commencée un peu plus de trois pouces au-dessus
« de ce lieu, et faite avec un bistouri à tranchant convexe ; elle
« sera dirigée selon une ligne légèrement oblique de dehors en
« dedans, suivant le trajet de l'artère fémorale, et terminée dans
« le lieu déjà indiqué, et elle devra comprendre les tégumens
« et le tissu cellulaire, qui doivent être divisés d'un seul trait,
« et d'une main ferme, jusqu'à la légère expansion aponévrotique
« du fascia-lata qui recouvre le trajet de l'artère. Ensuite, d'un
« autre trait de bistouri, et avec beaucoup de légèreté, ou bien
« sur la sonde cannelée, on incisera dans la même direction
« l'aponévrose dont je viens de parler... » (*Trad. de M. Delpech*
1re *édition*). Je ferai remarquer que la plupart des chirurgiens,
probablement pour ne pas trop se rapprocher de l'origine de
l'artère profonde, ou pour se ménager la faculté de pouvoir lier
l'artère fémorale une seconde fois, s'il survenait une hémorragie,
commencent et terminent l'incision à peu près à un pouce plus
bas que Scarpa ; ils sont dans la nécessité de repousser légèrement en dehors le bord interne du couturier ; cette manœuvre
n'offre aucune difficulté.

Après avoir isolé soigneusement l'artère de sa gaine celluleuse,
et l'avoir séparée avec précaution de la veine qui correspond à sa
partie interne, et des nerfs qui sont situés à sa partie antérieure
et externe, le chirurgien passe autour d'elle un seul fil avec une
aiguille mousse ; ou avec un stylet fenêtré ; ou bien il place deux
ligatures, comme le recommande Scarpa, et il les noue sur un
petit cylindre de toile, appliqué sur la partie antérieure de
l'artère.

Il se développe quelquefois, quinze ou vingt jours après cette
opération, une inflammation assez violente du tissu cellulaire,

voisin de la plaie. Cette inflammation peut donner lieu à des fusées de pus, le long de la partie inférieure de l'artère. Si ce liquide croupit dans la plaie, s'il devient sanieux, fétide, il faut pratiquer une contre-ouverture, soit sur le trajet de la partie inférieure de l'artère fémorale, soit un peu plus bas entre les muscles grêle interne et demi-membraneux. Toutes les fois qu'on adopte pour la ligature le procédé de Scarpa, il est fort important d'empêcher les bords de la plaie de s'agglutiner entre eux avant que les fils et le cylindre de toile se soient détachés. Ce praticien fait observer avec raison que quand un anévrysme poplité très-volumineux menace de se rompre, occasionne de vives douleurs, affecte un sujet cacochyme, ou très-avancé en âge, et a donné lieu soit à l'érosion du tibia et du fémur, soit à l'engorgement œdemateux, et à la perte presque complète de la sensibilité de la partie inférieure du membre, il ne reste aucun espoir de guérir le malade, ni par l'ancienne, ni par la nouvelle méthode opératoire. L'amputation de la cuisse paraît indiquée; elle a été pratiquée plusieurs fois dans cette circonstance, et n'a que très-rarement réussi. Scarpa pense qu'il y aurait beaucoup moins de danger à couper, et surtout à désarticuler la jambe, et il donne le conseil de lier l'artère fémorale au tiers supérieur de la cuisse, pour ne pas être obligé de chercher péniblement l'artère poplitée dans le creux du jarret. La désarticulation de la jambe dans le genou est loin d'offrir tous les avantages que lui attribuait Brasdor; et dans le cas dont il s'agit, si je n'amputais pas la cuisse, je pratiquerais l'amputation de la jambe dans sa continuité; mais l'observation n'a pas encore appris positivement si la ligature de l'artère fémorale pourrait dispenser de lier les artères de la jambe, ou la poplitée elle-même, après avoir pratiqué l'amputation et fendu la tumeur anévrysmale pour en extraire les caillots.

Anévrysmes qui ont leur siége à la partie supérieure de la jambe. — Guattani a traité en particulier de ces tumeurs anévrysmales qui ont pour caractères communs, quel que soit le vaisseau malade, d'être situées profondément sous des muscles épais, de n'offrir que des signes très-obscurs dans leur origine, de n'être pas susceptibles d'être guéries par la compression, et d'être placées de manière qu'il est impossible, sans produire un très-grand désordre, de lier l'artère au-dessus et au-dessous de la poche anévrysmale.

Ces anévrysmes, dont il est même quelquefois très-difficile d'alléguer le siége avec précision, réclament le même traitement que ceux de l'artère poplitée, c'est-à-dire la ligature de l'artère fémorale à la réunion du tiers supérieur avec le tiers moyen de la cuisse. Hodgson a vu trois fois cette opération réussir pour des anévrysmes qui avaient leur siége au-dessous de la partie supérieure du gras de la jambe, et Scarpa l'a exécutée avec succès pour un anévrysme qui occupait la partie supérieure du mollet.

Anévrysmes situés au-dessous de la partie moyenne de la jambe. — Il est bien plus aisé de reconnaître dans quelle artère ceux-ci ont leur siége; leurs signes sont bien moins obscurs, et on est moins exposé à les confondre avec d'autres tumeurs. Si, pour guérir un de ces anévrysmes, on se bornait à pratiquer une seule ligature à quelque distance au-dessus de la tumeur ou sur l'artère fémorale, il serait très-probable que la circulation serait entretenue dans la tumeur, et que le sang y serait ramené par l'extrémité inférieure du vaisseau. Il faut donc alors appliquer la ligature très-près du sac, ou bien ouvrir la poche anévrismale, et lier l'artère au-dessus et au-dessous de sa crevasse. C'est ce dernier procédé que j'ai vu préférer pour un anévrysme de la partie moyenne de l'artère tibiale antérieure, qui fut opéré avec succès par M. Deschamps.

Pour lier l'artère tibiale antérieure vers le tiers supérieur ou à la partie moyenne de la jambe, il est toujours nécessaire de faire une longue incision, et de lui donner d'autant plus de longueur que les muscles sont plus épais, et que la tumeur remonte plus haut. Cette incision sera pratiquée dans la direction du bord externe du jambier antérieur. Le chirurgien, après avoir divisé la peau, l'aponévrose de la jambe, séparera de bas en haut les muscles jambier antérieur, extenseur commun des orteils, extenseur propre du gros orteil. Il trouvera l'artère sur le ligament inter-osseux en dehors du jambier antérieur; elle est accompagnée de deux veines dont il n'est pas toujours possible de l'isoler. Le nerf tibial antérieur correspond le plus ordinairement à son côté externe et antérieur; il est plus aisé de l'éviter en liant l'artère.

Dans son trajet le long du tiers inférieur de la jambe, la tibiale antérieure repose immédiatement sur le tibia, et on la trouve facilement après avoir incisé la peau et l'aponévrose, entre le tendon de l'extenseur propre du gros orteil, sous lequel elle passe obliquement, et celui de l'extenseur commun des orteils.

La ligature de l'artère tibiale postérieure dans le tiers supérieur de son trajet est une opération assez difficile. La jambe étant
fléchie sur la cuisse, et placée de manière à ce que le genou soit
plus élevé que le pied et renversé en dehors, le chirurgien pratique le long du bord interne du tibia, depuis la partie postérieure
et inférieure de sa tubérosité interne jusque vers la partie moyenne
de la jambe, une incision qui intéresse la peau et l'aponévrose.
Il faut ensuite inciser les adhérences du muscle soléaire au bord
interne du tibia, et même à la ligne oblique de cet os; un aide
renverse le soléaire, et le muscle jumeau interne en arrière et
en dehors; l'opérateur incise l'aponévrose qui passe derrière l'artère et les trois muscles profonds de la jambe; il trouve ce vaisseau accolé à deux veines; et à son côté externe, il aperçoit le
nerf tibial postérieur. M. Bouchet m'a dit avoir été obligé de faire
une incision transversale aux muscles soléaire et jumeau soulevés,
pour parvenir à lier immédiatement la tibiale postérieure.

Ce vaisseau, parvenu au-dessous de la partie moyenne de la
jambe, peut y être mis à découvert et lié avec plus de facilité;
on le trouve à une distance à peu près égale du bord du tibia et du
bord interne du tendon d'Achille; mais il est encore recouvert
par une forte aponévrose qu'il faut inciser, en portant sur elle
le bistouri dans une direction parfaitement perpendiculaire à la
surface postérieure du tibia. Dans le voisinage de l'articulation
tibio-tarsienne, elle est très-superficielle, et plus voisine du talon
que les tendons des muscles jambier postérieur et fléchisseur commun des orteils.

M. Dupuytren a lié avec succès, sur une femme de soixante ans,
l'artère fémorale pour un anévrysme faux primitif de la jambe,
occasioné par la déchirure d'une des artères postérieures de ce
membre. La jambe était fracturée à son tiers inférieur; le gonflement était énorme; il n'existait pas de plaie extérieure; il était
peut-être difficile de déterminer quel était le vaisseau ouvert; il
eût été très-dangereux de mettre les fragmens à découvert par de
larges incisions, et en comprimant l'artère fémorale à son passage sur le pubis, on faisait cesser les pulsations que l'on sentait
profondément dans le membre blessé. Ce fut cette réunion de
circonstances qui déterminèrent MM Pelletan et Dupuytren à
lier l'artère fémorale, et à ne pas pratiquer l'amputation du
membre.

Anévrysmes des artères du pied. — Guattani rapporte un

exemple d'anévrysme faux consécutif de l'artère pédieuse survenu à la suite d'une saignée. On pourrait essayer la compression pour les anévrysmes de ce vaisseau, ou pratiquer la ligature au-dessus et au-dessous de la tumeur. Mais dans aucun cas il ne faudrait la lier sous le ligament annulaire du tarse ; il vaudrait mieux appliquer la ligature sur l'artère tibiale antérieure.

Je ne connais aucune observation d'anévrysme des artères plantaires. Ils exigeraient la ligature de la partie inférieure de l'artère tibiale postérieure, pour empêcher totalement la circulation du sang dans la tumeur.

ANÉVRYSMES TRAUMATIQUES. On doit ranger parmi ces anévrysmes tous ceux qui sont la suite d'une blessure faite à une artère par un corps vulnérant quelconque ; il faut remarquer qu'il existe entre eux et les tumeurs anévrysmales qui se forment brusquement à l'occasion d'un violent effort ou de la distention subite d'un membre, plusieurs points de contact, plusieurs caractères de ressemblance.

On admet plusieurs espèces d'anévrysmes traumatiques : 1° *l'anévrysme faux primitif* ; 2° *l'anévrysme faux consécutif* ; 3° *la varice anévrysmale* ; 4° *l'anévrysme variqueux*. Je vais traiter successivement de chacune de ces tumeurs.

L'anévrysme faux primitif est aussi nommé par les auteurs, *anévrysme faux non circonscrit ; anévrysme diffus ; tumeur hémorragiale non circonscrite*. Il consiste dans un épanchement et une infiltration de sang dans le tissu cellulaire, d'où résulte une tumeur vague, irrégulière, quelquefois très-étendue.

On voit souvent se former cet anévrysme à la suite de blessures étroites, obliques, profondes, disposées de manière que le sang qui s'échappe de l'artère blessée ne peut sortir que lentement et en petite quantité par la plaie extérieure. Il est quelquefois la suite du déchirement d'une artère occasioné par un fragment ou par une esquille d'un os fracturé. Les plaies d'armes à feu peuvent y donner lieu immédiatement après que l'artère vient d'être blessée : mais chez d'autres sujets cet anévrysme ne se déclare qu'au moment de la chute des escarres. Il peut survenir dans un effort violent qui occasionne la rupture d'une artère ; M. Pelletan en rapporte un exemple remarquable. On a eu occasion de l'observer plusieurs fois à la suite de la rupture d'une poche anévrysmale encore recouverte par les muscles et par la peau. Il peut aussi se former, lorsqu'une ligature que l'on a appliquée sur un vaisseau le coupe prématurément, ou vient à glisser, et que l'on a réuni la plaie extérieure par première intention, ou qu'on l'a fortement tamponnée. Il n'est pas nécessaire qu'il y ait blessure à une très-grosse artère, pour qu'il survienne un anévrysme diffus; on en a vu de très-volumineux, et dont les suites même ont été funestes, occasionés par des plaies d'une branche de l'axillaire, d'une branche de la poplitée, du rameau récurrent de la tibiale antérieure, etc. Le moment où l'infiltration de sang commence à se faire, à la suite d'une blessure, n'est pas toujours le même; il est fort important de remarquer que cette infiltration peut être suspendue momentanément à plusieurs reprises, soit par la formation spontanée d'un caillot sur l'orifice du vaisseau blessé, soit par une compression médiate exercée sur son trajet, et qu'elle peut ensuite recommencer avec une nouvelle violence.

L'anévrysme diffus se forme d'abord dans la gaîne celluleuse qui entoure l'artère divisée; il s'étend rapidement dans le tissu cellulaire voisin, entre les muscles, entre les faisceaux musculaires, entre les muscles et le périoste, entre la peau et les aponévroses d'enveloppe. Il peut même se propager d'un membre à un autre.

Diagnostic. — Les signes de cet anévrysme ne sont pas toujours les mêmes. Quand il est la suite d'une plaie faite par un instrument étroit, tel qu'une épée, un canif, un couteau, on voit ordinairement sortir par la blessure, immédiatement après l'accident, un jet de sang artériel pur, ou un mélange de sang artériel et de sang veineux. Le blessé fait quelques mouvemens qui changent les rapports des parties traversées par l'instrument vulnérant, ou bien on exerce une compression sur la plaie pour s'opposer à l'issue du sang; ce fluide retenu commence aussitôt à s'infiltrer, en donnant lieu à un gonflement qui se fait d'abord remarquer sur le trajet du vaisseau blessé, et gagne ensuite dans tous les sens et surtout dans les régions déclives ou abondamment pourvues de tissu cellulaire. Ce gonflement n'est pas circonscrit; il est d'abord assez mou, indolent, sans changement de couleur à la peau; mais au bout de quelque temps, lorsque l'infiltration s'est étendue jusque dans le tissu cellulaire sous-cutané, cette membrane prend une teinte bleuâtre marbrée.

Lorsque la blessure est très-étroite, et que son orifice extérieur est très-éloigné du trajet de l'artère divisée, l'hémorragie apparente au moment de l'accident, peut être presque nulle, et le gonflement, suite de l'infiltration du sang, peut ne se déclarer qu'au bout de quelques jours, à peu près à l'époque où doit survenir le gonflement inflammatoire. Cette réunion de circonstances est bien propre à induire en erreur, lors même qu'on apporte une grande attention à l'examen du blessé; aussi est-il arrivé plusieurs fois que l'on n'a reconnu l'anévrysme diffus qu'au bout de six à huit jours, et à la suite d'hémorragies consécutives.

Quand l'anévrysme diffus reconnaît pour cause la déchirure d'une artère, sans qu'il y ait plaie extérieure, le gonflement a lieu très-rapidement, la douleur est ordinairement très-vive dans le moment de l'accident, la tumeur n'est pas circonscrite; en la pressant fortement on y sent quelquefois des pulsations obscures; mais dans le plus grand nombre des cas, on parvient tout au plus à sentir un léger frémissement vis-à-vis l'ouverture de l'artère.

Les suites de l'anévrysme diffus sont souvent très-fâcheuses. Le sang infiltré entre les muscles distend avec violence les aponévroses d'enveloppe qui réagissent sur les parties sub-jacentes, en leur faisant éprouver un véritable étranglement. Ce même fluide se décompose, se putréfie, et concourt, par sa décomposition putride, à accélérer le développement de la gangrène. Le vaisseau blessé laisse, à des intervalles plus ou moins rapprochés, échapper de nouvelles quantités de sang; le gonflement devient énorme, le membre perd sa sensibilité, sa chaleur; sa partie inférieure s'infiltre, sa surface se couvre de phlyctènes remplies de sérosité fétide; enfin le blessé meurt de gangrène ou épuisé par plusieurs hémorragies qui se sont succédées plus ou moins rapidement.

Le sang infiltré dans le membre peut cependant être résorbé, et l'hémorragie intérieure cesser, soit à la suite de l'oblitération du vaisseau blessé; soit lorsqu'il se forme entre les lèvres de son ouverture et sur sa surface extérieure un caillot adhérent qui s'oppose à l'issue du sang; soit enfin lorsque les bords de la plaie artérielle sont réunis par une lymphe coagulable. Ces différens modes de suspension des hémorragies dans le cas de plaies des artères (*voyez* ce mot), peuvent aussi avoir lieu lorsque le sang infiltré dans l'anévrysme faux primitif n'est pas résorbé, et qu'il se forme des abcès sanguins et gangreneux.

L'anévrysme faux primitif est d'autant plus grave que l'artère

blessée est plus voisine du tronc; qu'elle est située plus profondément; qu'une plus grande quantité de sang est infiltrée, que
la décomposition putride en est plus avancée. On conçoit facilement que cette affection doit être plus fâcheuse qu'un anévrysme
circonscrit quelconque, parce que les artères collatérales, au
lieu d'être disposées à porter facilement le sang dans la partie inférieure du membre, sont elles-mêmes comprimées; et parce
qu'il existe dans le membre, outre la blessure de l'artère, plusieurs autres lésions physiques très-graves.

Traitement. — La compression et la ligature sont les seuls
moyens que l'on puisse méthodiquement employer contre l'anévrysme faux primitif.

La compression ne convient que dans un très-petit nombre
de cas; il faut que l'artère soit très-superficielle; qu'elle repose
presque immédiatement sur un os, et que la quantité de sang
infiltré ou épanché soit peu considérable. Il vaut mieux exercer
la compression entre le cœur et la plaie, *mais très-près de celle-
ci*, que de comprimer sur la plaie ou entre ses lèvres écartées.
On risquerait, comme le fait observer M. le professeur Boyer,
en adoptant ce dernier mode de compression, de provoquer une
inflammation violente, et même la gangrène. Ce praticien a vu
la compression immédiate, exercée dans une plaie où l'artère pédieuse se trouvait intéressée, causer la gangrène de tout le dos
du pied.

Si l'on veut comprimer l'artère entre la plaie et le cœur, on dé-
placera avec le pouce le sang qui la couvre. Après avoir senti
ses pulsations, on appliquera sur son trajet un petit disque de
carton mouillé ou d'agaric, ou bien une petite compresse fine,
épaisse, entre les duplicatures de laquelle on aura introduit une
petite lame de plomb. On apposera successivement les unes sur
les autres des compresses plus larges, de manière à former une
pyramide que l'on soutiendra au moyen d'un bandage roulé,
médiocrement serré. La plaie sera lavée et pansée très-simplement. Dans quelques cas, il pourrait être utile d'exercer en
même temps une compression modérée sur toute la longueur de
l'artère : on adopterait alors le procédé de Guattani. (Voyez *traitement des anév. spont.*).

Lorsque la compression ne peut convenir, il faut en venir à
la ligature de l'artère. Tous les chirurgiens conviennent actuellement qu'il faut lier le vaisseau au-dessus et au-dessous de la bles-

sure, lorsqu'il est possible de parvenir à reconnaître quelle est l'artère blessée, à quelle hauteur elle a été divisée, et que l'on peut arriver jusqu'à elle sans être exposé à couper d'autres vaisseaux importans, et sans être forcé de produire des dilacérations profondes et douloureuses.

Lorsque la plaie extérieure n'est pas située sur le trajet de l'artère, et qu'elle n'a pas une double issue, il faut la sonder avec un gros stylet mousse flexible, afin de juger par la direction que prend cet instrument, et par la profondeur à laquelle il s'engage, quelle est l'artère blessée, et à quelle hauteur correspond sa blessure. Il convient même le plus souvent de sonder la plaie avant l'opération, lors même qu'elle est située sur le trajet de l'artère, afin de s'assurer si elle se dirige obliquement vers la partie supérieure ou vers la partie inférieure du vaisseau.

Avant d'inciser les tégumens pour mettre l'artère à découvert, on prendra toutes les précautions convenables pour pouvoir se rendre maître du sang pendant l'opération. Ce précepte est de la plus haute importance et ne doit jamais être oublié. L'incision extérieure sera toujours pratiquée suivant le trajet de l'artère, quelle que soit la forme qu'affecte la tumeur, et la situation de la plaie extérieure. Cette incision sera beaucoup plus longue que lorsqu'on se propose de mettre un vaisseau à découvert dans un membre sain, parce que dans le cas d'anévrysme faux primitif, il est plus difficile de trouver l'artère au milieu des caillots de sang, et qu'il faut d'ailleurs leur donner promptement issue. On introduira un stylet dans l'artère pour la soulever légèrement, au moment où l'on passera autour d'elle la ligature supérieure et la ligature inférieure, et on se comportera ensuite comme si l'on avait opéré un anévrysme spontané suivant l'ancienne méthode. (*Voyez* ANÉVRYSME SPONTANÉ).

Il se rencontre assez souvent des blessures compliquées d'hémorragie et d'anévrysme faux primitif, dans lesquelles il est très-difficile ou même impossible de déterminer quel est le vaisseau blessé; dans d'autres plaies, au contraire, on sait quelle est l'artère qui fournit le sang, mais elle peut être située trop profondément pour qu'on puisse porter, sans produire de grands désordres, des ligatures au-dessus et au-dessous de sa blessure. On est alors réduit à lier cette artère, ou même le tronc qui lui donne naissance, entre le cœur et la plaie, mais à une distance assez considérable de celle-ci. Cette opération, que M. Delpech conseille pour tous les anévrysmes faux primitifs, ne met pas toujours les malades à l'abri d'une hémorragie consécutive ; elle a cependant réussi dans quelques cas. Ce point de chirurgie pratique est si important, que je crois devoir rappeler ici les résultats que l'on a obtenus par cette méthode, et qui sont parvenus à ma connaissance. Abernethy a lié la carotide primitive pour un déchirement de ses branches, produit par un coup de corne de vache. Le malade mourut au bout de trente heures d'une inflammation au cerveau, sans avoir éprouvé d'hémorragie.

M. Dupuytren a pratiqué la ligature du même vaisseau, sur un officier blessé par une balle qui, après avoir pénétré au-dessous de l'os malaire, vint sortir au niveau de l'apophyse mastoïde du même côté. L'hémorragie se manifesta quinze jours après la blessure, à l'époque de la chute des escarres. Le malade succomba le sixième jour après l'opération, mais sans avoir éprouvé de nouvelles hémorragies.

M. Giroux a eu recours à la même opération pour un cas analogue. Le huitième jour après l'opération il y eut une hémorragie qu'on parvint à arrêter par la compression. Le malade mourut le lendemain. L'ouverture du crâne fit voir du sang caillé à la base de cette cavité.

J'ai lié aussi, en 1814, la carotide primitive sur un soldat atteint par une balle, qui avait pénétré sous la partie postérieure de l'apophyse mastoïde, et était sortie sous l'os de la pommette du même côté. L'hémorragie se manifesta le sixième jour après la blessure, et se renouvela plusieurs fois malgré le tamponnement. Le malade passa, sans aucun accident, le jour et la nuit qui suivirent l'opération ; le lendemain matin, il survint une hémorragie violente, et il mourut. A l'ouverture du cadavre, on reconnut que la ligature embrassait la carotide seule ; que cette artère était retrécie entre la ligature et le cœur, et qu'elle y contenait un petit caillot assez consistant ; que la portion d'artère située au-dessus de la ligature était légèrement dilatée. Les vaisseaux du cou, de la poitrine et de la tête étaient vides de sang. La substance cérébrale et les méninges n'étaient pas enflammés. La balle avait déchiré l'artère et la veine occipitale ; elle avait aussi déchiré plusieurs branches de l'artère maxillaire interne audedans du condyle de la mâchoire.

M. Roux a lié deux fois, avec succès, l'artère fémorale pour arrêter des hémorragies consécutives à des amputations de la jambe. Il a été moins heureux dans les résultats d'une ligature de l'artère brachiale, exécutée pour un anévrysme faux consécutif de la partie inférieure du même vaisseau. Il s'est trouvé forcé d'ouvrir la tumeur et de lier l'artère au-dessus et au-dessous d'elle.

M. Boyer a guéri un enfant de douze ans, atteint d'une plaie à l'artère poplitée ou à l'une de ses principales divisions, en liant l'artère fémorale.

J'ai parlé précédemment de la guérison d'un anévrysme faux primitif de l'une des artères postérieures de la jambe, compliquant une fracture des os de ce membre sur une femme de soixante ans à laquelle M. Dupuytren fit la ligature de l'artère crurale.

J'avais lié l'artère tibiale postérieure derrière la malléole, pour arrêter une hémorragie consécutive dans une plaie faite par une balle, qui avait traversé obliquement la plante du pied un peu au-devant du scaphoïde. L'hémorragie se renouvela quelques heures après l'opération; mais je pus m'en rendre maître en comprimant l'artère tibiale antérieure à la partie inférieure de la jambe.

Lawrence a vu mourir d'hémorragie, le septième jour après la blessure, un homme dont l'artère brachiale avait été divisée par un coup de poignard. Le chirurgien qui avait fait le premier pansement s'était contenté de lier le bout supérieur du vaisseau; à l'ouverture du cadavre on le trouva oblitéré; le bout inférieur ne l'était pas.

MM. Heark, Guthrié, Macartney ont observé des faits analogues. La conséquence que j'ai à déduire de tous ceux que j'ai rapportés, c'est qu'il faut lier, toutes les fois que la chose est possible, les deux bouts d'une artère blessée; mais malheureusement il se trouvera toujours des cas où on sera forcé de ne faire qu'une seule ligature, et de la placer à une distance assez considérable de la plaie.

ANÉVRYSME FAUX CONSÉCUTIF : *anévrysme faux circonscrit; anévrysme faux enkysté ou sacciforme; tumeur hémorragiale circonscrite.* — On nomme ainsi une tumeur formée par du sang artériel, circonscrite, à parois celluleuses, adossée à une artère, communiquant avec elle par une ouverture produite par une blessure plus ou moins ancienne. C'est ordinairement à la suite d'une plaie faite par un instrument piquant que l'on voit se former cet anévrysme; mais on trouve dans les auteurs quelques

faits qui prouvent qu'il est quelquefois occasioné par la rupture
d'une artère, dans un effort violent.

Lorsqu'une artère a été blessée légèrement par un instrument
piquant ou tranchant, l'hémorragie peut s'arrêter spontanément,
s'il se forme un caillot qui bouche l'ouverture du vaisseau. Si la
plaie de l'artère est longitudinale et de peu d'étendue, ses bords
peuvent rester rapprochés et se réunir ensuite par l'intermède
d'une substance lymphatique couenneuse. La suspension de l'hémorragie est souvent le résultat de l'emploi de la compression,
qui s'oppose à l'issue du sang, et favorise la formation du caillot,
ou de cette couche couenneuse dont je viens de parler. Mais lorsqu'une artère blessée n'a pas été oblitérée par la compression,
il arrive souvent qu'au bout d'un temps plus au moins long
après l'accident, le caillot ou la substance lymphatique, qui
obstrue la plaie du vaisseau, se détache. Le sang peut alors s'in-
sinuer sous la membrane celluleuse de l'artère, ou dans sa gaîne
celluleuse; il la distend peu à peu, et lui fait prendre la forme
d'un kyste circonscrit, qui s'accroît aux dépens du tissu cellulaire ambiant, et peut acquérir un volume très-considérable.

Ce qui caractérise spécialement l'anévrysme faux consécutif,
ce qui établit entre lui et l'anévrysme spontané une différence
essentielle, c'est que dans le premier l'artère ne présente qu'une
ouverture étroite, arrondie ou ovale, de peu d'étendue; qu'au-
dessus et au-dessous de cette ouverture les membranes du vaisseau sont parfaitement saines; tandis que dans le second, la
crevasse de l'artère est toujours plus étendue; que le pourtour
de cette crevasse est ordinairement irrégulier, et qu'au-dessus et
au – dessous d'elle les membranes artérielles sont fréquemment
altérées dans leur texture.

Diagnostic. — Les signes des anévrysmes faux consécutifs diffèrent peu de ceux des anévrysmes spontanés. Il serait souvent
impossible de distinguer ces tumeurs l'une de l'autre sans le secours des signes commémoratifs. Il faut cependant observer que
l'on sent, que l'on peut même entendre quelquefois dans l'anévrysme faux consécutif un bruissement particulier que l'on a
désigné sous le nom de *susurrus* et qui est produit par le passage du sang à travers l'ouverture étroite qui établit une communication entre la cavité de l'artère et celle de la poche anévrysmale.

Les anévrysmes faux consécutifs ne se développent, chez quel-

ques sujets, que plusieurs années après la blessure qui a intéressé
l'artère. Leur accroissement est ordinairement plus lent et plus
régulier que celui des anévrysmes spontanés, probablement parce
que l'ouverture qui donne passage au sang est plus étroite dans
l'origine de la maladie, et qu'elle ne s'élargit ensuite qu'insensiblement. Il arrive cependant quelquefois que ces anévrysmes
acquièrent tout à coup un volume très-considérable. Ce changement brusque est ordinairement la suite d'un effort violent.
Je ne pense pas qu'il faille l'attribuer à l'agrandissement de
l'ouverture de l'artère; il me paraît bien plus probable qu'il
dépend d'une rupture de la poche anévrysmale elle-même. Les
anévrysmes faux consécutifs produisent au bout d'un certain
temps, dans les parties qui les environnent, des lésions analogues
à celles qu'occasionnent les anévrysmes spontanés; il leur faut
seulement un temps plus long pour y donner lieu.

Lorsqu'on dissèque un anévrysme faux consécutif, on observe
ordinairement sur l'un des côtés de la tumeur la cicatrice de la
plaie qui a pénétré jusqu'à l'artère. On reconnait que le kyste
qui contient le sang est celluleux, mais on l'a trouvé ordinairement plus mince que dans les anévrysmes spontanés. Dans l'intérieur du kyste on rencontre tantôt une seule masse de caillots
homogènes et une petite quantité de sang fluide, et d'autres fois
des couches concentriques de caillots fibrineux et rouges. Les
plus denses sont en contact avec la surface du kyste, les plus
mous occupent le centre de la tumeur et le voisinage de la crevasse de l'artère. Une disposition différente a été observée :
on a vu du sang fluide et des caillots mous envelopper les caillots
fibrineux. Cette disposition insolite coïncide ordinairement avec
l'accroissement brusque de la tumeur, et il serait facile de donner l'explication de ce phénomène. Lorsque l'on a enlevé les
caillots, on découvre l'ouverture de l'artère; elle est arrondie ou
ovale quelle qu'ait été la forme primitive de la plaie; et on la
trouve toujours plus large que ne l'était la plaie récente. Cette
ouverture se trouve le plus souvent sur le côté de l'artère correspondant au côté du membre par lequel l'instrument vulnérant a pénétré, et à travers cette ouverture on aperçoit la surface interne du vaisseau parfaitement saine.

Pronostic. — Les anévrysmes faux consécutifs sont, toutes
choses égales sous le rapport de leur siége et de leur volume,
moins graves que les anévrysmes spontanés; ils s'accroissent plus

lentement; on parvient plus souvent à les guérir par la compression; on est sûr en les opérant de trouver les membranes artérielles saines; quand on les a guéris, on n'a pas à craindre le développement de la même maladie dans une autre partie du corps, sous l'influence d'une diathèse anévrysmale.

Traitement. — Arnaud (*Mémoires de Chirurgie*) était persuadé que la compression employée pour les anévrysmes vrais ne devait presque jamais réussir. Il comptait au contraire beaucoup sur elle dans le traitement des anévrysmes faux. Il rapporte à l'appui de son opinion une observation fort remarquable.

Le chevalier de Malijac portait depuis dix-huit mois à la partie moyenne de la cuisse gauche un anévrysme faux consécutif, survenu à la suite d'un coup d'épée. La tumeur avait deux pouces d'épaisseur, trois en longueur, autant en largeur. La cuisse était atrophiée, tandis que la jambe était tuméfiée, engourdie et presque sans mouvement, probablement parce que l'on s'était servi de fortes bandes de toile pour contenir la tumeur. Arnaud, en présence de la Peyronie, Petit, Boudou, Ledran, Verdier, *fit rentrer le sang dans l'artère*, et exerça la compression avec une machine construite à peu près comme un tourniquet. La plaque appliquée sur la tumeur était concave, et à son centre se trouvait une petite saillie destinée à comprimer l'ouverture de l'artère. La jambe revint dans l'espace de trois jours à son état naturel; la guérison fut complète au bout de trois semaines.

M. Dupuytren a récemment employé avec un égal succès la compression sur un sujet de quinze ans, affecté d'un anévrisme faux consécutif peu volumineux encore, qui s'était développé quelques jours après une blessure faite à la partie antérieure interne de la cuisse, par la pointe d'un couteau. Saviard, Petit, Foubert, etc., rapportent aussi des exemples de guérison d'anévrysmes faux consécutifs de l'artère brachiale guéris par la compression.

J'ai essayé, mais sans succès, l'emploi de ce moyen sur un anévrysme du creux de l'aisselle, récent, d'un médiocre volume, et occasioné par un coup d'épée. Le malade n'a jamais pu supporter la compression pendant plus d'une demi-heure.

Il est important de faire remarquer que la compression ne produit quelquefois qu'une guérison temporaire, et que les anévrysmes faux consécutifs ont reparu chez plusieurs malades, quelque temps après qu'ils avaient cessé de faire usage des moyens compressifs. La compression n'avait point alors procuré l'oblitération du vaisseau ; elle n'avait fait que favoriser la formation d'un caillot plus ou moins intimement adhérent sur son ouverture.

Lorsque les anévrysmes faux consécutifs ne peuvent être comprimés, et que leur situation peut rendre très-dangereuses les suites de la ligature de l'artère, on peut avoir recours à l'emploi simultané des topiques refrigérans et de la méthode de Valsalva. Sabatier a guéri de cette manière un anévrysme faux consécutif, placé au dessous de la clavicule.

L'opération, suivant l'ancienne ou la nouvelle méthode, peut être pratiquée pour ces anévrysmes. M. le professeur Boyer accorde la préférence à l'ancienne méthode, pourvu qu'il soit possible de se rendre maître du cours du sang pendant l'opération, « parce que l'artère étant saine et son ouverture de peu d'étendue, « les ligatures peuvent être placées à une très-petite distance l'une « de l'autre, et ne comprendre aucune des collatérales. » On peut ajouter que l'ancienne méthode appliquée au traitement des anévrysmes traumatiques, expose beaucoup moins les malades aux hémorragies consécutives que quand on l'emploie pour les anévrysmes spontanés ; il est encore vrai qu'elle doit offrir dans ce cas moins de difficulté dans son exécution, parce que l'on trouve plus promptement l'ouverture du vaisseau, et qu'elle fait disparaître la tumeur dès qu'on l'a incisée et que l'on a extrait les caillots. Mais il est également vrai que la ligature, placée seulement au-dessus de la tumeur, est bien plus facile, beaucoup moins douloureuse ; qu'il est plus aisé en l'exécutant de lier l'artère seule ; que la plaie peut être guérie dans un temps très-court ; que la tumeur anévrysmale disparaît souvent ou se réduit en un noyau dur, insensible, dans un temps moins long que celui pendant lequel doit suppurer la plaie résultant de l'ouverture du sac ; que les accidens à redouter pendant cette longue suppuration sont presque aussi graves que ceux auxquels pourrait donner lieu la fonte putride de la tumeur anévrysmale, lorsqu'on ne l'a pas ouverte. D'après ces motifs, je pense qu'il ne faut employer la méthode ancienne pour les anévrysmes faux consécutifs, au-dessus desquels on peut exercer la compression, que dans deux cas : 1° quand la tumeur est douloureuse et sur le point de se rompre ; 2° lorsqu'on a raison de craindre que la circulation ne soit entretenue dans l'anévrysme par des vaisseaux collatéraux et recurrens, après la ligature de l'artère au-dessus de la tumeur. M. le professeur Roux ayant lié l'artère brachiale à sa partie moyenne pour un anévrysme faux consécutif, situé au plis du bras, et dont la rupture avait déjà eu lieu à la suite de la chute d'une escarre gangreneuse, vit l'hémorragie continuer immédiatement après l'application de la ligature; il fut obligé d'ouvrir à l'instant même la tumeur, et de lier l'artère au-dessus et au-dessous de sa blessure. Ce fait ne prouve rien contre l'utilité de la méthode moderne dans le traitement des anévrysmes, faux consécutifs. La crevasse qui existait avant l'opération, était une condition qui devait empêcher la formation du coagulum dans la poche anévrysmale. Une précaution importante qu'il serait convenable de prendre pour empêcher le sang de refluer dans l'anévrysme faux consécutif, situé au plis du bras, à l'avant-bras ou à la partie inférieure de la jambe, serait de placer la ligature assez près de la tumeur pour qu'il ne se trouvât pas d'artère collatérale naissant entre elle et la partie du vaisseau liée.

VARICE ANÉVRISMALE. — *Anévrysme par anastomose suivant Hunter; anévrysme variqueux* de plusieurs auteurs. Nous ferons remarquer que ces deux dernières dénominations sont employées actuellement par les chirurgiens anglais, pour désigner des maladies différentes de la varice anévrysmale. (*Voyez* ces mots.) La varice anévrysmale est une tumeur formée par le passage du sang artériel dans une veine, à la suite d'une plaie faite par un instrument qui a traversé le vaisseau d'outre en outre, et pénétré dans une artère voisine.

Hunter est le premier qui ait décrit soigneusement cette maladie; sa première observation a été publiée en 1757. Cleghorn en a donné une bonne description dans une lettre écrite à Hunter en 1765. Guattani, quelques années plus tard, en publia deux observations. C'est le plus souvent au pli du bras qu'elle survient, et à la suite de saignées dans lesquelles la lancette a traversé la veine médiane basilique, et blessé l'artère brachiale qui lui est presque immédiatement accollée. M. Larrey, directeur de l'École de médecine de Toulouse, a vu un anévrysme variqueux dans le jarret, qui s'était formé à la suite d'un coup d'épée. La tumeur, du volume des deux poings, occupait toute cette partie; l'amputation de la cuisse, jugée nécessaire dans une consultation, fut pratiquée avec succès. Hodgson a vu une tumeur, offrant tous les caractères de la varice anévrysmale, sur un dragon, qui avait été blessé au jarret droit par une balle. Barnes d'Exeter lui a communiqué l'observation d'une varice anévrysmale de la partie supérieure de l'artère fémorale, développée à la suite d'une blessure faite par la pointe d'une verge de fer presque rouge. M. Dupuytren a fait voir à la société de la Faculté de Médecine, un jeune homme chez lequel on sentait à la partie supérieure de la cuisse, un bruissement très-fort, mais on ne distinguait pas de tumeur. En comprimant le point ou se faisait sentir et entendre ce bruissement, on occasionait une douleur vive. Ces symptômes s'étaient déclarés à la suite d'une blessure faite par un tranchet de cordonnier. L'absence de tumeur dépendait-elle de l'épaisseur des parois de la veine, de sa situation sous une aponévrose assez épaisse, de l'étroitesse de la plaie de l'artère, ou du peu d'ancienneté de la tumeur? Je l'ignore. M. le baron Larrey rapporte, dans ses mémoires de chirurgie militaire, l'histoire d'un anévrysme de cette espèce d'un volume très-considérable, produit par une plaie faite avec la pointe d'un sabre qui avait coupé une portion de l'attache du muscle sterno-mastoïdien du côté gauche, le premier scalène, l'artère sous-clavière très-avant sous la clavicule, la veine du même nom, et probablement une partie du plexus brachial. Les symptômes de la varice anévrysmale commençaient à exister dès le lendemain de la blessure. La plaie extérieure fut cicatrisée le huitième jour. La diète, des saignées copieuses au bras droit et à la veine jugulaire gauche, des boissons émulsionnées, des topiques réfrigérans, sauvèrent le blessé. La tumeur anévrysmale avait entièrement disparu au vingtième jour, mais il restait un bruissement considérable, notamment dans la veine céphalique. Lorsque l'on ouvrit la veine jugulaire externe gauche pour en tirer du sang, on remarqua qu'il sortait en arcade, et qu'il présentait tous les caractères du sang artériel.

M. Dorsey, de Philadelphie, a publié une observation d'anévrysme variqueux de l'artère tibiale postérieure, qui avait été blessée par un grain de plomb. Peu de temps après la guérison de la plaie, l'anévrysme se forma à la partie interne et inférieure du genou. Les veines superficielles se dilatèrent; leur dilatation s'étendit depuis les orteils jusqu'à l'aine, et l'on sentit distinctement le frémissement qui caractérise la maladie. Il survint des ulcères aux pieds et aux chevilles, qui résistèrent à tous les remèdes. Au bout de douze ans, ce malade fut soigné par MM. Physick et Wistar. L'énorme distension des vaisseaux de la jambe, et la crainte de ne pas pouvoir découvrir la communication entre l'artère et la veine, les déterminèrent à lier l'artère crurale à la partie moyenne de la cuisse. La gangrène survint ; à la chute des escarres des hémorragies eurent lieu par l'une des veines dilatées, et le malade mourut. A l'ouverture du cadavre, on trouva les artères fémorale, poplitée et tibiale postérieure, dans un état de dilatation contre nature ; toutes les veines du membre étaient considérablement distendues, et on reconnut que le sang passait de l'artère tibiale dans la veine, en traversant un kyste situé à la partie interne de la jambe, au-dessous du genou. Il y avait donc une varice anévrysmale, et un anévrysme variqueux.

Dans la plupart des cas où la varice anévrysmale se forme, il arrive, comme le dit Hunter, que la plaie de la peau, et celle de la veine qui y correspond, se cicatrisent comme à l'ordinaire, tandis que la plaie de la partie postérieure de la veine et celle de l'artère restent ouvertes. Chez quelques sujets, la tumeur ne paraît que plusieurs jours ou plusieurs semaines après la blessure ; il est probable qu'alors les deux ouvertures profondes existant à l'artère et à la veine, sont immédiatement fermées par un caillot ou par une membrane couenneuse, tandis que la blessure superficielle de ce dernier vaisseau se cicatrise.

La varice anévrysmale se présente d'abord sous la forme d'une tumeur circonscrite, peu volumineuse, ovoïde, située sur le trajet d'une artère et d'une veine. On sent dans cette tumeur des pulsations isochrones aux battemens du pouls. Ces pulsations ne sont pas semblables à celles qui ont lieu dans les anévrysmes ; elles sont accompagnées d'un bruissement ou d'un sifflement particulier que l'on peut reconnaître, soit en touchant la tumeur, soit en appliquant l'oreille sur sa surface. La veine blessée et les veines voisines se dilatent au-dessous et au-dessus de la tumeur. On y sent aussi le bruissement dont j'ai parlé, et un mouvement d'ondulation qui s'affaiblissent à mesure qu'on s'éloigne de la varice anévrysmale. La tumeur disparaît complétement ou presque complétement lorsqu'on la comprime, et reparaît dès qu'on cesse de la comprimer. Elle s'affaisse et cesse de présenter des pulsations, si l'on intercepte la circulation dans l'artère au-dessous d'elle ; si l'on exerce une compression circulaire forte au-dessus de sa partie inférieure, elle devient plus tendue, et continue d'offrir des pulsations ; si l'on exerce en même temps la compression sur la partie supérieure de l'artère et au-dessous de la tumeur, les battemens disparaissent, et la varice diminue de volume, et au moment où l'on cesse de presser sur l'artère, les pulsations reparaissent brusquement et avec plus de force. Quand le bras est pendant le long du corps, les veines sont fortement distendues par le sang; si le malade tient ce membre élevé, le gonflement des veines et le volume de la tumeur diminuent. Lorsque la maladie est ancienne, et que la varice anévrysmale est devenue volumineuse, la partie supérieure de l'artère se dilate; Hunter assure même qu'elle devient flexueuse; ses pulsations deviennent plus fortes, tandis qu'au-dessous de l'anévrysme son tronc et ses branches deviennent plus petits, et n'offrent que des pulsations faibles.

MM. Richerand et J. Cloquet ont eu occasion de disséquer le bras d'un jeune homme qui avait été affecté d'un anévrysme variqueux à la partie moyenne du bras. Cet anévrysme avait été opéré quelque temps auparavant, suivant la méthode de Hunter, par un des plus habiles chirurgiens de Paris. Peu de temps après l'opération, le membre devint froid et insensible; il s'atrophia; les doigts furent entraînés dans la flexion, et la main se renversa sur l'avant-bras; enfin la tumeur reparut; ce fut alors que M. Richerand pratiqua l'amputation. L'artère, au-dessous de la tumeur, était molle et flasque, à peu près comme le sont les veines dans l'état naturel; les veines au contraire étaient épaisses et très-dilatées; coupées en travers, elles restaient béantes, comme le font les vaisseaux artériels lorsqu'on les a divisés par une section transversale.

La varice anévrysmale du bras n'occasionne ordinairement que des incommodités légères, telles qu'un sentiment d'engourdissement dans la partie inférieure du membre, un peu de faiblesse, des douleurs passagères. La première malade observée par Hunter se plaignait particulièrement de ne pouvoir dormir sur le côté correspondant à l'anévrysme, sans éprouver un engourdissement, comme si tout son sang se concentrait dans son bras. La tumeur cesse ordinairement de faire des progrès, et même quelquefois elle diminue légèrement de volume, lorsque les veines sont assez dilatées pour contenir le sang qui y est poussé par chaque contraction du cœur. L'accroissement de la tumeur paraît d'ailleurs subordonné à la largeur de la veine, et à l'étendue de l'ouverture par laquelle le sang passe d'un vaisseau dans l'autre. Cet anévrysme peut rester stationnaire pendant un très-grand nombre d'années. Hunter en a vu un qui ne présenta aucun changement

pendant trente-cinq ans que vécut la malade après avoir été blessée
à l'artère.

Traitement. — On peut guérir la varice anévrysmale par la
compression exercée sur la tumeur. Auguste et Antoine Brambilla, Guattani, Monteggia, ont employé ce moyen avec succès ;
mais il est à remarquer qu'il faut quelquefois plusieurs mois pour
obtenir une cure complète. Monteggia observa qu'il se forma un
caillot dans la varice, qui devint ensuite dure, cessa d'offrir des
battemens, et disparut peu de temps après.

Scarpa fait observer que quand la compression est insuffisante
pour produire l'adhésion mutuelle des parois opposées de la veine
ou de l'artère, ou des deux ensemble, au-dessus ou au-dessous du
lieu affecté, elle expose les malades à la formation d'un anévrysme
faux consécutif entre les deux vaisseaux. Il pense donc qu'il est
convenable de n'employer la compression que quand la varice
anévrysmale est récente, petite et superficielle.

Lorsque l'on ne juge pas convenable d'avoir recours à ce moyen,
il faut se borner à conseiller aux malades d'éviter de faire des
mouvemens violens avec le membre affecté ; il serait convenable,
comme l'a pensé Cléghorn, qu'ils se livrassent à des occupations
qui ne les forçassent pas à tenir les bras pendans.

Si la varice anévrysmale venait à se rompre, il faudrait la
fendre, et lier l'artère au-dessus de la blessure. Les suites malheu-
reuses de la ligature de l'artère fémorale pratiquée par Physick
pour une varice anévrysmale de la jambe, et les résultats fâcheux
de la ligature de l'artère brachiale, faite une fois en France immédiatement au-dessus d'une tumeur de la même espèce, prouvent
que la méthode de Hunter ne convient pas dans le traitement de
cette maladie.

Anévrysmes variqueux. On donne ce nom à un anévrysme
enkysté ou faux consécutif qui se forme quelquefois entre une
varice anévrysmale et une artère blessée.

Cette seconde tumeur se développera peu de temps après l'apparition de la varice anévrysmale, si l'artère et la veine ne sont
pas intimement unies, et si l'obliquité de la blessure de la veine
empêche le sang de pénétrer avec facilité dans ce dernier vaisseau.
La compression exercée sur la varice anévrysmale peut occasioner cette complication fâcheuse. On conçoit aussi qu'un mouvement violent du membre pourrait en devenir la cause.

Le diagnostic de l'anévrysme variqueux doit être difficile ; cependant on l'établira en se rappelant que la varice anévrysmale est molle, et qu'on peut la faire disparaître entièrement ou presque entièrement par la compression, tandis que les anévrysmes faux consécutifs, pour peu qu'ils soient anciens, contiennent des caillots, et ne disparaissent pas lorsqu'on les comprime; il ne faudra pas non plus oublier que la varice anévrysmale reste ordinairement stationnaire, et que les anévrysmes faux consécutifs continuent indéfiniment à augmenter de volume. On pourra donc prononcer qu'il existe en même temps une varice anévrysmale, et un anévrysme variqueux, lorsque l'on trouvera une tumeur dure, circonscrite, pulsative, plus ou moins volumineuse, développée assez rapidement derrière une varice anévrysmale. Pour bien juger cette tumeur, il faudra d'abord faire comprimer l'artère au-dessus du lieu affecté, et comprimer ensuite la varice anévrysmale pour achever de la faire disparaître. Lorsque l'on aura reconnu la tumeur dure, couverte par la varice, on fera cesser la compression exercée sur l'artère, et l'on sentira aussitôt après des pulsations de développement jusqu'à la base de cette tumeur.

Park de Liverpool et Physick ont rencontré cette complication. L'un et l'autre ont pratiqué avec succès la ligature de l'artère brachiale au-dessus et au-dessous de la tumeur.

Il faudra, pendant cette opération, faire comprimer l'artère brachiale au-dessous de l'aisselle. Le chirurgien incisera d'abord la varice anévrysmale en suivant le trajet de l'artère. Il cherchera dans le fond de la varice l'ouverture par laquelle elle communiquait avec l'anévrysme. Lorsqu'il l'aura trouvée, il y introduira une sonde canelée, avec laquelle il reconnaîtra d'abord la cavité de cette tumeur, et sur laquelle il conduira ensuite un bistouri ordinaire ou un bistouri boutonné, pour fendre en haut et en bas la paroi antérieure de la poche anévrysmale. Il enlevera les caillots qu'il y trouvera contenus, et achevera l'opération en plaçant deux ligatures, l'une au-dessus et l'autre au-dessous de la blessure de l'artère. Il tâchera de lier ce vaisseau immédiatement, et il évitera surtout de comprendre dans les anses de fil le nerf médian. (MARJOLIN.)

ANÉVRYSME PAR ANASTOMOSE ;

ANÉVRYSME PAR ÉROSION ;

ANÉVRYSME DE POTT ;

ANÉVRYSME DES PLUS PETITES ARTÈRES ; tumeur sanguine formée, suivant quelques auteurs, par un amas de petites cel-

lules, dans lesquelles le sang est déposé par les artères, et repris
par les veines ; et occasionée, suivant d'autres, par le développement accidentel des artères et des veines capillaires. *Voyez* TU-
MEURS ÉRECTILES.   (MARJOLIN.)

ANÉVRYSMES INTERNES. On comprend sous ce nom les anévrysmes qui, ayant leur siége dans les grandes cavités splanchniques, et qui, se soustrayant aux secours de la chirurgie, rentrent par cette double considération dans le domaine de la pa·
thologie médicale. Les artères du crâne, de la poitrine et du ventre,
ne sont pas toutes également sujettes à devenir anévrysmatiques ; les plus grosses y sont en général les plus exposées ; l'aorte
pectorale en est bien plus souvent atteinte que les autres, surtout depuis son origine jusqu'à sa crosse ; l'aorte abdominale,
les troncs brachio-céphalique et cœliaque, en sont plus fréquemment attaqués que les artères cérébrales ; et parmi celles-ci
les carotides internes, les vertébrales et la basilaire, en ont presque seules offert des exemples. Mais cette règle n'est pas sans exception ; et l'artère pulmonaire, qui est beaucoup plus volumineuse que celles qui viennent d'être énumérées, est bien plus
rarement qu'elles le siége d'une tumeur anévrysmale. Nous traiterons successivement des anévrysmes qui occupent la poitrine, le
ventre et la tête, afin de ne parler des choses les plus rares, qu'a-
près avoir exposé celles qui le sont moins.

Anévrysmes des artères contenues dans la poitrine. — Ceux
de ces vaisseaux qui sont les plus exposés aux anévrysmes,
sont l'aorte à son origine, à sa courbure, et dans sa portion descendante, l'artère pulmonaire, la sous-clavière gauche, le tronc
brachio-céphalique. Les anévrysmes de ces deux derniers vaisseaux ont été précédemment décrits, nous ne parlerons ici que
des autres. Les causes particulières à ces anévrysmes sont 1° la
proximité du cœur, et l'impulsion plus forte transmise aux premiers vaisseaux qui reçoivent le sang des ventricules ; 2° la disposition de ces artères, qui sont libres dans une partie de leur circonférence, ou soutenues très-faiblement par les poumons, tandis
que les branches qui se rendent dans les membres, sont recouvertes presque partout par des plans musculeux qui ajoutent à
leur force ; 3° les altérations de tissu, beaucoup plus communes
dans l'artère aorte que dans les autres, et qui donnent lieu secondairement à la formation d'une et quelquefois même de plusieurs tumeurs anévrysmales ; 4° la direction de l'aorte à l'en-

droit où elle se recourbe le long de la colonne vertébrale ; 5° enfin
dans un grand nombre de cas, la dilatation anévrysmatique des
artères thorachiques est le résultat d'un obstacle mécanique au
cours du sang dans l'aorte ventrale ou dans quelque autre artère
d'un volume considérable.

Les changemens qui s'opèrent dans les artères thoraciques
atteintes d'anévrysme, sont les mêmes que ceux qui ont lieu
dans les anévrysmes des membres. Mais la profondeur à laquelle
est situé le vaisseau affecté, et la disposition des parois du thorax,
cachent ces changemens aux sens de l'observateur, qui ne peut
jamais distinguer cette affection à son début, et qui est exposé à
la méconnaître encore lorsqu'elle a déjà fait des progrès considérables. Dans quelques cas, une gêne médiocre de la respiration,
un peu de toux, ont été les seuls symptômes qui aient précédé la
mort, et la fin subite des malades a donné le premier soup-
çon d'un anévrysme interne : mais ordinairement la maladie
se montre avec des signes moins obscurs. Tant que la tumeur
reste cachée dans la poitrine, les principaux phénomènes auxquels elle donne lieu sont le résultat de la pression qu'elle
exerce sur les organes voisins : par sa pression sur les poumons,
elle produit la gêne de la respiration ; sur la trachée, un sifflc-
ment remarquable dans l'inspiration et l'expiration, et une altération notable dans le timbre de la voix ; sur l'œsophage, la gêne
de la déglutition et la difficulté de rendre des vents par la bouche ;
sur le cœur, ce qui n'est pas ordinaire, le trouble de ses battemens, et des défaillances passagères ; sur les veines, la stase du
sang dans leurs ramuscules, et par suite la dilatation variqueuse
des vaisseaux superficiels du bras et de la poitrine ; sur l'artère
sous-clavière et les nerfs du plexus brachial, l'affaiblissement ou
même la suppression des battemens artériels, la diminution de la
chaleur, et l'engourdissement dans le bras correspondant. L'infiltration qui survient quelquefois dans ce membre, dépend, sans
doute en grande partie, de l'obstacle qu'apporte au retour des liquides la tumeur anévrysmale, par la compression qu'elle exerce
sur les vaisseaux lymphatiques et sur les veines. L'œdématie n'est
pas toujours bornée à un membre ; elle peut s'étendre à tous, et
offrir cette particularité signalée par Valsalva, qu'elle ne s'élève
pas au-dessus de la partie moyenne des bras et des cuisses et qu'elle
cesse subitement dans ces endroits. L'obstacle mécanique que la
tumeur apporte à la respiration, donne à l'attitude quelque chose

de singulier : le malade en change souvent; mais en général, il
revient toujours à une position particulière, celle sans doute dans
laquelle la pression de la tumeur sur la trachée est moins forte,
et le passage de l'air moins difficile : quelques sujets se tiennent
presque constamment sur un côté, et s'inclinent en même temps
en avant ou en arrière; d'autres sont obligés d'être presque assis :
les uns et les autres sont souvent dans la nécessité de tenir le cou
penché ou même contourné d'une manière particulière. A ces phénomènes se joignent, chez quelques sujets, de la toux, une expectoration de crachats écumeux, et une sensation continuelle ou
fréquente de battemens dans un endroit de la poitrine qui est
toujours le même, et qui n'est pas celui où les mouvemens du
cœur ont lieu.

A une époque plus avancée, si la tumeur, par ses progrès
continuels, s'étend jusqu'aux parois de la poitrine, une nouvelle série de phénomènes se présente. Des battemens, d'abord
obscurs, puis de plus en plus manifestes au toucher, à l'ouie
et à la vue, se font sentir dans la région qu'elle occupe. Ces battemens sont isochrones à ceux du pouls, et sont distincts par leur
siége comme par leur rhythme de ceux du cœur, qui ne cessent
pas d'avoir lieu dans l'endroit ordinaire. La percussion rend
un son mat dans la région où ces battemens se manifestent.
Chez quelques sujets, la tumeur anévrysmale vient faire saillie
à l'ouverture supérieure du thorax, au-dessus du sternum;
mais le plus souvent elle se porte vers les parois mêmes de la
poitrine, qu'elle amincit peu à peu, qu'elle détruit dans une
étendue proportionnée à son propre volume. Si elle se développe
vers les parties latérales du thorax, elle use les côtes; en avant,
elle perce le sternum; en arrière, elle attaque le corps même des
vertèbres; en haut, elle détruit la clavicule; cette dernière, ainsi
que les côtes, est comme désarticulée par la pression que la
tumeur exerce sur elle. Dans quelque lieu qu'elle fasse saillie, au
travers des parois détruites du thorax, elle a une forme irrégulièrement arrondie; elle est plus élevée à son centre qu'à sa circonférence, où l'on peut distinguer par le toucher le point où
la continuité des os est interrompue. L'endroit où la tumeur se
montre varie à raison de la partie de l'aorte où elle prend naissance. Les anévrysmes de la partie ascendante de l'aorte, et de
la courbure, qui sont les plus fréquens, se montrent à droite et
en avant; ceux qui naissent de l'aorte descendante, ne se montrent

guère qu'à gauche et en arrière ; les tumeurs qui se manifestent au niveau des cartilages des cinquième et sixième côtes
droites, naissent de l'origine de l'aorte ; celles qui se montrent
au niveau des troisième et quatrième, viennent de la partie
antérieure de sa courbure, et celles qui se forment à la partie la
plus élevée de la crosse, se montrent à la partie inférieure du
cou, au-dessus du sternum. Lorsque la tumeur se fait ainsi
jour à l'extérieur, on voit généralement diminuer le trouble
qu'elle produisait par sa pression sur les organes intérieurs ;
mais lorsqu'elle atteint des plexus nerveux, comme ceux qui
existent au sommet de la poitrine, elle peut donner lieu à des
douleurs atroces, et produire une anxiété plus grande encore
que celle qui existait auparavant. Le volume que ces tumeurs
anévrysmales présentent hors de la poitrine est fort variable ;
quelques-unes, et particulièrement celles qui s'échappent par
l'ouverture supérieure du thorax, n'ont, dans le principe,
que la grosseur d'un phlegmon, dont elles ont aussi quelquefois
la forme ; d'autres acquièrent quatre à cinq pouces de diamètre,
et même plus.

Quels que soient le siége et le volume de ces tumeurs,
elles finissent ordinairement par se rompre. Cette rupture a lieu
de plusieurs manières : tantôt il y a simple déchirure des parois,
comme on l'observe dans les points où la plèvre et le péricarde
recouvrent ces tumeurs ; tantôt il se forme une escarre, comme
on le voit ordinairement à la peau ; tantôt enfin il y a à la fois
déchirure et escarre, comme on l'a observé dans certains cas où
l'anévrysme s'était ouvert dans la trachée. Cette ouverture est
quelquefois si étroite, qu'elle donne à peine lieu à un suinte-
ment de sang ; ailleurs elle est assez large pour produire immédiatement la mort, soit par l'abondance même de l'hémorragie, soit par la pression qu'exerce sur les organes voisins le sang
poussé hors de la tumeur. Dans les anévrysmes de la poitrine, qui
font saillie à l'extérieur, la mort arrive communément avant que sa
rupture s'opère ; dans ceux au contraire qui sont encore renfermés
dans la poitrine, c'est souvent la rupture qui détermine la mort.
Par l'effet de cette rupture intérieure, il s'établit une communication entre la cavité de l'artère aorte et les parties contiguës,
telles que les plèvres, le péricarde, l'œsophage, la trachée, le
médiastin, le parenchyme du poumon, etc. Les anévrysmes de
l'origine de l'aorte s'ouvrent souvent dans le péricarde, et quel-

quefois dans l'artère pulmonaire, comme Wels, d'une part, Payen et Zeinch de l'autre en ont rapporté deux exemples : ceux de la crosse, dans la trachée-artère et l'œsophage ; ceux de l'aorte descendante, dans l'œsophage, la plèvre gauche ou le médiastin postérieur. Cette rupture est ordinairement annoncée par l'apparition soudaine de nouveaux symptômes fort graves, et même par la mort subite, quelquefois par des phénomènes en apparence peu inquiétans, mais qui ne tardent pas à prendre un caractère beaucoup plus sérieux. Ces symptômes varient du reste, à raison de la partie dans laquelle s'opère la rupture. Si l'anévrysme s'ouvre dans la plèvre, et c'est presque toujours alors un anévrysme de l'aorte descendante, qui s'ouvre dans la plèvre gauche, le malade est pris d'une dyspnée subite, avec menace de suffocation, son mat de tout le côté gauche de la poitrine, pâleur, refroidissement, petitesse du pouls, défaillances. Si l'anévrysme s'ouvre dans l'œsophage, il survient des vomissemens de sang, et, si le malade survit quelques jours, ou même quelques heures, des selles sanguinolentes. Si l'ouverture a lieu dans la trachée, le sang s'échappe en abondance par la bouche ; si elle a lieu dans le péricarde, l'hémorragie est peu abondante ; mais la gêne qu'éprouve le cœur dans ses battemens, peut causer un très-grand trouble dans la circulation, et quelquefois une sorte d'engourdissement et de torpeur, qui commence par les pieds, s'élève peu à peu vers les parties supérieures, et finit par déterminer la mort. Nous avons dit précédemment que l'hémorragie produite par la rupture des tumeurs anévrysmales de la poitrine, n'était pas toujours aussi considérable qu'elle paraissait devoir l'être ; diverses causes peuvent expliquer ce phénomène ; telles sont l'étroitesse de l'ouverture elle-même, le peu de capacité de la partie dans laquelle le sang est versé, des adhérences contractées autour de l'endroit déchiré avec les portions contiguës, et plus généralement la présence des caillots dans le sac anévrysmal.

Les tumeurs anévrysmales de la poitrine peuvent entraîner la mort des individus avant de se rompre ; la pression qu'elles exercent sur l'œsophage a fait périr quelques malades d'inanition ; la compression du canal thoracique pourrait avoir, d'une autre manière, le même résultat. D'autres malades ont succombé dans un état subapoplectique, dû à la compression exercée sur les veines du cou ; l'aplatissement de la trachée a donné lieu à une sorte d'asphyxie; la violence et la prolongation des douleurs ont produit un amaigrissement progressif. Le développement d'une autre affection a précipité la fin de plusieurs malades.

La mort est la terminaison la plus fréquente de l'anévrysme de l'aorte; mais il est permis de croire qu'elle n'en est pas, dans tous les cas, la terminaison nécessaire. L'observation clinique et l'anatomie pathologique fournissent un certain nombre de faits propres à démontrer cette consolante assertion. M. Pelletan rapporte, dans sa *Clinique chirurgicale*, le fait d'un individu qui portait un anévrysme au côté gauche de la poitrine, et chez lequel, à l'aide d'un traitement convenable, les symptômes disparurent complètement, et ne s'étaient pas reproduits au bout de deux ans, époque à laquelle cet individu succomba à une autre affection. M. Roux a observé un cas analogue, qu'il a raconté succinctement dans sa *Médecine opératoire*. Hogdson en a aussi rapporté deux : le sujet de la première observation est un soldat qui portait un anévrysme au côté gauche de la poitrine, près du sternum, avec destruction des cartilages des quatrième et cinquième côtes, et qui fut traité avec un tel succès, qu'au bout de six mois toute tumeur avait disparu, la respiration n'était plus gênée, et l'on reconnaissait facilement par le toucher l'étendue dans laquelle les cartilages des côtes manquaient. Le sujet de la seconde observation est un homme de cinquante ans, atteint d'un anévrysme de l'aorte qui avait détruit les cartilages des seconde et troisième côtes, et qui formait une tumeur du volume du poing. Dans les cas qui viennent d'être cités, les cadavres n'ont pas été ouverts; mais dans d'autres, l'examen des parties a suppléé à ce qui manque à ces premiers faits. MM. Georges Young et Hogdson ont eu occasion de disséquer deux sujets chez lesquels les symptômes d'un anévrysme de l'aorte avaient disparu avant la mort : ils ont trouvé la tumeur réduite à un volume beaucoup moindre que celui qu'elle avait eu, et complétement remplie par un coagulum fibrineux, très-dur, disposé en lames blanchâtres très-serrées, qui ne permettaient plus au sang d'y pénétrer. Les tumeurs que M. Corvisart a rencontrées plusieurs fois sur le contour de l'aorte, et qui étaient remplies d'une *matière semblable à celle qu'on trouve dans les anévrysmes*, étaient sans doute aussi du même genre : ce célèbre praticien n'ayant pas été à même d'observer les phénomènes qui avaient précédé la mort, avait supposé que les tumeurs adhérentes aux artères seraient devenues des anévrysmes, qu'elles en étaient le commencement; mais il est bien plus naturel de croire qu'elles en étaient la conséquence.

Le diagnostic des anévrysmes de l'aorte est souvent d'une grande obscurité. Quelquefois on a cru reconnaître un anévrysme là où il n'en existait pas; mais bien plus souvent un anévrysme a été méconnu jusqu'à l'instant de la mort, ou même jusqu'à l'ouverture du cadavre. La difficulté du diagnostic varie selon le degré auquel le mal est parvenu. Lorsque la tumeur anévrysmale est très-peu volumineuse, et qu'elle n'apporte encore aucune gêne dans les fonctions des parties contiguës, rien ne peut en faire soupçonner l'existence. Lorsqu'elle a acquis un tel volume, qu'elle fait saillie au travers des parois détruites de la poitrine, ou qu'elle se montre au-dessus du sternum, le diagnostic n'offre plus rien d'obscur. Lorsque la maladie est dans un degré intermédiaire, le diagnostic n'en est pas impossible, mais il est souvent difficile; c'est alors qu'il importe de rassembler tous les signes propres à l'éclairer. A cette époque, comme nous l'avons vu, la tumeur ne se montre pas encore à l'extérieur; mais par la pression qu'elle exerce sur les organes contigus, elle produit des désordres notables dans leurs fonctions, tels que la toux, la dypsnée, une attitude singulière, le sifflement de la respiration, l'altération de la voix, la difficulté d'avaler, les palpitations, et souvent la diminution et même la suppression du pouls dans les artères d'un bras. Lorsque ces symptômes se sont montrés par degrés, lorsqu'ils existent depuis long-temps, qu'ils augmentent constamment sous l'influence de causes morales ou physiques propres à accélérer le cours du sang, et par une attitude déterminée; lorsque l'individu qui en est atteint n'offre du reste aucun des signes qui caractérisent une maladie du cœur ou des poumons, et qu'il conserve son embonpoint et ses forces, il est à peu près certain que les symptômes qu'il éprouve sont dus à la présence dans la poitrine d'une tumeur d'un certain volume. Or comme sur dix tumeurs de ce genre, il y en a au moins neuf qui sont anévrysmales, on a pour établir son jugement une telle somme de probabilités, qu'elle équivaut presque à la certitude. Mais dans beaucoup de cas, plusieurs des symptômes précédemment indiqués manquent entièrement ou se dessinent à peine; ailleurs ils cessent complétement, et se reproduisent comme par attaques; ou même ils se montrent soudainement pour la première fois avec une très-grande intensité: le diagnostic est alors fort obscur. On a vu les anévrysmes simuler l'asthme, la phthisie trachéale, l'œdème de la glotte. J'ai observé un cas dans lequel une tumeur anévrysmale, ayant détruit la trachée, donna lieu à une expectoration de crachats purulens, qui firent croire à l'existence de tubercules dans les poumons. J'ai vu un autre sujet chez lequel une affection syphilitique, occupant le pharynx et sans doute aussi l'ouverture supérieure du larynx, donna lieu à une grande partie des symptômes que produit ordinairement l'anévrysme de l'aorte. Il est ainsi un certain nombre de cas dans lesquels le diagnostic est fort difficile, au moins pendant n certain temps. Dans ces cas la percussion est en général de peu de secours : le son ne peut être mat que quand la tumeur est en contact avec les parois de la poitrine, et alors les battemens qu'elle présente fournissent des signes bien plus importans. L'auscultation sera-t-elle plus utile? L'inventeur de ce mode d'exploration paraît le croire : voici sur quoi il fonde cette opinion. A l'aide du stethoscope appliqué sur la région du cœur, l'oreille distingue des battemens doubles produits par la contraction alternative des oreillettes et des ventricules : le même instrument, placé dans un point de la poitrine où il y aurait une tumeur anévrysmale, ferait entendre des battemens simples, isochrones à ceux des artères; et plus forts en général que ceux du cœur. M. Laennec dit avoir deux fois reconnu par ce moyen des anévrysmes de l'aorte, dont aucun autre signe n'indiquait encore clairement l'existence. Toutefois il ajoute que ce mode d'exploration sera rarement utile dans les anévrysmes de l'aorte ascendante et de la crosse, et qu'il conviendra spécialement dans ceux de l'aorte descendante, qui sont les plus rares. I lest à peine nécessaire de faire remarquer que, sans se tromper sur la nature de la maladie, il pourrait arriver qu'on se trompât sur son siége, et qu'on prît pour un anévrysme de l'artère sous-clavière et de la carotide celui qui naîtrait de la crosse de l'aorte : on conçoit les conséquences d'une semblable erreur dans le cas où l'on tenterait la ligature.

Le pronostic est fort grave surtout quand la tumeur se montre à l'extérieur de la poitrine. On connaît quelques exemples de guérison; c'est un motif pour recourir avec courage aux moyens qui l'ont procurée; mais il ne faut pas oublier que dans le trèsgrand nombre des cas, leur secours a été impuissant.

L'examen des cadavres offre des lésions semblables à celles qu'on rencontre dans les anévrysmes en général; mais avec des particularités remarquables. 1º Les anévrysmes de l'aorte, comme ceux des artères des membres, offrent quelquefois la forme des anévrysmes vrais et quelquefois des anévrysmes faux; ceux de l'aorte ascendante et de la crosse affectent spécialement la première; ceux de l'aorte descendante la seconde; souvent aussi on trouve à la fois une dilatation de tout le vaisseau, et un sac anévrysmal surajouté à la première tumeur; 2º l'altération du tissu artériel est en général beaucoup plus commune et beaucoup plus marquée dans les anévrysmes de la poitrine que dans ceux des autres parties. 3º La tumeur, quel que soit son siége, altère les parties qu'elle touche, et les altère d'autant plus promptement, qu'elles sont plus dures : les os sont usés là où les cartilages résistent encore; les côtes sont détruites là où les muscles intercostaux sont conservés; les anneaux cartilagineux de la trachée sont détruits avant la membrane qui les unit; 4º l'action destructive que la tumeur anévrysmale exerce sur les parties contiguës, est exercée réciproquement par ces parties sur la tumeur; ses parois sont amincies et même détruites là où les organes voisins sont détruits : sur le rachis par exemple, où le corps des vertèbres est entamé, le sac manque également, et le sang artériel est en contact avec le tissu osseux irrégulièrement rongé et les cartilages restés presque intacts; des adhérences contractées entre la portion saine des vertèbres et le contour du trou fait au sac anévrysmal, mettent obstacle à l'effusion du sang : quand le sac est en contact avec le sternum, quelquefois il est recouvert dans ce point d'une plaque osseuse, qu'on a regardée comme une lame détachée de cet os, ou comme une ossification du périoste, que la tumeur se serait appropriée. On trouve quelquefois l'extrémité sternale de la clavicule libre, denudée et enveloppée entièrement dans la tumeur. 5º Celle-ci, vue à l'intérieur, offre d'une part les concrétions fibrineuses dont il a été précédemment question, d'autre part un ou plusieurs points dans lesquels ses tuniques sont détruites. L'examen des parties fait connaître le lieu et l'étendue de la rupture, la quantité de sang épanché; communément ce liquide ne s'échappe que par une seule voie. 6º Les caillots de fibrine sont quelquefois le seul obstacle à la sortie du sang hors de la tumeur; ils remplissent ordinairement une partie de sa cavité; dans les cas où la maladie marche vers la guérison, ils la remplissent presque entièrement, et ne laissent que peu de place au sang artériel : dans les cas où la guérison de l'anévrysme est

complète avant la mort, la tumeur est remplie par ces lames fibrineuses, qui sont beaucoup plus dures et beaucoup plus adhérentes,
soit aux parois du sac, soit entre elles, et tout accès est fermé au
sang; le volume de la tumeur est de plus considérablement diminué; l'oblitération de l'artère qu'on rencontre ordinairement
dans les vaisseaux de moyen calibre, au niveau de la tumeur, n'existe
pas et ne peut guère exister ici. Cependant deux faits rapportés,
l'un dans le *Journal* de Desault, par M. Paris; l'autre dans les *Transactions médico-chirurgicales de Londres*, et par M. Rob. Graham,
prouvent que l'oblitération presque complète et même complète
de l'aorte près de son origine n'est pas impossible; 7° dans
quelques sujets on trouve l'artère aorte seulement dilatée et altérée dans son tissu, mais ne contenant pas de lames fibrineuses,
et recevant dans toute sa cavité le sang artériel : cette lésion de
l'artère, qui est au moins une disposition à l'anévrysme, si elle
n'en est pas même le commencement, en est cependant assez distincte pour ne pouvoir pas être confondue avec lui.

De ce qui précède, il résulte que dans tout anévrysme d'un
certain volume, il se forme des concrétions fibrineuses; que ces
concrétions, qui sont le résultat de la dilatation et de la rupture
des tuniques artérielles, sont en même temps un moyen propre à
retarder la rupture de la tumeur et la sortie du sang, et même à
oblitérer le sac ; en sorte que, dans les cas où la ligature de l'artère n'est pas praticable, tous les efforts de l'art doivent tendre
à favoriser la formation du caillot. Dans ce but on doit réunir
tous les moyens propres à diminuer l'impulsion du sang, comme
offrant le double avantage de favoriser la formation des couches
de fibrine et le rapprochement des parois distendues. Ces moyens
sont les saignées, une diète sévère, le repos absolu du corps et
de l'esprit. Valsalva est un des premiers qui les ait employés, et
c'est par ce motif que le nom de ce médecin est encore attaché à
la méthode dont il s'agit. Voici comment elle a été décrite par
Albertinus dans le premier volume des *Commentaires de la Société des Sciences et Arts de Bologne :* « La connaissance de la
« lésion qui constitue cette maladie nous conduisit Valsalva et
« moi à penser que le moyen le moins dangereux, le plus puis-
« sant, et peut-être le moyen unique à lui opposer, serait de faire
« garder le lit au malade pendant environ quarante jours, après
« lui avoir fait une ou deux saignées, et de le soumettre à une
« diète tellement sévère, qu'il ne prît d'alimens que juste autant

« qu'il en faut pour soutenir la vie. Encore ces alimens, pesés ré-
« gulièrement, doivent-ils être partagés en trois ou quatre par-
« ties, afin qu'en si petite quantité, ils ne puissent donner lieu à
« aucune fièvre digestive »; par les mêmes motifs l'abstinence de
vin doit être complète. Ces bases du traitement ayant été ainsi
arrêtées, Valsalva et Albertinus convinrent entre eux d'en faire
l'essai sur le premier malade qui s'offrirait, et qui consentirait à
s'y soumettre. Valsalva fut celui à qui l'occasion se présenta
d'abord : sa première tentative eut un plein succès. Cette méthode
a été employée depuis avec plus d'énergie encore ; on a répété le
nombre des saignées un très-grand nombre de fois, en diminuant
la quantité du sang à raison de la faiblesse du sujet.: on y a joint
les doux laxatifs fréquemment répétés ; enfin on a réduit le
malade à tel degré de faiblesse, qu'il pût à peine soulever le bras.

La méthode de Valsalva a été long-temps regardée comme seulement palliative ; mais les guérisons que nous avons citées et qui
toutes ont été obtenues par ce moyen, permettent de la considérer
comme curative, au moins dans quelques circonstances, et surtout
dans celles où la maladie n'est pas très-avancée. Dans le cas où la rupture est prête à s'opérer, cette méthode ne peut que retarder le
terme fatal, encore ne produit-elle pas toujours cet effet ; car
plusieurs fois on a vu des malades succomber dans le temps
même où l'on commençait à l'employer. S'il était possible de
prévoir cet événement, il vaudrait mieux se borner à prescrire
une diète légère, éloigner toutes les circonstances propres à accélérer le cours du sang, à augmenter son volume ou sa masse,
comme les efforts violens, les courses rapides, surtout sur un
plan incliné, les émotions fortes, l'exposition à une chaleur vive,
l'usage du café, des liqueurs alcoholiques, etc., et joindre à ces
moyens, par intervalles, l'emploi modéré de la saignée, les bains
de bras et de jambes, les ligatures appliquées sur les membres.
Mais, attendu qu'il est impossible, dans le plus grand nombre des
cas, de déterminer à quel point la rupture est imminente, que d'une
part cette rupture peut avoir lieu avant qu'un trouble notable dans
les fonctions fasse seulement soupçonner la présence d'une tumeur dans la poitrine, et que la guérison peut encore être obtenue, lorsque l'anévrysme fait une saillie considérable au travers des parois du thorax, on doit craindre moins d'employer
trop tard une méthode devenue impuissante, que de négliger d'y
recourir dans des cas où elle pourrait encore être utile.

On a proposé, lorsque la tumeur fait saillie au travers ou au sommet du thorax, d'y appliquer de la glace; mais ce topique est quelquefois si douloureux, que les malades ne peuvent le supporter : d'autres fois il n'a aucune action, ou s'il agit, il tend à augmenter l'accroissement de la tumeur en dedans, en même temps qu'il le diminue en dehors : et ce résultat est loin d'être utile. On a conseillé aussi, lorsque la tumeur est fort saillante, de la soutenir avec des bandelettes agglutinatives, afin d'en retarder la rupture en dehors. Nous rappelerons que cette rupture est très-rarement la cause de la mort dans les anévrysmes de l'aorte ; nous ajouterons que nous avons été quelquefois obligés de renoncer à ces bandelettes, à raison de la douleur que détermine la pression qu'elles exercent.

Anévrysme de l'artère pulmonaire. — L'anévrysme de l'artère pulmonaire est aussi rare que celui de l'aorte est fréquent : à peine en existe-t-il quelques exemples. Le peu de force du ventricule droit est sans doute la principale cause de cette différence. Les symptômes de cet anévrysme sont au reste les mêmes que ceux de l'anévrysme de l'origine de l'aorte. M. Marjolin a vu un cas dans lequel il s'est rompu dans les voies aériennes, et y a versé le sang qui a été projeté par la bouche au moment de la mort.

Anévrysmes des artères contenues dans le ventre. — L'aorte abdominale et le tronc cœliaque en sont particulièrement le siége. Les autres artères d'un certain volume n'en sont pas entièrement à l'abri. Ces anévrysmes ne reconnaissent guère de causes spéciales : un obstacle quelconque au cours du sang dans les artères iliaques ou fémorales pourrait en favoriser le développement. Quel que soit l'endroit du ventre où l'anévrysme se forme, il donne lieu d'abord à une tumeur pulsative, placée en général au-devant de la colonne vertébrale : cette tumeur devient par degrés plus volumineuse, et ses battemens plus forts et plus apparens : néanmoins lorsqu'elle prend son accroissement en arrière, elle ne donne lieu à aucun battement remarquable au travers de la paroi antérieure du ventre. Dans tous les cas elle peut acquérir un volume considérable avant de déterminer un trouble sensible dans les fonctions ; mais en général elle finit par produire des dérangemens variés selon la région qu'elle occupe : dans l'épigastre elle cause, soit des vomissemens, soit une difficulté plus ou moins grande à digérer ; vers l'ombilic elle donne lieu à des coliques habituelles, quelquefois au lumbago, à l'infiltration et à l'engourdissement des membres inférieurs. La tumeur se développe presque toujours en avant, et elle finit par s'ouvrir, soit dans l'estomac, les intestins et la vessie, soit dans la cavité péritonéale ou dans le tissu cellulaire extérieur du péritoine : dans ce dernier cas elle produit, comme j'en ai vu un exemple, le dédoublement des épiploons et de tous les autres replis de cette membrane : à l'ouverture du cadavre on reconnaît que le sang, qui, au premier aspect paraissait être contenu dans le péritoine, est épanché à l'extérieur de cette membrane. Dans le cas où l'anévrysme se développe en arrière, il peut user les vertèbres, et faire saillie à gauche de la colonne vertébrale, au travers des muscles lombaires, et présenter une tumeur d'apparence phlegmoneuse, qui finit par s'ouvrir à l'extérieur, si le malade ne succombe pas auparavant. Le diagnostic de cet anévrysme n'est pas aussi difficile que celui des anévrysmes thoraciques. Toutefois diverses affections peuvent le simuler. Les battemens du cœur se montrent quelquefois dans l'épigastre avec assez de violence pour faire croire à l'existence d'une tumeur anévrysmale; il suffit d'être prémuni contre cette erreur, pour l'éviter : les battemens du cœur sont doubles, et ceux d'un anévrysme sont simples. Dans d'autres cas une tumeur développée dans l'estomac, l'épiploon ou le pancréas, et placée au-devant de l'aorte, reçoit de ce vaisseau des pulsations qui peuvent simuler un anévrysme; mais il y a ici locomotion et non dilatation, et il se montre ordinairement des symptômes locaux et généraux propres aux affections organiques; en sorte qu'il est presque toujours possible et souvent même facile de fixer son jugement. Certains malades, et particulièrement les hypocondriaques et les hystériques, éprouvent quelquefois dans l'épigastre des battemens très-forts isochrones à ceux du pouls, et propres à faire croire à l'existence d'une tumeur anévrysmale. Ces battemens, qui disparaissent communément en peu de jours, paraissent être le résultat de l'impulsion transmise par l'artère aorte à l'estomac distendu par des gaz. Le pronostic et le traitement sont en tout point les mêmes que dans l'anévrysme des artères thoraciques. On a vu qu'une ligature avait été portée sur ce vaisseau par un chirurgien anglais: mais cette tentative hardie n'a point eu de succès.

Anévrysmes des artères cérébrales. — Ils sont extrêmement rares. On les a observés dans les carotides à l'endroit de leur en-

trée dans la cavité du crâne, dans la basilaire, la cérébrale antérieure. Leurs symptômes ont été si obscurs, qu'on ne les a reconnus qu'à l'ouverture des cadavres. Ces symptômes ont été des
douleurs de tête opiniâtres, la diminution des facultés intellectuelles et des sensations, la surdité, les bourdonnemens d'oreille;
chez un sujet la douleur était comparée à celle que produirait
une force intérieure qui écarterait les os du crâne. Des phénomènes apoplectiques, produits par la rupture du sac, ont quelquefois précédé immédiatement la mort. L'examen des parties a
fait voir de petits sacs de la grandeur d'une fève, ordinairement
déchirés, et une certaine quantité de sang épanchée dans les environs. M. Astley Cooper a trouvé, dans le cerveau d'un maniaque,
un petit sac anévrysmal naissant de l'artère antérieure du cerveau,
rempli d'un coagulum très-consistant, et communiquant par une
ouverture circulaire avec la cavité de l'artère qui n'était pas oblitérée dans le point correspondant. Ce fait établit la curabilité de
ces anévrysmes.   (CHOMEL.)

ANÉVRYSME DU COEUR. *Voyez* COEUR (maladies du).

ANFRACTUOSITÉ, s. f., *anfractus;* détour, circuit, inégalité. On emploie ce mot en anatomie pour désigner les enfoncemens sinueux qui séparent les circonvolutions que présentent
à leur surface les lobes du cerveau.   (A. B.)

ANGÉLIQUE, *angelica archangelica,* L. Plante vivace de la
famille des ombellifères, J., de la pentand. digynie, L., qui croît
dans les pâturages des montagnes en Auvergne, dans les Pyrénées, les Alpes, en Laponie, en Norwége, en Bohême. On 'se
sert en médecine de la racine et des tiges. La *racine* est blanche,
charnue, d'un pouce et plus de diamètre, rameuse; son odeur est
très-agréable, sa saveur est forte, musquée, un peu âcre et amère.
Celle qui est répandue dans le commerce est apportée sèche des
Alpes et des Pyrénées. Selon M. Guibourt, une livre de cette
racine soumise à l'analyse, donne les principes suivans : 1° Huile
volatile, 1 gros; 2° extrait alcoholique, 3 à 4 onces; 3° extrait
aqueux faible, 5 à 6 onces. La *tige* est cylindrique, striée longitudinalement, creuse intérieurement. Sa saveur et son odeur
sont aromatiques et fort agréables. Elle ne présente ni l'amertume ni l'âcreté des racines. Lorsque l'on pratique sur la plante
vivante des incisions à la tige ou à la racine, il en découle un
suc laiteux, qui se sèche, se concrète, et forme une gomme résine, jouissant à un haut degré des mêmes propriétés que les

parties dont elle s'écoule. L'angélique est un médicament à la fois tonique et stimulant, et, comme tel, elle partage en général les propriétés dont jouissent les médicamens de cette nature. Donnée à de faibles doses, la racine d'angélique active la digestion, surtout lorsque l'estomac est dans l'état d'atonie : elle doit donc dans ce cas être comptée parmi les médicamens *stomachiques*. On en recommande aussi l'usage dans le scorbut, les scrofules, les différentes espèces de catarrhes chroniques, principalement quand ces maladies affectent des sujets faibles ou avancés en âge. Son odeur et sa saveur aromatiques rendent également raison des vertus *emménagogue*, *diurétique*, *sudorifique*, etc., que les anciens ont reconnues à la racine d'angélique. En stimulant d'une manière générale les différens appareils de l'économie animale, l'angélique porte, dans ce cas, plus spécialement son action sur l'un de ces appareils en particulier, quand un désordre quelconque l'y appelle. C'est ainsi du moins que l'on peut expliquer la médication spéciale exercée secondairement par les médicamens stimulans.

La tige de l'angélique est moins employée comme médicament que la racine. Cependant lorsqu'on en a formé une *conserve*, en la confisant dans du sucre cuit, elle retient son odeur et sa saveur aromatiques, sa propriété excitante, et peut être donnée avec avantage pour ranimer les fonctions digestives de l'estomac, dans la convalescence des maladies lentes et chroniques. On peut également employer les feuilles et les fruits de l'angélique. Ils jouissent des mêmes propriétés que la racine et les tiges.

Si l'angélique est un médicament indigène fort précieux, quoique généralement peu usité, elle n'est pas moins intéressante sous le rapport de ses usages économiques. En effet, en Laponie et en Norwége, où cette plante est fort commune, on mange ses jeunes pousses, qui paraissent être un aliment fort sain. Sa racine soumise à la fermentation, donne en abondance un alcohol d'un goût et d'une odeur qui rappellent ceux de la plante elle-même. Les bestiaux recherchent beaucoup ce végétal, qui agit sur eux à la fois et comme aliment et comme médicament. Le lait des vaches et des brebis qui en ont fait usage, a une odeur aromatique légèrement musquée.

La racine s'administre en poudre à la dose d'un demi-gros à un gros; en infusion, deux gros pour une livre d'eau. La dose de la conserve des tiges est de deux gros à une once. La racine et les feuilles d'angélique entrent dans un grand nombre de préparations officinales, telles que l'eau de mélisse, l'eau vulnéraire, le baume du commandeur, etc. (A. RICHARD.)

ANGIECTASIE, s. f., de ἀγγεῖον, vase ou vaisseau, et ἔκτασις, dilatation, extension. Nous désignons sous ce nom notre premier genre des dilatations, celle des vaisseaux. *Voyez* ECTASIE.

Les angiectasies se divisent à peu près comme le système vasculaire lui-même :

1° *Cardiectasie*, ou dilatation du cœur. *Voyez* ce mot. *Voyez* aussi COEUR (maladies du).

2° *Artériectasie*, ou dilatation des artères. *Voyez* ANÉVRYSME.

3° *Phlébectasie*, ou dilatation des veines. *Voyez* ce mot et le mot VARICE.

4° *Lymphangiectasie*, ou dilatation des vaisseaux lymphatiques. *Voyez* ce mot.

5° *Télangiectasie*, ou dilatation des vaisseaux capillaires ou extrémités des vaisseaux. *Voyez* ce mot; *voyez* ÉRECTILE, VARIQUEUX, ANÉVRYSME PAR ANASTOMOSE.

Le mot *angiectasie* a été proposé par notre savant ami Græfe, professeur à Berlin; M. le docteur Alibert l'a adopté dans sa Nosologie, et d'après eux nous l'appliquons à toutes les dilatations vasculaires, ainsi qu'à l'organe principal de la circulation.

(BRESCHET.)

ANGINE, s. f., *angina*, de ἄγχω, j'étrangle. Les anciens désignaient sous le nom d'angine toute difficulté d'avaler ou de respirer produite par une cause placée au-dessus des poumons et de l'estomac; mais aujourd'hui on n'appelle angines que les phlegmasies des membranes muqueuses comprises entre l'arrière-bouche d'une part, le cardia et l'origine des bronches de l'autre. Toutefois on a conservé encore les noms d'angine œdémateuse et d'angine de poitrine à des maladies qui sont d'une autre nature, et qui serontd écrites à part. *Voyez* OEDÈME DE LA GLOTTE; ANGINE DE POITRINE.

L'angine se présente sous des formes variées : les principales sont relatives au siége spécial et au mode de terminaison de la maladie. On leur a donné les dénominations particulières d'angine *gutturale, pharyngée, œsophagienne, laryngée, trachéale, membraneuse, gangreneuse*. Ces deux dernières seront décrites dans des articles particuliers (*Voyez* CROUP et ANGINE GANGRENEUSE); nous ne parlerons ici que des cinq premières espèces.

Ces affections reconnaissent un certain nombre de causes qui leur sont communes : elles sont souvent épidémiques au printemps, vers l'époque où la chaleur athmosphérique s'élève rapidement ; elles affectent tous les âges et tous les tempéramens, mais elles sont plus communes dans la jeunesse et chez les individus d'un tempérament sanguin. L'impression du froid sur le corps échauffé en est la cause occasionelle la plus fréquente. Elles ne sont pas produites par la contagion, à moins qu'elles n'accompagnent une maladie contagieuse, telle que la scarlatine, la rougeole. Dans quelques cas, elles sont produites immédiatement par un agent morbifique porté sur les parties mêmes qui sont le siège de la maladie, tel qu'un liquide très-froid, très-chaud, chargé de principes âcres ou caustiques, alcoholiques, acides, alcalins, un air mêlé de vapeurs irritantes ; mais le plus souvent l'angine, comme la plupart des autres phlegmasies, est due à des causes indirectes, et l'on est réduit à supposer dans celui qui en est frappé une prédisposition inexplicable à en être atteint.

L'angine *gutturale* a son siége dans la membrane muqueuse qui revêt l'isthme du gosier, qui tapisse le voile du palais, ses piliers et les amygdales. Ses principaux symptômes sont, dans le début, la gêne de la déglutition, l'accent nasonné de la voix, le reflux des boissons par les narines, la rougeur, la sécheresse et l'aspect luisant de la membrane phlogosée, un gonflement médiocre et à peu près uniforme des parties qu'elle revêt, gonflement plus apparent à la luette, dont la pointe chatouille la base de la langue, provoque le besoin d'avaler, et détermine souvent des nausées. A une époque plus avancée, une exhalation plus ou moins abondante de mucus filant, succède à la sécheresse de la membrane affectée. C'est surtout dans cette espéce d'angine, bien plus que dans l'amygdalite, que la membrane des tonsilles est couverte d'un mucus grisâtre, ou parsemée de concrétions blanches, sébacées. Quelques malades ont de la peine à respirer par le nez ; ils sont obligés de tenir la bouche ouverte pendant le sommeil, ce qui produit le desséchement de sa membrane et du fluide qu'elle secrète, et donne lieu, au moment du réveil, à des efforts très-pénibles d'expuition, à la suite desquels le malade rejète des pelotons durcis et quelquefois mêlés de caillots de sang noirâtres. La durée de cette angine est ordinairement courte. Les symptômes s'accroissent pendant quelques jours, en présentant chaque soir une légère exacerbation ; ils diminuent ensuite peu à peu. La maladie se termine presque toujours par résolution ; dans quelques cas cependant un abcès se forme, soit dans la luette, soit dans le voile du palais. On reconnait qu'il se formera, au gonflement considérable que présentent ces parties, et si l'abcès occupe le voile, à la disposition différente de ses deux moitiés, dont l'une est déprimée et convexe, et l'autre relevée et concave : l'extrémité du doigt porté sur la partie saillante, reconnait une résistance morbide ; et à une époque plus avancée, la fluctuation peut y être perçue. Souvent cet abcès s'ouvre de lui-même dans la bouche par une et quelquefois par plusieurs ouvertures. Dans certains cas, on y a plongé l'instrument tranchant. L'angine gutturale a quelquefois une marche chronique ; elle est caractérisée alors par une gêne médiocre de la déglutition, une sensation habituelle de douleur et de sécheresse dans l'isthme du gosier et une rougeur légère de la membrane qui le tapisse. Le traitement ne diffère pas de celui de l'*angine pharyngée*.

Celle-ci peut occuper la partie supérieure du pharynx, que l'œil aperçoit au fond de la bouche, ou sa partie inférieure, qui se dérobe entièrement à la vue. Les symptômes sont différens dans les deux cas. Dans le premier, ils sont les mêmes, au siége près, que dans l'angine gutturale. Le malade éprouve d'abord une sensation de chaleur et de sécheresse dans la gorge, et une gêne plus ou moins grande dans la déglutition. Si l'on examine à la lumière les parties affectées, on voit la portion supérieure du pharynx, qui répond aux premières vertèbres cervicales, plus rouge que dans l'état sain, souvent luisante, sèche et recouverte, dans quelques points, d'un mucus très-collant, qui ne s'en sépare que très-difficilement dans les efforts d'expuition ou de déglutition, ou à l'aide de gargarismes : la couleur grisâtre de ce mucus pourrait le faire prendre pour un ulcère syphilitique, si l'on n'était pas prémuni contre cette erreur. L'exhalation muqueuse n'est pas toujours augmentée, même à une période avancée de la maladie, et il n'est pas rare de voir la membrane muqueuse sèche pendant tout son cours. La gêne dans l'action d'avaler n'est pas ordinairement aussi grande que dans l'angine gutturale ; la déglutition est plus douloureuse que difficile ; la respiration reste libre ; la voix est peu altérée, ainsi que l'articulation des sons. La toux gutturale et une expuition laborieuse sont aussi des

symptômes ordinaires de l'angine pharyngée, qui, chez la plupart des sujets, ne provoque pas de mouvement fébrile. La durée
de cette angine est variable; elle peut cesser en peu de jours,
ou se prolonger pendant quelques semaines; il arrive quelquefois
qu'elle passe à l'état chronique. Elle se termine presque toujours
par résolution ou par métastase. Les autres modes de terminaison
y sont au moins fort rares.

L'inflammation de la *partie inférieure du pharynx* est bien
moins fréquente que celle qui vient d'être décrite. Ici, comme
dans le cas précédent, il y a difficulté et douleur en avalant; mais
ces symptômes se font sentir dans un autre lieu, vers la partie
supérieure du cou, à la hauteur du larynx; chez quelques sujets,
le bol alimentaire semble s'arrêter dans ce point; la douleur est
exaspérée par les mouvemens de cet organe, et par la pression
exercée sur les parties latérales du cou, qui offrent quelquefois
un peu de gonflement, et même une rubéfaction obscure. La voix
est parfaitement libre. En examinant le fond de la bouche, on
n'aperçoit aucun changement dans la couleur et l'épaisseur de la
membrane muqueuse du pharynx, aucune altération dans la nature du fluide qui la lubrifie. La marche et la durée de cette angine sont à peu près les mêmes que celles de la précédente. La
résolution en est la terminaison ordinaire; je l'ai vue deux fois se
terminer par suppuration; l'expuition d'une certaine quantité
de pus par la bouche fit cesser la difficulté d'avaler que les malades avaient éprouvée pendant plusieurs jours.

L'inflammation de la membrane muqueuse de l'*œsophage* est
plus rare encore que la précédente. Dans la plupart des cas, elle
est accidentelle, et produite par la déglutition de substances irritantes ou caustiques, qui ont donné lieu à l'inflammation de
toutes les parties qu'elles ont traversées, depuis la bouche jusqu'à
l'estomac. Chez quelques sujets, cette angine est spontanée,
bornée à l'œsophage, et même à un point de ce conduit. Les
symptômes sont alors en grande partie les mêmes que dans le cas
où la portion inférieure du pharynx est le siége de la maladie: seulement c'est dans un point plus rapproché de l'estomac, au devant des vertèbres dorsales ou des dernières cervicales, que la
douleur et la gêne de la déglutition ont leur siége. La marche, la
durée et la terminaison sont les mêmes que dans le cas précédent.

Les diverses angines qui ont leur siége dans les voies digestives
ont cela de commun, que dans toutes la difficulté de la dégluti-

tion existe, et qu'en général la respiration n'est que peu ou point gênée : par suite de cela, ces angines sont ordinairement exemptes de danger. Les angines gutturale et pharyngée se présentent sous diverses formes; les principales ont été décrites sous les noms de catarrhale, inflammatoire et bilieuse. On a nommé *catarrhale* l'angine superficielle, accompagnée d'une augmentation considérable dans l'exhalation muqueuse; *inflammatoire*, celle dans laquelle le gonflement est plus considérable, et *bilieuse*, celle qui est accompagnée des symptômes généraux de la fièvre de ce nom. On a aussi admis une angine *périodique* qui affecte particulièrement les amygdales et la membrane qui recouvre l'arrière-bouche. Cette angine, qui se reproduit à des intervalles à peu près semblables, une ou plusieurs fois l'année, a offert chez quelques sujets, dans chacune de ses réapparitions, les mêmes symptômes et la même marche; mais le plus souvent elle a présenté à cet égard de grandes variétés. On a encore admis des angines *simples* et *compliquées*, selon que cette affection se montre seule ou qu'elle accompagne une autre maladie. Quelques-unes enfin sont *symptomatiques;* telle est celle qui a lieu dans la scarlatine, et qui est due au même agent morbifique qui produit la rougeur et le gonflement de la peau.

Le traitement de l'angine des voies digestives offre pour première indication d'éloigner tout ce qui pourrait en augmenter la violence. A cet effet, on recommande expressément au malade d'éviter tout effort inutile de déglutition ou d'expuition, de résister au besoin presque continuel qu'il éprouve d'exercer ces deux actes. On doit aussi lui défendre de parler lorsque l'angine occupe l'arrière-bouche ou le fond du pharynx; par le même motif, on a soin que l'air qu'il respire ne soit ni très-chaud, ni très-froid, et que ses alimens et ses boissons n'aient rien d'irritant, soit dans leur température ou leur consistance, soit dans leur saveur ou leur composition chimique. On joint à ces moyens la situation élevée de la tête, qui diminue l'afflux du sang vers les parties enflammées, et le repos du corps et de l'esprit qui convient dans toutes les phlegmasies; les boissons mucilagineuses, et quelquefois les gargarismes semblables, les saignées locales et générales, l'application sur le cou de linges chauds, de fomentations, de cataplasmes émolliens, d'éponges imbibées d'eau, et de vessies remplies de lait, les révulsifs sur les extrémités des membres pelviens, sur le conduit intestinal, et quelquefois même sur l'estomac. Parmi ces moyens, tous n'ont pas une importance égale, et plusieurs ne conviennent pas dans tous les cas. Lorsque l'angine est très-légère, et que rien n'indique qu'elle doive prendre prochainement une grande intensité, les évacuations sanguines sont inutiles, et l'on doit se borner à l'usage des pédiluves légèrement irritans et des boissons adoucissantes, telles que l'eau d'orge, l'infusion de fleurs de violettes, de mauve, de guimauve, édulcorées avec le miel, le sucre, un sirop mucilagineux ou acidule, qu'on fait prendre tièdes ou froides, selon qu'elles sont plus facilement avalées.

Si la maladie a une intensité médiocre, on doit recourir à l'application de sangsues au cou, le plus près possible de la partie affectée, et en nombre plus ou moins grand, selon l'âge et la force du sujet, et le degré de violence de la maladie ; on les applique sous les angles des machoires dans l'angine gutturale, sur les côtés du larynx, ou à la partie inférieure du cou, dans l'angine du pharynx, et du commencement de l'œsophage ; on les appliquerait sur les côtés des vertèbres dorsales, si la maladie avoit son siége plus bas : on emploie en même temps les boissons laxatives et les pédiluves sinapisés. Si l'angine est très-violente et accompagnée d'un appareil fébrile très-marqué, on joint à ces moyens la saignée générale, l'usage des topiques émolliens sur le cou, l'abstinence complète des alimens, même liquides. Si malgré cela, le mal fait des progrès, on a recours aux ventouses scarifiées, placées sur le cou, aux sinapismes aux pieds, aux lavemens purgatifs, à l'application d'un vésicatoire dans l'endroit où les sangsues ont été mises. Les gargarismes ne conviennent que dans les cas où l'inflammation occupe l'isthme du gosier, encore ne conviennent-ils pas toujours dans cette espèce d'angine : les contractions qu'ils nécessitent, déterminent quelquefois une augmentation très-grande de la douleur, et il est rationnel alors de s'en abstenir ; c'est surtout lorsque l'inflammation est légère, superficielle, commençante, qu'ils apportent du soulagement, et c'est alors aussi qu'il faut les prescrire. Dans les autres cas, on ne doit les conseiller que conditionnellement. Les topiques dont on enveloppe le cou, n'ont en général qu'une action obscure et douteuse ; on ne doit pas y renoncer dans les angines graves ; mais, dans celles qui sont légères, on aurait tort de soumettre sans nécessité les malades à l'usage d'un moyen aussi incommode : parmi ces topiques, les cataplasmes de mie de pain, de farine de riz et de graine de lin, sont préférables aux fomentations, aux éponges, aux vessies. Les laxatifs doux, tels que l'eau de veau, la décoction légère de tamarin, les lavemens de mercuriale, sont généralement utiles, quand rien ne les contre-indique; ils le sont surtout, dans les cas de constipation ou d'embarras intestinal. Quant aux vomitifs, leur emploi est suivi, tantôt d'une amélioration prompte, tantôt d'une exaspération très-prononcée; leur effet principal est de provoquer des contractions fortes, et plus ou moins prolongées dans l'œsophage et le pharynx; un autre effet aussi est d'augmenter l'afflux ou la stase du sang vers les parties supérieures; leur emploi exige par conséquent de la circonspection et du discernement. Ils sont le plus souvent nuisibles dans la période d'accroissement de l'angine profonde; ils sont souvent utiles dans l'angine qui est à son déclin, ou qui s'est terminée par la formation d'un abcès, dont les secousses du vomissement peuvent provoquer la rupture. Les vomitifs enlèvent quelquefois aussi, dès leur début, des angines superficielles; ils dissipent promptement *le mal de gorge*, qui accompagne, chez quelques sujets, l'embarras gastrique. Les métastases de l'angine, si redoutées autrefois, avaient fait proscrire les moyens propres à la déplacer, et notamment les pédiluves; mais ces craintes sont aujourd'hui regardées comme dénuées de fondement. Quant au régime des malades, on le varie à raison de l'intensité de l'inflammation, et des phénomènes généraux qui l'accompagnent; dans tous les cas on choisit les substances nutritives parmi celles dont le contact sur les surfaces enflammées est plus doux, telles que le lait, le bouillon, les potages, les gelées végétales ou animales, les fruits cuits, etc. Dans le cas où la déglutition est complétement impossible, on soutient les malades à l'aide de lavemens nourrissans. Si l'angine passe à l'état chronique, les indications à remplir sont souvent obscures; c'est le plus souvent le genre même de vie du sujet, ou les maladies antécédentes qui les fournissent. (*Voyez* PHLEGMASIES CHRONIQUES). Il en est à peu près de même de l'angine périodique. Il est presque impossible d'indiquer, d'une manière générale, les moyens propres à en empêcher la reproduction; toutefois, dans plusieurs cas, cette maladie a été prévenue par l'emploi des saignées ou des purgatifs, vers les époques où l'angine reparaissait, comme Van Swieten en a vu quelques exemples.

ANGINE DES VOIES AÉRIENNES. Les mêmes causes qui donnent

lieu à l'angine du conduit digestif, produisent quelquefois celle du conduit aérien. Cette dernière a également des causes qui lui sont plus particulières, mais qui peuvent aussi déterminer l'angine gutturale et pharyngée. Ces causes sont l'inspiration de vapeurs irritantes, d'un air très-chaud ou très-froid; la marche, ou la course à pied, à cheval, en voiture découverte, dans une direction opposée à celle du vent, l'exercice de la parole, et surtout une déclamation animée, qui entraîne toujours une forte congestion sanguine vers les parties supérieures, et qui les rend plus sensibles à l'action du froid.

L'angine des voies aériennes commence ordinairement par un changement sensible dans le timbre de la voix, par une sensation incommode dans la région du larynx ou de la trachée, une toux plus ou moins fréquente, dans laquelle le malade fait des efforts pour rejeter quelques matières qu'il croit être arrêtées dans le conduit de l'air. Dans les cas les plus légers, les symptômes restent à ce point pendant quelques jours, et disparaissent ensuite; mais souvent ils acquièrent rapidement une intensité très-grande: une douleur vive, avec chaleur, se fait sentir dans une portion ou dans la totalité du conduit aérien. Si elle occupe le larynx (*angine laryngée*), la voix est altérée, d'abord rauque, puis aiguë, ou même supprimée. La pression exercée sur le larynx par les doigts du médecin, ou par le bol alimentaire, au moment de son passage derrière cet organe, augmente la douleur; l'entrée de l'air dans l'inspiration est souvent difficile et sifflante, et quelquefois insuffisante pour l'entretien de la vie. Si l'inflammation occupe la trachée (*angine trachéale*), l'altération de la voix n'est pas aussi prononcée; l'inspiration est plus douloureuse, sans néanmoins être aussi difficile. Dans les deux cas, la déglutition est libre, l'inspection du fond de la bouche ne fait apercevoir aucune altération dans la couleur et le volume des parties; la respiration est gênée et fréquente : le malade tousse fréquemment et avec douleur, et sa toux présente les mêmes variations que la voix : elle est rauque dans le principe, et devient souvent aiguë, lorsque l'inflammation de la membrane du larynx rétrécit la glotte; communément après avoir été sèche, elle devient humide, et donne lieu à l'expulsion d'une matière muqueuse, blanchâtre, souvent écumeuse. L'angine des voies aériennes est généralement accompagnée d'accélération du pouls, d'élévation de la chaleur, de rougeur de la face, et d'une anxiété proportionnée à la gêne de la respiration. Sa marche est ordinairement rapide ; sa durée moyenne est de quatre à cinq jours ; elle se juge quelquefois en vingt-quatre heures , soit pour le retour à la santé , soit pour la mort ; elle peut se prolonger beaucoup, et passer même à l'état chronique : sa terminaison est le plus souvent heureuse , elle a lieu par résolution, et est marquée par la diminution graduée des symptômes ; dans un certain nombre de cas, elle donne lieu à la suppuration : il est rare que le pus soit rejeté en assez grande quantité pour être reconnu dans la matière des crachats, et ce n'est ordinairement qu'à l'ouverture du cadavre qu'on acquiert la certitude de ce mode de terminaison. Lorsque l'angine des voies aériennes détermine la mort du malade , c'est presque toujours par suffocation : le gonflement de la membrane muqueuse rétrécit la glotte ou l'ouverture supérieure du larynx, à un point tel que la quantité d'air qui pénètre dans les poumons à chaque inspiration, n'est plus suffisante pour entretenir la vie, et qu'il en résulte une sorte d'asphyxie. On a supposé que l'entrée de l'air pouvait être complétement bouchée par le gonflement inflammatoire, ou par les fausses membranes qui se forment dans une variété de la maladie, dont il sera question ailleurs ; mais cette opinion n'est pas exacte : l'ouverture des cadavres prouve qu'il reste toujours un passage étroit, il est vrai, à l'air ; passage dont on peut apprécier très-bien la largeur en enlevant le larynx en totalité , et en l'examinant au jour , après l'avoir séparé de la trachée-artère. Le raisonnement, au reste, est d'accord avec les faits, et l'on conçoit très-bien que dans une affection où le rétrécissement du conduit aérien est graduel , la mort doit nécessairement avoir lieu avant que l'occlusion soit complète. Chez quelques-uns des sujets qui succombent à cette affection , on trouve la membrane muqueuse , seulement rouge et tuméfiée ; chez d'autres , du pus s'est amassé dans le tissu cellulaire qui l'unit aux cartilages ; chez quelques-uns il s'est déjà fait jour dans les voies aériennes par une ou plusieurs ouvertures, ou par la formation de quelques petites escarres : il est très-rare d'observer la gangrène primitive de cette membrane (*Voyez* ANGINE GANGRÉNEUSE). Dans quelques cas de suppuration , les cartilages sont dénudés, et leur surface en contact avec le pus est sensiblement altérée. Doit-on considérer l'ulcération du larynx comme un des modes de terminaison des phlegmasies de cet organe, ou cette altération est-elle primitive

et tout-à-fait une affection distincte de l'angine? Nous nous abs-
tenons d'entamer ici une discussion qui trouvera plus naturellement sa place aux mots ULCÈRES, INFLAMMATION.

Le diagnostic de l'angine des voies aériennes offre rarement de
la difficulté : les accidens dus à la présence d'un *corps étranger*
dans le larynx, ont quelquefois simulé cette affection : le *croup*,
qui n'est lui-même qu'une forme particulière de cette angine,
lui ressemble davantage ; mais dans ces deux cas, la comparaison
attentive des symptômes et l'examen des circonstances qui ont
précédé, conduisent généralement à fixer le diagnostic. Le pronostic varie à raison du siége spécial de la maladie, de son
intensité, de la gêne de la respiration, et de l'âge du sujet. L'inflammation de la membrane de la trachée n'est pas dangereuse
tant qu'elle reste bornée à ce conduit ; celle du larynx est beaucoup plus grave : le gonflement qu'elle détermine dans la membrane muqueuse, peut, comme nous l'avons vu, entraîner la
suffocation : cette terminaison funeste est d'autant plus à craindre,
que l'inflammation est plus forte, et le diamètre de la glotte plus
étroit ; aussi le danger est-il beaucoup plus grand chez les enfans
que chez les adultes. La difficulté de l'expuition dans les prémières
années de la vie est encore une circonstance qui rend, à cette
époque, l'angine laryngée plus fâcheuse, et qui donne même du
danger à l'angine des voies digestives. L'espèce de congestion
sanguine, qui a lieu vers la tête dans ces affections, peut aussi
avoir chez les enfans des conséquences qu'elle n'a guère chez les
adultes : plusieurs fois l'hydrocéphale aiguë est survenue pendant
son cours.

Le traitement de l'angine des voies aériennes ne diffère pas
essentiellement de celui de l'angine des voies digestives. Seulement
ici la méthode antiphlogistique doit être employée avec plus
d'énergie, à raison du danger plus grand qui accompagne cette
inflammation : le silence absolu est d'une nécessité rigoureuse ; il
importe beaucoup aussi que le malade résiste le plus possible au
besoin de tousser. Les boissons adoucissantes dont il fait usage,
n'étant pas portées directement sur les parties phlogosées comme
dans l'angine des voies digestives, on a proposé d'y suppléer par
des fumigations émollientes ; mais ce dernier moyen a des résultats
très-variés : tantôt il produit un soulagement très-sensible et
très-prompt ; tantôt au contraire il exaspère les symptômes et
particulièrement la difficulté de respirer, qui est le plus grave de

tous. Il importe donc de bien déterminer les cas où les fumigations peuvent être utiles, et ceux où elles doivent nuire. La chaleur des liquides en évaporation est de nature à augmenter le
gonflement des membranes enflammées. Cette augmentation qui
a peu d'inconvéniens dans l'angine trachéale peut en avoir beaucoup dans l'angine laryngée : aussi, en règle générale, peut-on y
recourir dans la première, et doit-on s'en abstenir dans la seconde. Du reste les fumigations me paraissent spécialement indiquées dans les cas où la fréquence et la sécheresse de la toux portent à croire que l'exhalation muqueuse est ou supprimée ou considérablement diminuée, et où le contact d'une vapeur humide
peut en quelque sorte y suppléer.

La méthode antiphlogistique, avons-nous dit, doit être employée
avec plus d'énergie que dans l'angine des voies digestives. Cette
règle s'applique surtout aux cas dans lesquels le passage de l'air
est difficile, et à ceux dans lesquels on a lieu de craindre qu'il
ne le devienne. Il est rarement nécessaire de tirer beaucoup de
sang dans l'angine trachéale, quand elle ne s'étend pas vers
le larynx, et dans l'angine laryngée elle-même, lorsqu'elle n'est
pas très-vive ; on doit même, dans quelques circonstances, s'abstenir entièrement de tirer du sang. Dans les cas les plus graves
au contraire, et dans ceux où la maladie, sans offrir un
danger actuel, fait des progrès rapides, comme on le voit dans
quelques inflammations du larynx, on doit couvrir de sangsues
la région de cet organe, et si le pouls est accéléré, la chaleur
élevée, et à plus forte raison la respiration fréquente et difficile,
joindre aux saignées locales l'ouverture de la veine, laisser couler abondamment le sang, et revenir à ce moyen autant que
l'exigent l'accroissement ou même la persistance des symptômes,
et que le permettent l'âge et les forces du sujet. Quelques médecins ont recommandé la saignée de la jugulaire, de la canine ou
des saphènes ; mais celle du bras est généralement préférée,
parce qu'elle fournit plus sûrememt que les trois autres la quantité de sang nécessaire, et parce que les moyens propres à l'arrêter n'ont aucun des inconvéniens attachés à deux d'entre elles.
On joint comme moyens auxiliaires aux saignées locales et générales les topiques émolliens sur le cou, et les révulsifs aux
extrémités, comme dans l'angine des voies digestives.

Les vomitifs présentent dans le traitement de l'angine des voies
aériennes une partie des inconvéniens qu'ils ont dans l'angine du

pharynx; ils ont aussi l'avantage de provoquer, moins directement, il est vrai, l'expulsion des mucosités; mais comme cette
expulsion est plus urgente encore ici que dans le cas précédent,
on a généralement reconnu que nonobstant les inconvéniens
qu'ils offrent, les vomitifs étaient utiles dans l'angine du larynx
et de la trachée, toutes les fois que l'accumulation de mucosités
dans ces organes, ajoutaient à la gêne de la respiration, et à
l'anxiété des malades. On n'y a recours qu'après l'emploi convenable des saignées chez les personnes fortes; mais on peut les
prescrire chez les sujets faibles, et chez les enfans, qui n'ont,
en quelque sorte, que cette manière d'expectorer. Les vomitifs
qu'on emploie ordinairement sont l'ipécacuanha en poudre ou
en sirop, ou l'émétique à très-petites doses, que l'on répète aussi
souvent que l'exige l'obstruction des voies aériennes.

Les ventouses scarifiées, les vésicatoires placés sur le larynx,
à la nuque ou même autour du cou en forme de collier, sont
employés dans la même période et dans les mêmes conditions que
pour l'angine des voies digestives. Diverses indications fournies
par les causes occasionelles de la maladie, doivent aussi être
remplies comme dans cette dernière affection.

Dans les cas où l'inflammation du larynx donne lieu à la suffocation, et où les moyens antiphlogistiques ont été mis en usage
sans succès, l'opération de la bronchotomie semble présenter une
ressource précieuse, en ouvrant une voie nouvelle à l'air qui ne
peut plus parvenir aux poumons par le conduit qui lui est destiné. On conçoit en théorie que dans un certain nombre de cas
cette opération devra être couronnée de succès. Mais l'expérience
n'a pas encore établi les avantages d'un moyen depuis long-temps
proposé, et auquel sans doute on a déjà eu recours un assez
grand nombre de fois. Le point difficile dans l'emploi de la bronchotomie est de déterminer le moment où il convient de la faire;
pratiquée avant d'être indispensable, elle augmente nécessairement l'intensité d'une inflammation qui aurait pu se terminer favo-
rablement sans ce secours; pratiquée trop tard, elle ne peut pas
réparer les désordres produits dans les poumons, ni l'anéantissement dans lequel l'économie est tombée. C'est donc à l'époque
où l'on ne peut plus espérer des autres remèdes une terminaison heureuse, et où le malade conserve encore un certain degré
de force, que l'opération peut être tentée avec un juste espoir
de succès.

De l'angine qui affecte à la fois les voies digestives et aé-
riennes. — Cette forme de l'angine qui n'est pas rare, est la plus
grave de toutes. Elle a quelquefois régné d'une manière épidémique, et attaqué spécialement les jeunes gens robustes, adonnés
à la bonne chère et habitués à un genre de vie très-active. Souvent elle débute, comme les maladies graves, par un frisson violent, auquel succèdent une chaleur intense, l'accélération du
pouls, l'accablement et les autres phénomènes qui constituent
l'appareil fébrile. Dans le même temps ou peu après, la gorge
devient le siége d'une douleur vive, d'une chaleur brûlante ; le
fond de la gorge est rouge, tuméfié : quelquefois même la rougeur s'étend à la surface interne de la bouche, et le gonflement
gagne les parties extérieures du cou ; la déglutition est difficile
ou impossible, la voix altérée, la parole difficile et douloureuse ;
le passage de l'air dans le larynx est accompagné de sifflemens ;
le malade tousse souvent ; il fait des efforts répétés pour débarrasser le larynx et le pharynx des mucosités qu'ils contiennent ;
sa toux a un son aigu ou rauque. A ces symptômes qui sont le
résultat immédiat du gonflement des parties affectées, s'en joignent d'autres qui dépendent de l'espèce de compression exercée
de l'intérieur vers l'extérieur par le gonflement inflammatoire
sur les vaisseaux du cou. Cette compression qui porte également
sur les vaisseaux destinés à conduire le sang du cœur vers la tête
et sur ceux qui le ramènent de la tête vers le cœur, donne lieu
à deux ordres différens de symptômes. La distension des veines
frontales, l'injection des vaisseaux capillaires de la face qui devient bleuâtre, livide, la rougeur et la saillie des yeux, le gonflement des lèvres qui ne peuvent plus se toucher, celui de la
langue qui sort de la bouche, le trouble des sensations, le délire
même, paraissent dus à la stagnation du sang dans les parties supérieures d'où il ne revient qu'avec difficulté. Les pulsations très-
fortes des artères cervicales superficielles du cou et de la partie
voisine du thorax semblent être dus aux obstacles qu'éprouve le
sang projeté par le cœur à traverser les vaisseaux qui avoisinent
les parties phlogosées ; les contractions violentes et convulsives
des muscles de la respiration, la situation assise que le malade
est obligé de garder constamment, sont la conséquence du rétrécissement du conduit aérien. Quant aux symptômes généraux, les
principaux sont une anxiété extrême, la crainte continuelle de
suffoquer, une soif pressante à laquelle le malade ne peut satis-

faire, l'accélération et la petitesse du pouls, l'engourdissement des extrémités. Cette affection se termine souvent par la mort, surtout lorsqu'elle se présente avec le degré de violence que nous venons de décrire. Cette terminaison fatale peut alors avoir lieu en quelques jours, et même en vingt-quatre heures; mais lorsque la maladie n'a qu'une intensité médiocre, elle se juge ordinairement d'une manière heureuse; c'est plus encore la violence de l'inflammation que son étendue qui donne ici la mesure du danger.

Le traitement de cette angine consiste essentiellement dans l'emploi très-énergique de la méthode antiphlogistique; les saignées générales répétées plusieurs fois à de courts intervalles, l'application d'un grand nombre de sangsues autour du cou, les révulsifs portés sur les pieds et sur la membrane muqueuse du rectum, les boissons adoucissantes, les gargarismes mucilagineux, les fumigations aqueuses, les cataplasmes émolliens, et dans quelques cas les vomitifs et les vésicatoires au cou, sont autant de moyens auxquels on a généralement recours; employés avec énergie, ils sont souvent couronnés de succès; mais il est des cas où malheureusement l'inflammation est si violente qu'ils ne peuvent que retarder de quelques instans le terme fatal. (CHOMEL.)

ANGINE GANGRÉNEUSE. On a donné ce nom à des maladies très-différentes; dans l'une il y a réellement gangrène des amygdales, et quelquefois des parties environnantes; dans les autres on ne retrouve qu'une simple exsudation couenneuse analogue à celle des fausses membranes, ou un enduit de couleur et de consistance pultacée ou caséeuse, appliqué à la surface des parties enflammées.

I. *Angine gangréneuse proprement dite.* — La gangrène des amygdales est une altération pathologique assez rare et qui jusqu'à ce jour a toujours été confondue avec d'autres altérations angineuses. Je l'ai vue seulement deux fois, et dans ces deux cas, qui ont été mortels, la dégénérescence gangréneuse des amygdales était concomitante de maladies graves. Dans le premier cas la maladie s'offrit sous l'apparence d'une amygdalite assez intense, avec gonflement considérable des parties extérieures. Le traitement antiphlogistique parut d'abord améliorer tous les symptômes; mais bientôt les amygdales et les parties environnantes prirent un aspect livide, et répandirent une odeur de gangrène; le malade expectorait des crachats couleur de lie de vin; le délire survint; il succomba vers le dix-septième jour, et nous trouvâmes le tissu des amygdales et des parties environnantes ramolli comme de la bouillie, de couleur d'un noir tirant sur le gris. Une partie du poumon droit avait subi la même altération, et répandait la même odeur gangréneuse. Dans l'autre exemple, l'amygdalite paraissait, au début, très-légère; le malade se levait, mangeait et buvait sans éprouver beaucoup de gêne dans la déglutition; cependant les amygdales, quoique peu gonflées, prirent dans l'espace de trois ou quatre jours un aspect brun. L'haleine du malade exhalait une odeur gangréneuse. J'enlevai avec des pinces et des ciseaux l'amygdale droite qui était gangrénée, et cette incision ne causa aucune douleur au malade; mais il s'affaiblissait par degrés; sa langue devint rouge; un vomissement survint, et le malade succomba, quoique presque sans fièvre, à une gastro-entérite adynamique des plus intenses. Toute la muqueuse de l'estomac et d'une partie de l'intestin grêle était d'un rouge vif; celle de l'estomac était recouverte d'une fausse membrane blanche, molle et élastique.

Ces deux exemples n'ont d'autres rapports entre eux que dans la terminaison de l'angine, et la mort dans les deux cas a été déterminée par la lésion d'organes très-différens, mais beaucoup plus importans à la vie que l'amygdale. S'il en était ainsi de toutes les angines gangréneuses, ces maladies ne seraient jamais isolées, mais accompagneraient toujours d'autres affections morbides. Il en résulte qu'il faudrait peu s'occuper, dans cette espèce d'angine, du traitement local, qui n'est pas différent d'ailleurs de celui qu'on emploie dans les autres cas de gangrène, mais que le praticien devrait diriger son attention vers la curation de la maladie principale. L'angine gangréneuse n'est pas toujours, au reste, compliquée de maladies aussi graves, et n'a pas une terminaison aussi funeste. M. Duchâteau a consigné dans les *Annales du Cercle médical*, tom. I, p. 222, un exemple de guérison avec perte de substance de la luette et du voile du palais, par suite de la chute des escarres.

La gangrène des amygdales peut être quelquefois réunie avec une angine couenneuse ou pultacée dans une même épidémie. Quelques traits de l'esquinancie gangréneuse d'Huxham et de l'épidémie décrite par Fothergill, sembleraient prouver qu'ils ont observé simultanément ces deux sortes d'angines comme symptomatiques de la scarlatine; mais leurs descriptions, sous le rapport de l'altération pathologique , sont tellement incomplètes, qu'on ne peut avoir que des doutes à cet égard.

II. *Angines faussement appelées gangréneuses.* — Les maladies que nous rapporterons à cette division ont été décrites par les auteurs sous des noms différens , suivant les symptômes qu'elles présentent et en raison des parties qu'elles affectent ; mais aucune d'elles n'offre à l'observation le caractère de la gangrène, à moins qu'il n'y ait complication de l'angine précédente avec celle-ci. Nous les rangerons sous deux genres que nous désignerons d'après la nature de l'altération pathologique, qui peut ici d'autant mieux servir de base, qu'elle peut être appréciée même sur le vivant , puisque la vue s'étend sur la plus grande partie des organes affectés. *Premier genre.* Angine couenneuse ou pseudo-membraneuse , ainsi nommée , parce que le pharynx et les amygdales sont recouverts d'une espèce de fausse membrane d'un aspect lardacé. *Deuxième genre.* Angine pultacée ou caséiforme , à cause de l'enduit qui recouvre les parties enflammées , et qui offre l'aspect d'une sorte de bouillie ou matière caséiforme.

Premier genre. Angine couenneuse ou *pseudo-membraneuse.* — Il ne faut pas confondre sous ce nom générique plusieurs affections couenneuses différentes , qui n'offrent entre elles d'autre analogie que la présence d'une fausse membrane. L'action des acides concentrés dans un empoisonnement peut déterminer la formation de fausses membranes sur les parois du pharynx et des amygdales ; les ulcères mercuriels du voile du palais et des amygdales , à la suite d'un traitement mal administré , et les ulcères syphilitiques eux-mêmes , sont également recouverts de concrétions pseudo-membraneuses. Enfin , dans certaines amygdalites simples , on observe aussi quelquefois de petites plaques isolées, molles, arrondies à la surface des tonsilles ; mais toutes ces concrétions couenneuses, qui ne sont le plus souvent que symptomatiques , n'appartienent point pour la plupart à des angines , n'ont jamais par conséquent été prises pour des angines gangréneuses ; et sont très-faciles à distinguer d'ailleurs de l'angine pseudo-membraneuse essentielle , lorsqu'on fait attention aux antécédens et aux caractères qu'elles présentent. Nous ne traiterons donc point dans ce chapitre de ces altérations pharyngiennes dont il doit être question dans d'autres articles : nous ne les rappelons ici que pour indiquer qu'il ne faut pas les comprendre dans l'histoire de l'*angine couenneuse essentielle* ou *idiopathique*.

L'angine couenneuse ou *pseudo-membraneuse essentielle* (Angine maligne, angine gangréneuse de la plupart des auteurs ; inflammation *diphtérique* de M. Bretonneau, Mémoire lu à l'Académie royale de Médecine) est une maladie qui affecte tous les âges, mais plus particulièrement l'enfance et d'une manière épidémique ou simplement sporadique. Elle débute ordinairement sous des apparences plus ou moins insidieuses, et ne s'annonce presque jamais comme une angine inflammatoire. Aussi, par cette raison, est-on rarement appelé dès les premiers momens de l'invasion, excepté dans les épidémies, parce qu'alors la terreur qui s'est répandue rend attentif aux plus légers symptômes. Si le malade est d'âge à exprimer ce qu'il éprouve, il se plaint seulement de torticolis, de chaleur et de douleur dans la gorge ; le cou est ordinairement gonflé, les ganglions cervicaux et sous-maxillaires sont engorgés, les yeux larmoyans, la face bouffie. Le malade a plus ou moins de fièvre, quelquefois pas du tout ; souvent il vomit, mais ces premiers symptômes sont très-variables, suivant les individus. La base de la langue, le voile du palais, la luette qui est ordinairement gonflée et pendante, sont d'un rouge peu intense ou d'un rose pâle, à moins que cette maladie ne se complique avec la rougeole ou la scarlatine, parce qu'alors le pharynx et les différentes parties de la bouche sont, par l'effet de ces maladies, d'un rouge très-vif. Jusque-là cette angine est peu distincte d'une angine pharyngienne ordinaire. Cette première période dure, dans quelques cas, plusieurs jours, et se termine, dans d'autres, au bout de quelques heures.

Le plus souvent la deuxième période commence dès le jour même de l'invasion, et quelquefois peu d'heures après. On observe alors sur les amygdales et sur les parties latérales du pharynx ou sur le voile du palais et quelquefois sur toutes ces parties en même temps des plaques irrégulières d'un blanc jaunâtre et d'un aspect lardacé. Ces plaques s'étendent souvent très-rapidement, se réunissent, se confondent et envahissent quelquefois tout le pharynx, les fosses nasales, le larynx et la trachée-artère. Alors la déglutition devient souvent difficile,

sans être douloureuse ; les liquides sont rejetés par les narines ;
les malades nasillent, toussent, surtout quand ils boivent, et
dans beaucoup de cas, tous les symptômes de l'angine croupale
accompagnent ceux que nous venons d'indiquer. Il découle parfois du nez un liquide jaunâtre ou sanguinolent, qui a une
odeur nauséeuse et presque spermatique ; les gencives et les lèvres
sont souvent saignantes, et la bouche exhale , chez la plupart des
adultes, une odeur infecte, analogue à celle de la carie des dents.
On ne remarque pas, en général, la même odeur chez les jeunes
enfans. Le malade est tantôt agité et tourmenté par les angoisses de
la suffocation, tantôt il est accablé et dans un état de somnolence, dont il ne sort que par les secousses de la toux qui provoquent quelquefois des épistaxis.

La troisième période de l'angine couenneuse commence immédiatement après le développement des fausses membranes, et quelquefois cette maladie marche si rapidement, qu'elle a atteint la fin
de cette période dans l'espace de vingt-quatre heures. C'est pendant cette période que les malades succombent plus ou moins
promptement, avec des symptômes très-différens, suivant la nature des parties qui sont affectées, et l'état particulier des individus qui sont atteints, mais jamais avec du délire, à moins d'une
complication avec les fièvres ataxiques, ce qui paraît très-rare. Si
la maladie s'est propagée dans les voies aériennes, et a pris les caractères du croup, elle est le plus souvent mortelle du troisième
au septième jour. L'angine couenneuse n'est pas toujours aussi
grave. Lorsqu'elle est bornée au pharynx et aux amygdales, et
qu'elle n'est compliquée d'aucune autre maladie, on en obtient
facilement la terminaison par les moyens topiques convenables.
La troisième période est surtout caractérisée par l'exfoliation de
la fausse membrane. Lorsque cette maladie prend une tournure
favorable, toutes les parties du pharynx s'humectent et sont
abreuvées d'abord par un mucus écumeux et limpide, et une salive quelquefois sanguinolente. Cette excrétion prend ensuite le
caractère d'une expectoration catarrhale. Le cercle rouge qui environne les plaques augmente d'étendue, et tantôt ces plaques
s'exfolient, se détachent en lambeaux, et sont rejetées par le vomissement ou dans des quintes de toux qui reviennent à des intervalles irréguliers ; tantôt, au contraire, les plaques couenneuses
adhèrent intimement à la membrane muqueuse, et semblent usées
et résorbées par degrés, de sorte qu'elles passent de la couleur lar-

dacée au blanc clair, et deviennent ensuite transparentes au point
qu'on aperçoit au-dessous d'elles la membrane muqueuse comme
à travers une gaze; enfin elles disparaissent complétement, sans
offrir d'exfoliation remarquable. Pendant le travail de l'exfoliation ou de la résorption de la fausse membrane, toutes les parties
visibles à l'œil ont repris une couleur rose un peu plus vive que
celle que nous avons observée au début de la maladie. Cette teinte
disparait ensuite peu à peu, et la membrane muqueuse revient à
son état naturel; mais souvent, après la guérison, la luette et les
amygdales sont diminuées de volume, et comme rétractées sur
elles-mêmes.

Malgré la fétidité de l'haleine dans certains cas, et la pâleur
qu'on remarque chez plusieurs malades, symptômes qui, par leur
réunion, sembleraient indiquer un état de décomposition générale, quand on observe sans prévention les parties malades, soit
sur le vivant, soit sur le cadavre, on ne trouve, en aucun temps
de la maladie, d'altération qui appartienne à la gangrène. M. Bretonneau a bien constaté ce fait dans l'épidémie qui a régné pendant trois ans à Tours, et dans laquelle il a pu examiner un
grand nombre de malades, et fait l'ouverture de plus de cinquante
cadavres. J'ai eu de mon côté occasion de vérifier, un grand
nombre de fois, l'exactitude des observations de mon ami, à l'Hôpital des Enfans, où l'angine couenneuse se présente si fréquemment sous toutes les formes, qu'on pourrait dire qu'elle y règne
presque d'une manière endémique. Dans tous les cas on trouve
toujours que les plaques blanches ou jaunâtres, plus ou moins
épaisses ou étendues, sont formées par une fausse membrane développée à la surface de la membrane muqueuse. Ces plaques
membraneuses se détachent et se renouvellent plusieurs fois sur
les amygdales, dans le pharynx et la trachée-artère, et le liquide
sanguinolent qui s'écoule des gencives ou des parois de la bouche,
colore souvent leurs lambeaux, et leur donne l'aspect d'un gris
sale ou plus ou moins noir. Est-il donc si étonnant que tous les
médecins, jusqu'à nos jours, aient pris cette altération pathologique pour des ulcères gangréneux, comme le répètent tous les
écrivains, surtout quand la fétidité de l'haleine vient encore
ajouter à cette trompeuse analogie?

A l'ouverture des cadavres, on trouve que la fausse membrane,
étendue en nappe ou disséminée par plaques, occupe plus ou
moins de surface; tantôt elle se borne aux parois du pharynx, à

l'épiglotte et aux lèvres de la glotte d'une part, et de l'autre au voile du palais et aux amygdales, dans les follicules desquelles elle pénètre, et où elle prend une forme grenue ou pultacée; tantôt elle s'avance dans le larynx, la trachée-artère, et même jusque dans les divisions des bronches. Dans quelques cas, elle remonte derrière le voile du palais jusque dans les fosses nasales, et en-croûte les cornets d'une manière complète. Je l'ai même vue péné-trer jusque dans les sinus frontaux. Dans un cas, je l'ai aperçue à l'orifice d'une des narines. M. Bretonneau l'a observée une fois sur la conque de l'oreille. D'autres fois, elle descend dans l'œsophage, et s'interrompt dans le milieu de ce conduit musculeux pour reparaître vers le cardia, et occuper une partie de l'estomac. Ordinairement la fausse membrane est assez adhérente sur les amygdales, sur le voile du palais et dans les fosses nasales; elle offre moins d'adhérence dans les voies aériennes. On la trouve même presque toujours flottante dans la trachée-artère et vers la bifurcation des bronches. Cependant, dans deux cas, j'ai remar-qué qu'elle était immédiatement appliquée à la trachée, et com-muniquait avec la membrane muqueuse par de petits vaisseaux organisés. Quand on a soulevé la concrétion, on trouve que la membrane muqueuse au-dessous n'est ni excoriée ni ulcérée, et est parfaitement intacte. Dans quelques cas très-rares, elle est seu-lement légèrement érodée sur quelques parties du pharynx. La base de la langue est marbrée de rouge et de violet, et les cryptes muqueux qu'on y observe sont très-développés, et souvent rou-geâtres; le voile du palais, la luette, les amygdales et les parties latérales du pharynx sont ordinairement d'un rouge violet, dé-posé par petites plaques ou pointillé; le centre de ces taches est plus foncé; tout le tissu est gorgé d'un sang noir. J'ai en outre remarqué, dans quelques cas, de petits foyers remplis d'un pus sanieux dans le tissu des amygdales. A côté des taches noires ou violettes, on en observe quelquefois d'autres grises, irrégulières, qui paraissent dues à une sorte d'infiltration de la matière couenneuse dans le tissu même de la membrane muqueuse; mais toutes ces parties n'offrent jamais ni le ramolissement, ni l'odeur propre à la gan-grène. Les taches noires, rouges et violettes pointillées qu'on re-marque sur les parois du pharynx et dans la trachée-artère sont souvent disposées par bandes longitudinales de différentes lon-gueurs, et la fausse membrane, dans ces endroits, est dentelée comme si elle s'était avancée sur ces parties en suivant les lignes

II.   25 ponctuées. Dans la plupart des cas, surtout chez les enfans jeunes ou qui sont très-affaiblis, on ne retrouve pas ces taches dans la trachée, et la membrane muqueuse est au-dessous, dans l'état naturel ou d'une couleur rose uniforme.

Les concrétions membraneuses qui tapissent le pharynx, les fosses nasales, et qui descendent dans l'œsophage, sont de même nature que celles qu'on observe dans les voies aériennes. Elles sont plus ou moins épaisses; il en est qui sont minces comme une feuille de papier, d'autres qui ont plus d'une ligne d'épaisseur. Elles sont plus ou moins compactes, consistantes et élastiques. Toutes offrent les mêmes caractères chimiques. Les alcalis et les acides concentrés les dissolvent. M. Bretonneau a également remarqué que le nitrate de potasse produit le même effet. Ces concrétions ne diffèrent pas, au reste, chimiquement de celles qu'on trouve à la suite des inflammations des membranes séreuses; les unes et les autres présentent tous les caractères de l'albumine.

Quant aux autres altérations pathologiques qu'on rencontre sur les individus qui succombent à l'angine couenneuse, elles sont indépendantes de cette maladie, et relatives à des complications qui ne peuvent en rien éclairer sur la nature de l'affection principale.

Les causes qui produisent l'angine couenneuse, soit sporadique, soit épidémique, sont aussi obscures que celles qui donnent naissance aux autres phlegmasies catarrhales. Cette maladie se rencontre dans tous les pays, à toutes les latitudes, mais plus particulièrement, comme les autres affections catarrhales, sous la zône tempérée et vers le nord, dans les pays les plus humides et voisins de la mer. Elle se manifeste indifféremment dans toutes les saisons; peut-être cependant un peu plus fréquemment au printemps, au moins dans le climat de Paris, parce que toutes les inflammations du tissu muqueux des voies aériennes y sont ordinairement plus communes et plus intenses à cette époque. Les enfans, surtout jusqu'au terme de la troisième dentition, sont plus exposés à la contracter, mais néanmoins elle attaque quelquefois les adultes, et plus rarement les individus avancés en âge. Quand la maladie se développe dans l'intérieur de l'hôpital des enfans, c'est ordinairement dans les salles où sont les plus jeunes, et surtout lorsqu'elles sont encombrées. Dans ce cas, on voit quelquefois cette maladie frapper brusquement deux ou trois individus dans l'espace de quinze jours, sans se communiquer jamais à un certain nombre à la fois. Il s'écoule ensuite trois ou quatre mois sans qu'aucune inflammation couenneuse se déclare dans la maison. Nous n'avons jamais observé que cette maladie se communiquât à d'autres enfans, lorsqu'elle était apportée du dehors.

On voit quelquefois apparaître cette maladie comme par petits groupes, soit dans des familles ou des pensionnats, et y moissonner plusieurs enfans, sans se répandre au delà. Dans d'autres cas, au contraire, elle dissémine ses ravages sur une assez grande étendue de pays, à la manière des autres épidémies les plus meurtrières. Dans l'histoire du mal de gorge gangreneux rapportée par Chomel, huit jeunes personnes tombent presque en même temps frappées de cette maladie dans le pensionnat des dames de la Visitation, rue du Bac, et elle ne paraît pas se propager dans la ville. Pendant l'épidémie de Tours, dit M. Bretonneau, douze enfans, de l'âge de six à neuf ans, qui fréquentaient comme externes un pensionnat composé de trente enfans, sont atteints dans la même semaine. Il n'y en avait point encore d'autres exemples dans la ville; cinq d'entre eux périssent trois à quatre jours après que les symptômes du croup se sont manifestés, et quelques-uns d'entre eux portent la maladie aux autres enfans de leur famille : un infirmier, deux sœurs de l'hôpital, trois élèves attachés au service médical éprouvent la même affection. Jusqu'ici, tous ces faits peuvent encore s'expliquer dans l'hypothèse d'une simple infection ou d'une transmission directe et presque immédiate, comme par exemple, lorsqu'on respire l'haleine du malade; mais d'autres faits prouvent que cette maladie peut aussi se transmettre à des distances assez considérables du foyer principal qui lui a donné naissance, et il est difficile dans ce cas de ne pas reconnaître tous les caractères de la contagion admise d'ailleurs par la plupart des anciens auteurs qui ont écrit sur l'angine gangreneuse. Je me bornerai à citer un seul fait que j'emprunte encore au mémoire de M. Bretonneau. C'est lui-même qui le rapporte ainsi. Un élève en pharmacie, souffrant encore des suites de l'angine maligne, va passer quelques jours à la campagne; pendant ce temps, un des enfans de la maison meurt du croup. L'élève interne de l'hospice peut seulement reconnaître que les tonsilles étaient couvertes de concrétions. Un autre enfant, frère du précédent, succombe également. On voit la concrétion s'étendre des tonsilles au pharynx. La mère, âgée de quarante-quatre ans, souffre quelques jours plus tard d'un léger mal de gorge ; elle meurt ; on avait été frappé de l'altération du timbre de sa voix pendant les deux derniers jours. Je parvins à obtenir qu'au moins la trachée serait ouverte, et on y trouva un tuyau membraneux peu adhérent qui conservait encore vers son extrémité inférieure une demi-ligne d'épaisseur. La fille aînée de cette femme et une jeune femme du voisinage qui avaient assisté la malade furent conduites à l'hôpital avec des symptômes d'angine maligne ; elles furent traitées et guéries par l'application topique d'acide hydrochlorique. Ce fait, extrêmement curieux, semble péremptoire en faveur de la contagion ; mais il faut convenir que ceux qui sont analogues, sont extrêmement rares, et, dans la plupart des cas, la maladie ne paraît point contagieuse, mais seulement épidémique. Toutefois, quelque opinion qu'on adopte à cet égard, que cette maladie soit considérée comme simplement épidémique, ou se communiquant par contagion ou par infection, la prudence exige qu'on isole les malades, lorsqu'elle se manifeste avec quelque intensité au milieu d'une famille nombreuse, d'un hôpital ou d'un pensionnat, à cause de la disposition que les jeunes enfans ont à la contracter.

Des principales variétés de l'angine couenneuse, et du traitement qui leur convient. — Lorsqu'on parcourt les nombreux ouvrages qui ont été publiés sur l'angine couenneuse, sporadique ou épidémique, on est frappé de l'analogie que toutes ces maladies offrent entre elles, quoiqu'on puisse cependant apercevoir des variétés assez distinctes non-seulement entre ces épidémies considérées d'une manière générale, mais encore entre les histoires qui appartiennent à chaque épidémie ; je rapporterai ces variétés à deux divisions principales, d'après le siége qu'occupe l'inflammation.

A. *Angine couenneuse pharyngienne*, aphthes malins, aphthes ulcéreux, ulcère gangreneux des amygdales, angine gangreneuse simple. Cette variété a été quelquefois confondue avec les aphthes confluens, quoiqu'il n'y ait aucune analogie à établir entre les plaques couenneuses qui sont appliquées seulement à la surface de la membrane muqueuse et les aphthes qui se développent dans le tissu même de cette membrane.

L'angine couenneuse pharyngienne est, en général, très-peu grave, à moins qu'elle ne soit compliquée avec une autre maladie.

L'exsudation couenneuse, dans cette variété, est circonscrite aux différentes parties du pharynx. Les symptômes qui la caractérisent sont ceux que nous avons indiqués comme appartenans à la première et à la seconde période de l'angine couenneuse en général ; et, dans la troisième, ceux qui sont seulement relatifs à l'exfoliation ou à l'absorption de la fausse membrane ; mais on n'y remarque jamais aucun des caractères propres à l'affection couenneuse du larynx et de la trachée, comme dans la variété suivante.

L'angine couenneuse pharyngienne affecte particulièrement les enfans mal nourris, d'une constitution délicate, ou ceux qui ont été affaiblis par des maladies antécédentes. Je l'ai vue succéder à la variole, à la rougeole, se manifester dans le cours de la phthisie pulmonaire : elle est quelquefois simple, d'autres fois compliquée avec des maladies aiguës, plus ou moins graves ; je l'ai observée dernièrement dans un cas de pleuro-pneumonie, à laquelle le malade a succombé.

Quand cette maladie n'offre aucune complication, elle doit être considérée comme locale et traitée comme telle ; alors elle se termine ordinairement dans l'espace de douze à quinze jours ; mais elle est quelquefois sujette à se renouveler, et même à devenir chronique, surtout si on a employé un traitement mal approprié. Le topique le plus convenable est celui qui a été conseillé depuis long-temps par Van Swieten pour la gangrène scorbutique des gencives et des parois de la bouche, qui a quelque analogie avec l'angine couenneuse : il consiste à toucher toutes les parties malades, surtout les bords de la fausse membrane, avec du miel rosat, dans lequel on ajoute d'un tiers à un cinquième environ d'acide hydrochlorique très-concentré. On proportionne la quantité d'acide à l'état des parties. Lorsque la membrane muqueuse est pâle et décolorée autour des plaques, on augmente la quantité d'acide ; si elles sont environnées d'un cercle rouge assez prononcé, on ajoute, au contraire, plus de miel, et on diminue la proportion d'acide. Le nombre des applications doit être également relatif au degré d'inflammation ; une ou deux applications suffisent souvent, d'autrefois il faut y revenir plusieurs jours de suite. Pour le faire, on se sert d'une petite éponge fixée sur un morceau de baleine recourbée au feu, ou de pinceaux de charpie. Si les premières applications excitaient une réaction trop vive, il faudroit en modérer l'effet par

des gargarismes adoucissans , par l'inspiration des vapeurs mucilagineuses, et l'application des cataplasmes émolliens autour
du cou. Si, au contraire, quoiqu'on ait touché les plaques avec
le miel rosat fortement acidulé, les membranes muqueuses restent pâles, et que l'haleine soit toujours fétide , il faut associer à
ce moyen les gargarismes de quinquina acidulé et donner même
le quinquina intérieurement. On doit, dans tous les cas, s'abstenir de scarifier les parties recouvertes par les concrétions, ou de
chercher à arracher les lambeaux qui sont en partie détachés.
Toutes ces manœuvres violentes ont toujours pour résultat d'ag-
graver la maladie, et, dans quelques cas, de déterminer ou une
ulcération, ou une véritable gangrène des amygdales.

Le malade devra faire usage de boissons acidulées et rafraîchissantes , et prendre des alimens en raison de son âge et de son
appétit, excepté toutefois le cas où il y aurait quelque complication, et où il surviendrait de la fièvre.

Les saignées locales sont rarement utiles, à moins cependant
que le gonflement des ganglions sous-maxillaires et cervicaux ,
qui accompagne toujours cette variété d'angine couenneuse,
comme toutes les autres, ne soit très considérable; il est alors
quelquefois nécessaire de revenir plusieurs fois à leur application , parce que l'inflammation des ganglions peut devenir, dans
certain cas, une complication grave, et même mortelle, chez de
jeunes enfans, comme j'en ai plusieurs exemples (*Voyez* GAN-
GLIONS).

B. *Angine couenneuse pharyngienne et laryngo-trachéale.* —
C'est à cette variété qu'appartiennent les angines couenneuses
sporadiques les plus graves, et toutes les épidémies meurtrières
décrites sous les noms d'*ulcus syriacus , passio anginosa, affectus
suffocatorius , morbus strangulatorius , epidemica gutturis lues.*
C'est à elle aussi qu'il faut rapporter l'histoire des maux de gorge
gangreneux de Chomel, d'Astruc, de Marteau, et l'angine maligne de Vicq-d'Azir. Le danger, dans cette maladie, est dû à ce
que la concrétion membraneuse se propage du pharynx dans les
voies aériennes, et par conséquent à ce que l'angine, qu'on appelait
gangreneuse, se complique avec le croup. Les témoignages des auteurs qui ne se doutaient pas de cette complication, et qui se
sont contentés de rapporter ce qu'ils voyaient, confirment ici
les observations de l'anatomie pathologique. Il est impossible
quand on lit, sans prévention, les descriptions des écrivains,

qui passaient pour n'avoir parlé que de l'angine dite gangreneuse,
de n'y pas retrouver la plupart des caractères du croup. Le nom
de Garotillo donné vulgairement par les Espagnols à l'angine
maligne, celui de *morbus strangulatorius*, employé par Carna-
vale, Nola, et plusieurs autres écrivains, pour désigner la même
maladie épidémique, nom qui ensuite a été appliqué au croup
dans le siècle dernier, prouveraient, si les descriptions ne l'in-
diquaient pas d'ailleurs, que les organes de la respiration étaient
affectés dans cette maladie comme dans le croup, et que les malades mouraient suffoqués. Il est à remarquer que c'est à l'occasion de l'angine gangreneuse qui ravageait l'Italie, qu'il a d'abord
été question de la trachéotomie, comme moyen de prévenir la
suffocation dans les maladies essentielles des voies aériennes, et
que le procédé opératoire décrit dans la lettre de René Moreau à
Bartholin, a ensuite été proposé, un siècle plus tard, pour le
croup, par le docteur Home. Si du midi nous passons au nord,
nous trouvons de nouvelles preuves de la coïncidence du croup
avec l'angine maligne. Marteau, dans l'épidémie d'Aumale,
retrace des symptômes qui caractérisent évidemment le croup : les
enfans étouffaient, leur gosier sifflait, dit-il, la membrane des
bronches était gangrenée. Il rapporte l'histoire d'un jeune homme
de Gournai, âgé de vingt-deux ans, qui avait la voix éteinte,
et qui rendit des exfoliations de la membrane interne de la trachée; il donne même dans son ouvrage la figure de deux de ces
portions des membranes tubulées, qui sont, à n'en pas douter,
des portions de concrétion croupale. Il est donc impossible de
ne pas reconnaître la coïncidence du croup dans la plupart des
épidémies d'angine gangreneuse, où on ne l'avait pas même soupçonné jusqu'à ce jour. D'un autre côté on ne peut disconvenir de
la complication de l'angine gangreneuse, dans beaucoup de croups;
la plupart des auteurs l'admettent, et on l'aurait reconnu bien plus
fréquemment, si la nature de l'angine gangreneuse avait été mieux
appréciée. Dans l'épidémie de Tours, observée par M. Bretonneau
sur plus de cinquante malades qui ont succombé, il n'en a vu
qu'un seul qui ne présentât pas avec les caractères du croup quelques traces d'inflammation couenneuse dans le pharynx; quant à
moi, je puis affirmer que sur les cinq sixièmes des sujets affectés
de croups sporadiques, dont j'ai eu occasion de faire l'ouverture,
et sur lesquels j'ai trouvé la fausse membrane dans la trachée, j'ai
constamment observé, pendant le cours de la maladie, quelques

plaques couenneuses sur une partie quelconque du pharynx. Il en résulte que l'angine maligne et le croup sont presque toujours réunis dans toutes les maladies graves, soit épidémiques, soit sporadiques, qu'on a rapportées tantôt à l'une ou à l'autre de ces dénominations, et que par conséquent toutes les discordances de synonymie doivent cesser entre elles, puisque ces deux maladies n'en font qu'une, et que le croup n'est réellement, le plus souvent, que le dernier degré de l'angine maligne.

Dans l'impossibilité où je suis, d'entrer dans les détails nécessaires pour faire connaître les différentes nuances que présente l'angine couenneuse qui nous occupe, je me bornerai seulement à indiquer les deux divisions principales qu'il est avantageux d'établir par rapport au traitement, suivant que cette maladie est sthénique ou asthénique.

Des angines couenneuses, pharyngiennes et laryngo-trachéales sthéniques. — A tous les symptômes décrits dans la première et la seconde période de l'angine couenneuse en général, se joignent, comme caractères de celle-ci, à la fièvre, quelquefois assez forte, une sorte d'extinction de voix, avec douleur à la partie antérieure du larynx et de la trachée, une toux rare, sèche et rauque, qui revient par accès irréguliers, et s'accompagne d'une sorte de strangulation laryngée, et d'un sifflement particulier avec de longues inspirations, tandis que les expirations sont très-courtes. Hors le temps de la toux, pendant lequel le malade s'agite, il reste calme ou tombe dans le sommeil; mais il présente toujours le caractère particulier d'une inspiration sifflante; enfin on retrouve chez ces malades tous les caractères que les auteurs ont assignés au croup, ou inflammatoire, ou catharral, ou nerveux. Ces différences secondaires reposent principalement sur des modifications imprimées à la maladie par la constitution individuelle, et ne doivent pas être négligées dans la pratique; mais je ne dois considérer ici le croup que d'une manière très-générale, et seulement sous le rapport de sa complication avec l'angine gangreneuse. *Voyez* CROUP.

Le traitement de cette double angine couenneuse, pharyngienne et laryngée, consiste dans l'application prompte d'un petit nombre de moyens actifs, dont l'emploi doit être sagement dirigé suivant les cas. Les médications relâchantes doivent être employées dès l'origine, mais avec ménagement; car cette inflammation, quoique très-aiguë, est très-différente des angines inflammatoires, et a réellement un caractère spécifique. Les saignées générales sont rarement nécessaires, excepté dès le début de la maladie chez les enfans très-vigoureux, ou chez les adultes, et dans les cas de complication, soit avec une pneumonie, une pleurésie, une gastrite ou toute autre maladie inflammatoire; on doit y recourir aussi quelquefois, même lorsque ces complications ne se rencontrent pas, si le sujet, quoique très-jeune, offre un pouls assez fort et une grande gêne dans la respiration. Les saignées locales, soit à l'aide des sangsues ou des ventouses scarifiées, appliquées surtout à la partie antérieure du cou ou sur les parties latérales, sont en général beaucoup préférables; on doit y revenir promptement une ou plusieurs fois, suivant le degré d'irritation et d'anxiété, et l'état du pouls. Elles procurent presque toujours un calme momentané au début de la maladie, et favorisent l'effet des autres médications. Lorsqu'il n'existe aucune complication inflammatoire, que l'épigastre et le ventre ne sont point douloureux au toucher, et que les saignées ou générales, ou locales ont été suffisamment employées, on doit dans la plupart des cas recourir promptement aux vomitifs, et à assez fortes doses pour déterminer des vomissemens répétés et prompts. L'émétique et le polygala sont dans ce cas préférables en général à l'ipécacuanha, qui manque quelquefois son effet. J'emploie cependant celui-ci, quand il y a beaucoup de tendance à la diarrhée; et chez les très-jeunes enfans, je l'associe toujours au sirop d'ipécacuanha. Il est quelquefois nécessaire de revenir deux ou trois fois aux vomitifs dans l'espace de quarante-huit heures; leurs effets sont puissans.

Après l'action des saignées et des vomitifs, lorsque les douleurs laryngées et trachéales sont diminuées, on doit passer de suite à l'usage du calomel ou proto-chlorure de mercure. De tous les moyens préconisés contre cette cruelle maladie, celui-ci est sans contredit le plus recommandable. Il a une action directe et presque spécifique sur les membranes muqueuses, et particulièrement sur celles du pharynx, du larynx et de la bouche; il détermine sur ces organes un mode d'excitation particulier, et augmente la sécrétion du mucus, si nécessaire pour favoriser le décollement et l'expuition des fausses membranes. La manière d'employer ce remède héroïque est très-importante; il manque souvent de produire son effet, parce qu'il est mal administré. On doit commencer par des doses d'abord très-petites, mais très-rapprochées, afin d'éviter l'effet laxatif, et d'obtenir plus sûrement le mouvement de réaction qu'on veut produire. La meilleure manière est de le donner à la dose d'un demi-grain ou d'un grain d'heure en heure : on augmente ensuite plus ou moins rapidement, suivant l'effet qu'il produit. Je ne l'ai jamais porté plus haut qu'à la dose d'un gros en vingt-quatre heures. M. Bretonneau l'a donné jusqu'à la dose de deux ou trois gros, dans le même espace de temps, et avec des succès prodigieux, à des malades qui paraissaient dans un cas désespéré. Lorsque ce médicament produit une réaction vive, une espèce de fièvre mercurielle, des vomissemens ou une douleur vive dans la trachée, et que la toux devient catarrhale, et est suivie de l'expectoration de lambeaux membraneux et de crachats muqueux, qui deviennent opaques et presque puriformes, il faut alors cesser l'usage de ce moyen pour s'en tenir aux adoucissans. J'ai rarement vu que le calomel seul produisît la salivation chez les enfans, excepté lorsque je l'employais concurremment avec les frictions mercurielles. Ces frictions autour du cou et sur les parties latérales de la face déterminent en effet assez promptement la salivation chez beaucoup d'individus, et ne doivent pas être négligées, par cette raison, dans le traitement de l'angine couenneuse ; mais il faut les suspendre, ainsi que le calomel, dès que la salivation commence à se manifester.

Les dérivatifs sont souvent utiles pour seconder les effets des moyens que nous venons d'indiquer. Les pédiluves sinapisés, les sinapismes purs ou mitigés, et les vésicatoires surtout, sont particulièrement recommandables pour diminuer la suffocation et les quintes de toux ; mais si le sujet est très-nerveux et très-irritable, les demi-bains, les musc, l'assa-fœtida et les autres antispasmodiques, administrés ou par la bouche ou par l'anus, seraient encore préférables aux dérivatifs irritans.

L'usage du sulfure de potasse amalgamé seulement avec le miel, et donné à très-petites doses plusieurs fois par jour, m'a paru de quelque utilité pour provoquer l'afflux des fluides muqueux dans le larynx et le pharynx, et par conséquent pour favoriser l'expectoration et l'expuition des fausses membranes ; mais ce moyen, beaucoup trop vanté, n'est pas à beaucoup près aussi avantageux que le calomel, et donne souvent lieu à des accidens graves. Il détermine une sorte d'inflammation dans le pharynx et une véritable gastrite quand il est introduit dans l'estomac, comme j'en ai eu la preuve ; de sorte que je ne l'emploie qu'avec une très-grande réserve et avec une sorte de crainte.

Angine couenneuse pharyngienne et laryngo-trachéale, asthénique. — L'appareil des symptômes dans cette variété est si différent de celui de la variété précédente, qu'on serait tenté de croire, au premier examen, que ces maladies ne sont pas du tout du même genre. Le malade offre très-peu de fièvre, même au début de la maladie, et quelquefois même pas du tout; à peine se plaint-il de la gorge, mais sa voix est éteinte ; il tousse peu, de loin en loin ; on entend un sifflement particulier dans les mouvemens d'inspiration et d'expiration. Cependant on n'observe aucun signe de suffocation ni d'anxiété dans la respiration. Le malade demande des alimens, et mange ; enfin, dans la dernière périodes, il tombe souvent dans une espèce de somnolence et d'adynamie, et s'éteint par degrés insensibles sans aucune gêne de la respiration. On trouve néanmoins dans cette variété, comme dans l'autre, la même altération pathologique, et la concrétion couenneuse s'étend à la fois dans le pharynx et les voies aériennes. Cette variété s'observe surtout chez les enfans très-affaiblis, qui ont éprouvé plusieurs maladies successives ou qui ont séjourné long-temps dans les hôpitaux : c'est le plus souvent une maladie d'hôpital.

Cette variété est la plus fâcheuse de toutes ; elle est presque toujours mortelle, lorsqu'elle est portée à un certain degré, et les malades succombent plus ou moins promptement, quelquefois dans l'espace de vingt-quatre heures, quelque méthode de traitement qu'on emploie. Les saignées, même locales, sont toujour snuisibles dans cette variété, et doivent être sévèrement proscrites. Les vomitifs, et parmi eux surtout le polygala, peuvent être mis en usage quand le malade n'est pas encore très-affaibli ; mais ce moyen doit être promptement suivi de l'emploi des vésicatoires appliqués autour du cou ou entre les épaules. On ne doit pas surtout négliger l'emploi du calomel donné de la manière que nous avons indiquée. Il faut aussi dans cette maladie soutenir les forces par une nourriture légère, et réveiller le ton des organes par des frictions irritantes à la peau et des layemens de quinquina camphré.

Quant au traitement topique ou local, je le place ici en dernière ligne, parce qu'il est bien moins nécessaire dans cette complication que dans toute autre. Il ne peut s'étendre au delà du pharynx, et la cause mortelle est dans la concrétion qui occupe les voies aériennes. Cependant on ne doit pas renoncer à l'application de l'acide hydrochlorique, d'après la méthode indiquée, tant que les caractères qui annoncent l'invasion de la fausse membrane dans le larynx ne sont pas évidens; car il arrive souvent que l'inflammation couenneuse commence par le pharynx, et reste stationnaire sur les différentes parties de cet organe, avant de se propager dans le glotte; c'est ce que M. Bretonneau a plusieurs fois observé dans l'épidémie de Tours. Alors, par l'effet des moyens topiques, la maladie se bornait au pharynx; mais ce qui peut avoir lieu quand cette maladie règne épidémiquement n'est plus applicable aux cas sporadiques, parce que la concrétion a déjà envahi le larynx, et souvent la trachée-artère, quand on est appelé pour donner des soins au malade; et je suis très-porté à croire que, dès que les signes du croup sont évidens, la concrétion est déjà toute formée dans les voies aériennes. La rapidité avec laquelle elle se développe sous les yeux, sur la surface des tonsilles et les parois du pharynx, prouve qu'il doit en être de même dans le larynx et la trachée-artère. Je pense, au reste, qu'on peut admettre trois modes de transmission de la concrétion couenneuse relativement aux parties qu'elle occupe. Dans le premier, qui est peut-être le plus commun, surtout lorsque la maladie est épidémique, la fausse membrane se manifeste d'abord dans le pharynx, et ensuite plus ou moins promptement dans les voies aériennes. C'est le seul cas dans lequel l'application topique puisse être vraiment utile. Dans le second, l'inflammation a lieu simultanément dans le pharynx et le larynx; c'est ce qui arrive assez souvent dans beaucoup d'angines couenneuses sporadiques; enfin, une observation assez curieuse, qui s'est présentée à moi, me porte à croire que, dans quelques cas rares à la vérité, la fausse membrane peut se développer d'abord dans la trachée, et remonter ensuite dans le pharynx. Un enfant qui avait l'isthme du gosier très-large et sur lequel on pouvait facilement apercevoir l'épiglotte en abaissant la langue, présentait tous les caractères de l'angine couenneuse laryngée; et cependant je n'avais remarqué aucune trace de la maladie dans le pharynx, lorsque le jour de sa mort seulement je m'aperçus que la concrétion s'était avancée sur les bords de l'épiglotte, et à l'ouverture du cadavre, nous trouvâmes que la concrétion s'étendait des bords de l'épiglotte à la plus grande partie du larynx et de la trachée-artère. Dans ce cas, comme dans le précédent, on conçoit que les applications directes sont absolument inutiles. Les vapeurs éthérées, ammoniacales, et les fumigations guitoniennes, sont les seuls moyens locaux auxquels on puisse encore avoir recours; mais les fumigations guitoniennes qui ont cependant réussi plusieurs fois entre les mains de M. Bretonneau, sont un moyen trop dangereux pour être employé; je n'en ai jamais vu que de mauvais effets. A la vérité tous les enfans sur lesquels je les ai mises en usage étaient au dernier degré de la maladie. Il est encore un moyen topique qui peut offrir une dernière ressource quand toutes les médications locales ou générales ont été épuisées sans succès, et que le malade meurt d'une asphyxie plus ou moins lente et prolongée, c'est la trachéotomie; mais comme ce moyen est uniquement relatif à l'angine couenneuse laryngée et trachéale, je renverrai la discussion de cet objet au mot croup.

2ᵉ *Genre. Angine pultacée ou caséiforme.* — C'est à cette angine qu'il faut rapporter presque tout ce que Fothergill dit de l'angine gangreneuse, comme lui étant propre ; car toute la partie historique, qui est très-bien traitée, est en entier relative à l'angine couenneuse. La dissertation d'Huxham sur les maux de gorge gangreneux appartient aussi, au moins en grande partie, à l'angine pultacée, ainsi que quelque observations de Marteau, de Granvilliers, particulièrement les nº 12 et 13, et enfin la description des maux de gorge épidémiques et gangreneux, qui ont régné à Péruwelz, en Hainault, par M. Planchon.

L'angine pultacée se distingue de la précédente par des caractères très-tranchés. Au début de la maladie, la membrane muqueuse de la bouche et de toutes les parties du pharynx est d'un rouge très-vif comme dans la scarlatine. Le gonflement des amygdales est souvent assez considérable, et quelquefois la déglutition très-gênée. Quelques jours après l'invasion et souvent dès le lendemain, les piliers antérieurs du voile du palais, les amygdales et le pharynx se couvrent de flocons d'une matière pultacée, grise ou jaunâtre, ou blanche ou caséeuse, analogue à celle qu'on observe dans certaines amygdalites. Ces exsudations de consistance et de couleur différentes se prennent souvent en masse, et forment des espèces de croûtes, mais très-différentes des plaques couenneuses, en ce qu'elles sont molles, qu'on peut les sillonner avec un corps dur, les enlever facilement avec le bout du doigt, sans qu'il en résulte le moindre inconvénient. Seulement elles se renouvellent assez vite du jour au lendemain. Ces plaques pultacées ou caséeuses se propagent souvent sur les parties latérales du pharynx, et même jusqu'uà l'œsophage. Je ne sache pas qu'on en ait jamais trouvé dans le larynx ou dans la trachée-artère. Planchon leur donnait le nom de croûte ou de crasse aphtheuse. Fothergill et Huxham les considéraient comme des escarres ou des ulcères. Il est en effet quelquefois facile de s'y méprendre, quand les tonsilles sont très-inélement boursoufflées et saignantes, et que leurs cryptes sont très-larges ; elles représentent par leur forme des espéces de morilles ; et leurs cavités en partie recouvertes d'un exsudation pultacée, plus ou moins épaisse et quelquefois colorée en gris ou en noir, simulent assez bien l'aspect de certains ulcères, d'autant plus que l'haleine contracte souvent alors une odeur fétide, surtout quand la maladie se complique, que la bouche devient sèche et noire, et que les dents sont encroûtées. Mais, en examinant avec attention, on voit que cette matière pultacée, blanche, grise ou noire, qui adhère dans les cavités des cryptes de l'amygdale, se détache très-facilement, et jamais par lambeaux, comme dans l'angine couenneuse, et que les surfaces muqueuses détergées, par l'effet des boissons ou des gargarismes, ne sont nullement ulcérées, mais très-intactes et sans aucune perte de substance ; ce qui aurait nécessairement lieu dans le cas d'une véritable gangrène. Il n'y a donc pas plus d'ulcères et d'escarres gangreneuses dans cette espèce d'angine que dans l'autre ; cependant il n'y a pas de raison pour qu'elle ne puisse coïncider avec une véritable gangrène des amygdales, mais je n'en connais pas d'exemple.

L'angine avec exsudation pultacée, grise et par plaques sur les tonsilles, comme dans les épidémies de Fothergill et d'Huxham, ou avec une sorte d'excrétion blanche et caséiforme, comme dans l'épidémie décrite par Planchon, était toujours accompagnée, dans tous ces cas, de la scarlatine. Dans ces angines scarlatineuses, les malades étaient souvent atteints de la miliaire rouge et d'une éruption de grosses pustules qu'on remarquait sur le tronc et les bras, et chez quelques individus, jusque sur les parois de la bouche. Ces maladies épidémiques se compliquaient souvent en outre avec un gastro-entérite, et se terminaient alors comme toutes les fièvres ataxo-adynamiques. L'angine pultacée n'est donc, dans toutes ces épidémies, qu'une

sorte de maladie accessoire ou même symptomatique de la scarlatine , et la méthode curative qui lui convient est celle qui
appartient à la maladie principale (*Voyez* SCARLATINE). L'angine pultacée, et celle surtout qui s'accompagne d'une exsudation
caséiforme, se retrouvent aussi à l'état sporadique et simple, ou
compliquées avec d'autres maladies. Je les ai observées plusieurs
fois dans le cours de la phthisie pulmonaire et dans les fièvres
muqueuses , etc.

Quant au traitement topique de l'angine pultacée , comme
cette maladie est elle-même une affection très-légère, il ne mérite
presque aucune attention, et se réduit à des gargarismes d'abord
mucilagineux et ensuite acidulés.   (GUERSENT.)

ANGINE DE POITRINE. *Angor pectoris , angina pectoris.*
Cette maladie , dont la nature est encore indéterminée, a été décrite sous les noms d'asthme convulsif, goutteux, douloureux, de
goutte diaphragmatique , de syncope angineuse , de sternalgie,
de sténocardie, etc., suivant les idées que chaque auteur s'en est
formées. Long-temps confondue avec les asthmes , elle fut indiquée par Rougnon , médecin français , en 1768 ; mais elle fut
plus particulièrement décrite, quatre ans après, par Héberden,
qui lui donna le nom sous lequel nous la faisons connaître, et
depuis par d'autres médecins anglais. Son caractère principal est
une constriction douloureuse qui se fait sentir en travers de la
poitrine, et qui revient à des intervalles éloignés.

La rareté de l'angine de poitrine rend très-difficile l'appréciation des circonstances générales ou particulières qui y prédisposent. Le climat, la saison, la température, paraissent n'exercer
aucune influence constante. Les hommes ont jusqu'à présent
offert plus d'exemples de cette affection que les femmes ; elle se
montre rarement avant l'âge de quarante à cinquante ans ; on
dit cependant l'avoir observée pendant la jeunesse , et même
pendant l'enfance. Quelques auteurs ont considéré cette constitution caractérisée par une taille moyenne , un cou court, une
tendance à l'obésité, comme disposant à l'angine thoracique ;
d'autres n'ont pas remarqué que cette maladie fût plus rare dans
des conditions différentes. Quelques-uns ont vu dans la rétrocession du rhumatisme, de la goutte, des causes plus ou moins
directes de son développement. Les causes qui déterminent les
attaques et les paroxysmes sont plus manifestes. Telles sont : un
air vif et pénétrant, des variations extrêmes de l'atmosphère,

un mouvement brusque ou accéléré, la marche ou l'équitation dans une direction contraire à celle du vent, l'action de monter, les excès dans les boissons, la réplétion de l'estomac, et surtout les affections vives de l'âme. Lorsque la maladie est très-avancée, la toux, l'éternuement, l'action de parler, les efforts les plus légers, suffisent pour ramener les accidens.

L'invasion de l'angine de poitrine est ordinairement soudaine. Le malade en ressent les premières atteintes en marchant; il éprouve une sensation constrictive et douloureuse, qui semble fixée dans une direction latérale, et plus souvent à gauche qu'à droite, derrière le sternum, tantôt à la partie inférieure, tantôt à la partie moyenne ou supérieure de cet os. La crainte de la suffocation ou de la syncope l'oblige de s'arrêter : cette sensation pénible, variant en intensité, lancinante ou déchirante par momens, ne dure que quelques minutes; le repos la fait disparaître. Ces premières attaques, légères et assez éloignées, deviennent ensuite plus fréquentes, se manifestent sous l'influence de causes plus légères; elles ont lieu même la nuit, surtout après le premier sommeil; elles acquièrent plus d'intensité et se prolongent pendant une demi-heure, une heure, et même davantage; alors la douleur ne se borne pas à la poitrine, elle s'étend vers l'un des membres supérieurs, ou vers les deux en même temps, en se fixant à l'insertion des muscles pectoraux, ou en s'étendant jusqu'à l'avant-bras, d'autres fois jusqu'aux poignets, et même jusqu'à l'extrémité des doigts; elle produit, dans ces parties, un engourdissement qui empêche leurs mouvemens. Dans quelques cas la douleur, au lieu d'occuper les membres supérieurs, s'étend au cou, à la mâchoire inférieure, à l'oreille; il y a sentiment de tension, de strangulation, et difficulté d'articuler les sons. Quelquefois la douleur descend à l'épigastre; plus rarement elle occupe toutes ces régions à la fois. On l'a vue commencer par les membres supérieurs, et s'étendre de là à la poitrine. Quoique la suffocation semble imminente, tous les auteurs s'accordent à dire que la respiration est peu altérée : en général, elle n'est qu'un peu plus fréquente que dans l'état de santé; les malades font avec facilité de profondes inspirations, dont ils sentent le besoin; ils ne sont pas obligés d'adopter certaines positions, comme dans les véritables affections dyspnéiques. Les attitudes qu'ils prennent sont plutôt commandées par la douleur que par la dyspnée; ainsi ils pressent leur poitrine; ils la renversent en arrière. La rougeur de

la face n'est rien moins que constante. Sa pâleur est au contraire
plus souvent observée. Quelquefois cependant la respiration est
réellement gênée, ou elle le devient après plusieurs attaques. La
circulation présente des lésions très-variables : tantôt les battemens
du cœur sont réguliers, tantôt il y a des palpitations et des syncopes.
Le pouls, dans quelques cas, n'est point altéré ; d'autres fois il est
accéléré, fort ou faible à divers degrés, concentré ou irrégulier.
Toutes ces variations de symptômes peuvent s'expliquer par l'existence ou l'état plus ou moins avancé de lésions organiques du
cœur ou des gros vaisseaux. Les autres fonctions n'offrent rien de
bien particulier. Quelquefois il y a des nausées, des vomissemens, et
à la fin des paroxysmes, des éructations et d'abondantes évacuations de gaz. L'urine est ténue, claire ; elle est quelquefois rendue
involontairement dans les violens paroxysmes. La peau, dont la
chaleur se conserve ou s'abaisse un peu, se couvre parfois, surtout aux extrémités, d'une sueur froide et visqueuse. Les facultés
intellectuelles sont rarement altérées. Le malade est souvent
frappé de l'idée d'une fin prochaine. Lorsque le paroxysme est
sur le point de cesser, les douleurs se dissipent en suivant une
marche inverse de celle qu'elles avaient eue dans leur progression.
Il ne reste durant quelques instans qu'une sensation d'engourdissement dans la poitrine ; mais si le paroxysme a été violent,
il reste, pendant plus ou moins de temps, un tremblement et une
faiblesse générale, ainsi qu'un sentiment de brisement dans les
parties qui ont été le siége des douleurs ; celles-ci, dans l'état
avancé de la maladie, ne disparaissent que peu à peu, ou ne se
dissipent même pas complétement.

La marche de l'angine de poitrine est très-irrégulière : dans un
grand nombre de cas, les symptômes ne suivent point l'ordre
qui vient de leur être assigné ; il s'en joint souvent d'autres qui
tiennent à la différence des tempéramens ou aux fréquentes complications de maladies, telles que les palpitations, la dyspnée, l'hy-
drothorax, etc., si l'on regarde ces dernières comme provenant
de causes différentes de celles de l'angine de poitrine. Quelque-
fois les paroxysmes sont très-intenses et très-fréquens dès le début ; ainsi, dans un exemple d'angine pectorale que j'ai actuellement sous les yeux, le second paroxysme d'une première attaque
a été marqué par des douleurs déchirantes derrière le sternum,
à la totalité des membres supérieurs, au cou, à la mâchoire inférieure à la fois. Les attaques et les paroxysmes se succèdent

avec plus ou moins de rapidité ; leur durée varie également ; ils sont cependant, en général, plus intenses et plus fréquens, lorsque la maladie est déjà ancienne.

Ces caractères assez tranchés suffisent pour établir une distinction entre l'angine de poitrine et l'asthme. Dans cette dernière affection, le symptôme principal est la dyspnée ; la respiration se fait avec sifflement ou un bruissement rauque ; les attaques surviennent la nuit ; elles durent rarement moins d'une heure : dans la première, au contraire, le respiration paraît plus libre ; la douleur sous-sternale absorbe tous les autres symptômes. Les attaques ont lieu le jour et la nuit indistinctement ; elles sont en général, beaucoup moins longues, surtout dans le commencement de l'affection. Il n'est pas aussi facile de distinguer ce qu'on a appelé goutte ou rhumatisme du diaphragme, du cœur, etc., d'avec l'angine de poitrine, maladies que quelques auteurs ont même entièrement confondues. Dans ces cas obscurs, l'existence antérieure d'une affection rhumatismale ou goutteuse, sa disparition soudaine coïncidant avec le développement de la douleur thoracique, la mobilité de celle-ci, la cessation des accidens lorsque les phénomènes du rhumatisme ou de la goutte se montrent sur des parties primitivement affectées, toutes ces circonstances peuvent jeter quelque jour sur le diagnostic.

La durée totale de l'angine de poitrine ne peut guère être fixée ; on l'a vue se terminer au bout de quelques mois, de quelques jours même, comme durer pendant dix et vingt ans. Ordinairement la mort en est le résultat, soit qu'elle arrive d'une manière subite dans le cours d'une attaque, genre de mort qui est le plus fréquent, et qui peut encore servir à distinguer l'angine thoracique de l'asthme, soit qu'elle succède à des lésions organiques du cœur, dont les symptômes étaient manifestes avant l'invasion de l'angine de poitrine, ou ne se sont montrés qu'après. Les exemples de guérison spontanée ou obtenue par l'art sont extrêmement rares ; tout se réunit donc, dans cette affection, pour faire porter un pronostic fâcheux, et d'autant plus, qu'elle est plus ancienne, que ses attaques sont plus violentes et plus rapprochées ; que le malade est plus âgé, qu'il existe des complications plus graves.

A l'ouverture des cadavres, on trouve le plus souvent des lésions organiques variées. Dans la plupart des cas, on a observé l'ossification des orifices ou des valvules du cœur, ou des

gros vaisseaux qui en partent, celle des artères coronaires;
quelquefois des anévrysmes actifs ou passifs du cœur, qu'on
pourrait regarder comme l'effet de la maladie, aussi bien que
comme sa cause, tandis qu'il n'en est pas de même des ossifications. On a encore remarqué fréquemment l'accumulation de
graisse dans le médiastin, sur le péricarde et sur le cœur, l'ossification des cartilages des côtes. Cette dernière dégénération est
de peu d'importance, puisqu'on l'observe chez presque tous les
sujets de l'âge où se montre ordinairement l'angine de poitrine.
Il n'existe que très-peu de cas dans lesquels aucune de ces lésions n'ait été rencontrée. J'omets un grand nombre d'altérations
qui sont le résultat de maladies bien connues, ainsi que quelques
autres qui peuvent avoir rapport avec la maladie, mais qui n'ont
point été assez exactement et assez souvent observées pour donner
lieu à des conséquences rigoureuses. Telle est l'accumulation d'un
sang noir et liquide dans les poumons et dans la plupart des organes; circonstance par laquelle Jurine a cherché prématurément à expliquer le genre de mort des personnes qui succombent
au milieu d'une attaque.

Ces résultats de l'autopsie cadavérique ont donné naissance à
autant d'opinions sur la nature de l'angine thoracique. Chaque
auteur a rapporté exclusivement son origine à l'altération organique qu'il avait le plus souvent observée. Ainsi l'ossification des
cartilages des côtes, celle des valvules du cœur, des artères
coronaires, l'accumulation de la graisse sur le péricarde et sur
le cœur, etc. ont successivement attiré l'attention; quelques-
uns, mettant de côté ces diverses lésions, ont regardé l'angine
de poitrine comme une affection goutteuse ou rhumatismale du
diaphragme, du cœur, etc. quoique, dans beaucoup de cas,
la rétrocession de ces affections ne puisse être soupçonnée. Enfin, Heberden, Macbride et d'autres s'arrêtèrent à l'idée que la
maladie était de nature spasmodique, sans fixer son siége précis,
ou en cherchant à le déterminer d'une manière plus ou moins
probable. Ils fondèrent leur opinion sur la variation des lésions
organiques et sur l'intermittence des symptômes. Dans ces derniers temps, MM. Desportes et Jurine ont considéré l'angine
de poitrine comme une névralgie des plexus pulmonaire et cardiaque, et des nerfs pneumo-gastriques. Si quelques irradiations
douloureuses s'accordent avec le trajet que l'on connaît à ces
nerfs, il est d'autres symptômes qu'il serait difficile d'expliquer

dans cette hypothèse. Quels que soient, du reste, les nerfs affectés, la douleur, qui fait le principal caractère de la maladie, indique une lésion nerveuse; et si l'on considère que, dans presque tous les cas, on a trouvé quelque altération organique capable de troubler la circulation, que la maladie survient rarement dans un autre âge que celui où se forment ces altérations; qu'elle fait, comme ces dernières, des progrès toujours croissans, et a une issue presque toujours funeste; qu'enfin, les attaques et les paroxysmes sont provoqués constamment par des causes qui tendent à troubler la respiration et par conséquent la circulation; ne sera-t-il pas permis d'attribuer l'origine de la maladie à une lésion organique capable d'influer sur l'une ou l'autre de ces fonctions. Les altérations d'organes observées après la mort des personnes affectées d'angine thoracique, ont évidemment cette influence. Ces causes, il est vrai, n'ont pas eu, dans tous les cas et d'une manière permanente, les effets qui leur sont attribués : s'ensuit-il qu'elles ne doivent jamais les produire ? Telle lésion donne évidemment lieu, chez un individu, à des symptômes nerveux qui ne paraissent pas chez un autre; et leur intermittence ne peut-elle pas dépendre de l'influence non permanente de circonstances plus ou moins appréciables ? Quant aux cas extrêmement rares où la guérison a eu lieu, ou dans lesquels l'autopsie cadavérique n'a fait découvrir aucune lésion, on peut toujours regarder comme point de départ de la maladie un trouble de la circulation, occasioné par des causes susceptibles de disparaître, ou passagères et par conséquent ne laissant aucune trace.

D'après ce qui vient d'être exposé, on conçoit d'avance quelle doit être l'incertitude du traitement de l'angine de poitrine. Dans le plus grand nombre de cas, en effet, les moyens dirigés contre cette maladie n'ont été que palliatifs; cependant quelques exemples avérés de guérison autorisent à la tenter.

Lorsque le paroxysme est peu intense, il suffit souvent, pour le faire disparaître, de faire cesser la cause qui l'a produit. S'il dure plus long-temps, on mettra en usage les calmans et les antispasmodiques : l'opium, le camphre, l'assa-fœtida, le musc, le castoreum, le succin, les éthers, l'extrait de laitue vireuse, l'oxyde de zinc, les pilules de Méglin, dans la composition desquelles entre cet oxyde, ont été employés avec des succès variables. Heberden recommande particulièrement la teinture thébaïque, qu'il administrait à la dose de vingt-cinq gouttes dans

une potion, et qu'il associait à une pareille quantité de vin antimonié. La saignée pratiquée dans le cours des paroxysmes a été
presque généralement nuisible. Les dérivatifs ont été utiles dans
quelques cas : lorsque les accidens résistent aux antispasmodiques , on peut avoir recours à l'application de ventouses , d'un
vésicatoire et mieux d'un sinapisme sur la région sternale ou
entre les épaules. On conseille encore de faciliter les évacuations
de gaz qui terminent les paroxysmes , par l'administration de
l'eau simple de menthe poivrée ou par de légères doses des médicamens dits carminatifs.

Pour prévenir le retour des attaques , on doit continuer ,
dans les intervalles qui les séparent , l'usage des calmans et des
antispasmodiques indiqués ci-dessus. Heberden se félicite d'avoir
prévenu les paroxysmes nocturnes par l'administration du vin ,
des cordiaux et surtout de la teinture thébaïque. On a cru retirer
quelques avantages de l'emploi fréquent des minoratifs. Ils s'opposent à la constipation , et préviennent les efforts capables de
reproduire les attaques. Fothergill, qui attribuait souvent l'en-
gine de poitrine à l'accumulation de la graisse dans le médiastin,
conseille, pour les cas où cette cause peut être soupçonnée, de
suivre un régime sévère, capable de diminuer l'embonpoint.
L'acide phosphorique a été recommandé dans le but, plus qu'in-
certain, de prévenir ou d'arrêter les ossifications. Si la maladie
avait succédé à la rétrocession d'un rhumatisme, de la goutte ,
etc. , on chercherait à faire reparaître ces affections sur les parties qu'elles occupaient. C'est probablement dans cette intention,
ou pour exciter une irritation dérivative, qu'on a entretenu ,
pendant long – temps , des exutoires , des vésicatoires sur la
poitrine, aux bras, sur les parties correspondantes aux douleurs ,
de vastes cautères aux cuisses ; qu'on a provoqué des éruptions
violentes de boutons par l'application réitérée de pièces de toile de
coton imbibées d'une solution d'émétique dans l'eau bouillante.
Ces divers moyens, dont l'emploi a été quelquefois suivi de l'a-
mélioration de la maladie et de sa guérison, ont échoué plus
souvent. Dans tous les cas, on devra éviter les causes susceptibles de déterminer les attaques. On observera un régime sévère.
Les bains ou les demi-bains, un exercice modéré , seront utiles
pour diminuer la susceptibilité nerveuse. Les modifications que
ce traitement devra subir en raison de la constitution du ma-

lade , des complications , etc. n'ont pas besoin d'être indiquées. Ces préceptes rentrent dans les règles générales de la thérapeutique.

(RAIGE-DÉLORME.)

ANGIOLOGIE, ou ANGÉIOLOGIE, s. f., *angeiologia,* de ἀγγεῖον, vaisseau, et de λόγος, discours; partie de l'anatomie qui traite des vaisseaux. Elle comprend l'étude des artères, des veines et des vaisseaux lymphatiques.

ANGIOHYDROLOGIE, s. f., *angeiohydrologia,* ἀγγεῖον, vaisseau, de ὅδωρ, eau, et de λόγος, discours; traité des vaisseaux lymphatiques. Inusité.

ANGIOTÉNIQUE, adj., de ἀγγεῖον, vaisseau, et de τείνειν, tendre; nom donné par M. Pinel à la fièvre communément appelée inflammatoire, dans laquelle il reconnaît, outre la plénitude et la tension des vaisseaux produites par la pléthore sanguine, une excitation *primitive* des forces organiques du système vasculaire, ou une sorte d'irritation des tuniques artérielles. Ce n'est pas ici le lieu de discuter cette étiologie; il en sera question ailleurs. Nous nous bornerons à faire observer que la dénomination d'angioténique exprime bien l'idée que M. Pinel s'était faite de la nature de cette fièvre, mais qu'elle n'a pas été aussi généralement adoptée que quelques autres innovations de ce célèbre professeur. *Voyez* FIÈVRE ÉPHÉMÈRE, INFLAMMATOIRE, SYNOQUE.

(COUTANCEAU.)

ANGLAISE (maladie), nom vulgaire du *spleen,* ou hypocondrie. (*Voyez* ce mot.) On a encore donné le nom de sueur anglaise, de fièvre anglaise avec sueur, de peste anglaise, à la maladie contagieuse ou épidémique qui se manifesta en Angleterre sur la fin du quinzième siècle, et qu'on a plus particulièrement appelée *suette. Voyez* ce mot.

ANGLE, s. m., *angulus;* ouverture de deux lignes qui se rencontrent. L'angle est rectiligne, curviligne ou mixtiligne, suivant que les côtés ou jambes font deux lignes droites, deux lignes courbes, ou une ligne droite et une ligne courbe. L'angle est droit, aigu ou obtus, selon qu'il est formé par une ligne qui tombe perpendiculairement sur une autre, ce qui constitue l'angle droit; ou bien que les deux lignes sont plus rapprochées, ce qui constitue l'angle aigu; ou bien enfin qu'elles sont plus écartées. En anatomie, on emploie ces diverses expressions. La plupart des angles cependant, dans les corps organisés, sont non-seulement curvilignes, mais incomplets, émoussés ou tronqués, c'est-à-dire privés de leur sommet, qui est, en général, remplacé par une ligne courbe.

On donne particulièrement le nom d'angles à des parties d'os et de muscles larges, à la rencontre des os dans quelques articulations, à la réunion de deux branches d'os, aux commissures des paupières, et même à celles des lèvres, à la réunion de la ligne faciale avec la ligne basilaire.　　　　(A. BÉCLARD.)

ANGOISSE, s. f., *angor*. Etat intolérable de gêne, d'oppression, de constriction épigastriques, avec palpitations, tristesse, abattement moral extrême. On se sert rarement de ce mot en symptomatologie; il est bien plus usité pour exprimer le résultat d'un chagrin profond, d'une affection morale, douloureuse, causes fréquentes de cet état. Cependant l'angoisse se manifeste dans beaucoup de maladies. Elle accompagne souvent le frisson de quelques fièvres intermittentes, et peut se montrer dans celui qui caractérise le début de la plupart des maladies aiguës. Les personnes douées d'une sensibilité exquise y sont plus exposées que d'autres. Les maladies où elle se montre le plus souvent sont les fièvres, l'angine, les phlegmasies pulmonaires et celles du cœur, la gastrite, surtout celle qui résulte de l'empoisonnement par les minéraux, la péritonite, etc. Le sentiment d'une barre de fer qui traverse la poitrine, d'une griffe qui saisit les poumons ou le cœur, sont les expressions que les malades emploient communément pour désigner l'espèce de supplice auxquels ils sont en proie.　　　　　　　　　　　　　　　(ROSTAN.)

ANGONE, s. f., *angone, præfocatio faucium*. Sentiment de constriction du larynx, porté quelquefois jusqu'à la crainte de la suffocation. Ce phénomène est toujours symptomatique de quelque affection nerveuse, particulièrement de celles que l'on a appelées hystériques. Il peut être observé dans l'un et l'autre sexe également, dans des affections analogues aux précédentes, et même à la suite d'un chagrin violent et concentré. Il est probablement dû à l'obstacle qu'éprouve la circulation dans le poumon. La sensation rapportée au larynx paraît n'être que sympathique de la lésion des organes respiratoires. *Voyez* HYSTÉRIE, HYPOCONDRIE, etc.　　　　　　　　　(RAIGE-DELORME.)

ANGUILLE, s. f., *muræna anguilla*, LINNÆUS. On donne ce nom à un poisson de nos eaux douces, qui appartient au genre murène de Linnæus et de la plupart des ichthyologistes modernes.

La chair de cet animal est très-usitée comme aliment ; quelques-uns de ses organes ont été introduits anciennement dans la matière-médicale ; mais comme d'autres espèces de son genre présentent les mêmes particularités, nous renvoyons l'histoire de l'anguille à l'article MURÈNE.   (HIPPOL. CLOQUET.)

ANGULAIRE, adj., *augularis*, qui appartient à l'angle.

ANGULAIRE (muscle) de l'omoplate, *angularis scapulæ*, trachélo-scapulaire, CHAUSS. C'est un muscle allongé, quadricipité, situé à la partie latérale-postérieure du cou, et supérieure-postérieure de l'épaule. Il s'attache au sommet des apophyses transverses des quatre premières vertèbres cervicales par autant de portions distinctes, d'abord tendineuses, puis charnues ; ces portions réunies se terminent à l'angle supérieur de l'omoplate et à la partie voisine des deux bords. Il élève l'angle supérieur de l'omoplate, et abaisse le sommet de l'épaule ; il peut aussi incliner le cou en arrière et de son côté.

ANGULAIRES (artère et veine). On nomme ainsi la branche de terminaison de l'artère faciale et la veine qui l'accompagne, parce que ces vaisseaux se ramifient aux environs de l'angle interne des paupières ; ils s'anastomosent là avec la terminaison ou la branche nasale des vaisseaux ophthalmiques.

ANGULAIRES (dents). On les nomme ainsi de leur situation vers l'angle des lèvres ; ce sont les dents canines.   (A. BÉCLARD.)

ANGUSTURE, s. f. On connaît dans le commerce deux espèces d'angusture ; l'une, désignée sous le nom d'*angusture vraie* ; l'autre, sous celui de *fausse angusture*. Ces deux écorces provenant de végétaux tout-à-fait distincts et jouissant de propriétés différentes, nous en parlerons séparément.

1° ANGUSTURE VRAIE. C'est l'écorce du *cusparia febrifuga*, HUMBOLDT, ou *bonplandia trifoliata*, WILD. ; grand arbre de la famille des Méliacées de Jussieu, de la Décandrie Monogynie de Linné, que l'illustre voyageur prussien a d'abord trouvé aux environs de la ville d'Angustura, dans le continent de l'Amérique australe. Aujourd'hui cette écorce est apportée de l'île de la Trinité, des Florides et de la Caroline.

Caractères, L'écorce d'angusture vraie est d'un gris jaunâtre à l'extérieur, jaune ou légèrement rose intérieurement, en plaques longues de six à dix pouces, un peu roulées en gouttières, d'une à deux lignes d'épaisseur, beaucoup plus minces sur les bords, recouvertes d'un épiderme quelquefois mince et lisse, d'autrefois un peu rabotteux : elle est dure, compacte et cassante ; sa cassure est brune et nette ; sa face interne est lamelleuse ; son odeur est assez aromatique et agréable ; sa saveur, d'abord faible, est amère, un peu aromatique et laisse à l'extrémité de la langue un sentiment de picottement assez marqué.

L'analyse chimique, faite successivement par MM. Vauquelin, Planche, etc., n'a rien fourni de bien curieux sur la nature des principes composant l'angusture vraie. Elle ne contient ni tannin, ni acide gallique, mais une grande quantité de matière amère, dont la nature n'est point encore parfaitement connue.

Propriétés médicales et usages. Ce n'est que depuis une trentaine d'années environ que l'écorce d'angusture a été introduite dans le commerce et la thérapeutique d'Europe. Dans le premier moment de son apparition, l'angusture fut regardée comme un des médicamens les plus précieux, dont le nouveau monde avait enrichi notre matière médicale. Elle fut préconisée comme possédant toutes les propriétés du quinquina. C'est surtout en Angleterre que l'angusture a joui de la réputation la plus grande. Les docteurs Wilkinson, Ewer, Valentin, etc. paraissent l'avoir employée avec le plus grand succès dans le traitement des fièvres intermittentes, des diarrhées et des dysenteries rebelles, et de quelques affections périodiques. Au rapport de M. Humbolt, un grand nombre de médecins du nouveau continent, et entre autres les docteurs Chisholm et Seamen, donnent la préference à l'écorce d'angusture sur le quinquina, dans le traitement de la fièvre jaune.

A ces témoignages fort authentiques sans doute et qui doivent paraître d'un grand poids, nous devons opposer celui de MM. Villa et Alibert, qui n'ont pas retiré de l'usage de ce médicament les résultats avantageux que sa brillante réputation semblait devoir leur en faire espérer. Ces deux praticiens l'ont employé sans succès contre des accès de fièvres tierces, quotidiennes et quartes. Ces résultats fort différens doivent, au moins, nous prémunir contre les éloges exagérés donnés à ce médicament par quelques praticiens. Aussi, est-il fort rare aujourd'hui que les médecins français en fassent usage. L'angusture vraie est un médicament exotique, aussi rare, aussi cher que le quinquina ; les propriétés de ce dernier étant beaucoup plus constantes et mieux connues, doivent lui faire accorder la préférence. L'amertume très-grande, la saveur aromatique et un peu âcre de l'écorce d'angusture, la placent sans contredit parmi les médicamens toniques.

Doses et préparations. La poudre s'administre par petites prises de douze à quinze grains, répétées quatre ou cinq fois dans la journée. On peut administrer l'angusture en infusion (demi-once dans une livre d'eau bouillante), ou en décoction (demi-once bouillie pendant un quart d'heure dans une livre d'eau.) La teinture alcoholique se donne à la dose d'une once étendue dans huit onces d'un véhicule convenable. On peut faire entrer ce médicament réduit en poudre dans un électuaire, un opiat, des pilules, etc.

2° ANGUSTURE FAUSSE OU FERRUGINEUSE. Cette écorce nous vient également de l'Amérique méridionale. Elle est assez communément répandue dans le commerce et fort souvent mélangée et confondue avec l'angusture vraie. Les naturalistes ne sont point encore bien d'accord sur l'arbre qui produit ce médicament. Les uns pensent que c'est le *brucea antidysenterica* de l'Héritier ; d'autres, que c'est une espèce du genre *strychnos*, ou peut-être *le strychnos colubrinum,* dont le tronc fournit le *bois de couleuvrée.* Nous ne saurions partager entièrement aucune de ces deux opinions. En effet la fausse angusture vient du nouveau continent de l'Amérique, tandis que les deux arbres auxquels on la rapporte sont originaires de l'ancien monde; l'un, de l'intérieur de l'Afrique ; le second, de l'Inde, et en particulier de l'île de Java. Ce point d'histoire naturelle de la fausse angusture reste donc encore à éclaircir.

Caractères de l'écorce. Elle est plus épaisse, plus dure que la précédente; sa couleur est à peu près la même ; sa substance est plus compacte; son odeur est presque nulle. Sa saveur est d'une extrême amertume, mais elle n'est point âcre. Réduite en poudre, elle est blanche-jaunâtre.

Analise chimique. MM. Pelletier et Caventou ont retiré de l'écorce de la fausse angusture les principes suivans, savoir : 1° une matière alcaline nouvelle, de laquelle paraissent dépendre les propriétés et l'action de cette écorce sur l'économie animale ; ils l'ont appelée *brucine* (*Voyez ce mot.*); 2° une matière grasse non vénéneuse; 3° beaucoup de gomme ; 4° une matière jaune, soluble dans l'eau et dans l'alcohol; 5° du sucre ; 6° du ligneux.

Action de la fausse angusture sur l'économie animale. Il résulte d'un grand nombre d'expériences tentées sur des chiens par le professeur Orfila, que la poudre et l'extrait d'angusture fausse ou ferrugineuse agissent à la manière de la noix vomique et de la fève Saint-Ignace; c'est-à-dire que la poudre, à la dose de douze à vingt-quatre grains, et l'extrait donné depuis quatre jusqu'à dix grains et plus, occasionnent les accidens les plus graves, et même peuvent causer la mort ; ce qui a fait placer cette écorce parmi les poisons narcotico-âcres. D'après les propriétés délétères dont jouit la fausse angusture, il est fort important de ne la pas confondre avec l'angusture vraie : médicament qui, s'il n'est point très-énergique, n'exerce du moins aucune action nuisible sur l'économie animale. Cette analogie entre la manière d'agir de l'angusture ferrugineuse et celle des *strychnos*, telles que la noix vomique, la fève de Saint-Ignace, donne quelque probabilité à l'opinion des naturalistes qui regardent cette écorce comme celle d'une espèce de ce genre, probabilité qui est cependant fort affaiblie par la patrie différente de ces deux végétaux.

On ne fait point usage de l'écorce de fausse angusture. Cependant, comme elle agit de la même manière que la fève Saint-Ignace et la noix vomique, on pourrait l'employer dans les mêmes circonstances que ces substances.

(A. RICHARD.)

ANHÉLATION, s. f., *anhelatio*. Mot peu usité dans notre langue; il exprime l'action de haleter, dont le substantif n'existe pas; ce qui a rendu nécessaire l'emprunt récent de cette expression à la langue latine. L'anhélation, qui est caractérisée par une respiration courte et précipitée, les mouvemens rapides et sensibles à la vue des flancs et des parois thoraciques, survient après la course ou un exercice violent : elle peut survenir aussi dans toutes les maladies qui ont sur les organes de la respiration une action plus ou moins directe, et surtout dans les affections du cœur et des gros vaisseaux. Le mot essoufflement rend bien cette idée dans le langage vulgaire.   (ROSTAN.)

ANHÉLEUX, adj.; la respiration fréquente, difficile, a été dite *anhéleuse. Voyez* ANHÉLATION et RESPIRATION (séméiotique).

ANIMAL, s. m., *animal*, être organisé qui jouit de la faculté de découvrir, de distinguer, de reconnaître, d'une manière exacte, les propriétés et les qualités des corps qui l'environnent,

et qui, à l'aide de certains instrumens dont il est pourvu, résiste, pendant un temps déterminé, à diverses lois générales de
la nature.

Tout animal se meut et est sensible; il est impossible d'ima-
giner un animal doué de sensibilié et privé de la faculté de se
mouvoir, de même qu'un être locomotile ne saurait être insensible. La liaison la plus intime réunit l'une à l'autre la sensibilité
et la locomotilité. Que la première cesse d'exister, et la seconde
sera bientôt anéantie, et réciproquement. La preuve de cette
liaison gît d'ailleurs tout entière dans le fait suivant; c'est la
crainte et le désir, effets immédiats de l'exercice de la sensibilité,
qui déterminent tous les mouvemens chez les animaux.

La plante n'est donc point, comme on l'a parfois prétendu, un
animal enraciné, ni l'animal une plante ambulante. Cette métaphore
est au moins hasardée; pour qu'on puisse l'adopter, il existe de
trop grandes différences entre les deux sortes d'êtres qui partagent le règne organique en deux grandes classes.

Un simple coup d'œil suffit effectivement pour faire reconnaître que, dans les végétaux, les principaux organes de la vie
sont situés à l'extérieur, tandis que, dans la plupart des animaux,
ils occupent des cavités creusées dans l'intérieur du corps.

Par suite de cette première observation, on reconnaît bientôt
aussi l'influence universelle de la locomotilité, c'est-à-dire de la
faculté de changer de lieu, en vertu d'une force intérieure, faculté dont jouissent les animaux et dont sont dépourvus les végétaux. Par cela même que ceux-là changent de place, et qu'ils
ne restent pas toujours dans le même milieu, leurs pores absorbans ne peuvent s'ouvrir à la périphérie du corps; suivant une
expression aussi ingénieuse que vraie, ils ont leurs racines à
l'intérieur; ils transportent avec eux leurs alimens en tous lieux;
ils peuvent absorber à loisir les sucs utiles; en un mot, ils *di-
gèrent* dans toute l'étendue du terme.

D'un autre côté, une différence analogue caractérise l'exercice
de la génération chez les animaux et les végétaux. Dans ceux-ci,
la matière qui féconde les germes est une poussière qui se répand dans l'air, fluide dans lequel sont plongées les plantes;
dans ceux-là, c'est un liquide, qui est porté immédiatement sur
le germe, ou qui se dissout dans l'eau, mais dont l'atmosphère
n'est jamais le véhicule. Et en effet les animaux peuvent volontairement s'approcher des germes pour les vivifier; les végétaux,

qui demeurent immobiles, fixés au sol qui les a vus naître, sont obligés de confier ce soin à un agent extérieur, lequel agent est nécessairement l'air.

La durée de la vie est, en outre, un peu différente chez les uns et chez les autres. En général les limites de cette durée sont beaucoup plus étendues dans les végétaux, où l'on voit des champignons et des moisissures ne vivre que quelques heures, non loin du gigantesque baobab, qui traverse l'immensité des siècles. La distance est bien moins grande entre l'éphémère qui ne vit qu'un seul jour à l'état parfait, et le cygne, par exemple, qui ne dépasse guère cent cinquante ans.

En général aussi, l'organisation est beaucoup plus simple dans les végétaux que dans les animaux, parce qu'ils ont bien moins de fonctions à remplir. Chez ceux-ci le mécanisme est compliqué en raison de la multiplicité des fonctions; on y trouve une foule de cordes, de poulies, d'instrumens de physique et même de chimie dont sont privés ceux-là. Par suite, un animal à qui on retranche quelque partie de son corps, en devient plus ou moins malade. Tous les jours, le jardinier mutile des végétaux, et ils n'en vivent que mieux.

Presque toujours, d'ailleurs, l'usage fixe des organes est déterminé d'avance dans les animaux; on ne peut le changer en entier; il n'est presque, au contraire, aucune partie des végétaux dont on ne puisse pervertir la destination; les branches enterrées se transforment en racines; les étamines deviennent des pétales, etc.

L'analise chimique nous fournit encore une nouvelle source de différences entre les deux classes d'êtres organisés. L'excès d'azote paraît le caractère propre de l'organisation animale; le carbone domine dans celle des végétaux. Il en résulte que les principes des matières animales peuvent subir des combinaisons beaucoup plus promptes et plus faciles, qu'ils sont plus diffusibles.

Ceci nous aidera à concevoir comment les substances animales se décomposent incomparablement plus vite que les matières végétales, surtout si nous rappelons ce fait avéré que, dans les animaux, il y a proportionnément plus de liquides que dans les végétaux; et que, chez les premiers, la matière fluide est souvent accumulée en masses plus ou moins considérables dans des réservoirs, tandis que, chez les seconds, elle est toujours divisée par molécules ou par filets très-fins, dans des vacuoles ou dans des vaisseaux.

Pour résumer donc, on peut dire que les animaux se distinguent des végétaux habituellement par les caractères généraux suivans : 1° Ils peuvent changer de lieu et se mouvoir volontairement; les autres sont attachés à la terre par des racines; 2° ils ont, pour leur nutrition, un sac intérieur, dans lequel les alimens subissent une préparation spéciale, et où ils sont absorbés par une foule de radicules, tandis que les végétaux n'ont point ce sac intérieur et vont pomper dans les corps voisins les matériaux de leur nourriture, et cela à l'aide de racines extérieures.

Il ne faut point croire cependant qu'il existe entre ces deux classes d'êtres organisés des différences générales telles qu'on ne puisse jamais les confondre. Il n'est certainement point facile d'établir entre elles une ligne de démarcation bien tranchée; elles semblent se réunir par leurs individus les plus éloignés; les derniers animaux paraissent s'identifier sur l'échelle des êtres organisés avec les derniers des végétaux, et quoique rien ne semble si aisé à définir que l'animal, il devient très-difficile d'appliquer la définition la plus simple et la plus claire qu'on en puisse donner, lorsqu'il s'agit de déterminer si un être soumis à notre observation est ou n'est pas un animal.

C'est ainsi que les éponges et les lithophytes, implantés à la surface des rochers sous-marins, ne sauraient pas plus changer de place que le végétal le mieux caractérisé. C'est encore ainsi qu'il existe des mouvemens partiels dans beaucoup de plantes : et ces mouvemens sont extérieurement pareils à ceux des animaux. Les feuilles des sensitives, les pétioles du sainfoin de Barbarie, les folioles de la dionée, celles de toutes les légumineuses, en exécutent même qui sont aussi et plus manifestes que ceux des gorgones et des coraux. Comment prouver qu'il y a du sentiment dans un cas et non dans un autre ? Ne pourrait-on pas soutenir d'ailleurs, avec quelque apparence de raison, que les plantes nageantes et même les rampantes ont une sorte de mouvement progressif?

D'ailleurs si tous les végétaux ont leurs organes situés à la surface du corps, certains zoophytes paraissent absolument dans le même cas, et les particules nutritives semblent, chez eux, être introduites dans l'économie par toute la périphérie de l'individu.

D'un autre côté, lorsqu'on n'observe qu'un corps mort, les facultés qui supposent l'état de vie ne peuvent servir de rien pour distinguer auquel des deux règnes organisés il a appartenu. Voyons donc s'il existe d'autres moyens pour résoudre ce problème, et si l'anatomie et la chimie peuvent ici nous éclairer d'une manière certaine. Dans plus d'une circonstance, il faut se décider pour la négative.

Il est des animaux, en effet, dont l'organisation est aussi simple que celle des végétaux les moins compliqués. Les éponges ne semblent formées que d'une espèce de pulpe muqueuse et homogène; les lithophytes, d'une matière calcaire; les cératophytes, d'une substance cornée; les polypes et les infusoires ne sont que des masses de mucus ou de gélatine, et l'on ne commence à apercevoir des organes distincts et des fibres musculaires, que dans les orties de mer, et les échinodermes. Plusieurs animaux encore sont privés des organes des sens en tout ou en partie.

Sous le rapport de l'analise chimique, on trouve que, dans la nombreuse nation des végétaux, la famille des crucifères ne présente point seule, comme on l'a prétendu, une certaine quantité d'azote; beaucoup de plantes contiennent du gluten, de l'albumine et de l'osmazôme, et ces trois substances, on le sait, renferment de l'azote en grande proportion.

L'excitabilité n'étant que le changement produit sur les organes par un corps extérieur, existe dans les végétaux comme dans les animaux. Tous les jours on voit les plaies des arbres se cicatriser, et leurs lèvres se rapprocher. Le soleil trop ardent rend les feuilles malades, comme le feu grille la peau des animaux; la grêle meurtrit les fruits, etc. Et si les animaux ont des désirs dans la recherche de leurs alimens, et montrent du discernement dans le choix qu'ils en font, on voit souvent les racines des plantes se diriger vers une veine de terre ayant les qualités convenables à leur nourriture. Leurs feuilles et leurs tiges cherchent évidemment et l'air et la lumière. Qui pourrait affirmer que cela ait lieu sans conscience?

La circulation, la digestion et la respiration, assignées en propre aux animaux, ne peuvent servir à les faire reconnaître dans tous les cas. Les végétaux n'ont-ils pas en effet une circulation tout aussi-bien que ces animaux qui, comme les insectes, n'ont ni cœur ni vaisseaux sanguins? N'y a-t-il point des zoophytes, les éponges, par exemple, dans lesquels les recherches les plus minutieuses n'ont pu faire découvrir d'organes digestifs?

Quant à la génération, enfin, il est des animaux qui se renouvellent par boutures, absolument comme beaucoup de plantes ; tels sont les polypes. La ressemblance est donc encore frappante ici.

Les derniers des animaux se rapprochent donc des végétaux par la manière dont ils s'accroissent, dont ils se nourrissent, et même dont ils se reproduisent ; mais la très-grande partie de ces êtres s'en distinguent au premier abord, au moyen des caractères que nous avons donnés ci-dessus.

Le nombre des animaux qui couvrent la surface de la terre, traversent les airs, peuplent les eaux, s'enfoncent sous le sol, est immense ; surpassant de beaucoup celui des plantes connues, il effraie véritablement l'imagination, et cependant le physiologiste a le plus grand intérêt à les classer, à les coordonner d'une manière systématique, qui soit pour lui le fil d'Ariane, propre à le conduire au milieu des détours d'un immense labyrinthe. Pendant une longue suite d'années, toutes les classifications imaginées pour les animaux, ont été arbitraires, et plus ou moins incohérentes. Aujourd'hui, qu'on a mieux étudié la structure intérieure de ces êtres, qu'on a, avec exactitude, comparé leurs facultés et les fonctions principales de leurs organes, on a pris pour base un caractère universellement apprécié, la présence ou l'absence d'une colonne vertébrale, et les diverses modifications du système nerveux. Le point de départ est choisi dans une des fonctions les plus importantes de l'économie, dans la seule peut-être qui pût réunir un aussi grand nombre d'avantages réels.

Si, par exemple, on voulait prendre les organes de la circulation pour fonder une classification, on s'apercevrait bientôt des défauts d'un pareil mode de procéder. Quelques animaux, en effet, comme les insectes, les zoophytes, sont privés de ces organes, au moins en apparence. D'autres ont évidemment une circulation simple : tels sont les poissons, les crustacés, et quelques reptiles. Chez ceux-ci, comme les mammifères, elle est double ; chez ceux-là, comme les tortues, elle est même triple ou quadruple.

D'autre part, ces variétés, dans la circulation et la nature des milieux où vit l'animal, influent beaucoup sur la respiration, fonction qui paraît bien importante encore. On connaît certains animaux chez lesquels la respiration ne s'opère point dans un lieu déterminé du corps, et dont la peau remplit les fonctions des poumons ; ils respirent, comme les plantes, sans aucun effort ;

telles sont les actinies. On en trouve d'autres; et ceux-ci vivent constamment dans l'eau, chez lesquels la respiration a lieu à l'aide de branchies; tels sont les poissons, les crustacés, certains reptiles, zoophytes, mollusques, etc. Une classification fondée sur la nature des organes de la respiration ne serait dont pas non plus bien naturelle, puisque l'on trouve des branchies dans presque toutes les classes des animaux, et que, chez quelques-uns même, la fonction s'exécute suivant un mode ignoré.

Il en serait de même des organes de la génération ou de la digestion; et, pour ne citer qu'un seul fait, nous rappellerons que beaucoup d'ovipares paraissent être vivipares, par la raison que leurs œufs éclosent dans les organes de la femelle. Des reptiles, des poissons, des insectes sont dans ce cas.

Nous devons donc rester convaincus qu'il s'en faut de beaucoup que toutes les espèces possèdent un ensemble pareil d'organes. En parcourant successivement les diverses familles, il n'est point un organe que l'on ne voie se simplifier par degrés, perdre de son énergie, et finir par disparaître tout-à-fait, en se confondant dans la masse.

N'oublions pas non plus que les parties qui changent le plus, sont celles qui ont le moins d'influence sur l'ensemble, et qui se trouvent situées le plus à l'extérieur.

En conséquence, à l'aide des organes du mouvement et de la sensibilité, dont l'importance est incontestable, d'une part, on partage les animaux en deux nombreuses séries, reconnaissables chacune à un grand nombre de signes communs, positifs ou négatifs; de l'autre, on les divise en quatre familles générales.

Tous les *animaux vertébrés*, par exemple, d'un côté, ont leurs os à l'intérieur du corps, en nombre plus ou moins grand, et déterminant chacun des mouvemens *spéciaux*; leur échine offre une uniformité constante, c'est-à-dire qu'elle est composée d'une partie moyenne ou rachis, et de deux extrémités, la tête et la queue; le plus souvent ils ont une poitrine et un bassin, et jamais ils ne sont pourvus de plus de quatre membres; leur cerveau et le tronc principal de leur système nerveux, sont renfermés dans une enveloppe osseuse, qui se compose du crâne et des vertèbres, et qui les protége; leurs mâchoires sont transversales; les cavités de leur cœur sont rassemblées dans un même organe; leur sang est rouge; leurs viscères sont renfermés dans la tête et dans le tronc.

II.

Les *animaux invertébrés* ne présentent en commun que des caractères négatifs; ils n'ont jamais moins de six membres, quand ils en ont; leurs parties dures, quand elles existent, sont au dehors; leurs mâchoires ne sont jamais transversales; leur sang varie en couleur; la forme de leur cœur est rarement la même; en un mot, ils n'ont rien de constant qui puisse les rapprocher les uns des autres, si ce n'est l'absence de la colonne vertébrale.

En conséquence, ainsi que l'a fait M. Cuvier, il convient de réunir ces êtres en trois groupes distincts, et dont les espèces se ressemblent dans chacun d'eux par la disposition du système nerveux. Ces trois groupes, qui peuvent être considérés comme autant de classes aussi naturelles que celle des animaux vertébrés, sont : 1° Les *animaux mollusques*, où les organes des sens sont disposés symétriquement aux deux côtés d'un axe, où le système nerveux est plongé avec les viscères dans une enveloppe commune, et se compose de plusieurs masses éparses, réunies par des filets, dont les principales, placées sur l'œsophage, portent le nom de cerveau. 2° Les *animaux articulés*, dont le système nerveux consiste en deux longs cordons régnant le long du ventre, et renflés, d'espace en espace, en nœuds ou ganglions. Le premier de ces nœuds, placé sur l'œsophage, porte le nom de cerveau, et n'est guère plus grand que les autres. 3° Les *animaux rayonnés*, chez lesquels les organes du mouvement et des sens, sont disposés circulairement autour d'un centre, et auxquels on ne voit plus ni système nerveux bien distinct, ni organes de sens particuliers.

Les animaux vertébrés sont rangés aujourd'hui dans quatre classes: 1° Les *mammifères*, qui ont des mamelles et sont vivipares; 2° les *oiseaux*, qui ont des poumons et des plumes sur le corps, mais qui sont dépourvus de mamelles et sont ovipares; 3° les *reptiles* qui n'ont ni mamelles ni plumes, mais qui respirent par des poumons; et 4° enfin, les *poissons* qui respirent par des branchies, sans poumons.

Les animaux invertébrés sont partagés, avons-nous dit, en trois grandes divisions, les mollusques, les articulés et les radiaires; mais on les range encore secondairement en cinq familles, 1° les *insectes*, qui ont un tronc articulé et garni de membres, et qui respirent par des trachées; 2° les *crustacés*, qui, avec un tronc articulé et garni de membres, respirent par des branchies; 3° les *annelides*, qui ont un tronc articulé, sans membres; 4° les *mollusques*, dont le tronc n'est point articulé, et qui ont des organes respiratoires; et 5° enfin, les *zoophytes*, dont le tronc n'est point articulé, et qui sont dépourvus d'organés respiratoires.

De pareilles différences dans l'organisation doivent en amener de plus grandes encore dans les facultés des animaux, depuis cette pulpe inerte qui revêt les éponges jusqu'à l'homme, dans la formation duquel la Nature semble avoir voulu épuiser toutes les ressources de sa puissance créatrice. C'est une des vérités les plus fécondes en résultats pour le physiologiste.

Ce que nous venons de dire des animaux, en général, peut suffire à des médecins; ceux de nos lecteurs qui voudront des détails circonstanciés sur les propriétés utiles ou nuisibles· de chaque animal en particulier, auront recours aux articles CRUSTACÉS, INSECTES, MAMMIFÈRES; OISEAUX, POISSONS, REPTILES, MOLLUSQUES, VERS, ZOOPHYTES, SERPENS, etc., etc., de même qu'à l'histoire de chacune des fonctions de la vie, pour connaître les diverses modifications qu'elles peuvent offrir dans tel ou tel ordre d'animaux.

Quant à l'examen plus particulier du corps animal, des élémens qui le composent, des organes qui résultent de la réunion de ces élémens, il sera fait à l'article ORGANISATION naturellement.

(HIPP. CLOQUET.)

ANIMALCULE, s. m., *animal microscopicum*. On désigne généralement par ce nom tout être animé assez petit pour échapper à la vue simple, lors même qu'il est parvenu à son entier développement. Les animalcules se rencontrent presque constamment au sein des liquides qui tiennent en suspension des matières animales ou végétales, de même que dans ceux qui circulent à travers les tissus des corps organisés vivans. Dans le premier cas, on les nomme *infusoires*; dans le second, ils conservent leur dénomination générique. Ces derniers seuls doivent nous occuper ici. Quoique plusieurs personnes révoquent en doute leur existence encore aujourd'hui, l'œil armé du microscope peut voir pourtant comment ils animent un monde inaccessible aux moyens d'investigation que nous avons reçus avec la vie. Ce précieux instrument d'optique nous les montre circulant avec le sang, nageant dans le mucus, s'échappant avec l'urine, ou vivifiant le sperme. Le lait, le chyle, le serum, la salive, l'infusum aqueux des muscles, des membranes, des viscères, le pus, les fluides ichoreux des ulcères, sont sans cesse parcourus dans tous les sens par des myriades de ces êtres dont l'excessive ténuité étonne l'imagination des observateurs, puisqu'au rapport de Leeuwenhoëck, souvent cinquante mille d'entre eux, réunis, se perdent dans une petite goutte de liqueur. Il n'est pas, d'ailleurs, jusqu'aux propriétés de la vie dont ils sont doués, qui ne soient pour nous un sujet d'admiration ; plus encore que les animaux les plus compliqués, ils semblent se soustraire au pouvoir des lois générales de la nature. N'est-ce pas, en effet, un des points les plus curieux de la physiologie que de voir certains animalcules offrir le phénomène étonnant d'une véritable résurrection après plusieurs années de mort, au moins apparente ? Tel est pourtant le cas des rotifères. Et certes les deux faits suivans ne sont sont pas moins merveilleux. Souvent la température la plus basse reste sans influence sur ces animaux singuliers ; fréquemment aussi une haute chaleur n'altère aucunement leur vie. Les observateurs nous ont appris, en effet, que les germes de beaucoup d'entre eux peuvent, sans succomber, supporter l'action d'un feu très-vif ou rester ensevelis au sein d'une masse de glace. L'air cependant est indispensable à leur existence dans son intégrité, et l'étincelle électrique, de même que certaines odeurs et les liqueurs alcoholiques les tuent. Ils ont, en outre, un besoin évident d'alimens.

La plupart des animalcules n'ont qu'un corps gélatineux de la structure la plus simple possible ; mais ce corps présente les différences de formes les plus étonnantes. Il y a certainement une plus grande distance, pour la conformation générale, entre la cercaire du sperme et la volvoce à pandeloques que l'on observe dans le pus, qu'entre la baleine informe et l'élégant écureuil. Aussi la nomenclature de ces êtres est-elle déjà fort étendue ; peut-être même ne le cède-t-elle qu'au grand nombre de théories physiologiques et pathologiques auxquelles ils ont donné naissance. Parmi ces dernières, nous ne saurions nous empêcher de dire un mot de celle qu'a produite une découverte due à Leeuwenhoëck et à Hartsoëker. Ces deux infatigables investigateurs de la nature microscopique ayant trouvé, dans le sperme de l'homme et de presque tous les animaux, des animalcules très-variés, ont fourni des armes aux fauteurs d'un système long-temps en vogue sur la génération, et tout-à-fait en opposition avec celui des ovaristes. Suivant ces derniers, en

effet, la première femme contenait en elle toutes les races fu
tures ; suivant ceux-là, au contraire, les germes préexistans et
vivans, tous emboîtés les uns dans les autres, ont été placés dans
le premier homme, qui contenait ainsi en lui toute sa postérité.
De nos jours, les nombreuses disputes causées par l'émission
d'une opinion aussi hasardée, paraissent aussi vaines que ridicules. Il en sera cependant question à l'article GÉNÉRATION.

Ce n'est point tout encore; l'étude des animalcules microscopiques à fait éclore des systèmes d'étiologie bien extraordinaires.
N'a-t-on point prétendu, en effet, que la dysenterïe, la syphilis, la rage, la peste, et, en un mot, toutes les maladies épidémiques ou contagieuses, devaient leur existence à des vers ou
à des animaux microscopiques, qui, dans certaines circonstances données, se développaient au sein de nos organes? C'est de
là qu'est née cette *pathologie animée*, sur laquelle on a publié
quelques écrits assez ingénieux. Cette théorie eût pu même vivre
plus long-temps, si, au moins, les observateurs eussent été d'accord entre eux au sujet de ce qu'ils avaient vu, et si, par exemple,
un médecin de Besançon, nommé le Bègue, n'avait point affirmé
que la peste tire son origine de vers au bec crochu, tandis qu'un
certain Goiffon, de Lyon, donne à ces êtres de raison des ailes et
des pattes.

Il serait évidemment bien absurde de croire qu'à l'aide d'un
microscope, on peut déterminer d'une manière sûre la cause
d'une maladie, même contagieuse. Mais, en terminant cet article, nous devons rappeler que les animalcules de chaque espèce
de liqueur animale ont une forme particulière. Le docteur Gru-
thusen, de Munich, a, le premier, à notre connaissance, profité de cette remarque pour distinguer entre eux les différens
fluides de l'économie qu'il devient difficile de discerner. Tels
sont le mucus et la matière purulente spécialement, qui, sous
ce rapport, ont long-temps occupé les médecins de tous les
temps, sans les conduire à un résultat bien satisfaisant. Or le
médecin bavarois a vérifié que, dans le pus, quelle que soit sa
source, il existe des animalcules sphériques, qui nagent dans
une matière blanche et épaisse, tandis que, dans le mucus, ces
globules animés sont garnis, à leur périphérie, de franges et de
pandeloques.   (HIPP. CLOQUET.)

ANIMALISATION, s. f., *animalisatio.* Ce mot, qui signifie
littéralement l'action d'*animaliser*, est employé, en physiologie,

d'une manière très-peu précise : les uns nomment, en effet, animalisation, tantôt le produit immédiat de la digestion qui donne aux alimens, quelle que soit leur nature, le caractère d'animalité propre à l'individu qui s'en nourrit, tantôt ils confondent l'animalisation avec l'assimilation dans laquelle elle rentre, en effet, mais dont elle n'est qu'une dépendance plus ou moins circonscrite : tandis que d'autres, au sentiment desquels nous nous rangeons, ne voient dans l'animalisation que le seul fait de changement de nature qu'éprouvent les alimens végétaux avant de concourir à la composition animale. Or l'*animalisation*, ainsi restreinte, nous paraît pouvoir être définie, le phénomène de combinaison vitale propre à certains animaux, par lequel ils convertissent en matière animale, c'est-à-dire en leur substance même, les alimens de nature végétale, dont ils se nourrissent. Il suit de cette définition, que nous croyons devoir adopter, que l'animalisation, bornée à la conversion des seuls alimens végétaux, en matière animale, ne saurait exister qu'à l'égard des animaux herbivores ; et de ceux qui, comme l'homme, appartiennent aux omnivores. Quant aux animaux qui vivent de chairs ou de produits analogues, l'animalisation leur devient étrangère ; elle se trouve chez eux faite par avance.

L'animalisation doit être regardée comme le produit composé des diverses élaborations successives par lesquelles l'économie animale fait passer les alimens végétaux, destinés à réparer le corps, avant de les assimiler ou de les appliquer à cet usage : elle peut dès-lors être regardée comme un commencement d'assimilation. Des diverses opérations élaboratrices, qui *animalisent*, la digestion est celle qui contribue le plus efficacement à cet effet. C'est ainsi qu'on observe que cette fonction se compose d'autant plus parmi les animaux, que leur nourriture, exclusivement végétale, y rend l'animalisation plus importante et plus nécessaire. On sait, à ce sujet, que l'appareil salivaire, les organes de la mastication, le nombre et la composition des estomacs, la longueur et les circonvolutions du canal intestinal, l'étendue du cœcum, le volume du foie, du pancréas et de la rate, distinguent éminemment les diverses classes d'animaux herbivores, l'animalisation paraissant ainsi exiger en eux une action plus forte et plus soutenue, tant de l'ensemble des organes digestifs, que des diverses humeurs qui se portent vers ceux-ci, pour contribuer à la digestion. Le canal alimentaire devient, au contraire, d'autant plus court et plus simple, ses annexes présentent d'autant moins de développement, que les animaux sont entièrement carnivores, comme on le voit spéciale-ment dans les *tigres* et les *lions*, les *oiseaux de proie*, et la plupart des *poissons*. L'on observe enfin, chez les omnivores ou les ani-maux qui, vivant de substances végéto-animales, n'ont besoin d'*a-nimaliser* qu'une simple fraction de leurs alimens, que les organes digestifs et leurs annexes tiennent précisément un terme moyen entre les deux dispositions que nous venons d'indiquer. Cette observation, qui nous paraît importante pour le fait de l'ani-malisation, ne souffre aucune espèce d'exception dans les di-verses classes d'animaux, et elle se trouve même pleinement confirmée par les mutations qu'offre le canal alimentaire dans ceux qui éprouvent des métamorphoses, lorsque la nature de leurs alimens vient à varier suivant la diversité de formes qu'ils présentent.

Mais l'influence de l'élaboration digestive sur l'animalisation n'est pas la seule à laquelle il faille attribuer cette altération des alimens végétaux ; l'absorption qui modifie puissamment la composition des matériaux fluidifiés sur lesquels elle s'exerce, et notamment l'absorption chyleuse et celle qui se continue sur toute l'étendue du canal alimentaire, versent dans le torrent de la circulation veineuse, quelle que soit la nature des alimens dont on fait usage, des fluides imprégnés du cachet de l'ani-malité. La circulation favorise le mélange de ceux-ci avec le sang; et la respiration, enfin, en donnant à ce dernier le complé-ment de ses qualités, achève en même temps, et l'hématose et l'animalisation des principes nutritifs qui auraient pu demeurer jusqu'alors étrangers à la nature animale.

C'est ainsi que, sans vouloir rien préciser sur le mode suivant lequel s'opère l'animalisation, il nous paraît que l'on peut ratta-cher ce phénomène, pour tous les animaux qui se nourrissent, en tout ou en partie, d'alimens végétaux, à la triple action éla-boratrice qu'exercent, dans un ordre successif, la digestion, l'absorption et la respiration.

Cependant si, peu satisfaits de cette notion générale et trop vague, sans doute, de l'animalisation, nous essayons de descendre, avec les chimistes, dans le mécanisme de cette action altérante, nous verrons, en comparant, sous le rapport de leur composition in-time, les substances végétales avec les matières animales, qui

en proviennent, que la prédominance du carbone et de l'hydrogène dans les premières, la faiblesse des proportions de ces deux
principes dans les secondes et surtout la présence caractéristique
de l'azote, autorisent à avancer, comme une chose de fait,
qu'en passant par l'acte de l'animalisation, ou de la nature végétale à la composition animale, les alimens végétaux se déshydro-
gènent, se décarbonent, et de plus se chargent d'azote. Or, en
devenant historiens, essayons de faire connaître comment, à
l'aide de la théorie chimique, quelques savans se sont efforcés
de descendre dans le le mécanisme de cette action.

M. Hallé, dans un Mémoire sur l'animalisatipn, inséré parmi
ceux qui composent les Annales de chimie, tome XI de cette
collection, s'appuyant des expériences de M. Jurine, confirmées
d'ailleurs pour le fond, dans ces derniers temps, par les recherches
les plus exactes de MM. Magendie et Chevreul, d'où il résulte
que les gaz intestinaux, contenus dans les intestins grêles, et regardés comme les produits naturels de la digestion, sont principalement remarquables par les proportions d'acide carbonique,
d'hydrogène pur, et d'hydrogène carboné qu'ils présentent,
M. Hallé, disons-nous, a pensé qu'on pouvait voir dans ce fait
un premier moyen d'expliquer la décarbonisation et la déshy-
drogénation de l'aliment végétal. Et le même savant, rappelant
ce qui résulte, d'autre part, pour le sang veineux, chargé du
produit de la digestion, de la respiration pulmonaire, et même
de la respiration cutanée, constatée par M. Jurine, voit dans cette
double élaboration, autant de nouveaux moyens de diminuer les
proportions de carbone et d'hydrogène, qui différencient le
composé végétal de la nature animale. Ainsi la digestion intestinale, la respiration pulmonaire et la respiration cutanée, anima-
liseraient les alimens végétaux, en ce sens qu'elles leur enleveraient
les proportions de carbone et d'hydrogène qu'ils avaient en excès.

Mais l'aliment végétal, jusqu'ici déshydrogéné et décarboné,
ou dépouillé de l'excès comparatif de ces deux principes, ne s'ani-
malise ou ne passe définitivement à la nature animale, qu'en se
pénétrant d'une grande quantité d'azote : or d'où lui vient ce
nouveau principe? l'économie qui l'en revêt, l'emprunte-t-elle
au monde extérieur, ou bien faut-il reconnaître qu'elle le forme
immédiament, ou de toutes pièces, par un ordre particulier de
combinaisons que ne sauraient évidemment expliquer les affinités
chimiques ordinaires?

Ceux qui veulent encore penser que les opérations de la vie ne sont que de simples modifications des phénomènes de la nature universelle, et qu'elles dépendent essentiellement, comme ces derniers, des forces physiques générales, disent que l'*azotisation* des alimens végétaux trouve son explication naturelle dans l'existence de ce même principe chez un grand nombre de végétaux, employés comme alimens, et parmi lesquels on peut citer ceux qui contiennent la substance végéto-animale, qu'on nomme gluten, les plantes crucifères et sans doute d'autres encore, dont l'examen chimique n'a pas été fait jusqu'ici avec assez de soin pour qu'on puisse affirmer qu'elles ne contiennent point d'azote. A cette première raison, ils ajoutent que divers fluides animaux, riches en azote, se mêlent à l'aliment et l'imprégnent de leurs qualités, dans les différens actes de la digestion. Quelques-uns avancent d'ailleurs que l'espèce de controverse qui existe entre des chimistes du premier ordre, sur la question de savoir si la respiration pulmonaire n'enlève pas réellement certaines proportions d'azote à l'air atmosphérique, permettrait de mettre au moins en doute si cette fonction n'offrirait pas à l'économie une nouvelle source dans laquelle celle-ci puiserait cet élément chimique. Mais les partisans de la doctrine que nous exposons, sentant que, malgré le concours de ces divers moyens d'animalisation, les faibles proportions d'azote venues du dehors devant paraître incapables de saturer le composé végétal de toute la quantité de ce principe qui caractérise la substance animalisée, remarquent d'ailleurs, avec raison, que les combinaisons précédemment examinées et qui ont pour effet de décarboner et de déshydrogéner les alimens végétaux, diminuent par là même d'autant la disproportion relative d'azote qu'aurait présentée, sans cette disposition, la matière végétale animalisée.

Allant plus loin encore, M. Magendie, fondé sur des expériences spécieuses, desquelles il résulte que des chiens qu'il a nourris avec des substances entièrement dépourvues d'azote, telles que le sucre, l'huile, la gomme arabique et l'eau distillée, n'ont pu vivre au-delà de trente et quelques jours, et sont morts alors dans l'état de marasme le plus complet, a cru devoir conclure, dans un Mémoire lu à l'Académie des sciences, en 1816, que les substances alimentaires ne peuvent effectivement servir à la nutrition de l'homme et des animaux, qu'autant qu'elles contiennent une proportion plus ou moins considérable d'azote.

Mais si l'on réfléchit à l'ensemble des raisons qui viennent à l'appui de cette théorie chimique de l'animalisation, on s'aperçoit bientôt que leur manque de solidité ne permet guère d'envisager celle-ci que comme une ingénieuse fiction. Remarquons d'abord, touchant l'existence des gaz acide carbonique, hydrogène pur et hydrogène carboné, dans les intestins, qu'on ne peut regarder comme certain que ces produits résultent de l'altération éprouvée par les substances alimentaires dans les voies digestives; et, si nous observons de plus que celles-ci contiennent d'ailleurs encore beaucoup d'azote, dans leur partie la plus inférieure, ou les gros intestins, il faudra bien, pour être conséquens, attribuer ce dernier gaz à la même origine qu'à celle de l'acide carbonique, et de l'hydrogène pur ou carboné. Mais alors le composé végétal décarboné, déshydrogéné, d'une part, mais de plus désazotisé de l'autre, n'aura par-là rien gagné du côté de l'animalisation. Quant à l'élaboration respiratoire, et à l'exhalation cutanée, les physiologistes sont loin d'accorder aujourd'hui que ces deux phénomènes servent à décarboner et à déshydrogéner, dans le sang, les élémens de nature végétale que cette humeur peut renfermer. Il paraît même prouvé, comme on sait, que l'eau et l'acide carbonique, tous formés dans ce fluide, s'en séparent alors par voie de sécrétion. Quant au fait de l'azotisation de l'aliment de nature végétale, on ne peut en trouver une cause satisfaisante dans le mélange de celui-ci avec les humeurs de l'animal, attendu que celles-ci ne contiennent d'azote qu'autant que l'économie en aurait pu trouver dans les moyens d'alimentation antérieurs : or il paraît bien évident, à l'égard d'une foule d'animaux, qui ne vivent que d'herbes, de fruits, et qui sont en un mot exclusivement herbivores, que jamais leurs alimens n'ont pu devenir la source d'un pareil principe. Si des animaux, essentiellement carnivores, comme les chiens, imparfaitement substantés d'ailleurs à l'aide de matières purement végétales, n'ont pu s'accommoder de ce régime si contraire à leur nature, ce n'est pas, ce nous semble, une raison suffisante d'avancer avec M. Magendie, que la nutrition des animaux ne saurait généralement avoir lieu, indépendamment de la présence de l'azote dans leurs alimens. Combien d'expériences anciennes, combien d'observations journalières, qui sont des expériences toutes faites par avance, ne prouvent-elles pas contre la généralité d'une semblable assertion ! Rondelet (*de pisc.*, *cap. XII*) nous apprend à ce sujet que des poissons exclusivement nourris d'eau pure, se sont accrus et développés sous ses yeux, pendant trois ans. Redi, Mead, Valisnéri présentent, par rapport à divers reptiles, un grand nombre de faits entièrement semblables. Plusieurs animaux domestiques séquestrés, et notamment nos oiseaux de cage et de volière, vivent parfaitement bien et s'accroissent à l'aide de l'eau, de fruits et de diverses céréales auxquelles le gluten et l'azote sont à la fois parfaitement étrangers. Ne sait-on pas encore que parmi les poissons qui sont les plus essentiellement azotés de tous les animaux, il en est qui vivent de substances exclusivement végétales.

Mais il serait sans doute superflu de pousser plus loin ces remarques critiques sur la théorie chimique de l'animalisation. Son insuffisance nous paraît assez démontrée. Nous admettrons donc que cet important phénomène de l'économie animale, placé hors du domaine de l'attraction chimique, est soumis, comme toutes les élaborations, à l'influence de la force d'affinité vitale, dont les résultats demeurent évidens, alors même que le mécanisme de son action nous échappe.

Remarquons, au reste, que l'animalisation des substances alimentaires végétales, qui suppose que les forces de la vie produisent de l'azote par un ordre de combinaisons propre aux corps vivans, rentre dans la nombreuse catégorie des faits du même genre que ceux-ci présentent à nos méditations. Quelle force de la nature, autre que celle de combinaison vitale, pourrait en effet se montrer capable de former, à l'aide d'élémens si simples, que l'acide carbonique de l'atmosphère, l'air, la lumière et l'eau, tous les matériaux immédiats des végétaux ? Quelle puissance pourrait à son tour transformer ces premiers produits de la vie végétale, en ceux de l'organisation animale qu'offrent, par exemple, la matière cérébrale, l'osmazôme, l'adipocire, et de plus le phosphore, l'acide phosphorique, le soufre, etc., etc.?

En rappelant encore à ce sujet les expériences rigoureuses si remarquables, faites par M. Vauquelin, sur des poules qui vécurent exclusivement d'avoine soigneusement analisée, et qui rendirent dans le même temps des œufs et des excrémens scrupuleusement soumis au même genre d'investigation, demanderons-nous aussi quelle force chimique a pu former alors une quantité notable de chaux et d'acide phosphorique réellement produite dans le corps de ces animaux, et par quelle espèce de combinaison il serait permis de concevoir qu'une portion considérable de silice s'est trouvée, d'après la même expérience, entièrement détruite ?

Mais, sans nous appesantir davantage sur ces observations, propres à prouver que l'animalisation, soustraite à l'empire du *chimisme*, est une action élaboratrice toute vitale, capable de former de l'azote de toutes pièces, et d'en pénétrer, au besoin, ceux des alimens qui manquent absolument de ce principe, ou dans lesquels il ne se montre que dans des proportions insuffisantes pour les rendre nutritifs, nous ajouterons que les rapports intimes de ce phénomène avec l'*alimentation*, la *nutrition* et la *digestion*, exigent que l'on recoure aux articles consacrés à chacun de ces mots, pour acquérir le complément de son étude.

(RULLIER.)

ANIMALITÉ, s. f., *animalitas*; mot qui, d'après son étymologie, signifie qualités ou facultés animales, c'est-à-dire particulières aux animaux, ou constituant spécialement ceux-ci : or ces caractères, qui se tirent de la comparaison établie entre les animaux et l'ensemble des autres corps organisés vivans, ayant déjà été exposés au mot ANIMAL, et devant nécessairement se reproduire encore à l'article ORGANISATION, nous nous contenterons de renvoyer à ces deux mots. *Voyez* ANIMAL et ORGANISATION.

(RULLIER.)

ANIMATION, s. f., *animatio*. On désigne par ce mot l'action inconnue par laquelle le germe est fécondé, reçoit la vie. *Voyez* GÉNÉRATION.

ANIMÉ. *Voyez* RÉSINE ANIMÉ.

ANIMISTE, s. m., *animista*. On a donné le nom d'animistes aux médecins qui regardent l'âme comme la cause immédiate de tous les phénomènes, tant physiques que moraux, qui ont lieu dans l'économie animale. Georges Ernest Stahl, né à Anspach en 1660, fut le chef de cette secte; mais le système dont il est généralement regardé comme le véritable inventeur, repose en grande partie sur quelques idées de même nature, qui commençaient à se faire jour dans les écoles pendant le temps même de son éducation médicale. Déjà plusieurs naturalistes et physiologistes, parmi lesquels on distinguait Claude Perrault, dont les *Essais de Physiques* parurent en 1680, avaient accordé à la portion intelligente de notre être une influence beaucoup plus étendue sur les mouvemens intérieurs, et

sur les actions corporelles de tout genre, que ne le permet l'observation attentive des phénomènes organiques. Ces sortes d'explications psycologiques étaient préparées et en quelque façon
inspirées par les systèmes de philosophie les plus généralement
admis à cette époque, et surtout par ceux le Descartes et
de Mallebranche. Ces métaphysiciens célèbres refusaient toute
espèce d'activité à la matière, la regardaient, dans quelque état
qu'elle fût, comme une substance complétement inerte et inca-
pable de se mouvoir (hors le cas d'une impulsion extérieure)
sans le secours d'un principe immatériel qui pût lui prêter sa
force et son activité. L'Allemagne, fort disposée alors à se nourrir
d'idées mystiques et pieuses, adopta d'autant plus facilement les
principes cartésiens, que plusieurs de ses philosophes étaient déjà
d'ardens spiritualistes. Les doctrines vitales de Van-Helmont lut-
taient avec avantage contre le chimisme absolu de Sylvius; on
peut même dire que ces deux grandes théories se partageaient les
écoles et les esprits, et que Stahl, en se décidant pour Van-Helmont,
était naturellement sur la voie du système qui a fait sa propre re-
nommée; car il ne s'agissait plus que de substituer à l'archée l'âme
raisonnable, pour que son principe fondamental fût posé. C'est ce
qu'il exécuta avec ce génie profond et obscur qu'on lui connaît,
soutenu par un tempérament mélancolique et un caractère chagrin
et orgueilleux. Stahl fit connaître les premiers élémens sa doctrine,
à l'âge de 24 ans, dans sa thèse inaugurale *de Sanguificatione*,
qui contient le germe de toutes les idées psycologiques et médicales qu'il dévoloppa dans ses autres ouvrages. Dans ce premier écrit, il fait sentir les vices des théories humorales et chimiques, et démontre l'insuffisance de ·l'hypothèse des esprits
animaux. Plus tard il s'éleva avec force contre d'autres théories,
qui sont fondées sur les moûvemens vitaux considérés comme la
cause déterminante des phénomènes. C'était là le caractère particulier du système de Frédéric Hoffmann, son rival, qu'il blâme
avec aigreur de s'attacher principalement à l'étude des moyens
matériels, au lieu de s'en tenir, comme les anciens, à la con-
templation des forces primitives qui mettent en jeu toute la machine animale. En général, il veut qu'on néglige l'investigation
des procédés mécaniques ou chimiques que la nature emploie
pour parvenir à son but, et qu'on s'applique uniquement à pénétrer ses fins et les principes intelligens d'après lesquels elle se
dirige. Il est facile de prévoir, d'après cela, l'importance qu'il

attachait à la connaissance des causes finales, et combien peu il en accordait à l'étude de l'organisation. Suivant lui, la vraie théorie médicale expose avec soin les mouvemens vitaux, leur direction, leurs résultats, sans s'occuper des instrumens au moyen desquels ils s'opèrent, c'est-à-dire de la forme, de la grandeur et des autres qualités des élémens inertes, de la disposition des vaisseaux, etc., etc. Stahl avait sans doute été éloigné de l'étude de l'organisation, par la manière en même temps grossière et hypothétique dont se livraient à cette étude, à l'époque où il a vécu, cette foule de mécaniciens et de chimistes, qui faisaient porter leurs recherches et leurs raisonnemens, tantôt sur ce qu'elle offre de plus obscur, tantôt sur de puériles hypothèses physiques qui avaient pour objet la configuration des atômes et la composition des mixtes. Tout entier à ces idées, qu'il pousse jusqu'à l'excès, il exclut donc des saines études médicales, celle de la physique, de la chimie et même de l'anatomie, quoiqu'il fût chargé de l'enseignement spécial de ces sciences et grand chimiste lui-même, et son disciple Juncker répète d'après lui, *Usus chemiæ in medicinâ ferè nullus ;* adage connu de tout le monde, depuis que notre illustre Bordeu s'en est emparé, pour le développer avec autant d'esprit que de sagacité dans son analise médicinale du sang. En un mot, Stahl voulait qu'on négligeât les détails de la structure anatomique, pour mieux saisir le but où elle tend, et qu'on abandonnât toutes les lois physiques des élémens inertes dont est composé le corps, pour celle de l'organisme considéré d'une manière générale. Il donne le nom d'organisme à un corps créé de manière à atteindre un but particulier, qui est l'exercice de la vie, et dont toutes les parties concourent à ce but. Il semble, par cette définition même, que cet auteur n'aurait pas dû méconnaître l'influence des dispositions mécaniques qu'on observe dans l'économie animale, quoiqu'on n'en aperçoive pas toujours les motifs : car si elles sont inutiles à l'objet que s'est proposé le Créateur, pourquoi, dira-t-on, n'a-t-il pas imprimé ses lois vitales sur un corps inorganique, ou, en d'autres termes, pourquoi n'a-t-il pas fait de suite un corps vivant sans organisation ? S'il n'en pouvait être ainsi, est-il sage, est-il philosophique de rejeter toute étude de l'organisation, et de considérer la vie d'une manière abstraite et entièrement séparée des élémens divers dont elle est le produit?

Ainsi le système de Stahl repose uniquement sur la supposition de l'état passif de la matière organisée, dépourvue, selon lui, de toute force inhérente, et recevant toute son activité d'un principe immatériel, par lequel le corps vit et résiste aux causes nombreuses de destruction qui l'environnent. Se refusant avec raison à admettre plusieurs forces là où une seule suffit à l'explication de tous les phénomènes, Stahl abuse de cette règle générale pour conclure que l'âme rationnelle, ou le principe de la pensée, doit l'être également de tous les mouvemens organiques. Mais, forcé de reconnaître que l'âme n'a pas toujours la connaissance de ses opérations, et qu'elle dirige, sans le savoir, toutes les fonctions intérieures du corps, il s'efforce de surmonter cette difficulté, en supposant qu'elle possède des facultés intellectuelles dont elle a conscience, et des facultés corporelles, de la conscience desquelles elle est privée : l'ame agit alors *à ratione*, et non *à ratiocinio*, distinction au moyen de laquelle Stahl prétend expliquer ce qu'il y a de faux et d'hypothétique dans son système. L'âme, en un mot, est le seul principe véritablement actif dans l'économie humaine ; le corps n'existe que par rapport à elle, et ne pourrait, sans elle, ni sentir, ni se mouvoir, puisque, par son organisation seule, il ne serait doué d'aucune faculté. L'âme est, de sa nature, un être immatériel, actif, intelligent, ayant la faculté de penser, de raisonner, et de diriger, d'après des déterminations toujours sages et réfléchies, tous les mouvemens et toutes les opérations nécessaires à la conservation du corps qu'elle anime. Qui ne voit que, par une semblable doctrine, la métaphysique est transportée dans la physiologie, d'autant plus évidemment que son auteur s'efforce de prouver que tous les phénomènes physiques rentrent dans les phénomènes moraux qui, suivant lui, sont toujours et partout les suprêmes régulateurs de l'action des organes.

Il serait difficile de distinguer l'âme, telle que Stahl la concevait, du principe matériel et périssable admis par quelques vitalistes modernes, comme la cause de toutes les fonctions organiques et intellectuelles. Sous ce point de vue, on excuse d'autant plus facilement la prétention de Cabanis, de faire de Stahl un matérialiste comme lui, que, pressé par les argumens de Leibnitz qui soutenait la nécessité des forces physiques pour le gouvernement du corps, Stahl est obligé d'accorder à l'âme l'étendue et la matérialité, et de déclarer qu'il n'attend l'immortalité que de la grâce divine. Mais on ne doit pas oublier que

Cabanis, qui regardait le matérialisme comme le système métaphysique le plus favorable au bonheur des hommes, était poussé
par son ardente philanthropie à propager cette opinion, et à
montrer que, chez les penseurs de tous les temps, elle avait été
universelle. On aurait tort néanmoins de céder à l'autorité de ce
philosophe, et de conclure que Stahl, après avoir réduit à un
principe unique toutes les actions physiques et morales de
l'homme, n'ait voulu, en faisant de ce principe un être immatériel, que ménager les opinions religieuses de son temps, et
déguiser sa véritable pensée. Les idées mystiques et les sentimens
chrétiens répandus dans ses ouvrages ne doivent pas laisser de
doute sur ses vrais sentimens, et l'on ne saurait douter de sa
bonne foi dans les doctrines de spiritualisme qu'il a professées,
quand on considère le langage qu'il emploie ordinairement lorsqu'il il cherche à réfuter les théories des mécaniciens. Il prétend
*tenir de la grâce de Dieu tout ce qu'il écrit, et s'en réfère
hardiment à l'opinion de ceux qui pensent bien.* Les autres
expressions dont il se sert envers ses adversaires témoignent
le plus profond mépris, et sont remplis d'épithètes injurieuses.
Aurait-il parlé avec cette hauteur, je dirais presque avec cette
insolence, s'il n'eût différé d'avec eux que pour le choix à faire
entre deux systèmes de même nature, et pour savoir s'il con-
venait d'accorder à la même substance matérielle quelques qualités de plus ou de moins? Mais sa mission était à ses yeux bien
plus relevée; il se croyait appelé à mettre au grand jour la toute-
puissance de l'esprit sur la matière, ou de l'âme sur le corps.
Est-il étonnant qu'il ait agi quelquefois en inspiré, et avec
l'intolérance d'un théologien du dix-septième siècle? Un
homme qui, dans une discussion physiologique, argumente
sérieusement du péché d'Adam, et soutient que les sensations obscures que nous ne saurions exprimer sont les ombres
des connaissances que le premier homme possédait avant sa
chute, ne saurait être soupçonné d'incrédulité. Dites que l'esprit
de son système et l'identité qu'il a le premier proclamée entre les
les causes de tous les phénomènes de la vie, soit physiques, soit moraux, mènent au matérialisme; mais si vous en concluez que Stahl
a dû être matérialiste, vous aurez tort. De quel droit exigez-
vous qu'il ait toujours été conséquent avec lui-même? N'était-
il pas homme?

La dissertation de Stahl sur les mouvemens toniques (*de motu*

tonico) , est une heureuse exception à ses principes de pur spi--
·ritualisme, et un premier pas dans l'étude des propriétés vitales.
Il admettait que ces mouvemens résultent d'un certain état de
tension et de relâchement des parties molles du corps, et qu'ils
sont généralement dirigés de l'extérieur à l'intérieur ; ce sont
eux, dit-il, qui sont la cause des congestions, des fluxions des
spasmes intérieurs, des fièvres, des hémorragies et des évacuations
critiques. Vaincu par la force des choses, qui lui imposait la nécessité d'étudier la vie ailleurs que dans son premier principe ,
Stahl avait eu recours à ces vues nouvelles, en opposition avec
sa manière habituelle de considérer les phénomènes vitaux, pour
combattre les théories purement harvéiennes de la circulation, et
pour montrer que, dans le retour du sang des extrémités vers
le cœur et dans un grand nombre de circonstances diverses, les
mouvemens de ce liquide sont soustraits à l'influence des lois
physiques. Enfin il voulait mettre en évidence quelques vérités
médicales que l'observation lui avait apprises, et que nous rap-
portons aujourd'hui aux irritations vasculaires. Mais Stahl se
borna , sur cette matière , à des vues générales. Retenu dans les
étroites limites où il avait lui-même resserré les études physiologiques, il ne pouvait les franchir pour remonter jusqu'à la cause
prochaine de ces mouvemens toniques, dont les effets lui étaient
connus. Il était contraint de les attribuer à l'action immédiate de
l'âme, et de repousser l'irritabilité de Glisson, dont sa doctrine sur
ce point n'était qu'une imitation imparfaite. On aperçoit cependant qu'il était dans le chemin de la vérité , et que, s'il ne se
fût pas senti lui-même arrêté par le principe fondamental de son
système , qui lui interdisait toute recherche des causes intermédiaires entre l'action réfléchie de l'âme et les fonctions des organes, il serait peut-être parvenu jusqu'à cette propriété vitale dont
il méconnaissait l'existence, tout en accordant une si grande importance aux phénomènes qui en dépendent.

La doctrine pathologique de Stahl se trouvait en harmonie
parfaite avec sa doctrine générale ; car l'âme étant, selon lui ,
l'agent immédiat et intelligent de tous les mouvemens et de tous
les changemens matériels qui ont lieu dans le corps , il en con-
cluait naturellement que la maladie elle-même n'est qu'une sorte de
trouble ou d'inégalité dans le gouvernement de l'économie. Attentive à toutes les causes morbifiques , soit extérieures, soit intérieures, qui peuvent déranger l'ordre habituel de la santé, l'âme

s'empresse de défendre, contre ces causes de destruction, la machine qu'elle anime, et elle opère, dans ce dessein, des mouvemens toniques destinés à expulser ou à détruire ce qui lui nuit. La fièvre n'est donc qu'une suite de mouvemens toniques, qui ont pour but l'expulsion de la cause morbifique, au moyen des sécrétions ; elle est toujours un effort conservateur, ne tend jamais par sa propre nature à une fin dangereuse, et n'est autre chose que la conséquence des déterminations intelligentes de l'âme pour la conservation du corps.

La pléthore sanguine est la cause la plus fréquente, ou plutôt la cause presque universelle des maladies, par la raison que nous prenons une plus grande quantité d'alimens que celle qui est nécessaire à notre nourriture, et parce que l'aliment est plus propre à se convertir en sang, que le sang à opérer la nutrition des parties. Cette surabondance de sang *blesse* l'âme qui cherche à s'en débarrasser en produisant une hémorragie à l'aide des mouvemens toniques. Elle affecte dans ce dessein différentes voies, suivant les âges, les sexes et les constitutions. De là la théorie si connue de Stahl, sur le rôle important et si souvent fatal, que joue la veine-porte, *vena-porta, porta malorum*, dans les maladies de l'abdomen, et sur l'utilité des hémorroïdes dans la goutte, le rhumatisme, etc., etc. Quelquefois aussi l'âme a dirigé sur un organe le sang surabondant dont elle était opprimée, mais ce sang n'ayant pu être évacué au dehors, a détruit l'organe lui-même ; c'est ce qui arrive dans la phthisie pulmonaire. Stahl voit enfin dans presque toutes les maladies des efforts hémorragiques qui, n'ayant pu se compléter ou ayant pris une mauvaise voie, ont affecté l'âme, qui n'a pas eu assez de force pour les diriger convenablement, et résister au trouble qu'ils ont apporté dans les fonctions, quoiqu'elle en connût d'avance le danger. Une telle doctrine pathologique conduit nécessairement à une thérapeutique presque nulle ; aussi quelques émissions sanguines, quelques évacuans, aidés d'un régime convenable, composent-ils presque toute la pratique des stahliens. Comme ils admettent que l'âme possède intuitivement plus de connaissances que nous ne sommes capables d'en acquérir par l'étude, il en résulte que le médecin n'a rien de mieux à faire qu'à rester simple spectateur des efforts et du travail de l'âme pour la conservation du corps. Le fameux ouvrage de Stahl, intitulé *Ars sanandi cum expectatione*, n'est que le développement de cette idée. Si l'on objecte

à Stahl que, loin d'agir avec sagesse et prévoyance, dans l'intérêt de la conservation du corps, l'âme détermine souvent des
mouvemens qui tendent à le détruire et le détruisent en effet,
il répond que l'âme a pu se tromper, qu'elle est imparfaite, et
que sa nature a été dégradée par le péché originel.

La doctrine de Stahl occasiona un grand mouvement en Allemagne, mais n'obtint pas à beaucoup près un succès universel.
Elle se montra d'abord avec peu d'éclat; et plus tard, les conséquences erronées et même absurdes, auxquelles était arrivé, à
force de logique, l'auteur de ce système, firent dédaigner ce
qu'il avait de bon et les vues élevées de Stahl sur la cause primitive des phénomènes vitaux, placés par lui, pour la première
fois, entièrement hors de la sphère des lois physiques. On pouvait bien reconnaître dans l'ordre physiologique des combinaisons profondes, une sagesse et une prévoyance qui auraient
permis d'y supposer l'action immédiate de l'âme rationnelle; et
l'on conçoit que l'analogie entre les fonctions nécessaires au
maintien de la vie ou au bien-être de l'individu, et les opérations réfléchies de la pensée humaine, ait pu se soutenir à cette
époque de la science par des argumens plausibles. On pouvait
donc aussi rapporter ces deux ordres de phénomènes à une même
cause, ou à un même principe intellectuel qui aurait été chargé
en même temps de l'administration du corps et de l'exercice des
facultés morales. Il n'en était plus ainsi quand on voulait pour-
suivre la même analogie dans les phénomènes morbides, où l'on
observe si souvent des actions vitales qui, loin d'être conserva-
trices, tendent à la destruction de l'individu. Les objections de
cette nature étaient trop nombreuses et trop puissantes pour être
surmontées. Stahl trouva d'ailleurs dans Frédéric Hoffmann, professeur comme lui à l'université de Halle, un rival redoutable,
dont le système plus clair, plus séduisant, exposé avec plus
d'art et de méthode, enfin plus en rapport avec les connaissances physiques du temps (ce qui est toujours pour une doctrine
médicale un grand moyen de succès), faisait d'autant plus re-
sortir les vices, les obscurités, la mysticité ridicule de l'animisme,
et qui lui disputait le terrain avec avantage.

Néanmoins le nombre des animistes fut encore assez grand, et
leur rôle assez beau dans les fastes historiques de la médecine;
on n'a qu'à consulter à cet égard le savant Kurt Sprengel. Cette
secte se continua jusque dans le dix-huitième siècle, époque à

laquelle le système de l'animisme fut commenté, éclairci, et reçut d'heureuses modifications de plusieurs médecins, et notamment d'Ernest Platner, professeur à Leipsick : ce fut lui qui, le dernier de tous les disciples de Stahl, osa se montrer sous les couleurs propres du maître. Le stahlianisme eut même l'honneur d'être opposé aux expériences de Haller, et de fournir des argumens aux adversaires de l'irritabilité et de la sensibilité considérées comme deux propriétés, non-seulement distinctes, mais isolées et indépendantes. Plus tard nous retrouvons encore cette doctrine revêtue de formes nouvelles; car les vitalistes de Montpellier ne sont au fond que des continuateurs de Stahl, puisqu'ils admettent avec lui l'unité du principe de vie; mais ils n'auraient pu, dans le développement de leurs doctrines, demeurer étrangers aux connaissances anatomiques et physiologiques acquises de nos jours, et ils ont su d'autant plus facilement se préserver des erreurs grossières qui défigurent leur modèle, qu'il serait aujourd'hui aussi impossible de les partager que de les soutenir. *Voyez* les mots ARCHÉE, AUTOCRATIE, PRINCIPE VITAL, VITALISTES. (COUTANCEAU.)

ANIS, s. m. On appelle ainsi les fruits du *pimpinella anisum*, L. Plante annuelle de la famille des ombellifères de Juss., de la pentandrie digynie de LIN., qui croît naturellement en Égypte, en Asie, et jusqu'en Italie, et que l'on cultive dans certaines provinces de la France, particulièrement en Tourraine. Ces fruits, désignés communément sous le nom de *semences d'anis*, sont voïdes, allongés, striés, pubescens et blanchâtres. Leur saveur est sucrée, leur odeur très-développée et fort agréable. Le péricarpe renferme en abondance une huile volatile très-odorante, que l'on peut obtenir par la distillation; tandis que la graine contient de l'huile grasse. Celle que l'on se procure par l'expression du fruit entier, est un mélange d'huile fixe et d'huile volatile.

L'anis le plus estimé nous arrive de Malte et d'Alicante; celui de Tours est moins aromatique.

Propriétés et usages. De même que les fruits d'un grand nombre d'autres ombellifères, l'anis doit être placé parmi les substances essentiellement stimulantes. L'huile essentielle que ses fruits renferment est d'une grande activité. S'il faut en croire le rapport de Trew, une ou deux gouttes de cette huile peuvent donner la mort à un pigeon, et quelques gouttes ont produit chez un homme un délire subit, qui n'a été dissipé que par l'usage des émétiques. Ces assertions nous paraissent tout-à-fait exagérées, et nous donneraient même à penser qu'il y a eu erreur de la part de l'expérimentateur; car nous avons vu des enfans manger une très-grande quantité de fruits d'anis, sans en éprouver le moindre accident. L'anis détermine un sentiment de chaleur et d'excitation bien prononcé, dans l'estomac, lorsqu'on le prend à la dose d'un scrupule à un demi-gros. Il active les fonctions digestives lorsque l'estomac est faible ou débilité. On l'emploie également très-souvent comme carminatif, et même il jouit, sous ce dernier rapport, d'une réputation populaire. Son emploi peut être favorable quand les coliques, les flatulences dépendent d'un état de faiblesse du canal alimentaire, ou qu'elles sont dues à l'accumulation des substances indigestes amassées dans l'estomac ou les intestins. On unit fréquemment les fruits d'anis aux substances purgatives; ils en rendent la saveur et l'odeur moins désagréables, et augmentent l'action des purgatifs en stimulant le canal intestinal. On administre ordinairement l'anis à la dose d'un gros, infusé dans huit onces d'eau bouillante, que l'on prend en plusieurs doses. L'alcohol et le vin sont aussi de fort bons excipiens des principes de ce médicament. Les confiseurs en font de petites dragées et des liqueurs de table fort agréables.   (A. RICHARD).

ANKYLOBLÉPHARON, ou ANCYLOBLÉPHARON, s. m., αγκυλοβλέφαρον, de αγκυλος, resserré, courbé, et de βλεφαρον, paupière. On appelle ainsi l'union contre nature du bord libre des paupières et quelquefois aussi l'adhérence de ces membranes avec le globe de l'œil. Cette maladie est rarement congéniale; le plus souvent elle est accidentelle. Lorsque les enfans viennent au monde avec les paupières soudées ensemble, dans toute l'étendue de leur bord, ils présentent accidentellement la disposition qui est naturelle aux serpens, chez lesquels on ne rencontre qu'une seule paupière transparente, immobile et non fendue. Comme dans ces derniers animaux, la conjonctive forme chez eux un sac oculo-palpébral, non ouvert en avant, de sorte que les larmes passent derrière les paupières, et tombent dans les fosses nasales, sans avoir été exposées au contact de l'air.

L'ankyloblépharon accidentel peut arriver après la petitevérole, l'anthrax des paupières, de violentes ophthalmies, des brûlures, des plaies qui ont déterminé l'ulcération des paupières, et leur agglutination: il est bien plus souvent compliqué d'adhérences géné-

rales ou partielles avec le globe de l'œil, que lorsqu'il est congénital. Quelquefois l'ankyloblépharon incomplet est le résultat de
l'atrophie des paupières, et de légères excoriations de leurs
bords, chez les vieillards. Il n'est point rare de voir, chez les
gens fort âgés, les paupières se souder peu à peu, de leur angle externe vers l'interne, de sorte que leur ouverture devient très-
étroite, et leur écartement de plus en plus limité. J'ai observé
plusieurs individus âgés chez lesquels il ne restait plus, vers l'angle
interne des paupières, qu'une petite ouverture, à peine suffisante
pour leur permettre de voir à se conduire. M. Rostan a fait aussi
nombre de fois cette observation sur des vieilles femmes de la
Salpêtrière.

L'ankyloblépharon congénital complet est une maladie fort
rare : M. Demours, qui s'occupe avec tant de succès du traitement des maladies des yeux, dont il observe un grand nombre
chaque année, m'a dit ne l'avoir jamais rencontré; ordinairement, en effet, les paupières ne sont soudées qu'incomplétement, et il reste une ouverture le plus souvent vers l'un de
leurs angles. Les malades, ne pouvant écarter les paupières
que dans une petite étendue, leurs yeux paraissent très-
petits, et l'on aperçoit à peine, chez eux, la partie antérieure
de la sclérotique, qu'on désigne vulgairement sous le nom de
blanc de l'œil : dans ce cas, le malade n'est point entièrement
aveugle, comme dans le premier, l'œil pouvant encore être découvert dans une partie de sa surface.

Dans l'ankyloblépharon complet, on trouve entre les deux
rangées de cils, un petit sillon, sorte de raphé qui indique le
point de séparation des cartilages tarses, et dont la largeur varie
suivant que le bord des paupières est réuni par des adhérences
intimes, ou par une membrane lâche et extensible. Chez quelques
malades, la face postérieure des paupières est unie de la manière
la plus intime avec le globe de l'œil, et la conjonctive semble avoir
tout-à-fait disparu : il est probable, dans ce cas, qu'il a existé
pendant la vie utérine de l'enfant, une inflammation violente des
paupières, qui a déterminé l'adhérence des feuillets contigus de
leur membrane muqueuse.

Les signes de l'ankyloblépharon sont faciles à saisir, d'après ce
que nous venons de dire. Il est important, avant d'entreprendre
le traitement, de déterminer si l'affection est simple, ou si elle est
compliquée d'adhérences avec le globe de l'œil. Dans le pre-

mier cas, les paupières sont bien légèrement soulevées pendant
les mouvemens de l'œil ; mais elles ne sont pas tiraillées et entraînées dans diverses directions, suivant qu'il se porte dans tel ou tel
sens, comme on l'observe lorsqu'il y a des adhérences. Dans l'ankyloblépharon simple, si on applique les doigts sur les paupières,
et qu'on engage le malade à mouvoir l'œil, on sent le globe qui
roule et glisse facilement au-dessous. On sent au contraire que les
paupières se meuvent et sont entraînées par le globe de l'œil, dans
les cas où ces parties sont adhérentes entre elles.

L'ankyloblépharon simple est une maladie peu grave, facile à
guérir ; il n'en est pas de même lorsqu'il est compliqué d'adhérences. Quand celles-ci ont lieu entre les paupières et la cornée
transparente, la maladie est au-dessus des ressources de l'art,
et le malade condamné à une cécité incurable.

Que l'ankyloblépharon soit accidentel ou de naissance, le traitement est toujours le même ; il consiste à séparer les deux paupières, en coupant avec l'instrument tranchant les adhérences qui
les unissent, et à prévenir leur agglutination. Pour pratiquer cette
opération, que Wenzel a exécutée avec succès, il faut faire ren-
verser légèrement et fixer solidement la tête du malade sur la
poitrine d'un aide. Si l'occlusion des paupières est incomplète, on
introduit entre elles et le globe de l'œil, par la fente qui existe, et
dans la direction du petit sillon qui les sépare, une sonde cannelée,
flexible, rendue concave du côté du dos, qui doit correspondre
à l'œil, afin qu'elle puisse s'accommoder exactement à la convexité
naturelle de cet organe; on conduit délicatement dans la cannelure
de la sonde la pointe d'un bistouri, et on incise l'adhérence dans
toute son étendue. On pourrait aussi, dans ce cas, suivant le conseil de Maître Jean, séparer les paupières avec des ciseaux boutonnés. Ce procédé, pratiqué avec des ciseaux boutonnés,
courbes sur leur tranchant, serait avantageux, surtout dans le
cas où l'ouverture des paupières existe vers l'angle interne de l'œil,
parce que la saillie du nez permet difficilement d'introduire la
sonde cannelée dans ce sens.

Dans l'ankyloblépharon complet, on est obligé de pratiquer
d'abord une ouverture en faisant, vers l'angle externe des paupières, un petit pli vertical que l'on incise perpendiculairement à
sa direction : on opère ensuite comme dans le cas précédent. C'est
à tort que quelques auteurs ont donné le conseil de faire cette
ouverture vers l'angle interne des paupières. La présence, dans

cette région, des points lacrymaux qu'on pourrait blesser, et la saillie du nez, qui s'oppose à ce qu'on puisse introduire commodément la sonde cannelée entre les paupières et le globe de l'œil, suffisent pour faire rejeter ce procédé. L'opération achevée, on laisse couler le sang; on instille dans les yeux quelques gouttes d'un collyre émollient, on enduit les parties incisées d'un corps gras, comme du cérat ou de l'huile d'amandes douces, et on a soin de faire passer souvent entre les lèvres de la plaie un anneau ou un stylet boutonné, afin de prévenir la formation de nouvelles adhérences; c'est pour la même raison qu'il faut laisser peu dormir le malade.

Lorsque l'ankyloblépharon est compliqué d'adhérences avec la partie antérieure de l'œil, et que ces adhérences ont lieu entre la cornée et la partie correspondante des paupières, on ne doit tenter aucune opération pour rendre la vue au malade. C'est en vain qu'on espérerait, en séparant les liens fibro-celluleux qui unissent les parties, rendre à la cornée une transparence qu'elle a perdue dans la plupart des cas, ou qui même, en supposant qu'elle n'ait pas été détruite, ne manquerait pas d'être obscurcie par la cicatrice opaque, résultat de l'opération. L'ankyloblépharon compliqué est-il incomplet? consiste-t-il seulement dans cette variété de la maladie, où des brides plus ou moins étendues unissent les paupières avec la conjonctive oculaire au niveau de la sclérotique, de sorte que la cornée est intacte, comme on l'observe assez fréquemment? on peut avec avantage couper les brides, et rendre à l'œil et aux paupières leurs mouvemens. Un jeune homme avait sur l'œil droit un ankyloblépharon accidentel incomplet, survenu après une brûlure faite par du plomb fondu; des brides étroites unissaient, sur la ligne moyenne, le globe de l'œil avec les paupières; celles-ci étaient entraînées dans tous les mouvemens de l'œil, qu'elles gênaient: aussi dans l'abduction et l'adduction forcées de cet organe il survenait un léger strabisme et de la diplopie. Je divisai avec un bistouri mousse les adhérences membraneuses, en ayant soin d'écarter le plus possible la pointe de l'instrument du globe de l'œil : ce dernier organe reprit une parfaite liberté dans ses mouvemens, qui suffirent, avec les larmes, pour s'opposer à la réunion des brides; il ne fut pas nécessaire d'interposer de corps étranger, ni de faire des onctions avec des corps gras, entre les paupières et l'œil. On pourrait détruire également les adhérences avec des ciseaux bien évidés. Lorsque les brides qui unissent les paupières avec le globe de l'œil sont fort épaisses et larges, il est rare que l'opération soit couronnée de succès : les adhérences se rétablissent ordinairement entre les parties, quels que soient les moyens qu'on ait mis en usage pour les empêcher de se reformer.

Que penser du procédé mis en usage par Fabrice de Hilden ?. Ce célèbre praticien ayant eu à traiter une adhérence entre la paupière supérieure et le globe de l'œil, parvint à la détruire de la manière suivante. Il passa autour, au moyen d'un stylet recourbé et percé à son extrémité, un fil de soie dont les bouts furent réunis pour supporter un morceau de plomb du poids d'environ deux gros : ce plomb était mobile, et pouvait se porter de côtés et d'autres, suivant les mouvemens de la tête ; la nuit on le retirait pour éviter l'incommodité et la douleur qu'il aurait pu causer. Ce procédé, qui a quelque analogie avec l'une des manières d'opérer la fistule à l'anus, ne pourrait être employé que chez un malade très-pusillanime, et ne s'oppose pas plus à la formation de nouvelles adhérences que la simple incision.

(J. CLOQUET.)

ANKYLOMÉRISME, s. m., *ankylomerismus*, de ἀγκύλος, resserré, et de μέρος, partie. Adhérence vicieuse d'une partie quelconque. Inusité.

ANKYLOSE, s. f.,' *ankylosis*, ἀγκυλωσις, de ἀγκυλος, courbé, plié : maladie qui consiste dans la perte plus ou moins complète des mouvemens des articulations diarthrodiales. Il est probable que cette affection a été ainsi nommée, parce qu'il arrive fréquemment que les membres ankylosés restent dans un état permanent de flexion et d'immobilité. Suivant que les articulations malades conservent encore quelques mouvemens, ou qu'elles les ont entièrement perdus, on avait distingué l'ankylose en *fausse* et en *vraie*. Il vaut mieux désigner ces deux états de la maladie, qui n'en sont réellement que des degrés différens, sous les noms d'*ankylose incomplète* et d'*ankylose complète*.

L'ankylose peut s'établir dans toutes les articulations mobiles ; cependant on observe qu'elle est plus fréquente dans les articulations ginglymoïdales, comme celles du coude, du genou, de la jambe avec le tarse, que dans toute autre espèce. Ces articulations peu mobiles, qui tiennent pour ainsi dire le milieu entre les diarthroses et les synarthroses, et dans lesquelles les surfaces articulaires sont réunies par une substance fibro-cartilagineuse intermédiaire, n'en sont point exemptes ; ainsi on voit quelquefois les vertèbres , le coccyx, les symphyses du bassin s'ankyloser.

L'ankylose peut n'affecter qu'une seule articulation, comme cela est le plus ordinaire, ou bien plusieurs à la fois, tantôt sur le même membre , et tantôt sur des membres différens. On voit des individus avoir successivement des ankyloses dans toutes leurs articulations, de sorte que les diverses pièces osseuses de leur squelette, venant à se souder complètement les unes après les autres, ils ne peuvent plus exécuter aucun mouvement, et restent condamnés à une immobilité complète, dans laquelle ils finissent leur misérable existence. Un des cas les plus remarquables d'ankylose générale que l'on connaisse, est celui d'un officier mort à Metz en 1802 , à l'âge de cinquante ans. Ce malade, dont M. Percy nous a conservé l'observation, eut à la suite des fatigues de la guerre, dans un pays froid et humide, une inflammation rhumatismale , qui détermina successivement l'ankylose de toutes ses articulations. Le squelette de ce malade est déposé dans le cabinet d'anatomie de l'École de Médecine ; il ne forme qu'une seule pièce ; la mâchoire inférieure elle-même est complétement soudée et fermée, de sorte que pendant la vie, on avait été obligé d'extraire deux dents incisives , afin de faire une ouverture pour introduire les alimens. M. Larrey, de Toulouse, a donné à la faculté de médecine le squelette d'un pêcheur, dont presque toutes les articulations sont également ankylosées.

L'ankylose est ordinairement le produit de diverses affections des articulations ou des parties voisines ; néanmoins on voit le repos prolongé des membres la déterminer, comme on l'observe quelquefois chez les individus qui demeurent long-temps dans la même position ; chez des malades qui sont retenus des années entières dans leur lit ; chez ceux dont les membres paralysés sont depuis long-temps condamnés à l'immobilité ; témoins encore certains idiots , et ces fakirs de l'Inde , qui gardent , par dévotion , constamment la même situation , et finissent par ne pouvoir plus en changer , lorsque leurs articulations se sont soudées.

Les maladies qui amènent le plus fréquemment l'ankylose , sont les fractures compliquées , les luxations, les entorses, les plaies, les hydrarthroses, les tumeurs blanches ; la carie, les inflammations rhumatismale, arthritique des articulations ; l'ossification accidentelle des ligamens, etc. D'autrefois les articulations ne peuvent se mouvoir, parce qu'elles sont gênées par

quelque maladie des parties molles voisines, par la présence
de tumeurs de diverse nature, d'ulcères, de brides suite de brûlure, etc.

Si l'on considère d'une manière générale, et en ne prenant
que les faits pour modèles, le mécanisme suivant lequel se forme
l'ankylose, on reconnaît qu'il est essentiellement différent, suivant les cas. Comme les auteurs n'ont pas envisagé d'une manière
spéciale la question sous ce point de vue, je pense qu'il faut
la présenter avec quelques détails. Voici les principales espèces
d'ankyloses que je crois devoir établir :

1° *Ankylose par le repos de l'articulation.* On sait que les mouvemens entretiennent dans les articulations la souplesse des liens
fibreux qui les unissent, et la sécrétion de l'humeur synoviale,
qui lubréfie les surfaces correspondantes des os. Lorsqu'une articulation est retenue long-temps dans une parfaite immobilité, les
ligamens se raccourcissent, ils reviennent sur eux-mêmes, ils ne sont
plus alternativement tendus et relâchés, pliés et redressés par les
mouvemens; ils perdent leur souplesse, deviennent de plus en
plus roides; rapprochent et serrent fortement les unes contre
les autres, les surfaces articulaires. L'exhalation de la synovie est
de moins en moins abondante; cette liqueur devient fort
ténue; elle se change en une simple rosée séreuse; la membrane synoviale semble revenir sur elle-même, éprouver, ainsi
que les autres parties de l'articulation, une véritable atrophie; les
surfaces articulaires se rétrécissent; la synovie finit par se tarir;
les feuillets contigus de la membrane qui la sécrétait, perdent
leur poli, deviennent rugueux, et ne tardent pas à contracter des
adhérences entre eux; il se fait une véritable transformation celluleuse de la membrane synoviale, sans qu'il s'y développe
aucune inflammation préalable. On ne trouve plus de membrane synoviale dans beaucoup d'articulations ainsi ankylosées; on observe seulement un tissu filamenteux, celluleux,
blanchâtre, qui réunit les surfaces articulaires; les cartilages
d'incrustation presque toujours aussi ont diminué d'épaisseur, et
quelquefois même ont été absorbés, et ont entièrement disparu.
Sur plusieurs articulations, on recontre encore dans quelques
endroits des portions de la membrane synoviale, qui n'ont point
été oblitérées. Après un temps variable, le tissu cellulaire serré,
qui réunit les surfaces articulaires, est envahi par l'ossification;
la substance spongieuse de chaque os reste cependant assez

long-temps séparée, par une lamelle de cartilage et de tissu compacte fort mince, analogue à celle qu'on observe immédiatement après la disparition des épiphyses chez les jeunes sujets, entre le corps de l'os et ses extrémités, cette lamelle finit elle-même par être absorbée, et il ne reste plus alors aucune marque de séparation, par exemple, entre le tissu spongieux des extrémités correspondantes du tibia et du fémur dans une ankylose du genou : ce dont on peut s'assurer en sciant ces os suivant leur longueur. Sur des individus qui étaient restés fort long-temps au lit dans la même position, pour des paralysies, j'ai plusieurs fois observé les changemens précédens qui surviennent dans les articulations, et en déterminent l'ankylose. Je puis assurer que je n'ai jamais vu chez eux aucune trace d'inflammation dans les membranes synoviales. Aussi est-ce à tort, et faute d'avoir bien étudié la nature, ou de n'avoir pas vu un assez grand nombre de cas, qu'on a récemment avancé, qu'il ne se faisait pas d'adhérences sans inflammation préalable. Une foule de faits physiologiques et pathologiques viennent détruire cette assertion.

2° *Ankylose par le moyen des fausses membranes.* Cette ankylose a lieu après les inflammations des membranes synoviales des articulations ; elle est très-fréquente. La membrane enflammée laisse exsuder une lymphe plastique et coagulable, qui forme des brides, et réunit les surfaces contiguës en différens points de leur étendue, comme on l'observe lors de la formation des adhérences dans les membranes séreuses enflammées. L'exhalation de la synovie diminue, ou bien quelquefois augmente ; mais dans ce dernier cas, le liquide finit par être résorbé entièrement, et les adhérences, d'abord molles et gélatineuses, deviennent solides, et se transforment en tissu cellulaire. Dans cette espèce d'ankylose, on observe fréquemment des brides allongées, celluleuses, très-variables pour le volume et la forme, qui se portent dans des directions variées de la face interne des capsules synoviales, aux surfaces articulaires, ou se trouvent placées entre celles-ci. J'ai plusieurs fois, avec M. Béclard, disséqué de semblables altérations, surtout dans l'articulation du genou ; nous en avons figuré et décrit plusieurs cas dans nos cahiers d'anatomie pathologique. L'ossification s'empare des fausses membranes comme des liens celluleux, dans le cas précédent, et les mêmes phénomènes consécutifs s'observent.

3° *Ankylose par le moyen de bourgeons charnus.* Elle s'opère après la destruction des cartilages d'incrustation, dans les cas d'abcès, de carie, des tumeurs blanches des articulations : elle succède à l'ulcération des surfaces articulaires, et résulte de la réunion des bourgeons charnus qui les couvrent dans ce cas. Les surfaces osseuses ulcérées et contiguës, sont en effet susceptibles de se déterger, et leur cicatrisation s'opère par une véritable adhésion secondaire , absolument comme celle des lèvres d'une plaie qui supure. On trouve dans les premiers temps, entre les surfaces réunies , une masse charnue, rougeâtre, dont l'épaisseur varie, qui est encore quelquefois traversée par des trajets fistuleux, plus ou moins sinueux, surtout lorsqu'il y a quelques petites pièces d'os exfoliées , qui n'ont point encore été expulsées. L'ossification s'établit dans cette masse charnue ; il s'y forme un cal, qui réunit les extrémités correspondantes des os, comme on l'observe pour les fractures compliquées qui ont suppuré pendant long-temps.

4° *Ankylose des articulations amphiarthrodiales.* L'ankylose peut avoir lieu par l'ossification des substances fibro-cartilagineuses , qui réunissent les os dans les articulations amphiarthrodiales. C'est ainsi qu'on voit , par les seuls progrès de l'âge , se souder le coccyx avec le sacrum, les vertèbres entre elles , les différentes symphyses du bassin les unes avec les autres. Ces articulations mixtes , à mesure que l'on avance en âge , semblent en effet s'éloigner de plus en plus des diarthroses pour se rapprocher des synarthroses. L'ankylose de la symphyse publienne est plus rare que celle des autres articulations du bassin ; cependant on en possède de nombreux exemples, et nous l'avons observée plusieurs fois.

Quelquefois l'ankylose a lieu entre les vertèbres, par l'ossification de leur périoste et des fibres ligamenteuses qui en couvrent la surface, les fibro-cartilages étant entièrement étrangers à la maladie. On trouve alors de longues plaques osseuses , passant superficiellement des vertèbres les unes sur les autres, et formant quelquefois une sorte de gaine où d'étui qui en réunit plusieurs. Les fibro-cartilages restent dans leur état naturel. Ordinairement ces plaques existent des deux côtés du corps des vertèbres ; je les ai vues cependant, sur plusieurs sujets, bornées à un seul côté , et s'arrêter subitement sur la ligne médiane de la colonne vertébrale , comme si une moitié seulement de cette tige osseuse avait participé à l'affection.

5° D'autres fois *l'ankylose a lieu par la soudure de tumeurs ou de végétations osseuses qui se développent sur les extrémités des os, et se joignent entre elles en dehors des surfaces articulaires.* Dans cette variété de la maladie, les surfaces articulaires demeurent intactes, mais ne peuvent plus se mouvoir, parce qu'elles sont retenues par les tumeurs précédentes, comme par une sorte de ciment solide qui les envelopperait. Il n'est point rare d'observer ces ankyloses pour le corps des vertèbres chez les vieillards; elles sont très-fréquentes dans les vieux chevaux; elles sont assez communes pour les articulations des pieds et des mains, lesquelles sont, chez quelques goutteux, ankylosées par le moyen d'incrustations tophacées, blanches, friables, d'un aspect crayeux ou soyeux qui semblent provenir des os comme des espèces de stalactites. Dans ce cas il arrive souvent que les surfaces articulaires immobiles sont simplement déformées, sans être soudées entre elles.

Les ankyloses qu'on observe après les fractures dépendent de plusieurs causes. Dans les fractures de la partie moyenne des os longs, lorsque la consolidation du cal a été retardée par quelque circonstance accidentelle, l'ankylose est incomplète, et doit être attribuée à la roideur des ligamens et à l'engorgement des parties molles de l'articulation par le séjour prolongé du membre dans l'appareil. Quand les fractures ont lieu dans le voisinage des articulations, l'ankylose, ordinairement plus complète que dans le cas précédent, n'arrive pas par l'accumalation et l'épaississement de la synovie, comme l'ont voulu quelques auteurs; la dissection des articulations devenues roides, à la suite des fractures, apprend en effet qu'elles contiennent moins de synovie que dans l'état naturel; que ce liquide n'est pas plus épais, et que la roideur dépend seulement des ligamens, des tendons et des autres parties molles qui environnent l'articulation. J. L. Petit attribuait l'ankylose qu'on observe à la suite des fractures qui pénètrent dans les articulations, ou qui en sont très-proches, à l'effusion du suc osseux dans l'articulation ou dans le voisinage. Il pensait que ce suc agglutinait les ligamens, les incrustait et remplissait les cavités extérieures qui servent au jeu des jointures. Bien que cette opinion ne s'accorde pas avec l'idée qu'on s'est généralement formée aujourd'hui de la consolidation des fractures, cependant elle repose sur l'observation; la consolidation vi-

cieuse des extrémités articulaires fracturées, présenté en effet
assez souvent, des espèces de végétations osseuses qui s'étendent
entre les surfaces articulaires et aux environs, gênent ou empêchent même entièrement leurs mouvemens, et produisent
l'ankylose. Dans ce cas, outre la difformité du cal et les
changemens de rapports que peuvent avoir épouvés les surfaces articulaires, on trouve encore, comme cause de l'ankylose, l'inflammation adhésive de la membrane synoviale produite
par le sang qui s'épanche constamment dans sa cavité, et la
roideur, le gonflement des ligamens qui participent à cette
inflammation. L'ankylose qui survient après une luxation non
réduite, dépend de ce que la surface articulaire de l'os déplacé
a contracté des adhérences, et s'est soudée avec l'os contre
lequel elle s'est portée, et avec lequel elle semble confondue.
On rencontre assez souvent cette espèce d'ankylose pour les
luxations non réduites du fémur sur le bassin. Lorsque la luxation a été réduite incomplétement, comme on le voit quelquefois pour les articulations en charnière, l'ankylose dépend
surtout des changemens de rapports des surfaces articulaires,
et de l'état de tension et de roideur dans lequel se trouvent
les ligamens. Quand la luxation a été réduite entièrement, et
que l'articulation s'ankylose, la maladie vient presque toujours
à la fois de l'inflammation adhésive de la membrane synoviale
et de la roideur des ligamens, si l'immobilité est complète, et
de cette dernière cause seulement, si elle est incomplète. Il en
est de même pour l'ankylose qui suit certaines entorses.

Les tumeurs blanches donnent fréquemment lieu à l'ankylose. D'abord incomplète, elle dépend de la rétraction des
muscles fléchisseurs qui tiennent le membre dans l'immobilité;
de la tension et de la roideur des ligamens, lesquels, étant fortement tendus et alongés par le gonflement dont les extrémités articulaires des os deviennent souvent le siége, serrent tellement ces
extrémités les unes contre les autres, qu'ils les empêchent de se
mouvoir. La membrane synoviale peut rester long-temps distincte, bien que tout mouvement soit impossible dans l'articulation. Ce n'est guère que dans le cas où les surfaces articulaires sont attaquées par la carie et les cartilages d'incrustation
détruits par la suppuration, que les os se soudent intimement par un cal osseux, et que l'ankylose devient complète.

Lorsqu'une maladie des parties molles d'une articulation les prive de leur flexibilité, de leur mobilité naturelles, il survient de la gêne dans les mouvemens et parfois une immobilité complète. Ainsi lorsque les tendons qui environnent une articulation ont été dénudés, en partie exfoliés par le pus d'un abcès formé dans leurs environs, il arrive qu'ils contractent des adhérences si intimes avec les parties voisines, qu'ils ne peuvent plus glisser dans leurs gaînes, se transforment ainsi accidentellement en ligamens, et ne se prêtent plus aux mouvemens de l'articulation. Dans ce cas, les ligamens, les capsules fibreuses ont ordinairement participé à l'inflammation ; il survient, dans leur propre tissu, un engorgement séreux, blanc, compacte, qui rend toutes ces parties dures, leur ôte leur flexibilité. On observe de semblables ankyloses entre les phalanges des doigts, après des panaris qui ont détruit les gaînes des tendons des muscles fléchisseurs. Souvent aussi, dans ces cas, les doigts perdent leur mobilité, parce qu'ils sont privés des tendons qui les faisaient mouvoir.

Quand la peau et le tissu cellulaire qui entourent une articulation ont été détruits par la gangrène, par une brûlure profonde, la roideur est produite à la fois par l'adhérence des tendons, l'épaississement des ligamens et par les brides plus ou moins solides que forment les cicatrices.

S'il se développe des tumeurs considérables, comme des exostoses, des anévrysmes, des tumeurs fibreuses, cancéreuses, etc., aux environs des articulations, les mouvemens de celles-ci deviennent difficiles, et spécialement dans tel ou tel sens, suivant le genre d'articulation, le volume, la nature et la situation de la tumeur.

On reconnaît une ankylose à la difficulté ou à l'impossibilité de faire exécuter des mouvemens à une articulation, surtout à la suite de quelqu'une des maladies que nous venons d'énumérer. Cependant il n'est pas toujours facile de distinguer l'ankylose complète de celle qui ne l'est pas, distinction essentielle, puisqu'elle sert de guide dans le traitement de la maladie.

L'ankylose complète est tout-à-fait incurable ; dans la plupart des cas, il y aurait même de graves inconvéniens à vouloir la guérir. L'ankylose incomplète est, au contraire, le plus souvent susceptible de guérison ; mais si on la méconnaît et qu'on l'abandonne à elle-même, elle finit ordinairement par devenir incurable ; aussi est-il fort important de la reconnaître de bonne heure.

Dans l'ankylose complète, le membre reste dans une immobilité parfaite au niveau de l'articulation soudée. Néanmoins il ne faut pas croire que l'ankylose soit complète et par conséquent incurable, dans tous les cas où l'articulation a perdu tout mouvement. La rigidité des ligamens et la rétraction des muscles suffisent en effet, dans quelques cas, pour empêcher totalement les mouvemens d'une articulation. Aussi, pour établir le diagnostic des diverses espèces d'ankylose, il faut s'aider de la connaissance exacte des maladies qui les ont produites, de l'ancienneté de l'affection ; examiner avec le plus grand soin la conformation de l'articulation, les rapports dans lesquels peuvent se trouver entre elles les surfaces articulaires, l'état des parties voisines, etc.

Le pronostic de la maladie varie suivant une foule de circonstances. L'ankylose complète, dépendant de la soudure des os, est, comme nous l'avons vu, tout-à-fait incurable. L'ankylose incomplète, presque toujours susceptible de guérison, à moins qu'elle ne soit fort ancienne est en général plus difficile à guérir dans les articulations ginglymoïdales que dans les articulations orbiculaires. Quand elle est récente, sa guérison est plus facile à obtenir que lorsqu'elle est ancienne. Celle qui résulte de l'immobilité long-temps prolongée d'une articulation cède plus facilement aux moyens thérapeutiques que l'on met en usage, que celle qui dépend d'une altération, d'un engorgement considérable des parties fibreuses des artilations. La maladie est aussi bien moins grave chez les jeunes sujets que chez les vieillards, à raison de la plus grande souplesse et de l'élasticité que présentent, chez les premiers ; les capsules fibreuses et les ligamens articulaires.

L'ankylose en elle-même n'est point une maladie dangereuse ; elle est seulement plus ou moins incommode, suivant l'espèce d'articulation qui en est atteinte, et suivant que la position dans laquelle les os se sont soudés est plus ou moins avantageuse pour les fonctions les plus habituelles du membre. Ainsi elle est d'autant plus gênante, qu'elle affecte une plus grande articulation, et que les mouvemens de celle-ci étaient plus étendus et plus variés. L'ankylose de la mâchoire inférieure nuit considérablement aux fonctions digestives, en empêchant la mastication des alimens ; elle pourrait même s'opposer à leur introduction dans la bouche, si les dents étaient intactes et leurs deux arcades fortement serrées l'une contre l'autre.

Le traitement de l'ankylose varie. La soudure des articulations est quelquefois un moyen curatif que la nature emploie dans les cas de tumeurs blanches, de carie, etc. Le chirurgien doit alors, bien loin de s'opposer à sa formation, employer tous les moyens possibles pour l'obtenir. Pour cela, il devra tenir la partie dans le repos le plus absolu, et combattre les accidens qui accompagnent ou compliquent la maladie principale ; il faut aussi, dans ces cas, donner, autant qu'on le peut, à l'articulation, une position favorable aux fonctions ordinaires de la partie malade. Ainsi, en général, on tâchera de faire ankyloser, 1° la mâchoire inférieure dans un état de léger abaissement ; 2° la cuisse, la jambe dans l'extension; 3° le pied, de sorte qu'il fasse un angle droit avec la jambe ; 4° les orteils dans l'extension ; 5° le bras dans l'abaissement et un peu écarté du tronc ; 6° l'avant-bras sur le bras, dans un état moyen entre la flexion et l'extension; 7° les os de l'avant-bras, dans une position moyenne entre la supination et la pronation ; 8° la main dans la direction de l'avant-bras, c'est-à-dire dans une position moyenne entre la flexion et l'extension; 9° les doigts dans une légère flexion ; 10° la tête dans la rectitude sur la colonne vertébrale, etc. Dans quelques circonstances ; on est obligé de modifier ces positions, ou même de laisser prendre à l'articulation la situation dans laquelle elle est mise par la maladie.

Le traitement de l'ankylose incomplète a pour but de rendre à l'articulation les mouvemens qu'elle a perdus. Dans les maladies qui peuvent donner de la rigidité à une articulation, lorsqu'on est obligé de laisser un membre pendant long-temps dans la même position, comme dans les fractures, on doit s'efforcer de prévenir l'ankylose, en combattant d'abord l'inflammation des parties molles, lorsqu'elle a lieu, et en faisant faire ensuite, tous les jours, à l'articulation des mouvemens ménagés et gradués, ou de plus en plus étendus, aussitôt que l'état de la maladie le permet. C'est surtout pour les articulations ginglymoïdales, que ces soins sont fort nécessaires, à raison de la grande facilité qu'elles ont de s'ankyloser.

Lorsque la fausse ankylose existe, il faut redonner aux ligamens et aux muscles voisins leur flexibilité et leur extensibilité naturelles. A cet effet on emploie les bains tièdes, les lotions,

les fomentations émollientes, faites avec les décoctions de racine
de guimauve, de graine de lin, le bouillon de tripes ; les bains,
les douches de vapeurs simples ou aromatiques ; les douches alcalines et sulfureuses, etc. Tous les jours nous employons ces
moyens avec un avantage très-marqué pour dissiper les fausses
ankyloses sur un grand nombre de malades qui, en sortant des
différens hôpitaux de la capitale où ils ont été traités pour des
fractures ou des luxations, se présentent au traitement externe
de l'hôpital Saint-Louis. Nous obtenons aussi de très-bons effets
des frictions et du massage faits avec précaution sur les parties
molles de l'articulation ; on a beaucoup recommandé aussi, dans
ces cas, les bains de Barrège, de Bourbonne, les emplâtres émolliens, les onctions, les frictions avec l'huile d'olive ou l'huile camphrée, la peau toute chaude d'un mouton qu'on vient de tuer, et
avec laquelle on entoure le membre, etc.

Lorsque les ligamens et les autres parties molles qui environnent l'articulation commencent à être relâchés par quelqu'un des moyens précédens, on fait exécuter peu à peu à
l'articulation malade les mouvemens qui lui sont les plus
habituels. On fléchit et on étend alternativement les gynglymes ;
on porte successivement dans toutes les directions les articulations orbiculaires. Ces mouvemens allongent les muscles et les
ligamens rétractés, leur rendent leur souplesse, et excitent la sécrétion de la synovie. Dans les ankyloses qui dépendent de la formation de fausses membranes filamenteuses entre les surfaces
articulaires, il est probable que les mouvemens que l'on imprime à
la partie malade allongent, étendent, et finissent même par rompre
ces liens membraneux. Il est permis de penser qu'un homme dont
parle Job à Meek'ren avait une ankylose au coude, due à de semblables adhérences. L'affection avait résisté aux fomentations et
aux cataplasmes. Le malade fit une chute sur l'avant-bras, et dès-
lors les mouvemens de cette partie se rétablirent, et devinrent par
la suite de plus en plus faciles. Les mouvemens que l'on imprime
au membre doivent être doux, ménagés ; trop brusques et forcés
ils produiraient de la douleur, et pourraient déterminer l'inflammation des ligamens et des cartilages. Souvent on entend, dans
les premières tentatives que l'on fait pour mouvoir une articulation demi-ankylosée, une crépitation particulière qui dépend
de l'allongement des ligamens et du frottement des surfaces articulaires ; cette crépitation disparaît à mesure que les mouvemens

de l'articulation se rétablissent. C'est le chirurgien lui-même, ou un aide intelligent qui doit imprimer ces mouvemens au membre ; si l'on en confiait l'exécution au malade, la crainte de la douleur l'empêcherait de les porter assez loin, et les rendrait ainsi inefficaces. Quand l'ankylose est ancienne, et la rétraction des muscles et des ligamens très-grande, on est quelquefois obligé d'avoir recours à des moyens mécaniques pour les allonger, redresser le membre et rétablir ses mouvemens. Fabrice de Hilden a donné la description d'une machine dont il s'est servi avec avantage pour étendre le genou et le coude affectés de fausse ankylose. M. Boyer, dans plusieurs cas semblables, a eu recours, avec succès à la même machine, qui a le double avantage d'étendre le membre d'une manière lente et graduée, au moyen d'une vis dont les pas sont très-petits, et de le maintenir constamment dans le degré d'extension où on l'a mis. Lorsque l'avant-bras est demi-ankylosé dans la flexion, on peut parvenir à l'étendre en faisant porter au malade, avec la main du côté affecté, un poids que l'on augmente par degrés. Ce moyen simple a parfaitement réussi à Fabrice de Hilden.

Pour guérir les ankyloses incomplètes, il faut c... ver beaucoup de temps et de persévérance ; on est parvenu quelquefois, à la longue, à guérir complétement certaines ankyloses que l'on avait regardées comme incurables ; on en a des exemples rapportés par Verduc, Dutertre et autres chirurgiens.

(J. CLOQUET).

ANNEAU, s. m., *annulus*, κρίκος ; cerceau de métal ou de quelque autre substance solide que l'on porte, pour ornement ou pour distinction, autour du doigt ou dans une ouverture pratiquée à l'oreille, à la narine. On a attribué des vertus merveilleuses à certains anneaux, soit pour agir sur les facultés affectives, soit pour guérir des maladies.

Les anatomistes donnent le nom d'anneaux à des ouvertures circulaires ou obrondes qui traversent une paroi musculaire ou aponévrotique, et qui servent au passage de quelque partie. On donne particulièrement ce nom à des ouvertures croisées dans l'épaisseur de la paroi antérieure de l'abdomen ; tels sont l'anneau *ombilical*, qui est impair et médian ; les anneaux *inguinaux* ou suspubiens, et *cruraux*, qui sont pairs et latéraux. On peut aussi donner ce nom aux ouvertures des autres parties musculaires et aponévrotiques qui donnent passage à des vaisseaux. (BÉCLARD.)

ANNEXE, adj., s'emploie en anatomie comme synonyme d'accessoire; ainsi l'on dit les annexes ou les dépendances de l'utérus, pour désigner les trompes et les ligamens de cet organe.

(BÉCLARD.)

ANNULAIRE, adj., *annularis*, κρικοειδὴς; qui a rapport à un anneau. On a donné ce nom au quatrième doigt, parce que le plus souvent on y place les anneaux. On appelle annulaire ou cricoïde l'un des cartilages du larynx, parce qu'on l'a comparé à un anneau. On donne le nom d'annulaire à un ligament qui entoure la tête du radius, et à beaucoup d'aponévroses ou de ligamens situés particulièrement au poignet et au coude-pied, et qui servent à contenir et à diriger des tendons. On donne aussi le nom d'annulaire à une protubérance qui fait partie de l'encéphale, parce qu'elle présente des fibres courbes qui semblent en entourer d'autres dont la direction est différente.   (BÉCLARD.)

ANODIN ou ANODYN, *anodynus;* de α privatif et de ὀδύνη, douleur. Cette expression ne présente pas précisément la même signification dans tous les ouvrages de médecine. Quelques écrivains, comme Boerhaave, par exemple, donnent le nom d'anodins à tous les moyens propres à soulager ou à diminuer la douleur. Il subdivise ensuite cette espèce de genre thérapeutique en plusieurs sections. Le vrai synonyme de ce nom, considéré d'une manière aussi générale, est *calmant*, qui d'ailleurs est plus ordinairement adopté dans le langage médical. (*Voyez* ce mot.) Le plus grand nombre des auteurs modernes emploie maintenant le terme anodin dans un sens beaucoup plus circonscrit, et l'applique seulement aux substances médicamenteuses qui calment la douleur sans provoquer de narcotisme. On peut les subdiviser en deux sections, les parégoriques, qui ne sont que les émolliens employés comme calmans, et les hypnotiques les plus doux, tels que le pavot et ses préparations les plus simples, le narcisse des prés, les fleurs de lys, et les amandes amères, etc. *Voyez* HYPNOTIQUES.

La démarcation entre ces expressions, qui sont destinées à désigner des propriétés voisines, est d'ailleurs peu précise, et, jusqu'à un certain point, dépendante de l'arbitraire; ce qui prouve combien les considérations qui reposent sur les effets secondaires des médicamens sont vagues et indéterminées.   (GUERSENT.)

ANODYNIE, s. f., *anodynia*, *indolentia*, absence de douleur; d'irritation. Cette expression est inusitée dans ce sens. Vogel l'a employée pour désigner un genre de maladies dans lesquelles il n'existe pas de douleur, tandis qu'il y a exaspération des autres symptômes; telle est la gangrène.   (RAIGE. DELORME.)

ANOMAL, adj., qui s'écarte de la règle générale. *Voyez* ANO-MALIE.

ANOMALIE, s. f., de *α* privatif, et de *ὁμαλός* égal; qui est inégal, irrégulier, hors la règle. Cette expression s'applique à tout ce qui est contraire aux lois que la nature semble s'être imposées, soit dans la situation ou la structure des organes du corps humain, soit dans l'exercice de leurs fonctions et même dans les phénomènes qui manifestent leurs dérangemens ou leurs maladies. Ainsi, la transposition d'un ou de plusieurs organes, leur accroissement insolite, l'augmentation numérique ou l'absence des parties qui les composent ordinairement sont autant d'anomalies. La faculté qu'avait, disait-on, un individu d'arrêter les battemens de son cœur, est une des plus singulières anomalies que nous offre la physiologie. Nous voyons encore une anomalie, lorsque, dans un accès de fièvre intermittente, le frisson suit le stade de la chaleur au lieu de le précéder, etc. L'anomalie, dans les maladies, est beaucoup plus rare qu'on ne le pense; des symptômes insolites sont souvent produits par quelques complications, et ne doivent plus alors être considérés comme anomaux.   (RAIGE DELORME.)

ANONYME, adj., *anonymus*, qui n'a pas de nom. On a employé ce mot pour désigner certaines parties qui n'avaient pas encore reçu de nom. On a appelé mal à propos os anonyme ou innominé l'os coxal, qui déjà du temps de Celse était désigné sous le nom d'*os coxarum*. On a aussi donné le nom de trou anonyme à l'orifice externe ou *stylo-mastoïdien* du canal que parcourt dans le temporal le nerf facial.   (BÉCLARD.)

ANOREXIE, s. f., *anorexia*, *ἀνόρεξια*, de *α* privatif, et *ὄρεξις*, appétit; perte ou privation de l'appétit. Il ne faut pas confondre l'anorexie avec le dégoût; ils diffèrent en ce que l'anorexie ou l'inappétence est un simple défaut d'appétit sans aversion pour les alimens; au lieu que le dégoût est une répugnance pour toutes les choses qui se mangent; quelquefois la vue ou le souvenir des alimens suffisent pour déterminer des nausées.

La diminution de la faim survient souvent chez les sujets faibles, et particuliérement chez les femmes nerveuses, et qui mènent une vie sédentaire. L'imagination exerce une puissante influence sur l'appétit; car les travaux du cabinet, les méditations profondes, les occupations sérieuses ou agréables, les passions fortes, de quelque nature qu'elles soient, émoussent le sentiment de la faim, et empêchent d'être sensible à ses retours périodiques. Tout ce qui diminue la sensibilité de l'estomac, les boissons tièdes et relâchantes, l'usage habituel des opiacés entraînent la perte de l'appétit.

L'anorexie ou le défaut de faim accompagne l'invasion de presque toutes les maladies aiguës. Dans les affections chroniques, l'abolition complète de la faim ne se rencontre guère que lorsqu'il se forme des embarras gastriques, ou lorsque le malade est très-affaibli. L'anorexie ne doit point effrayer au commencement d'une maladie aiguë, ou même vers son plus haut degré, tandis que le malade a encore des forces suffisantes; mais elle est dangereuse lorsqu'elle arrive dans le déclin de la maladie. Elle menace de rechute dans une convalescence, surtout si elle est accompagnée de rapports fréquens et acides. L'anorexie qui ne dépend point d'un embarras gastrique est un signe fâcheux dans le cours d'une maladie chronique. Lorsqu'au commencement d'une maladie on mange avec appétit sans en tirer aucun avantage, l'anorexie est presque inévitable dans la suite de cette maladie : au contraire, quand après avoir fait long-temps diète on se sent de l'appétit, on guérit plus facilement. (LANDRÉ-BEAUVAIS.).

ANOSMIE, s. f., *anosmia*; de α privatif, et de ὀσμή, odeur. On a désigné par ce mot la perte ou la diminution de l'odorat, symptôme commun à plusieurs maladies; peu usité. *Voyez* ODORAT, SENSATION. (Seméiotique.) (R. DEL.)

ANSE, s. f., *ansa*. On applique ce nom, par comparaison, à ce qui est courbé en manière d'anse. C'est ainsi qu'on a appelé *ansa sterni* l'échancrure jugulaire du sternum (et non son appendice xiphoïde ou *ensiforme*), *ansæ capitis* les arcades zygomatiques; et que l'on dit une anse nerveuse, une anse anastomatique, une anse intestinale. On dit aussi en chirurgie une anse de fil.

(BÉCLARD.)

ANSÉRINE, s. f., *chenepodium*, L. J., genre de plantes de la famille naturelle des chénopodées, de la pentandrie-monogynie de Linné. Les plantes de ce genre sont toutes herbacées ou sous-frutescentes; leurs fleurs sont fort petites. Les espèces de ce genre dont on fait usage sont :

1º L'ANSÉRINE BOSRYS (*Ch. Bosrys, L.*), plante annuelle qui croît dans les champs sablonneux des provinces méridionales. Elle répand une odeur très-aromatique, peu agréable; sa saveur est âcre et un peu chaude. Elle est peu employée maintenant ; mais autrefois on en faisait fréquemment usage dans une foule de maladies fort différentes, telles que l'asthme, l'aménorrhée ; on l'administrait également dans les catarrhes chroniques, l'hystérie, etc. Sa dose est d'un à deux gros en infusion dans une pinte d'eau bouillante.

2° On en peut dire autant de l'ANSERINE-AMBROISIE (*Ch. Ambrosioïdes*), que l'on appelle aussi thé du Mexique. Cette plante, que l'on croit provenir du Nouveau-Monde, s'est tellement propagée en France, qu'elle y est naturalisée dans une foule d'endroits. Elle jouit absolument des mêmes propriétés que la précédente.

3° L'ANSERINE ANTHELMINTIQUE (*Ch. Anthelminticum*), espèce vivace originaire de l'Amérique septentrionale, exhale une odeur forte et assez désagréable. Les médecins américains emploient ses graines comme un puissant vermifuge, à la dose de demi-gros à deux gros. On l'emploie fort rarement en France.

(A. RICHARD.)

ANTAGONISME, s. m. d'ἀντί, contre, et de ἀγωνίζομαι, j'agis, je fais effort. Ce mot, en général, désigne la résistance que s'opposent respectivement deux puissances contraires ; et c'est dans le même sens qu'il est pris dans le langage médical. Ainsi, dans l'anatomie et la physiologie de l'homme, tout organe qui exerce une action tout-à-fait opposée à celle qu'exerce un autre organe est dit être en antagonisme avec le premier. Par exemple, tout muscle du corps se trouve être en antagonisme avec un autre muscle, comme nous le dirons au mot *antagoniste*. Cependant les physiologistes, sur la foi de quelques phénomènes trompeurs, ont admis souvent un antagonisme là où il n'y en a pas. Par exemple, comparant les mouvemens alternatifs d'élévation et d'abaissement du cerveau avec les contractions et dilatations du cœur, et attribuant tort les premiers à une action de la meninge, Baglivi avait supposé un antagonisme entre cette membrane et le cœur. Il est bien reconnu aujourd'hui que cet antagonisme n'existe pas, et que les mouvemens du cerveau tiennent et à l'impulsion mécanique qu'impriment à cet organe les artères qui sont rassemblées à sa base, et au reflux du sang veineux qui se fait dans les cavités droites du cœur et les veines des parties supérieures lors de l'expiration. Du reste, pour ce qui est de l'autagonisme bien réel des muscles, *voyez* le mot ANTAGONISTE.

(ADELON.)

ANTAGONISTE , s. m. , *antagonista* , mot composé des mêmes radicaux que le précédent, qu'antagonisme. Il s'applique, en général , à toute puissance qui est en opposition avec une autre, et, dans le langage anatomique , il se dit surtout des muscles. Quand on compare en effet entre eux ces organes , sous le point de vue des mouvemens qu'ils font produire, on voit que, tantôt ils sont opposés les uns aux autres et agissent dans des directions contraires, et que tantôt ils agissent de concert pour la production d'un même mouvement. Dans le premier cas, on les dit *antagonistes ;* et dans le second, *congénères.* Il n'est aucune partie mobile du corps, aucun levier osseux, qui ne soit placé entre deux forces musculaires opposées , des élévateurs et des abaisseurs , des extenseurs et des fléchisseurs, des adducteurs et des abducteurs , des rotateurs en dehors et des rotateurs en dedans , etc. Cela était absolument nécessaire, pour que les divers mouvemens pussent tout à la fois être commencés , et être finis, limités. Il en résulte dès lors qu'il n'est aucun muscle qui n'ait ses antagonistes. Il en résulte encore que , pour la production d'un mouvement quelconque , la résistance à vaincre ne consiste pas seulement dans la masse à mouvoir, mais encore dans l'effort qu'exercent en sens inverse les muscles antagonistes. L'antagonisme des muscles , en effet , porte à la fois sur tous les genres de contraction dont sont doués ces organes , et sur leur contractilité dite de tissu, et sur leur contraction volontaire ou animale. Qu'une hémiphlégie affaiblisse dans les muscles d'un côté du corps la première de ces contractions , et rende impossible la seconde, on voit bientôt les muscles de l'autre côté du corps tirer à eux les parties, parcequ'ils ne sont plus contre-balancés. Du reste, il faut souvent une assez grande sagacité pour démêler, dans le nombre considérable de muscles que présente le corps humain , quels sont ceux qui sont antagonistes les uns des autres , et quels sont ceux qui sont congénères ; et il arrive souvent que deux muscles, qui sont antagonistes l'un de l'autre pour la production de tel mouvement , sont congénères pour la production de tel autre : les muscles sterno-mastoïdens , par exemple , sont antagonistes sous le rapport de la rotation de la tête, et congénères, au contraire, sous le rapport de sa flexion directe en avant. (ADELON.)

ANTÉRIEUR , adj. *anterior*, *anticus*, qui est en avant, qui précède ; expression relative , par laquelle on désigne, en anatomie, la surface sternale du corps et toutes les parties qui se rapprochent du plan que l'on suppose appliqué sur cette surface.

On nomme particulièrement ainsi plusieurs muscles ; le muscle antérieur de l'oreille , ou *auriculaire antérieur* ;

Le muscle antérieur du marteau , *sphéno - malléeu* , très-petit muscle qui naît de l'apophyse épineuse dusphénoïde , et du cartilage externe de la trompe, s'introduit dans la fente glenoïdale , et s'insère à l'apophyse grêle du marteau. Il relâche la membrane du tympan.

Le muscle antérieur du nez, ou *pyramidal*.

Le muscle antérieur de la luette, ou *glosso-staphylin*.

(BÉCLARD.)

ANTÉVERSION DE MATRICE, *anteversio uteri*; déplacement de cet organe en vertu duquel son fond s'abaisse vers la partie antérieure jusqu'au niveau du museau de tanche, qui de son côté se porte dans la courbure du sacrum, de sorte que le grand diamètre de la matrice devient horizontal. Cet organe est encore susceptible d'un autre déplacement en 'sens inverse, que l'on appelle *rétroversion*. Ce dernier déplacement a fixé plus spécialement l'attention des observateurs, et ils n'ont pas séparé l'étude de ces deux affections. Je suivrai d'autant plus volontiers cet exemple, que les causes qui les produisent, les accidens auxquels elles donnent lieu et les traitemens qu'elles réclament offrant beaucoup d'analogie, ce rapprochement donnera plus de clarté et de précision à leur histoire. *Voyez* RÉTROVERSION.

(DESORMEAUX.)

ANTHELIX, s. m., *anthelix* , nom de l'une des éminences du pavillon de l'oreille.

ANTHELMINTIQUE , adj. p. subst. de ἀντι , *contre* , et de ἑλμιν⁵, ἑλμινθος , *vers*; remède contre les vers. *Voyez* VERMIFUGE et VERS.

ANTHORE, s. m., espèce du genre aconit, *aconitum anthora*, fam. des renonculacées, Juss. Polyandrie trigyn., LIN. , qui se distingue de l'aconit napel par ses fleurs jaunes, son sépale supérieur conique , allongé , ses pistils au nombre de cinq. Elle

croît dans les montagnes, et jouit, quoiqu'à un plus faible degré,
des mêmes propriétés que l'aconit napel (*Voyez* ACONIT.)

(A. RICHARD.)

ANTHRACOSE , s. f. *anthracosis* , ἀνθρακωσις , de ἄνθραξ ,
charbon. On a donné ce nom au charbon qui se manifeste aux
paupières. Cette maladie assez rare s'observe surtout dans la
campagne , pendant les chaleurs de l'été , chez les individus
pauvres ou soumis à un mauvais régime. Elle reconnaît en général
les mêmes causes que l'anthrax. Elle débute par un gonflement
douloureux des paupières , accompagné de chaleur brûlante ,
profonde , et d'un larmoiement abondant. On voit quelquefois
paraître , avant l'inflammation locale , une fièvre violente , caractérisée par l'accélération du pouls, la chaleur âcre de la peau,
la sécheresse de la langue , une soif ardente , une céphalagie très-
intense ; la peau devient d'un rouge obscur , violacée , et bientôt il se forme une escarre gangréneuse profonde , qui détruit
quelquefois toute l'épaisseur des paupières en moins de trente-
six heures, et entraîne nécessairement à sa suite la chute ou l'é-
raillement de ces membranes , et parfois la perte de l'œil. Nous
avons vu , en 1816, un exemple remarquable d'anthracose sur
une jeune paysanne, qui vint, à l'Hospice de Perfectionnement,
consulter M. le professeur Dubois. Chez elle les paupières gangrénées étaient prêtes à se détacher. La maladie avait commencé
depuis environ huit jours , et la gangrène était bornée. L'anthracose réclame le même traitement que l'*anthrax*. *Voyez* ce
mot.

(J. CLOQUET.)

ANTHRAX , s. m. ἀνθραξ , *anthrax* , *anthracia* , *carbo* ,
carbunculus. On a donné le nom d'anthrax à deux maladies très-
différentes. L'une de ces affections , connue sous le nom d'anthrax benin , a beaucoup de caractères communs avec le furoncle , et n'en diffère guère que par son volume beaucoup plus
considérable : l'autre , désignée par la dénomination d'anthrax
malin , appartient au genre des gangrènes produites par des
miasmes ou des virus septiques. (*Voyez* CHARBON , GANGRÈNE.)
Je ne traiterai , dans cet article , que de l'anthrax benin ou
furonculeux.

L'anthrax furonculeux est une tumeur inflammatoire, circonscrite , très-dure , très-douloureuse , d'un rouge foncé , accompagnée de chaleur brûlante ; il a son siége dans le tissu adipeux
contenu dans les alvéoles du derme, et dans le tissu adipeux sub-

jacent. Cette tumeur se termine constamment par la mortification du tissu adipeux qui la forme, et par la destruction d'une portion de la peau qui la recouvre. Les enfans et les femmes jeunes sont plus rarement affectés de cette maladie que les adultes et que les vieillards. Elle se développe plus souvent à la nuque, sur le dos, sur les parois du thorax et de l'abdomen, sur les épaules, sur les fesses, sur les cuisses, que sur les autres parties du corps. Il n'est pas très-rare cependant de rencontrer l'anthrax sur la région maxillaire inférieure, et dernièrement j'ai eu occasion d'en observer un qui s'étendait du sternum jusqu'à l'apophyse acromion, et de la partie supérieure de la poitrine jusqu'à la partie moyenne et latérale du cou.

Les causes qui donnent lieu à cette maladie ne sont peut-être pas encore complétement connues. Elle est occasionée chez quelques sujets par l'usage d'alimens indigestes et de mauvaise qualité, par l'application de subtances âcres, irritantes sur la peau; par des piqûres ou par l'état habituel de malpropreté de cette membrane; mais elle attaque aussi quelquefois des individus d'une propreté recherchée. Je l'ai vue plusieurs fois sur des personnes qui avaient été atteintes de gale ou de dartres, et qui avaient employé des répercussifs énergiques pour faire disparaître ces éruptions. Cette affection est plus fréquente au printemps et en automne qu'en hiver et en été; ce qui parait prouver que le froid humide et que les vicissitudes de la température atmosphérique peuvent contribuer à sa production. L'anthrax parait, aussi-bien que les furoncles, assez souvent à la suite de la rougeole, et de la petite-vérole chez les adultes : d'où l'on pourrait inférer que cette maladie est quelquefois dépuratoire. J'ai vu aussi l'anthrax à la suite d'érysipèle de cause interne, et l'on sait que son apparition peut faire cesser des douleurs vagues qui existaient depuis long-temps, et dont la cause était inconnue.

Existe-t-il quelques rapports entre les lésions des fonctions de l'estomac, du foie, de l'utérus et les causes de cette maladie? Quelques praticiens le pensent; leur opinion ne me parait pas dénuée de fondement, puisque l'anthrax est quelquefois produit par l'usage d'alimens malsains, et qu'il parait avec tous les caractères d'une affection critique chez des sujets qui viennent d'être atteints de fièvre bilieuse ou muqueuse, et qu'on l'observe plus fréquemment chez les femmes à l'époque de la cessation du flux menstruel que dans les autres périodes de leur vie.

L'apparition de l'anthrax est souvent précédée ou suivie d'une éruption de furoncles nombreux. Pendant sa formation, on voit aussi fréquemment de petits furoncles se développer autour de la tumeur. Ils se joignent quelquefois à elle, et contribuent à augmenter son volume. L'anthrax paraît chez quelques sujets sans avoir été précédé d'aucun trouble dans les fonctions; dans d'autres cas il est précédé d'anorexie, de lassitudes spontanées, de malaise, de frissons ou de phénomènes qui annoncent un état saburral des premières voies.

Lorsque cette tumeur commence à se former, elle est peu saillante, et n'a souvent que quelques lignes de largeur. Quelquefois cependant elle occupe, dès son invasion, une surface plus étendue. Ses progrès sont rapides, et dans l'espace de huit à dix jours, elle peut acquérir la largeur de la paume de la main. On a vu des anthrax de neuf à dix pouces de diamètre sur le dos, sur le thorax, sur les parois de l'abdomen. A mesure que l'anthrax s'élargit, il devient plus saillant, et il peut dépasser le niveau de la peau de plusieurs pouces. Pendant qu'il s'étend en largeur et en hauteur, l'inflammation se propage au tissu cellulaire sous-cutané. L'anthrax conserve une très-grande dureté dans toute son étendue, jusqu'au moment où la mortification commence à s'emparer du tissu cellulaire qui occupe sa partie la plus saillante; mais quand il y offre déjà de la mollesse et une sorte de fluctuation, il est encore très-dur à sa circonférence, et sa base continue à s'élargir. La peau qui recouvre la tumeur est d'un rouge violacé, que la pression ne fait pas disparaître, et à son pourtour les tégumens offrent une rougeur érysipélateuse, dont l'extension indique les progrès ultérieurs de l'anthrax. La chaleur est âcre, brûlante, surtout vers le sommet de sa tumeur; elle ne commence à diminuer que lorsque l'anthrax est ouvert. La douleur est très-vive, et dans le même anthrax elle peut offrir plusieurs caractères. Tantôt elle est gravative et tensive; dans d'autres momens elle est lancinante, et les malades se plaignent d'élancemens qui se propagent au loin; quelquefois elle est térébrante; ils éprouvent la même sensation que si l'on déchirait le tissu de la tumeur avec une tarrière.

Toutes les fois que l'anthrax est volumineux, ou qu'il affecte des sujets très-irritables, il occasionne de la fièvre, de l'agitation, de l'insomnie; la peau devient sèche, l'urine prend une teinte foncée et ne coule qu'en petite quantité; le ventre se resserre; la tête devient douloureuse.

Les malades peuvent encore être affectés d'autres symptômes qui dépendent de la situation et du volume de la tumeur. C'est ainsi qu'ils éprouvent de la difficulté à respirer, à avaler, de la chaleur dans le larynx et dans la trachée-artère, de la toux lorsque l'anthrax occupe la partie latérale ou la partie antérieure du cou. Dans le même cas, on voit la face se gonfler, les malades ressentir de la pesanteur dans la tête, parce que les veines jugulaires sont comprimées. Lorsque l'anthrax est placé sur les parois du thorax, il gêne la respiration, et l'inflammation peut se propager jusqu'à la plèvre. Quand il occupe les parois de l'abdomen, il rend encore la respiration difficile; les douleurs redoublent quand les malades sont obligés de faire des efforts pour aller à la garde-robe, ou qu'ils éprouvent une toux accidentelle ou sympathique.

Si on abandonne un anthrax à lui-même, il se ramollit peu à peu vers son sommet; la peau y prend une teinte violacée ou bleuâtre; en appuyant deux doigts sur cette région on y sent de l'empâtement et une fluctuation obscure. Au bout de quelques jours la peau amincie, ulcérée de dedans en dehors, se perce, et on voit sortir de la tumeur une petite quantité de pus sanguinolent, et quelques flocons blanchâtres de tissu cellulaire mortifié. L'ouverture s'agrandit dans les jours suivans, et continue à donner issue à une petite quantité de pus épais. Il est important de remarquer que l'anthrax, déjà ouvert, continue souvent à s'étendre en largeur et en profondeur. Dans ce cas, les malades n'éprouvent qu'un léger soulagement après l'ouverture de la tumeur. Celle-ci se ramollit successivement dans les différens points de sa surface; plusieurs ouvertures irrégulières se forment à la peau; elles s'élargissent, et finissent par se réunir.

Pendant que la peau se détruit de cette manière, des veines, de petites artères sont rongées par ulcération, et laissent écouler une petite quantité de sang; mais je ne connais pas d'exemple d'hémorragie considérable qui ait été produite par un anthrax.

Lorque la peau est largement perforée, on aperçoit distinctement le tissu cellulaire mortifié. Il exhale, ainsi que la peau, une odeur fétide; ce n'est cependant pas celle qui appartient aux substances animales en putréfaction. Il ne prend pas une teinte

noire comme dans les autres espèces de gangrène; il conserve à
peu près sa couleur naturelle; quelquefois cependant il présente
une teinte grisâtre. Si on comprime le pourtour de la tumeur, ce
que l'on ne peut faire sans produire une vive douleur tant qu'elle
offre de la dureté, on fait sortir du fond de l'ulcère, et de son
contour, un pus très-épais qui n'était qu'infiltré dans les cellules du tissu adipeux, ou amassé dans un grand nombre de petits foyers isolés les uns des autres. Peu à peu les escarres cellulaires se détachent; la suppuration devient plus abondante et moins
épaisse; la douleur, la chaleur, la tension, la fièvre diminuent.
Lorsque les escarres sont tombées, on voit les aponévroses à nu;
elles sont elles-mêmes quelquefois perforées, et le pus sort par
les ouvertures ou les éraillures qu'elles présentent. La peau qui
correspondait à la circonférence de la tumeur est décollée, amincie, bleuâtre, et tellement désorganisée dans quelques parties de
son étendue, qu'elle n'est plus susceptible de se réunir aux parties
subjacentes. Ces portions désorganisées se détruisent peu à peu;
le fond de l'ulcère se couvre de bourgons charnus; ses bords se
ramollissent peu à peu, et enfin la cicatrice se forme en partie
par dessication de la surface ulcérée, et en partie par recollement
de la peau. La cicatrice est toujours irrégulière, enfoncée, inégale;
elle conserve pendant long-temps une couleur rouge-obscur
tirant sur le brun. Lorsque l'anthrax a été très-volumineux et
l'ulcère très-large, il peut arriver que la cicatrice forme des brides
épaisses qui occasionnent de la difformité, font prendre aux parties entre lesquelles elles s'étendent une position vicieuse, et
qui ont en outre l'inconvénient très-grave d'apporter beaucoup
de gêne dans les mouvemens.

L'anthrax simple, malgré sa prétendue bénignité, a quelquefois des suites funestes : il peut occasioner la mort, lorsqu'il est
est très-volumineux, qu'il est situé sur les parois des cavités splanchniques, et que l'inflammation se propage jusqu'aux membranes
séreuses. J'ai vu mourir deux individus encore dans la force de
l'âge, l'un affecté d'un large anthrax au dos; chez l'autre la tumeur occupait la plus grande partie du flanc droit. Il est tout
aussi dangereux lorsqu'il attaque des sujets avancés en âge,
ou affaiblis par d'autres causes, qui doivent être promptement
épuisés par une suppuration abondante. L'anthrax d'un volume
médiocre, existant sur des sujets d'une bonne constitution, ne
présente aucun danger.

Traitement. — Lorsque l'anthrax est produit par des causes externes, qu'il n'est précédé d'aucun trouble dans les fonctions, et qu'il est encore peu volumineux, on peut, sans inconvénient, chercher à le faire avorter en appliquant sur la tumeur et sur son pourtour des sangsues nombreuses, dont il faut faire saigner largement les piqûres par des lotions tièdes, et même par l'application d'une ou de plusieurs larges ventouses. Cette méthode réussit également dans le traitement des furoncles et des inflamations phlegmoneuses de cause externe.

J'ai vu un malade arrêter les progrès d'un anthrax bénin, et faire cesser promptement la douleur insupportable qu'il éprouvait, en appliquant sur la tumeur des compresses trempées dans de l'eau très-froide. Ce moyen répercussif serait dangereux, si la maladie provenait de cause interne. Il pourrait faire promptement développer la gangrène, si la tumeur était déjà le siége d'une violente inflammation. Les cataplasmes émolliens procurent peu de soulagement ; ils incommodent souvent plus par leur poïds qu'ils ne sont utiles par leur propriété relâchante.

J'ai vu essayer l'emploi des préparations opiacées, et les douleurs ont persisté. Elles seraient dangereuses dans les anthrax de cause interne. Les malades se trouvent mieux de l'emploi des fomentations émollientes très-légèrement narcotiques, fréquemment renouvelées. Les emplâtres, les onguens, les corps gras augmentent la chaleur brûlante dont la tumeur est le siége.

Il est important de se rappeler que l'anthrax est une tumeur essentiellement inflammatoire ; qu'elle ne se termine par gangrène, que parce que le tissu cellulaire éprouve un véritable étranglement. C'est en ayant égard à cette circonstance, que le professeur Lallemant pratique, dès que la maladie est caractérisée, une incision circulaire, qui cerne la tumeur, fait cesser l'étranglement, et dégorge largement les vaisseaux capillaires. Cette incision ne peut convenir que quand la tumeur est peu volumineuse, et qu'elle n'est située, ni sur des parties habituellement découvertes, ni sur le trajet de gros vaisseaux et de gros nerfs, situés superficiellement. La portion de peau comprise dans l'aire de l'incision tombe en mortification avec le tissu cellulaire sous-jacent. M. Dupuytren adopte une autre méthode qui nous paraît plus avantageuse ; elle consiste à inciser crucialement l'anthrax dans toute sa profondeur ; mais pour que ces incisions arrêtent les progrès de la tumeur, il faut qu'elles dépassent la circonférence de la tumeur. Lorsqu'elle est très-volumineuse, il devient même nécessaire de faire d'autres incisions à la base de chacun des lambeaux. Après avoir incisé l'anthrax, il faut comprimer la tumeur et les parties environnantes pour exprimer le pus infiltré dans le tissu cellulaire, et il faut réitérer cette pression à chaque pansement. L'abondance de la suppuration force souvent à panser deux fois par jour. Les topiques qui conviennent le mieux, lorsque l'anthrax est ouvert, sont les digestifs simples, et les cataplasmes émolliens.

Lorsque la situation de l'anthrax ne permet pas de l'inciser crucialement et profondément, on peut fendre la peau lorsqu'elle est amincie ou attendrie, ou attendre l'ouverture spontanée de la tumeur. Pour rendre plus faciles l'issue du pus et la chute des escarres gangréneuses, il est utile de couper les bandes de peau amincies qui séparent les ouvertures qui se sont faites. Il y aurait de l'inconvénient à extraire avec violence les lambeaux de tissu cellulaire avant leur entière séparation : on occasionerait une vive douleur, et on déchirerait beaucoup de petits vaisseaux ; il faut se borner à réséquer les portions flottantes de ces lambeaux. Lorsque l'ulcère est en voie de détersion, il faut réséquer les portions de peau trop amincies pour qu'elles puissent se recoller, réprimer les chairs trop saillantes, empêcher les parties de contracter des adhérences contre nature, et de prendre des positions vicieuses.

Lorsqu'au début de l'affection, le malade présente des signes manifestés d'embarras gastrique ou intestinal, il ne faut pas hésiter à administrer un émétique ou un laxatif. Pendant la période d'acuité de l'inflammation, il convient de prescrire une diète sévère, et d'insister sur l'usage des boissons adoucissantes, émulsionnées, nitrées ; des bains tièdes et des lavemens émolliens. Si la douleur était très-vive, et qu'il n'existât ni congestion célébrale, ni constipation, il serait utile d'administrer quelque préparation opiacée, pour calmer le malade, et lui procurer quelques heures de repos. Quand la suppuration est établie et que la fièvre a cessé, il faut soutenir les forces du malade par des alimens légers et de facile digestion, par des boissons légèrement amères. Lorsque la maladie est terminée, il est convénable de prescrire quelques doux laxatifs, et de faire prendre quelques bains hydro-sulfureux. (MARJOLIN.)

ANTHROPOGÉNIE, s. f., *anthropogenia;* de ἄνθρωπος, homme,

et γένεσις, génération. Connaissance, étude de la génération de l'homme. *Voyez* GÉNÉRATION.

ANTHROPOGRAPHIE, s. f., *anthropographia*, description du corps humain. Ce mot a été employé par Riolan pour exprimer l'anatomie de l'homme.

ANTHROPOLOGIE, s. f., *anthropologia*, discours sur l'homme, ou traité de l'homme. Ce mot a été d'abord employé pour désigner l'histoire naturelle de l'homme, son anatomie, ou sa physiologie particulière. Ern. Platner (*Quæstiones physiologicæ*) l'a ensuite employé pour désigner la psycologie ou la science qui traite de l'intelligence humaine ou des facultés qui distinguent particulièrement l'homme des autres animaux : dans ce sens l'anthropologie serait la science de l'homme, en tant qu'il diffère des autres animaux, sujets comme lui de la physiologie générale. Burdach (Physiologie) a donné au mot qui nous occupe un sens un peu différent : d'une part il entend par-là l'ensemble des connaissances anatomiques, chimiques, physiologiques et psycologiques, relatives à l'homme; et d'un autre côté, il pense aussi qu'on peut désigner par là seulement ce qui est relatif à l'intelligence humaine.

En conservant au mot anthropologie le sens que lui donne son étymologie, et en donnant à l'idée qu'il exprime toute l'étendue qui convient, c'est la science de l'homme, soit qu'on le considère comme un individu, dans sa structure, dans sa composition et dans les phénomènes physiologiques et intellectuels, soit qu'on l'étudie comme une espèce présentant plusieurs races, vivant en société, se perfectionnant par la civilisation; sous ce dernier rapport l'anthropologie, ou l'histoire naturelle du genre humain, n'a de limites que son histoire civile et morale, dont on doit la regarder comme le véritable fondement. (BÉCLARD.)

ANTHROPOMÉTRIE, s. f., *anthropometria*, mesure du corps humain; partie de la connaissance extérieure du corps humain, dont l'objet est d'établir les dimensions du corps de l'homme, et les proportions de ses diverses parties, dans toutes les variétés de race, d'âge, de sexe, etc. C'est à Alb. Durer, à Gérard Audran, à Camper, à Sue, à Orscanti, à Volpeta, à Morghen, que l'on doit les principales observations sur ce sujet, qui n'intéresse guère moins les médecins que les artistes. Nous exposerons les principaux résultats des observations sur ce sujet aux mots BASSIN, CORPS, PROPORTIONS, etc. (BÉCLARD.)

ANTHROPOTOMIE, s. f., *anthropotomia*, dissection ou anatomie du corps humain. On a employé ce mot pour désigner l'anatomie de l'homme.

ANTHROPOPHAGE, adj. des deux genres, pris quelquefois substantivement, *anthropophagus*. Ce mot est employé pour désigner les hommes qui mangent la chair de leurs semblables. Il dérive de ἄνθρωπος, homme, et φαγῶ, je mange, et peut n'indiquer chez ceux qui méritent cette épithète que l'effet d'une aberration mentale. *Voyez* ANTHROPOPHAGIE.

ANTHROPOPHAGIE, s. f., *anthropophagia*, même étymologie. On appelle anthropophagie l'action de manger la chair des hommes, quelle que soit la cause qui puisse y engager, disette, habitude ou goût dépravé. Dans tous les cas possibles, l'anthropophagie est un des plus tristes états auxquels puisse être réduite l'espèce humaine, et est certainement la plus révoltante des coutumes chez certaines peuplades abandonnées à une entière indépendance, et qui n'ont point encore subi le joug de la civilisation. Il ne nous appartient pas d'examiner ici comment la rareté des subsistances, l'ignorance et la férocité réunies ont pu faire vaincre à l'homme l'horreur qu'il a dû éprouver en approchant de sa bouche les membres palpitans de son semblable. C'est aux philosophes à faire sentir quelle a été en cela l'influence du besoin, des idées d'une fausse religion, ou de la soif de la vengeance. C'est également au moraliste et à l'historien à nous montrer comment la nécessité a plusieurs fois contraint les hommes à s'entre-dévorer, comme lors du siége de Jérusalem par Vespasien, lors de celui de Paris par Henri IV, comme sur quelques vaisseaux surpris par la famine au sein du vaste Océan. Le médecin ne doit traiter ce sujet que sous un rapport plus triste encore, plus dégradant pour notre espèce. L'anthropophagie des sauvages américains est sans doute bien révoltante; mais il en existe une autre, qui mérite encore plus l'horreur et l'exécration universelles. Que La Condamine, que Cook et Forster, trop dignes de foi malheureusement, nous assurent avoir vu régner l'anthropophagie chez un grand nombre de peuples différens, et chez les insulaires de la mer du Sud et chez les habitans atroces de la Nouvelle-Zélande, nous avons de la peine à concevoir ce fait. Mais que l'on nous prouve qu'un excès de sensualité, qu'une sorte de manie ont pu développer ce goût chez quelques individus des nations les plus civilisées, nous sommes véritablement effrayés. Cela a pourtant eu lieu. Galien, dans son livre sur les *Facultés des Alimens*, le rapporte de certains Romains, du temps de l'empereur Commode. Au dire de Pline, le cruel Védius Pollion ne faisait dévorer ses esclaves par des murènes, qu'afin de savourer la chair humaine sous une autre forme. F. G. A. Jacobi, de Hatzfeld, dans une dissertation *ex professo*, parle d'une petite fille à peine âgée de douze ans, laquelle, accoutumée par son père à vivre de chair humaine, assassinait les enfans. On la condamna à être enterrée vive. Comme tous les spectateurs la regardaient d'un œil sans pitié, elle leur dit : Pourquoi m'avez-vous ainsi en horreur ? Si l'on savait par expérience combien est savoureuse la chair des hommes, personne ne saurait s'empêcher de manger des enfans. Le même auteur donne aussi l'histoire d'un fameux anthropophage nommé J. N. Goldschmid, et gardien de troupeaux près de Weimar. Ce scélérat, souillé d'un grand nombre d'assassinats, avoua que, depuis son premier meurtre, il se sentait toujours une propension à en commettre de nouveaux, et cela dans l'intention de dévorer la chair de ses victimes. Il avait toujours joui d'une santé robuste et vigoureuse, et son corps velu fit encore voir la plus grande force au milieu des supplices. Qui pourrait pourtant s'empêcher de reconnaître dans ces exemples, heureusement fort rares, d'un état aussi déplorable, une lésion de la volonté subjuguée par un appétit dépravé ? C'est une sorte d'instinct inexplicable, dont la nature impérieuse est plus puissante que l'horreur inspirée pour lui par nos institutions civiles et religieuses. Une preuve de la vérité de cette assertion, c'est que l'envie de manger de la chair humaine s'est quelquefois manifestée chez les femmes pendant l'état de grossesse. D'autres fois, l'anthropophagie s'est montrée sous la forme d'une maladie héréditaire. La jeune fille dont nous avons parlé plus haut peut servir à le démontrer ; son père, sa mère et leurs autres enfans avaient été condamnés au feu pour cette cause. Son extrême jeunesse l'exempta du supplice auquel ne put la soustraire plus tard le goût qui se développa en elle, goût qui révolte tout homme bien organisé, mais que le médecin est souvent forcé de regarder comme un état maladif.

(HIPP. CLOQUET.)

ANTI, préposition, de ἀντί, contre. Cette préposition, placée au-devant de beaucoup de mots de thérapeutique, n'exprime point, en général, comme on pourrait le croire, une propriété

spécifique, particulière à certains médicamens. Ainsi ces épithètes d'antisyphilitiques, antidartreux, anticancéreux, etc., ne
s'appliquent pas à de véritables spécifiques contre la syphilis, les
dartres, les cancers, etc., mais aux médications différentes qu'on
peut déterminer pour combattre ces maladies. Or, comme toutes
ces médications reposent sur des considérations pathologiques propres à chacune de ces maladies, il est impossible
d'en détacher la thérapeutique, sans s'exposer à des répétitions
inutiles, ou à tronquer tous les articles. Nous renverrons donc
la plupart de ces dénominations aux chapitres de Pathologie,
auxquels ils appartiennent réellement.   (GUERSENT.)

ANTIACIDE, s. m. ou adj. *antiacidus*. Plusieurs auteurs de
matière médicale, et en particulier Cullen, ont considéré cette
expression comme synonyme d'absorbant. Cependant si on s'attache à la véritable signification des mots, les médicamens anti-
acides devraient être destinés à combattre les causes qui peuvent produire les aigreurs, et non pas à neutraliser les acides
quand ils sont déjà tous formés. Mais comme cet état morbide
des organes de la digestion n'est qu'un symptôme de beaucoup
de maladies différentes, et peut dépendre de plusieurs causes
qui doivent être combattues par des médications très-distinctes,
on ne peut dire, à proprement parler, qu'il y ait des médicamens anti-acides; on ne doit admettre que des absorbans.
Voyez ce mot.   (GUERSENT.)

ANTIAPHRODISIAQUE, s. m. et adj., de ἀντι, contre, et
Ἀφροδίτη, Vénus. On a appliqué ce nom à différentes substances
médicamenteuses qu'on supposait être pourvues de la propriété
de combattre ou de diminuer les appétits vénériens. Mais tout ce
qu'on dit du nénuphar, de l'agnus-castus, du camphre et de plusieurs autres médicamens, ne repose sur aucune propriété spécifique. Il n'y a point d'antiaphrodisiaques proprement dits ;
mais plusieurs médications différentes peuvent produire cet
effet. Les boissons rafraîchissantes et relâchantes, comme l'eau
de veau, l'eau de poulet, le petit-lait, les décoctions mucilagineuses de guimauve, de graine de lin, des quatre semences
froides ; les bains, les saignées, les purgatifs répétés, tendent
nécessairement, en affaiblissant tous les organes, à modérer les
désirs et les besoins physiques qui portent un sexe vers l'autre.
Certaines substances sédatives, en émoussant la sensibilité de
la plupart de nos organes, et en particulier celle des organes

génitaux, tels que le camphre, l'acide hydro-cyanique et les composés dans lesquels se retrouve cet acide, peuvent aussi tendre au même but. Si on ajoute à tous ces moyens ceux qu'on peut trouver encore dans la diète lactée, dans la nourriture la plus simple, la plus frugale, dans un régime enfin analogue à celui des anachorètes et des religieux qui tenaient réellement à garder le vœu de chasteté, on obtiendra certainement des effets antiaphrodisiaques, et qui seront d'autant plus marqués, que l'individu sera plus affaibli.

Le résultat de tous les moyens relâchans et sédatifs employés d'une manière inconsidérée, dans l'intention de produire un effet antiaphrodisiaque, sera quelquefois de déterminer le dérangement de toutes les fonctions, et une véritable altération morbide, tantôt un état chlorotique ou cachectique, tantôt une étisie ou des névroses plus ou moins graves, et souvent incurables : tant il est dangereux de vouloir lutter contre les lois de la nature, et de prétendre toujours l'asservir aux conventions qui régissent et gouvernent l'homme dans l'état de civilisation. Ici le mal naît souvent de l'excès du remède ; c'est donc à la prudence du médecin philosophe qu'il appartient de diriger l'emploi des moyens qui peuvent être quelquefois nécessaires pour modérer l'exaltation trop précoce d'un besoin impérieux dans une jeunesse ardente, en évitant toutefois les inconvéniens fâcheux de l'abus des médications antiaphrodisiaques.

Le plus sûr moyen, au reste, de seconder l'effet de ces médications, est de tenir sans cesse l'esprit et le corps en activité ; d'occuper l'un d'une manière utile, instructive ; d'exercer l'autre par des travaux variés qui provoquent le besoin d'un sommeil profond et réparateur, aussi nécessaire pour le moral que pour le physique. Il faut surtout éloigner de cette imagination ardente et prompte à s'enflammer ces poésies élégantes et lascives, ces tableaux séduisans qui réagissent si puissamment sur le physique. Toutes ces précautions seront quelquefois utiles pour prévenir certaines espèces d'hystérie, de nymphomanie, de priapisme ou d'autres névroses des organes de la génération. Mais la plupart de ces moyens échoueront ou au moins n'opposeront le plus souvent qu'une barrière inutile aux passions d'une jeunesse emportée par l'ardeur de son tempérament.   (GUERSENT.)

ANTIAPOPLECTIQUE, adj. pris subst. Remède contre l'apoplexie. *Voyez* ce mot.

ANTIARE VÉNÉNEUX, s. m. *Voyez* UPAS-ANTIAR.

ANTIARTHRITIQUE, adj. Remède contre la goutte. *Voyez* ce mot.

ANTIASTHMATIQUE, adj. Remède contre l'asthme. *Voyez* ce mot.

ANTI-BRACHIAL, adj. de *anti-brachium*, avant-bras ; qui a rapport à l'avant-bras. Ce mot a été introduit depuis peu dans le langage anatomique; on ne s'en sert guère que pour désigner l'aponévrose anti-brachiale.

ANTI-BRACHIALE (aponévrose). *Voyez* AVANT-BRAS. (A. B.)

ANTICACHECTIQUE, adj. Remède contre la cachexie. *Voyez* ce mot.

ANTICANCÉREUX, adj. Nom des médicamens destinés à combattre le cancer. *Voyez* ce mot.

ANTICATARRHAL, adj. Remède contre le catarrhe. *Voyez* ce mot.

ANTIDARTREUX, adj. Remède contre les dartres. *V.* ce mot.

ANTIDOTE, s. m., *antidotus*, de ἀντί, contre, et δίδομι, donner. Les anciens comprenaient sous cette expression générique, qui est synonyme d'alexipharmaque, les remèdes intérieurs qu'ils croyaient utiles non-seulement pour combattre les désordres causés par les substances vénéneuses, mais encore pour en prévenir les effets; ils employaient aussi ces médicamens pour détruire l'agent délétère qu'ils croyaient exister dans toutes les maladies aiguës graves, comme la peste, la fièvre maligne, et même dans les maladies internes accompagnées de suppuration ou d'une dégénérescence organique. Ces médicamens sont, pour la plupart, des électuaires très-composés, ou des thériaques auxquelles on attribuait les plus grandes vertus. Ces moyens merveilleux étaient d'un usage très-fréquent comme préservatifs, surtout chez les grands, plus exposés que les autres aux effets des poisons. Chaque empereur avait sa thériaque, qu'on préparait dans son palais avec les plus grandes précautions. L'histoire des antidotes ou des alexipharmaques (*voyez* ce mot), quoique occupant un article assez étendu dans la plupart des ouvrages des anciens, se réduit donc presque exclusivement à celle des thériaques, car ils ne connaissaient point les véritables contre-poisons. *Voyez* POISON , THÉRIAQUE.   (GUERSENT.)

ANTIDYSENTÉRIQUE, adj. Remède contre la dysenterie. *Voyez* ce mot.

ANTIÉMÉTIQUE, adj. Remède propre à combattre le vomissement excessif produit par un médicament émétique. *Voyez* ÉMÉTIQUE.

ANTIÉPILEPTIQUE, adj. Remède contre l'épilepsie. *Voyez* ce mot.

ANTIFÉBRILE. *Voyez* FÉBRIFUGE et FIÈVRE.

ANTIGALACTIQUE, *Voyez* ANTILAITEUX.

ANTIGOUTTEUX, adj. Remède contre la goutte. *Voyez* ce mot.

ANTIHECTIQUE, adj. Remède contre la fièvre hectique. *Voyez* ce mot.

ANTIHÉMORRHOIDAL, adj. Remède contre les hémorrhoïdes. *Voyez* ce mot.

ANTIHERPÉTIQUE, adj. Remède contre les dartres. *Voyez* ce mot.

ANTIHYDROPIQUE, adj. Remède contre l'hydropisie. *Voyez* ce mot.

ANTIHYPNOTIQUE, adj. Remède contre le sommeil, la somnolence. *Voyez* ces mots.

ANTIHYPOCONDRIAQUE, adj. Remède contre l'hypocondrie. *Voyez* ce mot.

ANTIHYSTÉRIQUE, adj. Remède contre l'hystérie. *Voyez* ce mot.

ANTIHÉMORRHAGIQUE, adj., *antihemorrhagicus;* remède propre à arrêter l'écoulement du sang. *Voyez* HÉMORRHAGIE.

ANTILAITEUX. On donne ce nom à plusieurs médicamens simples ou composés auxquels on attribue la propriété de diminuer la sécrétion du lait et de l'évacuer lorsqu'il est répercuté. Quant à la première propriété, on ne connaît aucune substance qui tende directement à diminuer la sécrétion du lait sans affecter primitivement l'organe mammaire, ou agir d'abord sur plusieurs autres organes. Tout ce qu'on a dit à cet égard des effets de la menthe prise à l'intérieur ou appliquée à l'extérieur, des décoctions de racine de canne de Provence, *arundo donax*, de l'infusion des feuilles de pervenche et du lait lui-même, etc., est absolument hypothétique. Je me suis assuré qu'il en était de même des feuilles de l'alaterne, *rhamnus alaternus*, très-vantées à Rouen parmi le peuple, comme remède antilaiteux; je les ai employées de différentes manières, et chez plusieurs femmes, sans remarquer qu'elles eussent aucune action sur la sécrétion du lait. M. Desormeaux a

seulement reconnu dans la pervenche la propriété d'exciter les lo-
chies. Les antilaiteux proprement dits sont donc encore à trouver.
Mais plusieurs moyens topiques ou généraux, en irritant des organes éloignés et même en altérant la glande mammaire, réagissent
ensuite secondairement sur la sécrétion du lait : ainsi les substances
alcalines pulvérulentes et sèches comme les carbonates d'ammoniaque, de potasse et de chaux, les cendres végétales, celles de l'éponge
appliquées sous forme de sachet sur les glandes mammaires comme
sur la glande thyroïde, excitent une activité locale plus grande et par
suite une résorption de la graisse et des autres fluides qui sont contenus dans le tissu de ces organes ; de sorte que le tissu cellulaire s'affaisse, que la mamelle se flétrit, et que par suite la sécrétion laiteuse
est bientôt tarie. Plusieurs autres substances médicamenteuses partagent sans doute les mêmes propriétés : les applications de l'hydrio-
date de potasse et son usage à l'intérieur, en affaisant les mamelles
comme la glande thyroïde, doivent nécessairement diminuer la
sécrétion du lait. Tous ces moyens, employés comme antilaiteux,
soit à l'extérieur, soit à l'intérieur, sont, au reste, plus ou moins
dangereux, et doivent être sévèrement proscrits dans la plupart
des cas.

Les purgatifs, les diurétiques, les sudorifiques, les bains surtout,
en provoquant des sécrétions plus abondantes sur des surfaces plus
ou moins étendues, tendent aussi à diminuer secondairement la sécrétion laiteuse, surtout si ces moyens sont secondés par une diète
convenable. Les purgatifs salins n'ont pas d'action plus spéciale que
les autres. Les remèdes composés, vantés comme de prétendus antilaiteux, et qu'on emploie pour combattre les maladies différentes qui
sont la suite des rétrocessions du lait, maladies improprement
appelées laiteuses, n'agissent de même qu'en produisant des effets
purgatifs ou diaphorétiques. Le remède antilaiteux de Weisse, tel
qu'il était dans l'origine, ou réformé comme l'ont proposé les
commissaires de la société royale de Médecine, n'est qu'un apozème purgatif et légèrement sudorifique, composé des infusions de
plantes sudorifiques, de follicules de séné et de sulfate de potasse.
On conçoit que ce remède ne peut être utile que dans les cas de
maladies qui ne sont point accompagnées de fièvre et d'irritations
ntestinales. L'élixir de Courcelles, ancien chirurgien des colonies,
est une teinture informe et ridiculement préparée avec beaucoup
de substances excitantes différentes ; il ne convient comme tonique excitant que chez les individus faibles, cachectiques, et

quand il n'y a aucune espèce de phlegmasie : c'est un moyen incendiaire, en général dangereux. Je l'ai vu produire des effets très-nuisibles à la suite des couches, principalement chez les femmes phthisiques. *Voyez* MALADIES LAITEUSES. (GUERSENT.)

ANTIMOINE (RÉGULE D'ANTIMOINE), s. m., *antimonium ;* métal rangé par M. Thénard dans la quatrième classe, et qui est susceptible de devenir acide en se combinant avec l'oxygène. *Voyez* MÉTAL.) On le trouve très-abondamment dans la nature et sous plusieurs états. 1° Il existe en petite quantité à l'état natif au Hartz, à Sahlberg en Suède, au Mexique, et en France près de Grenoble; il est alors uni à l'argent ou à l'arsénic, au cobalt, etc. ; 2° combiné avec l'oxygène (*voyez* COMPOSÉS-D'OXYGÈNE ET D'ANTIMOINE, page 476); 3° à l'état de sous-hydrosulfate d'antimoine *voyez* KERMÈS); 4° uni au soufre (*voyez* SULFURE D'ANTIMOINE, page 477.)

Propriétés physiques. — L'antimoine pur est solide, d'un blanc bleuâtre, brillant comme l'argent et l'étain, lamelleux, presque aussi dur que l'or, très-fragile, facile à pulvériser, et susceptible de répandre une légère odeur lorsqu'on le frotte entre les doigts; sa pesanteur est de 6,7021 , d'après Hatchett. Soumis à l'action de la chaleur dans des vaisseaux fermés, il fond avant de rougir : si on le laisse refroidir lentement, il passe de nouveau à l'état solide, et fournit le plus souvent un culot, sorte de pain orbiculaire, dont la surface rayonnée, branchue, ressemble jusqu'à un certain point à une étoile, et a été comparée aux feuilles de fougère; quelquefois aussi on l'obtient cristallisé en cubes. Si au lieu de le laisser refroidir, on élève davantage sa température, on voit qu'il n'est pas sensiblement volatil.

Propriétés chimiques. — Le gaz oxygène et l'air atmosphérique parfaitement secs n'agissent point sur l'antimoine à la température ordinaire; si ces gaz sont humides, le métal devient légèrement terne, et paraît absorber une petite quantité d'oxygène. Les agens dont nous parlons oxydent rapidement l'antimoine dont la température a été élevée, et l'oxyde formé se volatilise sous forme d'une fumée blanche; cette combinaison a lieu avec flamme, si l'antimoine a été convenablement divisé, comme on le voit lorsqu'après l'avoir fondu dans un creuset, on le verse d'une certaine hauteur sur une table ou sur le carreau pour le séparer en une multitude de petits globules. Soumis à l'action combinée de l'électricité voltaïque et de l'air humide, il se transforme, suivant Berzélius, en un oxyde dont l'existence est contestée par la plupart des chimistes.

Parmi les corps simples non métalliques, l'hydrogène, le bore, le carbone et l'azote sont sans action sur l'antimoine. Il s'unit au contraire avec l'iode et le chlore, à froid ou à une température peu élevée. Le phosphore et le soufre peuvent également se combiner avec lui à l'aide de la chaleur. Il forme avec plusieurs métaux des alliages que l'on emploie quelquefois dans les arts : ainsi les caractères d'imprimerie sont composés de vingt parties d'antimoine et de quatre-vingts parties de plomb. Il ne décompose l'eau à aucune température. L'acide *nitrique* concentré oxyde l'antimoine, et le transforme en acide antimonieux insoluble dans l'acide nitrique, qui reste sous forme d'une masse blanche : cette propriété que l'on peut constater surtout en élevant un peu la température du mélange, sert à distinguer l'antimoine de la plupart des autres métaux. Si l'acide nitrique est affaibli, il fait passer le métal à l'état d'oxyde, et le dissout. L'acide *hydrochlorique* liquide le transforme en oxyde, et produit de l'hydrochlorate d'antimoine ; dans ce cas l'oxydation de l'antimoine a eu lieu aux dépens de l'oxygène de l'eau contenue dans l'acide. Le nitrate de potasse est décomposé par ce métal, qui passe à l'état d'antimoine diaphorétique. *Voyez* ce mot.

On obtient l'antimoine métallique en faisant griller le sulfure séparé de sa gangue qui absorbe l'oxygène de l'air, et se transforme en gaz acide sulfureux volatil, et en oxyde d'antimoine sulfuré d'un gris blanchâtre, terne : on mêle celui-ci avec parties égales de nitrate de potasse, et avec les trois quarts de son poids de tartre : on chauffe le mélange dans des creusets, et on obtient l'antimoine métallique, que l'on trouve au fond des creusets après les avoir laissés refroidir.

L'antimoine métallique n'est pas employé en médecine. Il constituait autrefois des pilules ou des balles dites perpétuelles, parce que les malades les rendaient telles qu'ils les avaient prises : ces pilules étaient inertes, et sont entièrement abandonnées aujourd'hui. On formait aussi avec ce métal des tasses, dans lesquelles on laissait pendant quelque temps du vin blanc, dont on faisait ensuite usage comme émétique et purgatif ; ce médicament n'agissait que par l'oxyde d'antimoine qui s'était formé et qui avait été dissous par l'acide contenu dans le vin : or la quantité d'oxyde tenu en dissolution pouvant varier à l'infini, les propriétés du vin dont il s'agit ne devaient pas être les mêmes, en sorte que l'on était exposé à voir les malades qui en faisaient usage, éprouver des accidens plus ou moins fâcheux. Ces motifs ont fait rejeter l'antimoine métallique de la liste des substances médicamenteuses.

Composés d'oxygène et d'antimoine. — Il existe trois composés de ce genre, savoir : l'oxyde d'antimoine, et les acides antimonieux et antimonique. — *Oxyde d'antimoine.* Il fait la base du kermès, du tartre émétique, du verre d'antimoine, de la poudre d'Algaroth, etc. Il est d'un blanc sale, fusible à une chaleur rouge obscure, volatil et susceptible de former des sels avec les acides. On l'obtient en décomposant le sous-hydrochlorate d'antimoine (poudre d'Algaroth) par l'ammoniaque, qui s'empare de l'acide hydrochlorique, et laisse l'oxyde. Il contient, suivant M. Proust, 100 parties d'antimoine et 17,775 d'oxygène. On ne l'emploie jamais pur en médecine. — *Acide antimonieux* (deutoxyde d'antimoine de quelques chimistes, protoxyde de Thénard, fleurs d'antimoine, fleurs argentines d'antimoine). Il existe en Galice, dans le royaume de Valence, etc. Il est solide, blanc, moins fusible et plus volatil que l'oxyde, insoluble dans l'eau, sans action sur l'air et sur le gaz oxygène ; il rougit l'*infusum* de tournesol, et forme avec les bases des sels auxquels on donne le nom d'*antimonites*. On l'obtient soit en chauffant l'oxyde d'antimoine avec le contact de l'air, soit en traitant l'antimoine par l'acide nitrique, soit enfin en combinant ce métal avec l'oxygène de l'air : c'est particulièrement ce dernier procédé que l'on emploie pour préparer les *fleurs argentines d'antimoine.* Après avoir introduit de l'antimoine dans un creuset long, on place celui-ci dans un fourneau à reverbère, et on le dispose de manière à ce qu'il fasse un angle d'environ 45° avec le sol, et à ce que son extrémité supérieure soit hors du fourneau d'environ un pouce ; on recouvre ce creuset d'un autre de même dimension, que l'on renverse et que l'on assujettit au moyen d'un lut argileux, en laissant pourtant une ouverture qui donne accès à l'air ; le fond de ce dernier creuset est percé d'un petit trou que l'on bouche à volonté : l'appareil étant ainsi disposé, on chauffe le creuset inférieur ; l'antimoine fond, se combine avec l'oxygène de l'air, et l'acide antimonieux formé se réduit en vapeur, et se condense dans le creuset supérieur, que l'on pourrait encore faire communiquer avec un troisième creuset qui se trouverait plus éloigné du foyer, et qui par conséquent favoriserait la condensation de l'acide. D'après M. Thomson, l'acide antimonieux est formé de 100 parties de métal et de 23,7 d'oxygène. On l'employait autrefois en médecine comme émétique : on ne s'en sert plus aujourd'hui. —*Acide antimonique* (péroxyde d'antimoine; tritoxyde d'antimoine de Thénard). Il est solide, jaune, susceptible de se décomposer en oxygène et en acide antimonieux par l'action de la chaleur; il est légèrement soluble dans l'eau, et rougit l'*infusum* de tournesol; il forme avec les bases des sels appelés *antimoniates*. On l'obtient soit en chauffant un mélange d'antimoine et de deutoxyde de mercure pulvérisés, soit en traitant par la chaleur, dans un creuset, un mélange d'une partie d'antimoine et de six parties de nitrate de potasse. (*Voyez* ANTIMOINE DIAPHORÉTIQUE.) Il est formé de 100 parties de métal et de 35,556 d'oxygène. Inusité.

M. Berzélius admet un quatrième composé d'oxygène et de métal.

Composé de soufre et d'antimoine, ou sulfure d'antimoine (antimoine cru). On trouve abondamment ce sulfure en Hongrie, en Bohême, en Saxe, dans la Transylvanie, en Suède, en Angleterre, en Espagne, en Toscane, dans les départemens du Gard, du Puy-de-Dôme, dans le Vivarais, etc. Il est cristallisé en aiguilles d'un gris bleuâtre, brillant; sa forme primitive est un octaèdre légèrement rhomboïdal, à triangles scalènes; il est très-cassant, et susceptible de tacher le papier en noir. Soumis à l'action de la chaleur dans des vaisseaux fermés, il entre facilement en fusion sans se décomposer; il n'en est pas de même s'il est en contact avec l'air; car alors il absorbe l'oxygène, et se transforme en gaz acide sulfureux, qui se volatilise, et en oxyde d'antimoine sulfuré, qui reste. Cet oxyde sulfuré étant fondu dans un creuset d'argile, attaque et dissout la silice qui fait partie du creuset; si, après l'avoir tenu en fusion pendant un certain temps, on le coule, on obtient le *verre d'antimoine* (*voyez* ce mot). Le sulfure dont nous parlons fournit avec l'oxyde d'antimoine diverses préparations inusitées aujourd'hui, et que l'on employait anciennement; telles sont la *rubine d'antimoine*, composée de huit parties d'oxyde et d'une partie de sulfure; le *crocus metallorum* (safran des métaux, safran d'antimoine), obtenu avec trois parties d'oxyde et une de sulfure; enfin le *foie d'antimoine*, composé de deux parties d'oxyde et d'une de sulfure. Il suffit, pour obtenir ces divers produits, de faire fondre le sulfure et l'oxyde. On prépare aussi le *crocus metallorum*, en faisant fondre dans un creuset, et en le couvrant ensuite, le sulfure d'antimoine grillé à une température peu élevée. Quant au *foie d'antimoine*, on peut l'obtenir également en projetant dans un creuset chauffé jusqu'au rouge, parties égales de nitrate de potasse et de sulfure d'antimoine ; dans ce cas il doit être regardé comme formé de sulfate et de sulfure de potasse, et d'oxyde d'antimoine sulfuré.

Traité par l'acide hydrochlorique liquide, le sulfure d'antimoine pulvérisé se transforme en hydrochlorate d'antimoine, et laisse dégager sur-le-champ une grande quantité de gaz acide *hydrosulfurique* (hydrogène sulfuré) ; c'est même en suivant ce procédé que l'on se procure le gaz dont nous parlons. (*Voyez* HYDROSULFURIQUE.) Chauffé pendant quelques minutes avec de l'eau et du sous-carbonate de potasse ou de soude, il fournit le kermès minéral et le soufre doré, dont nous exposerons ailleurs les propriétés et le mode de préparation. (*Voyez* KERMÈS et SOUFRE DORÉ.) Lorsqu'au moyen d'un charbon rouge on met le feu à un mélange d'une partie de sulfure d'antimoine et de trois parties de nitrate de potasse, le soufre et l'antimoine passent à l'état d'acide, aux dépens de l'oxygène de l'acide nitrique, et l'on obtient un composé de sulfate et d'antimoniate de potasse que l'on connaissait autrefois sous le nom de *fondant de Rotrou* ou d'*antimoine diaphorétique*.

Le sulfure d'antimoine est formé de 100 parties de métal et de 35,572 de soufre. On l'obtient en faisant fondre dans des creusets le sulfure natif concassé, pour le séparer de sa gangue ; on le laisse refroidir, et il ne tarde pas à cristalliser ; ce sulfure natif renferme quelquefois de l'argent, de l'or, du cuivre, du nickel. Le sulfure d'antimoine était autrefois administré à l'intérieur, sous forme de bols et de pastilles, à la dose de 9-18 grains jusqu'à un gros ; on ne s'en sert plus aujourd'hui. Il forme avec la graisse de porc un onguent dont on a vanté les bons effets dans quelques maladies de la peau, quoiqu'il ait été souvent employé sans succès.

Composé de chlore et d'antimoine, ou chlorure d'antimoine (beurre d'antimoine, muriate d'antimoine). Le chlorure d'antimoine est épais, graisseux, blanc, demi-transparent, excessivement caustique, et fusible au-dessous de 100° th. centigr. ; il jaunit à l'air. Si après l'avoir fondu on le laisse refroidir lentement, il cristallise en prismes tétraèdres, tandis qu'il se volatilise si on le chauffe davantage. Mis en contact avec l'eau, il est décomposé sur-le-champ et transformé en sous-hydrochlorate d'antimoine pulvérulent (poudre d'Algaroth); d'où il suit que l'eau est également décomposée, et que l'oxygène s'unit à l'antimoine, tandis que l'hydrogène se combine avec le chlore. Il attire rapidement l'humidité de l'air, et change de nature comme lorsqu'il est en contact avec l'eau. Il paraît formé de 100 parties d'antimoine et de 80 parties de chlore. — *Préparation.* On pourrait l'obtenir en projetant l'antimoine pulvérisé dans du chlore gazeux; mais on préfère l'un ou l'autre des procédés suivans : 1° On chauffe graduellement dans un appareil desséché, composé d'une cornue et d'un ballon, un mélange intime de parties égales d'antimoine métallique et de sublimé corrosif (deutochlorure de mercure); le chlore du sublimé se combine avec l'antimoine, et le chlorure produit, se volatilise, et vient se condenser dans le col de la cornue ou dans le ballon; le mercure mis à nu reste dans la cornue. On purifie ce produit en le sublimant de nouveau. 2° On chauffe, dans un appareil semblable au précédent, l'hydrochlorate d'antimoine obtenu en faisant dissoudre une partie de métal dans un mélange d'une partie d'acide nitrique et de quatre parties d'acide hydrochlorique, et en l'évaporant pour chasser l'eau et l'excès d'acide; par l'action de la chaleur, l'hydrochlorate se transforme en chlorure, qui se sublime.

Le chlorure d'antimoine est un des caustiques les plus usités en médecine pour cautériser les plaies profondes, étroites et sinueuses, celles qui résultent, par exemple, de la morsure des animaux enragés et des serpens venimeux : on l'emploie à l'état liquide. (*Voyez* CAUSTIQUES.) Il n'est jamais administré à l'intérieur.

ANTIMOINE DIAPHORÉTIQUE. Lorsqu'on projette dans un creuset chauffé jusqu'au rouge un mélange de parties égales d'antimoine métallique et de nitrate de potasse pulvérisés, il y a décomposition de l'acide nitrique, fixation de l'oxygène qu'il renferme sur l'antimoine, et dégagement de calorique et de lumière; il reste dans le creuset une masse composée d'acide antimonique et de beaucoup de potasse, à laquelle on donnait autrefois le nom d'*antimoine diaphorétique non lavé.* Si on traite cette masse par l'eau, celle-ci dissout l'excès de potasse et une partie d'acide antimonique; la partie non dissoute (sorte d'antimoniate de potasse) est sous forme d'une poudre blanche, et constitue l'*antimoine diaphorétique lavé.* Lorsqu'on verse dans l'eau de lavage, tenant l'acide antimonique et la potasse en dissolution, une assez

grande quantité d'acide nitrique ou acétique pour saturer la potasse, l'acide antimonique se dépose : c'est à ce précipité que l'on
donnait anciennement le nom de *matière perlée* de *Kerkringius*,
de *Magistère*, d'*antimoine diaphorétique*, de *céruse d'antimoine*,
et de *régule médicinal*. On préparait aussi l'antimoine diaphorétique avec trois parties de nitrate de potasse et une de sulfure
d'antimoine. (*Voyez* FONDANT DE ROTROU, page 478.) Cette variété d'antimoine diaphorétique étant traitée par l'eau, fournissait un liquide qui, indépendamment de l'acide antimonique et
de la potasse, renfermait du sulfate de potasse dont l'acide avait
été formé aux dépens du soufre du sulfure, et de l'oxygène de
l'acide nitrique. En saturant la potasse de ce liquide par l'acide
nitrique, il se formait un précipité d'acide antimonique, et la liqueur contenait alors du nitrate et du sulfate de potasse : c'est à
cette liqueur évaporée jusqu'à siccité que l'on donnait le nom de
nitre antimonié de Stahl, d'*eau bénite*, et de *fondant de Ruhland*.

L'antimoine diaphorétique était employé autrefois pour exciter
la transpiration cutanée : on l'administrait à la dose de 18 à 24
grains, après l'avoir délayé dans une potion de 5 à 6 onces que
l'on faisait prendre en trois ou quatre fois dans la journée. On le
regardait aussi comme fondant et apéritif, surtout lorsqu'il était
uni à des extraits amers. Les médecins de nos jours n'emploient
plus ces sortes de préparations, parce que leur action varie suivant la manière dont elles ont été obtenues, et surtout parce
qu'elles peuvent être avantageusement remplacées par d'autres.

ANTIMOINE (sels d'). On connaît deux sortes de sels d'antimoine ; les uns sont composés d'acide antimonieux ou antimonique, et d'une base ; ils sont fort peu connus, et ne méritent
point de nous occuper ici (*voyez* ANTIMOINE DIAPHORÉTIQUE) ;
les autres sont formés d'un acide autre que les acides antimonieux
et antimonique, et d'oxyde d'antimoine ; quelquefois aussi, outre
l'oxyde d'antimoine, ces derniers sels renferment un autre oxyde ;
tel est le tartrate acide de potasse et d'antimoine, par exemple.
Ce que nous croyons devoir établir de général sur les sels d'antimoine ne s'applique qu'à ceux qui sont formés d'un acide et
d'oxyde d'antimoine, et qui sont dissous dans l'eau. Ils sont incolores ou jaunâtres ; l'eau les décompose, et y fait naître un précipité blanc qui est un sous-sel (sel avec excès de base) ; les
hydrosulfates solubles et l'acide hydrosulfurique les précipitent
en orangé tirant plus ou moins sur le rouge : le précipité est un

sous-hydrosulfate d'antimoine ; l'infusum alcoholique ou aqueux de noix de galle y détermine sur-le-champ la formation d'un précipité blanc jaunâtre, composé d'oxyde d'antimoine et de matière végétale. La potasse et la soude les décomposent également, et en séparent l'oxyde blanc, à moins qu'elles ne soient employées en excès ; car alors le précipité est redissous. Nous ne parlerons ici que des sels d'antimoine usités en médecine et en pharmacie.

ANTIMOINE (hydrochlorate d'). On peut l'obtenir cristallisé en aiguilles blanches, douées d'une saveur acide très-caustique. Desséché et sublimé, il fournit le beurre d'antimoine. (*Voyez* page 478.) Si on le traite par l'eau, il est décomposé et transformé en hydrochlorate très-acide, soluble, et en sous-hydrochlorate insoluble (poudre d'Algaroth).

ANTIMOINE (sous-hydrochlorate d'). Il est solide, blanc, insoluble dans l'eau ; il fournit aussi du beurre d'antimoine lorsqu'on le chauffe dans des vaisseaux fermés ; l'acide hydrochlorique le dissout rapidement, et le change en hydrochlorate. Il était employé autrefois comme émétique, sous les noms de *mercure de vie, mercure de mort*. Il est généralement abandonné aujourd'hui.

ANTIMOINE (sous-hydrosulfate d'). *Voyez* KERMÈS.

ANTIMOINE (sous-hydrosulfate sulfuré d'). *Voyez* SOUFRE DORÉ.

ANTIMOINE (tartrate acide de potasse et d'). *Voyez* TARTRE ÉMÉTIQUE.

ANTIMOINE (verre d'). *Voyez* VERRE D'ANTIMOINE.

(ORFILA.)

ANTIMONIATE, s. m., genre de sel formé d'une base et d'acide antimonique. Les antimoniates sont fort peu connus. *Voyez* ANTIMOINE DIAPHORÉTIQUE.

ANTIMONIEUX (acide), composé d'oxygène et d'antimoine. *Voyez* page 476.

ANTIMONIQUE (acide), composé d'oxygène et d'antimoine. *Voyez* page 477.

ANTIMONITE, s. m., genre de sel formé d'une base et d'acide antimonieux. Voy. *composé d'oxygène et d'antimoine*, page 476.

ANTIODONTALGIQUE, adj. Remède contre l'odontalgie ou douleur de dents. *Voyez* ODONTALGIE.

ANTIPATHIE, s. f., *antipathia*, d'ἀντί, contre, et πάθος, affection. Ce mot exprime les répugnances, les oppositions que manifestent quelques-uns de nos organes à l'égard de certaines influences extérieures. Ainsi quelques odeurs ou saveurs sont repoussées par les sens de l'odorât et du goût, quelques alimens par l'estomac, etc.

Tout se tient dans la nature : aucun corps n'est complétement isolé dans notre univers. Cette proposition est vraie, surtout des corps organisés. Ces êtres en effet ne sont-ils pas obligés de pui_ ser sans cesse au dehors d'eux des matériaux qu'ils s'assimilent? ne sont-ils pas toujours et irrésistiblement en contact avec des corps étrangers d'après lesquels ils sont forcés de modifier leurs mouvemens vitaux? Les animaux enfin, par la merveilleuse faculté de la sensibilité qu'ils possèdent exclusivement, n'ont-ils pas le pouvoir d'établir avec les nombreux corps qui les entourent des rapports sentis ? Il a bien fallu pour la conservation et l'entretien de tout l'ensemble, que ces corps destinés à se transformer sans cesse les uns dans les autres, à exister les uns par les autres, pussent établir entre eux des liaisons ; et pour cela chacun des corps de l'univers a été édifié de manière à pouvoir établir avec les autres corps toutes les liaisons qui étaient nécessaires à leur conservation et au rôle qu'ils sont appelés à remplir.

Or ces liaisons sont de deux sortes : les unes fondent des *harmonies*, c'est-à-dire des rapports de convenance qui non-seulement sont utiles à l'être vivant qui les a établis, mais encore lui plaisent, s'il est sensible. Les autres, au contraire, fondent des *antipathies*, c'est-à-dire des rapports de disconvenances, d'oppositions, qui ordinairement annoncent un danger à l'être vivant qui y est soumis, et toujours lui font éprouver un sentiment désagréable, s'il est sensible. Tantôt ces harmonies et antipathies sont *natives*, *originelles* ; tantôt elles sont *acquises*. Dans l'un et l'autre cas, elles ont pour cause un état particulier de l'organisation des parties qui les font éprouver.

Le mot *antipathie* est généralement pris dans la langue médicale, dans l'acception que nous venons de lui donner. Le mot *sympathie*, qui lui est opposé, est beaucoup moins consacré. Les médecins le restreignent plus généralement à exprimer les connexions qui unissent entre eux les différens organes du corps humain. Cependant on conçoit qu'il faut aussi, comme les gens du monde, l'employer à désigner ces rapports de convenances qui sont opposés à ceux qui fondent les antipathies. Dès lors, comme il est mieux de traiter au même lieu de ces rapports de convenance et de disconvenance, des sympathies et des antipathies, parce que la théorie des unes et des autres repose sur les mêmes bases, et que leur histoire se compose des mêmes considérations, nous nous contentons de donner ici cette courte explication du mot, et nous renvoyons, pour les détails, au mot *sympathie.*

(ADELON.)

ANTIPÉRISTALTIQUE, adj., *antiperistalticus.* Mouvement des intestins opposé à celui qu'on nomme péristaltique; contraction qui se fait de bas en haut. *Voyez* INTESTIN, PÉRISTALTIQUE.

ANTIPESTILENTIEL, adj. Remède contre la peste. *Voyez* ce mot.

ANTIPHARMAQUE, adj. *Voyez* ALEXIPHARMAQUE, ANTIDOTE, CONTRE-POISON.

ANTIPHLOGISTIQUE, adj. Remède contre l'inflammation. *Voyez* ce mot.

ANTIPHTHISIQUE, adj. Remède contre la phthisie. *Voyez* ce mot.

ANTIPLEURÉTIQUE, adj. Remède contre la pleurésie. *Voyez* ce mot.

ANTIPODAGRIQUE, adj. Remède contre la goutte. *Voyez* ce mot.

ANTIPROSTATE·, s. f., *antiprostata.* Nom donné par quelques anatomistes à deux petites glandes situées sous l'urètre, au devant de la prostate, et qui sont plus connues sous le nom de *glandes de Cowper,* et de prostates *inférieures* ou *accessoires.* (A. B.)

ANTIPSORIQUE, adj. Remède contre la gale. *Voyez* ce mot.

ANTIPUTRIDE, adj. *Voyez* ANTISEPTIQUE.

ANTISCORBUTIQUE, adj., *antiscorbuticus.* On désigne quelquefois sous ce nom toutes les substances médicamenteuses qui sont employées pour combattre le scorbut, et qui souvent appartiennent à des médications relâchantes, excitantes, acidules, toniques, etc., qui n'ont aucun rapport entre elles. (*Voyez* SCORBUT.) Mais on donne aussi plus particulièrement ce nom aux plantes crucifères et alliacées, et aux médicamens plus ou moins composés, dans lesquels entrent ces plantes. Ainsi les racines de raifort, les feuilles de cochléaria, de lépidium, de cresson, les graines de moutarde, les tiges et les feuilles du veronica-beccabunga, et les bulbes de la plupart des espèces du genre ail, fournissent une série de substances excitantes, qui sont spécialement désignées comme antiscorbutiques, quoiqu'elles soient souvent inutiles pour le traitement du scorbut.

Les aulx, quoique très-éloignés, dans les classifications botaniques, de la famille des crucifères, s'en rapprochent néanmoins, sous les rapports chimiques et thérapeutiques, par des caractères communs. Toutes ces plantes contiennent une huile âcre essentielle, très-volatile, qui affecte vivement les conjonctives et une fécule amylacée nourrissante. La cuisson dégage et détruit l'huile volatile, et développe la fécule, qui, dans les racines et les tiges charnues, prend alors quelquefois une saveur sucrée. La fermentation se manifeste promptement parmi tous ces végétaux, qui contiennent beaucoup d'azote, et fournissent beaucoup d'ammoniaque. Lorsque les plantes antiscorbutiques fraîches sont appliquées sur la peau, elles déterminent le sentiment d'une chaleur âcre et brûlante, qui est suivie d'une rubéfaction plus ou moins forte, et quelquefois de vésication. L'ail produit des effets analogues à la poudre de moutarde.

Les sucs des crucifères et des alliacées, purs ou mitigés, avec ceux de quelques plantes simplement aqueuses ou mucilagineuses, sont souvent employés sous le nom de sucs antiscorbutiques. On fait aussi infuser quelquefois les plantes antiscorbutiques dans l'eau bouillante, mais cette simple infusion les décompose presque toujours. On prépare plus souvent, avec ces plantes, différentes espèces de sirops à froid; et on les fait infuser dans la bière ou dans le vin, qui prennent alors le nom d'antiscorbutiques.

Les antiscorbutiques agissent à la manière des autres excitans, sur tous les organes en général, mais d'abord sur le système gastro-intestinal, dont ils activent les fonctions, et modifient les excrétions, comme le prouvent les gaz et les émanations qui se dégagent pendant qu'on en fait usage; mais ensuite ils portent plus particulièrement leur action sur le tissu cellulaire et lymphatique. C'est par cette raison que les antiscorbutiques conviennent dans les cachexies, les scrofules, dans beaucoup de maladies cutanées, et dans les engorgemens des ganglions lymphatiques; qu'ils arrêtent les hémorragies passives, et facilitent la résorption des petits abcès froids sous-cutanés. Ils deviendraient très-nuisibles dans les cas de phlegmasies commençantes, et exciteraient de la fièvre. On doit s'abstenir de l'usage des antiscorbutiques dans les temps secs et froids, parce qu'alors le ton de tous les organes est remonté; ils doivent être également proscrits dans les grandes chaleurs de l'été, parce qu'alors la soif est en raison de l'accélération du pouls, et de l'abondance de la transpiration, et que les excitans ajouteraient encore à ces inconvéniens d'une chaleur excessive.

(GUERSENT.)

ANTISEPTIQUE, adj., *antisepticus*, de ἀντὶ, contre, et de σηπ-τικός, putréfiant, remède contre la putréfaction. La décomposition des principaux organes ne peut avoir lieu qu'après la mort; ce n'est que lorsque la vie cesse de lutter contre les lois physiques qu'alors celles-ci reprennent leur empire. Mais cependant plusieurs parties du corps, et des membres entiers même, peuvent être frappés de différentes espèces de gangrène par des causes externes ou internes, sans entraîner la mort. Il existe aussi, dans certains cas, une disposition particulière des solides et des fluides vivans à une sorte de décomposition générale à laquelle les praticiens ont donné le nom d'état septique, de putridité, et d'autres celui de putrescence, pour éloigner toute idée de putréfaction commençante. Les signes qui caractérisent cet état peuvent se rencontrer dans le cours ou vers la dernière période de différentes maladies qui n'ont entre elles aucun rapport. Les premiers antiseptiques, dans ce cas, sont tous les moyens curatifs qui sont dirigés vers la cause principale. Il faut donc distinguer les préservatifs de la putréfaction, qui s'opposent aux progrès des maladies ou qui tendent à écarter cet état fatal de putridité, qui n'est souvent que le résultat de l'impuissance de la vie et le prélude de la mort, d'avec les antiseptiques proprement dits. Les médications les plus opposées dans certains cas, les débilitans, les saignées, les relâchans, les bains ; dans d'autres cas, l'emploi des substances toniques et diffusibles ou l'application de la glace, etc., peuvent arrêter les progrès d'une inflammation aiguë qui tend à se terminer par gangrène, et sont par conséquent les meilleurs préservatifs de la putréfaction. Les antiseptiques, proprement dits, ne peuvent être employés que lorsque les signes caractéristiques de la putrescence se sont déjà manifestés. Ils agiront ou seulement en diminuant ses effets, et en contribuant à les borner, ou en favorisant la réaction des parties vivantes contre les parties mortes. On peut partager les véritables antiseptiques en deux sections, ceux qui se comportent à la manière des agens physiques avec les parties déjà mortes, et ceux qui sont soumis, comme tous les médicamens, à l'action des lois physiologiques qui gouvernent les corps vivans.

Antiseptiques physiques. — Ces moyens sont très-nombreux,

si on veut comprendre sous cette dénomination tous les corps physiques connus qui peuvent agir sur les substances animales mortes ou vivantes dans un état commençant de putréfaction. Tous les moyens qui dessèchent promptement les parties et absorbent l'humidité, comme les sables, les terres absorbantes, les sels déliquescens, tous ceux qui s'opposent au contact de l'air, comme les corps résineux, huileux; les vernis, qui sont employés dans les différens genres de momification et d'embaumement, l'infumation, qui bouche exactement les pores et agit presque à la mahière du vernis, sont autant de moyens variés de s'opposer à la putréfaction. Les solutions alcooliques, acides, salines, particulièrement celles d'hydrochlorate de chaux et de sublimé corrosif, deutochlorure de mercure , et d'arsénic préservent aussi les substances animales de la décomposition; mais plusieurs de ces moyens ne sont point applicables sur le vivant, et leurs effets sont bornés aux cadavres. Aussi la plupart des résultats obtenus par Pringle, dans ses expériences sur les antiseptiques , sont-ils un objet de pure curiosité , et ne peuvent être d'aucune utilité dans la pratique, parce que toutes ces expériences ont eté faites sur des matières animales mortes , et que les agens physiques se comportent avec elles d'une manière toute différente que sur les corps doués de la vie. Cependant quelques substances, comme le charbon pulvérisé, peuvent agir à la fois sur les matières animales mortes et vivantes, en neutralisant par une sorte d'affinité chimique les émanations délétères à la manière des fumigations acides ou de celle de chlore, sans jouir cependant, comme celles-ci, de la propriété d'exciter les tissus vivans. Le charbon employé seul ne tend donc pas précisément à retarder les progrès de la putréfaction, mais en détruisant les émanations putrides, il en borne les effets, et s'oppose à leur action nuisible sur le malade et sur ceux qui l'entourent. C'est sous ce rapport purement physique , qu'on emploie avec succès le charbon comme antiseptique dans les gangrènes des extrémités, qui se rencontrent si fréquemment aux armées, et je m'en suis servi de la même manière dans la gangrène des parois de la bouche, et des parties génitales des filles, connue sous le nom impropre de charbon.

Des Antiseptiques physiologiques. Ce sont les vrais antiseptiques pour le praticien, parce qu'ils tendent, en réveillant l'action vitale, à s'opposer aux progrès du mal. C'est principalement dans l'emploi des acides, des acidules, des astringens, des toniques, des excitans et des diffusibles que se rencontrent les moyens antiseptiques les plus puissans, et c'est à l'aide des différentes médications que produisent ces agens thérapeutiques souvent réunis, que le médecin parvient quelquefois, mais rarement, à borner l'état septique commençant, et à empêcher une décomposition générale et fatale. Les acides affaiblis et les acidules peuvent étre employés à l'intérieur et à l'extérieur comme nous l'avons indiqué à l'article acidule. Les fumigations acides de vinaigre, d'acides nitreux, hydrochlorique, et celles de chlore surtout, quoique n'étant pas acides, ont, indépendamment de leur action chimique sur les miasmes, l'avantage d'exciter les propriétés vitales, d'une manière toute particulière. On peut en outre appliquer les acides dans un état de concentration plus ou moins considérable sur les parties affectées d'une altération gangréneuse et putride, soit pour neutraliser les émanations, soit pour produire une espèce de cautérisation des parties voisines, et déterminer une réaction énergique des organes vivans. Les acides sulfurique et hydrochlorique sont ordinairement ceux qu'on emploie pour cet usage, mais la cautérisation avec le feu est dans beaucoup de cas préférable à celle des acides. Les astringens proprement dits, et les toniques qui sont le plus fréquemment mis en usage comme antiseptiques, soit à l'extérieur soit à l'intérieur, sont le tan, le cachou, le simarouba et surtout les différentes espèces de quinquina. Au nombre des excitans, la serpentaire de Virginie, la cascarille, le camphre, et enfin parmi les diffusibles, les solutions alcoholiques de ce dernier produit, et les vins généréux seuls ou associés avec les amers. Toutefois il ne faut pas perdre de vue que la connaissance de la maladie et des causes qui ont pu la produire doit précéder l'emploi des médications antiseptiques, comme de toutes les autres : car il est telle espèce de gangrène, celle des intestins par cause d'étranglement, par exemple, dans laquelle les antiseptiques seraient plus nuisibles qu'utiles, lors même que ces moyens sont indiqués; d'ailleurs ce n'est qu'en les combinant suivant les circonstances et la nature de la maladie locale ou générale, sporadique ou épidémique, que le médecin peut espérer de parvenir à ranimer les forces, seul moyen de s'opposer réellement aux effets de la putrescence   (GUERSENT.)

ANTISPASMODIQUE, adj. et s. m., *antispasmodicus*, de ἀντί, contre; et σπασμός, spasme. On considère les antispasmodiques sous deux rapports différens, tantôt d'une manière générale, et alors on comprend sous cette acception tous les moyens thérapeutiques que l'art emploie dans les affections convulsives, de quelque nature qu'elles soient, ou essentielles, ou symptomatiques de maladies éruptives, ou de phlegmasies cérébrales, etc. Dans ce sens la saignée, les bains, les vomitifs, les vésicatoires, et plusieurs autres moyens qui tendent à produire des médications différentes, peuvent être, et sont en effet de puissans antispasmodiques; mais c'est rarement dans une acception aussi étendue, qu'on emploie cette expression. On l'applique plus ordinairement à une certaine classe de médicamens excitans ou diffusibles, qu'on emploie dans les convulsions cloniques ou intermittentes des muscles de la vie organique, et plus rarement dans quelques convulsions également intermittentes et symptomatiques des muscles de la vie animale, surtout quand celles-ci se trouvent associées aux précédentes qui ont reçu plus particulièrement le nom de spasme.

Les antispasmodiques ainsi circonscrits se rapprochent entre eux par leurs effets immédiats, et mériteraient peut-être de former une classe à part de celle des excitans, comme l'avaient pensé les anciens praticiens, ou mieux peut-être une section particulière dans la division des médicamens diffusibles dont ils se rapprochent encore davantage. Malgré l'analogie qui existe entre ces différentes substances, on trouve entre elles des nuances qu'il est plus facile au praticien d'indiquer que de décrire, mais que des observations ultérieures rendront un jour peut-être plus distinctes. On peut néanmoins sous-diviser ainsi les antispasmodiques.

A. *Antispasmodiques gommo-résineux.* Cette première section comprend toutes les gommes-résines fétides, qui appartiennent à la famille des ombellifères, comme l'assa-fœtida, l'opoponax, le galbanum. Ces substances odorantes, mais cependant beaucoup moins volatiles que tous les autres antispasmodiques, se rapprochent davantage, par cette raison, des excitans résineux, et forment, pour ainsi dire, le chaînon qui unit ceux-ci aux médicamens diffusibles. Ce sont presque les seuls antispasmodiques, qui ne se volatilisent pas promptement par l'effet de la chaleur du corps, et qui stimulent, par cette raison, les organes digestifs d'une manière un peu plus durable: aussi ont-ils plus d'effet sur les spasmes de la vie organique abdominale, que sur tous ceux qui dépendent du système nerveux de relation. C'est surtout dans les spasmes des muscles des organes de la digestion, de la génération et de la respiration, qui sont principalement affectés dans l'hystérie et dans certaines dyspnées qui ne dépendent d'aucune lésion organique, que ces gommes-résines sont principalement utiles.

B. *Antispasmodiques camphrés.* Le camphre et toutes les plantes qui, comme les sauges, les menthes, les mélisses, et la plupart des labiées, contiennent ce principe immédiat, appartiennent à cette division, ainsi que leurs eaux distillées. Le camphre, étant très-diffusible, agit à la fois sur toute l'économie animale; il est un des plus puissans antispasmodiques, aussi recommandable dans les convulsions partielles et symptomatiques, connues sous le nom de soubresauts des tendons, que dans les spasmes des muscles de la vie organique.

C. *Antispasmodiques aromatiques.* C'est dans cette sous-division qu'on peut placer les fleurs de tilleul, de lis, de muguet, d'oranger, de caille-lait, et les eaux distillées, qu'on obtient de ces plantes odorantes. Ces antispasmodiques, qui ne doivent leur action qu'à un arome très-fugace, ou à une huile essentielle, peu abondante, ne sont jamais employés seuls, et jouissent en effet d'une propriété diffusible assez faible, et qui ne peut servir que d'adjuvant dans les potions antispasmodiques; mais les feuilles d'oranger, et la racine de valériane sauvage, qui contiennent une assez grande proportion d'huile essentielle volatile, offrent des propriétés beaucoup plus énergiques, et ont été employées avec un grand succès dans l'épilepsie, l'hystérie, et plusieurs affections spasmodiques des organes abdominaux et thoraciques.

D. *Antispasmodiques éthérés.* Les différentes espèces d'éther pur, ou les teintures éthérées des différens antispasmodiques, forment une section bien distincte. Ces médicamens diffusibles, et qui ont une action très-pénétrante, paraissent agir diversement, par rapport aux spasmes. Chez quelques individus ils calment les mouvemens convulsifs; chez d'autres, au contraire, ils les provoquent instantanément. La différence entièrement opposée de ce résultat paraît dépendre, d'une part, de l'impression différente que produisent les odeurs; car j'ai vu plusieurs femmes éprouver des spasmes, et même des convulsions, dès qu'on approchait d'elles un flacon d'éther, d'une autre part, de la susceptibilité même de l'organe du goût aussi impressionnable pour certains individus, que l'organe de l'odorat ; car on voit l'action des éthers sur la langue, produire de même des convulsions. *Voyez*, pour les détails, l'article ÉTHER.

E. *Antispasmodiques azotés.* L'ammoniaque dissoute dans une grande quantité d'eau, l'ammoniaque succinée, le savonule ammoniacal, l'acide pyrozoonique affaibli, le musc, le castoréum, l'ambre gris. Toutes ces substances, tirées du règne animal, se rapprochent d'abord, quant à leur origine, et offrent ensuite quelque analogie dans leur manière d'agir sur le système nerveux. Données à très-petites doses, elles agissent ordinairement dans les affections spasmodiques de la vie organique, et quelquefois, mais plus rarement, sur les spasmes de la vie animale ; mais l'ammoniaque, l'acide pyrozoonique, et le savonule ammoniacal, donnés à forte dose, ont des effets très-différens, et deviennent des poisons.

Toutes les substances que nous venons d'indiquer sommairement, et dont les différentes propriétés doivent être exposées avec plus de détail ailleurs, sont des matières végétales gommo-résineuses ou aromatiques, ou des substances animales très-odorantes, ou des préparations chimiques très-diffusibles ; elles ne se ressemblent, quant à leurs propriétés physiques, qu'à cause de la volatilité de leurs principes, qui cependant ne sont pas précisément les mêmes. C'est néanmoins dans cet arome végétal ou animal que paraît principalement résider la propriété diffusible, et l'effet secondaire antispasmodique. La plupart de ces substances n'agissent que faiblement sur les tissus cellulaires et parenchymateux des organes ; mais ils ébranlent vivement et instantanément le système nerveux et musculaire. Plus le sujet est faible et irritable, plus il est facilement affecté. C'est surtout lorsqu'il existe un défaut d'harmonie entre l'action nerveuse et contractile des muscles de la vie organique, que ces effets sont plus remarquables ; ils excitent, fortifient le système nerveux, et calment les mouvemens contractiles, irréguliers et désordonnés, en régularisant l'emploi des forces auxquelles ils sont soumis ; ce que ne produisent point de la même manière la plupart des autres excitans, ni les diffusibles alcoholiques. Il semble donc qu'il y ait quelque chose de spécifique dans la manière d'agir des diffusibles antispasmodiques sur le système nerveux et musculaire. C'est sans doute à cette espèce d'action particulière, qu'il faut attribuer la propriété antipériodique de plusieurs antispasmodiques qu'on remarque surtout dans la valériane et les éthers. En régularisant les mouvemens contractiles désordonnés, les antispasmodiques rétablissent aussi secondairement l'harmonie entre les sécrétions et les excrétions. Pendant les spasmes, la transpiration est ordinairement suspendue, et l'excrétion de l'urine augmentée proportionnellement. Le calme qu'apportent les antispasmodiques rétablit les rapports naturels entre ces deux excrétions. Les antispasmodiques ne conviennent pas plus que les autres diffusibles, dans les spasmes symptomatiques de quelques phlegmasies de l'utérus, de l'estomac, ou d'autres organes ; leurs propriétés excitantes, quoique très-passagères, aggraveraient évidemment l'inflammation.

On administre les diffusibles antispasmodiques, soit en substance et en pilules, soit en teintures. On réunit souvent les antispasmodiques avec les toniques, dans les spasmes intermittens réguliers, afin d'obtenir un effet antispasmodique plus marqué. Dans certains cas, on associe les antispasmodiques aux narcotiques ; c'est ainsi que dans les pilules de Méglin, l'extrait de valériane est uni à celui de jusquiame, et à l'oxyde de zinc. Relativement à l'oxyde de zinc, celui de bismulth et de plusieurs autres métaux, considérés comme antispasmodiques, ils ne jouissent certainement d'aucune propriété diffusible ni excitante prononcée, et ils n'agissent, comme je tâcherai de le prouver, que comme contro-stimulans. *Voyez* ce mot. (GUERSENT.)

ANTISYPHILITIQUE, adj. pris subst. On nomme ainsi toutes les substances auxquelles on a cru reconnaître la faculté de guérir la syphilis. *Voyez* ce mot.

ANTITHÉNAR, s. m. *antithenar*. Nom donné par Winslow à deux muscles, l'un de la main, et l'autre du pied.

ANTITRAGIEN, adj. *antitrageus*, qui appartient à l'antitragus. Petit muscle situé à la face externe du pavillon de l'oreille ; il naît du sommet de l'antitragus, traverse l'intervalle qui sépare cette éminence de l'anthélix, sur lequel il se termine.

ANTITRAGUS, s. m. *antitragus*. C'est le nom de l'une des éminences du pavillon de l'oreille. (A. BÉCARD.)

ANTIVÉNÉRIEN, *antivenereus*, adj. employé substantivement d'ἀντὶ, *contre*, et du mot latin *Venus*, déesse de la volupté. On désigne sous ce nom les remèdes consacrés au traitement de la maladie vénérienne. D'après son véritable sens grammatical , cette épithète paraîtrait cependant mieux convenir aux médicamens propres à éteindre ou à diminuer les désirs amoureux, c'est-à-dire aux antiaphrodisiaques. Le mot antisyphilitique est préférable. *Voyez* ce mot. (w. LAGNEAU.)

ANTIVERMINEUX, adj. pris substant. Remède dirigé contre les vers. *Voyez* ce mot.

ANTRE, s. m. *antrum*, cavité. On emploie ce nom comme synonyme de sinus , particulièrement, pour désigner le sinus maxillaire ou antre d'hygmore, plus rarement et en latin seulement , pour nommer le sinus mastoïdien , *antrum tympani ;* on l'a aussi employé pour désigner le labyrinthe ou antre buccineux.

(A. BÉCLARD.)

ANUS , s. m. *anus*. Ouverture destinée à donner passage aux excrémens, ainsi nommée à cause de sa forme à peu près circuculaire. Cette ouverture, située dans l'intervalle des fesses , à un pouce environ au devant du coccyx, est formée par l'extrémité inférieure du rectum, dont la membrane muqueuse se continue en cet endroit avec la peau. Elle termine inférieurement le canal digestif. Ses bords, presque entièrement musculeux, ordinairement rapprochés, représentent une sorte de fente dirigée d'avant en arrière ; ils deviennent circulaires lorsqu'ils sont distendus. La peau qui les recouvre est mince, plus colorée que celle des parties voisines , humectée par un fluide onctueux que fournissent des follicules situés dans son épaisseur , garnie d'un plus ou moins grand nombre de poils semblables à ceux du périnée, et ne se développant, de même que ces derniers , que dans l'âge adulte : ces poils n'existent pas le plus souvent chez la femme. La peau de l'anus change de caractère insensiblement, à mesure qu'elle s'avance vers l'intérieur de l'intestin, et finit par prendre tous ceux de la membrane muqueuse : on n'observe point ici ce changement brusque qui se fait dans d'autres parties, comme aux paupières , par exemple. Une foule de plis rayonnés se remarquent sur les tégumens au pourtour de l'anus ; ils dépendent de la contraction des fibres musculaires subjacentes, et s'effacent par la distension de ces fibres. A la faveur de ces plis , l'ouverture de l'anus peut acquérir l'étendue , quelquefois très-grande, que nécessite l'expulsion des matières fécales , sans que la peau soit exposée à se rompre. Cet accident arrive pourtant dans quelques circonstances ; mais il est beaucoup moins fréquent qu'il ne le serait sans cette disposition.

La région de l'anus, ou la marge de l'anus, est bornée, en avant, par le périnée, en arrière par le coccyx, et latéralement par les tubérosités de l'ischium. Cette région forme la partie postérieure de la paroi inférieure du bassin, et correspond au vide qui existe, en arrière, dans le détroit inférieur, vide que la région génitale occupe en avant. On trouve dans cette région, 1° au milieu, le rectum ; 2° de chaque côté de cet intestin, un tissu cellulaire et adipeux très-abondant, et plus profondément le muscle releveur de l'anus ; 3° autour de l'anus lui-même, le muscle sphincter de cette ouverture ; 4° en arrière et sur la ligne médiane, une sorte de raphé, résultant de l'union des muscles releveurs et des deux portions du sphincter : la peau est plus adhérente sur ce raphé que partout ailleurs. Les vaisseaux et les nerfs honteux sont situés à la partie externe de cette région, en dehors du muscle releveur de l'anus. La région anale représente un plancher solide, qui soutient, conjointement avec la région du périnée, le poids des viscères de l'abdomen, et résiste aux efforts des muscles abdominaux ; ce plancher doit principalement sa résistance aux muscles releveurs de l'anus.

La région anale éprouve des changemens importans, lors de l'excrétion des fèces : l'ouverture de l'anus s'agrandit, change de forme, et offre souvent un bourrelet formé par la muqueuse de l'intestin ; la marge de cette ouverture devient plus saillante, se tend, et est, pour ainsi dire, soulevée au dehors.

(A. BÉCLARD.)

Maladies de l'anus. — Elles sont nombreuses. Quelquefois cette ouverture n'existe pas, se trouve bouchée par une membrane plus ou moins épaisse, ou présente quelque autre vice de conformation. *Voyez* IMPERFORATION. Le tissu cellulaire abondant, qui entoure l'extrémité inférieure du rectum, est fréquemment le siége d'inflammation, d'abcès qui offrent des caractères particuliers, et donnent lieu à des *fistules à l'anus. Voyez* ABCÈS, FISTULE. L'anus peut être le siége de plaies, d'ulcères, d'éruption de divers genres, de végétations, de tumeurs de différente nature, etc. Il est aussi sujet à une maladie qu'on a désignée sous le nom de *fissure de l'anus. Voyez* ce mot.

Anus contre nature. — On appelle ainsi une ouverture contre nature du canal intestinal, par laquelle sortent en totalité ou en partie seulement les matières stercorales. Cette maladie est quelquefois *congénitale*, c'est-à-dire que l'anus, au lieu de se trouver dans sa situation naturelle, s'ouvre, soit à l'ombilic, soit dans le vagin, la vessie ou toute autre région.

D'autres fois la maladie est accidentelle; dans ce cas, elle reconnaît pour cause la destruction par la gangrène d'une portion du canal intestinal dans des hernies étranglées; la perforation de ce conduit à la suite de plaie ou d'ulcération de ses parois. Enfin l'*anus contre nature* peut être *artificiel*, ou le produit d'une opération chirurgicale dans quelques cas d'imperforation ou de non existence de l'anus naturel. Dans le premier de ces deux derniers cas, le chirurgien doit tout faire pour s'opposer à la formation de cette infirmité degoûtante, ou pour la guérir; quand elle est survenue : dans le second, il est obligé d'y avoir recours, de l'établir comme un moyen conservateur, pour soustraire le malade à une mort inévitable. L'histoire de l'*anus contre nature accidentel* étant liée de la manière la plus intime à celle des hernies gangrénées, sera examinée à l'article HERNIE. On exposera, à l'article IMPERFORATION, tout ce qui est relatif aux *anus contre nature, congénital* et *artificiel. Voy.* IMPERFORATION.

(J. CLOQUET.)

ANXIÉTÉ, s. f. *anxietas.* Sentiment de gêne tellement pénible, qu'il force les malades à changer sans cesse de position ; état accompagné d'un resserrement insupportable de l'épigastre. L'anxiété se manifeste dans plusieurs maladies aiguës et chroniques. Lorsqu'elle survient dans l'invasion d'une maladie, elle est un signe fâcheux. C'est surtout dans les fièvres graves qu'elle se montre. On la retrouve dans diverses phlegmasies; mais elle n'est nulle part portée à un plus haut degré que dans la péricardite aiguë. M. Corvisart lui a donné, dans ce cas, le nom de *jactitation.* Parmi les affections chroniques, elle est surtout très-prononcée dans les anévrysmes du cœur et des gros vaisseaux ; dans les maladies organiques du poumon, qui gênent beaucoup la respiration, maladies auxquelles on donnait le nom d'asthme. Certaines névroses procurent aussi beaucoup d'anxiété; telles sont l'hypocondrie, l'hystérie, etc. Des affections morales vives l'occasionnent encore momentanément,

(ROSTAN.)

AORTE, s. f., *aorta,* ἀορ]ή; proprement vaisseau. Il paraît que par le mot ἀορ]αί, Hippocrate voulait désigner les bronches ou le canal aérien. Aristote, par les mots φλέψ ἀορ]ή, indique l'aorte,

vaisseau qui a reçu de Praxagoras le nom d'artère, et qui a conservé ces deux noms jusqu'à nos jours. C'est une des deux artères
qui sortent de la base du cœur ; c'est le tronc commun des artères
qui se ramifient et se distribuent dans toutes les parties du corps.
Ce tronc naît de la partie supérieure et droite du ventricule gauche
ou postérieur, qui a reçu, à cause de cela, le nom d'*aortique*.
Son mode de connexion, en cet endroit, avec la substance du
cœur, n'a pas toujours été bien décrit ; voici en quoi il consiste :
le contour de l'ouverture aortique du ventricule est bordé d'une
espèce d'anneau tendineux qui sépare les fibres charnues du cœur
du tissu propre de l'artère ; la membrane moyenne de ce vaisseau
forme, au niveau des valvules sygmoïdes, trois festons bordés
d'un cordon ligamenteux, attachés par leur sommet à l'anneau
tendineux du cœur, et séparés dans le reste de leur étendue par
des intervalles triangulaires très-marqués, que remplissent des
portions fibreuses continues à cet anneau ; la membrane interne
de l'artère est une suite de celle qui tapisse l'intérieur du ventricule ; la membrane externe s'étend jusqu'au cœur, où elle se
confond avec le tissu tendineux, sur lequel sont insérées les languettes de la tunique moyenne, et avec les portions fibreuses intermédiaires à ces languettes, portions qu'elle semble même former en partie, adossée là à la membrane interne. Il résulte de
cette disposition que les fibres de l'aorte ne se continuent point
avec celles du cœur, mais sont fixées solidement à un tissu fibreux
commun à elles et à la substance de ce viscère ; que la membrane
celluleuse se comporte de la même manière, tandis que l'interne
est commune au cœur et à l'artère. Mais il ne faut pas croire que
cette tunique commune soit le seul moyen d'union de l'un et de
l'autre ; l'adhérence est, au contraire, intime par la résistance
qu'offre l'anneau aponévrotique, qui reçoit d'un côté les fibres
du ventricule, et de l'autre celles de l'aorte. L'origine de celle-ci
est cachée en partie par la substance du cœur, qui remonte autour d'elle à une certaine distance ; mais les fibres musculaires
ne paraissent nullement s'attacher à la surface de l'artère ; elles
lui sont simplement contiguës.

Aussitôt après son origine, l'artère aorte se dirige en haut, à
droite, et un peu en avant, jusqu'au niveau de la troisième ou
quatrième vertèbre dorsale, dans l'étendue d'un pouce ou environ ; puis elle se recourbe de droite à gauche, et d'avant en arrière, passe obliquement au devant de la colonne vertébrale, se

recourbe de nouveau, et de haut en bas, sur le côté gauche de cette colonne, le long de laquelle elle descend ensuite verticalement jusqu'au bas de la poitrine, endroit où elle sort de cette cavité en traversant, avec la veine azygos et le canal thoracique, l'ouverture aponévrotique que représente l'écartement des piliers du diaphragme : arrivée dans l'abdomen, l'aorte reste accolée à la colonne vertébrale, mais se rapproche davantage de la ligne médiane, à laquelle elle correspond assez exactement au devant de la quatrième ou cinquième vertèbre lombaire, où elle se termine pour donner naissance aux deux artères iliaques primitives, qui s'en séparent à angle aigu. D'après ce trajet, on a divisé l'aorte en plusieurs portions. Plusieurs anatomistes la divisent en ascendante et en descendante ; cette division, admise par Vésale, est vicieuse ; elle est empruntée à la zootomie : dans beaucoup d'animaux, en effet, cette artère se divise, peu après son origine, en deux branches, l'une destinée à la tête, au cou et aux membres antérieurs, et l'autre au reste du corps. Vésale désignait par le nom d'aorte ascendante dans l'homme, les branches céphaliques et brachiales ; d'autres depuis ont donné ce nom à la portion de l'artère comprise entre son origine et sa courbure.

On peut comprendre dans une première portion, sous le nom de courbure aortique ou de crosse de l'aorte (*arcus aortæ*), la partie qui s'étend depuis après l'origine jusqu'à l'endroit où la courbure étant finie, l'aorte s'applique au côté gauche du corps des vertèbres dorsales ; la seconde portion ou descendante thoracique est située au-dessus du diaphragme ; la portion abdominale est située au-dessous de ce muscle. Cette division, toute artificielle, comme on le voit, n'est destinée qu'à faciliter l'étude de ces différentes portions. La plus importante est la crosse de l'aorte : elle commence après l'origine de l'artère, a sa convexité prolongée jusqu'à la hauteur de la seconde, et finit au côté gauche de la quatrième vertèbre dorsale ; sa figure ne peut être comparée à aucune courbe géométrique ; sa direction n'est pas exactement transversale, mais un peu oblique d'avant en arrière et de droite à gauche.

Les rapports de ces différentes portions ne sont pas les mêmes : 1° dans son principe, l'aorte est couverte en devant et à gauche par l'artère pulmonaire, qui croise sa direction ; l'oreillette droite et la veine cave supérieure occupent son côté droit ; derrière elle se trouvent l'oreillette gauche et la branche droite de l'artère pulmonaire : cette première portion est contenue dans l'intérieur du péricarde, et revêtue par le feuillet séreux de ce sac membraneux. 2° La crosse de l'aorte a au-devant d'elle le tissu cellulaire du médiastin, qui la sépare du sternum, et le thymus tant qu'il existe; en arrière elle repose sur la trachée-artère, un peu au-dessus de l'origine des bronches, puis sur les troisième et quatrième vertèbres; sa concavité, tournée en bas, embrasse la bronche gauche et la branche gauche de l'artère pulmonaire, qui passent ensuite au-devant d'elle; à sa terminaison, sa convexité approche plus ou moins du bord supérieur du sternum. 3° Dans sa portion descendante, l'aorte a, dans la poitrine, la bronche gauche, le sac du péricarde, et tout-à-fait en bas l'œsophage sur son côté antérieur; la partie antérieure et gauche du corps des vertèbres sur le postérieur; l'œsophage, le canal thoracique et la veine azygos à sa droite; à sa gauche, la plèvre et le poumon de ce côté : dans l'abdomen, l'estomac, le pancréas, le duodénum, la veine rénale gauche, l'intestin grêle et le mésentère en avant; les piliers du diaphragme, la partie antérieure du corps des vertèbres en arrière; à droite, la veine cave inférieure; à gauche, le péritoine, qui va former le feuillet gauche du mésentère, constituent les rapports de cette artère.

Considérée indépendamment des organes qui l'entourent, l'aorte diffère dans les diverses parties de son étendue. Très-près de son origine, elle présente trois petites dilatations qui répondent aux trois valvules sygmoïdes, et que Valsalva a décrites le premier; ce sont les *petits sinus de l'aorte* : plus loin, dans la crosse, on remarque une dilatation semblable, placée à la convexité de cette courbure, bien plus étendue que les premières; c'est le *grand sinus aortique.* Ces dilatations, plus marquées chez le vieillard, sont attribuées à l'effort du sang, plus grand dans les points où elles existent, à la crosse particulièrement. Au-dessous de la crosse, le calibre de l'artère est plus ou moins resserré; il éprouve peu de variations dans la portion descendante thoracique, mais il diminue ensuite sensiblement dans la portion abdominale. L'épaisseur de l'aorte, beaucoup moindre en général, toute proportion gardée, que celle de ses branches, est plus faible à son origine que dans la crosse, et dans celle-ci, plus grande à la convexité qu'à la concavité, qui, au rapport de Haller, est moins forte d'un huitième : l'épaisseur des parois diminue ensuite par degrés dans l'aorte descendante, qui pourtant ne paraît pas perdre de sa résistance dans la même proportion, car Wintringham a trouvé que cette résistance était plus grande à sa partie inférieure qu'auprès du cœur.

La structure de l'aorte ressemble à celle des autres artères; cependant l'aorte est de toutes les artères celle dont la membrane externe est la moins prononcée et la moins résistante. Cette membrane est d'autant moins forte, qu'on considère l'aorte plus près de son origine. Cette tunique externe est fortifiée, auprès du cœur, par le feuillet fibreux du péricarde, qui l'accompagne jusqu'à une certaine distance, et se perd sur elle; sa gaine celluleuse, nulle d'abord, là où le péricarde l'embrasse, encore peu prononcée autour de la crosse, le devient davantage dans le médiastin postérieur, sur la portion descendante thoracique, et surtout dans l'abdomen, où un tissu adipeux abondant remplit souvent ses aréoles.

La manière dont l'aorte se divise pour fournir toutes les autres artères du corps, présente quatre modifications principales, qui dépendent de l'éloignement plus ou moins grand, et du degré d'importance des parties auxquelles ces artères sont destinées. 1° Il y a des branches qui doivent porter le sang aux deux extrémités du tronc, et aux membres qui s'y trouvent annexés; celles-là sont des troncs volumineux, devant eux-mêmes se diviser et se subdiviser un grand nombre de fois : tels sont, le tronc innominé ou brachio-céphalique, la carotide primitive, et la sous-clavière gauche, spécialement destinés à la tête et aux membres supérieurs, et que la crosse fournit; les iliaques qui naissent de l'extrémité opposée de l'artère pour le bassin et les membres inférieurs. 2° Des branches moins volumineuses par là même que leurs organes sont plus rapprochés et moins nombreux, se portent aux viscères thoraciques et abdominaux, ainsi qu'aux parois qui renferment ces viscères. 3° Des rameaux moins remarquables encore se séparent de l'aorte, et vont à des parties secondaires, comme le thymus, le péricarde, l'œsophage, les capsules surrénales, l'urétère, etc., qui semblent n'en recevoir directement de cette artère qu'à cause de leur voisinage. Enfin une foule de ramuscules très-ténus, d'artérioles très-fines, se perdent presque aussitôt dans le tissu cellulaire, les glandes lymphatiques et les vaisseaux voisins, ou dans les parois de l'aorte elle-même. Les branches qui méritent une description particulière sont : près de l'origine de l'aorte, les deux artères coronaires du cœur, ou cardiaques, dont l'origine se fait immédiatement au-dessus du bord libre des valvules sygmoïdes; à la crosse, les trois troncs indiqués plus haut, lesquels naissent de la convexité de cette courbure, de la partie la plus élevée de l'aorte, par conséquent; dans la portion descendante thoracique, les artères bronchiques, œsophagiennes et médiastines postérieures, qui se séparent de sa partie antérieure, et les intercostales inférieures, qui en sortent latéralement; dans sa portion abdominale, les diaphragmatiques inférieures, la cœliaque, les mésentériques supérieure et inférieure, nées en devant, les capsulaires moyennes, rénales, spermatiques, lombaires, qu'elle fournit latéralement; et enfin, à sa termination, la sacrée moyenne et les iliaques communes ou primitives.

L'aorte paraît se former, dans le fœtus, avant le cœur, et après le système de la veine porte, auquel elle est alors liée par un renflement qui est le rudiment du cœur; plus tard, et pendant tout le reste de la vie intra-utérine, et quelque temps après la naissance, l'aorte communique, peu après son origine, avec l'artère pulmonaire par le *canal artériel* que lui envoie celle-ci, et qui s'ouvre dans la fin de la crosse de l'aorte, à la concavité de cette courbure, à peu près vis-à-vis l'origine de la sous-clavière gauche; cette disposition s'efface à la longue par l'oblitération de ce canal, qui est alors remplacé par un ligament. La crosse de l'aorte est moins prononcée chez le fœtus que dans l'âge adulte; elle est aussi située plus près de la colonne vertébrale, et inclinée en arrière; elle se redresse, et s'éloigne des vertèbres à mesure que la bronche droite, qui est placée derrière elle, se développe. Chez le vieillard, cette courbure est extrêmement marquée par la saillie que forme sa convexité.

Le mode de développement de l'aorte est sujet à quelques variations individuelles qui produisent, dans l'origine, le trajet, le mode de terminaison de cette artère, la situation et le nombre de ses branches, diverses irrégularités très-remarquables en ce que toutes ou la plupart sont des dispositions constantes dans d'autres animaux. On a vu l'aorte naître des deux ventricules; mais ce vice étant commun à l'artère et au cœur, on y reviendra en parlant de ce viscère. On a vu la crosse ne point exister, et l'aorte se diviser, aussitôt après son origine, en deux troncs, dont l'un fournissait les artères de la tête et des membres supérieurs, et l'autre se continuait pour former l'aorte descendante; ou bien, après une semblable bifurcation, les deux branches fournir chacune séparément, les artères du membre correspondant et du côté correspondant de la tête, et se réunir ensuite pour donner naissance à l'aorte descendante ; ou la division ne se faire qu'au niveau de la crosse, les deux branches comprendre la trachée-artère dans leur intervalle, et se réunir ensuite. Dans un cas de ce genre, on a vu (Malacarne) l'aorte presque double à son origine ; sa largeur était, à son autre diamètre, comme 3 est à 2 ; elle avait cinq valvules, et trois lignes plus haut elle se divisait pour se réunir ensuite. Dans d'autre cas, l'aorte, au lieu de gagner le côté gauche de la colonne vertébrale, en passant au-devant de la trachée-artère, se recourbait en arrière sur le côté droit de cette colonne, et alors, ou se portait à gauche en passant derrière la trachée-artère et l'œsophage, ou restait sur le côté droit des vertèbres jusqu'au bas de la poitrine ; dans l'inversion complète des viscères, l'aorte est également à droite, sa crosse est tournée en sens inverse. On a trouvé l'aorte descendante considérablement rétrécie, ou même totalement oblitérée au bas de la crosse ; la division de cette artère en iliaques se fait quelquefois plus haut que de coutume ; mais la plupart de ces cas sont fort rares. Les variétés d'origine des branches sont beaucoup plus communes : celles qui naissent de la crosse surtout y sont exposées ; tantôt cette crosse fournit des artères qui n'en naissent pas ordinairement, comme cela est fréquent pour la vertébrale gauche, branche de la sous-clavière, pour la thyroïdienne inférieure, la mammaire interne, comme cela arrive quelquefois pour les carotide primitive et sous-clavière droites, leur tronc commun ou l'artère brachio-céphalique manquant ; tantôt celles qui doivent en sortir immédiatement n'en naissent que par un tronc intermédiaire, comme quand la carotide gauche part du tronc innominé, quand elle est réunie à la droite, ce tronc n'existant pas, ou qu'elle forme un tronc commun avec la sous-clavière de son côté, comme dans les cas plus rares où les deux carotides naissent ensemble ainsi que les deux sous-clavières, etc. Quelquefois ce sont les rapports de situation de ces troncs qui sont changés : les deux carotides se croisent, la gauche naissant à droite, et réciproquement ; la sous-clavière gauche tire son origine de la partie droite de la crosse de l'aorte ; ainsi quand la sous-clavière droite est isolée, naît-elle le plus souvent à gauche, au delà de la sous-clavière de ce côté, quelquefois entre celle-ci et la carotide gauche, ou entre les deux carotides, plus rarement en deçà

de la droite. Il y a quelquefois simplement augmentation ou diminution de la distance qui sépare ces troncs à leur origine, plus
souvent diminution ; la carotide gauche sera plus rapprochée que
de coutume de l'artère brachio-céphalique ou de la sous-clavière
gauche, ou bien les trois troncs seront si près les uns des autres
à leur origine, qu'ils sembleront ne faire qu'un. Toutes ces aberrations peuvent exister isolément, ou se combiner deux à deux,
trois à trois ; de sorte que, relativement au nombre des branches,
par exemple, 1° tantôt il y en a quatre, cinq, et même six, au
lieu de trois qui existent dans l'ordre naturel ; 2° tantôt, au contraire, il n'y en a que deux, ou même une seule partant immédiatement de la crosse de l'aorte ; 3° mais d'autres fois ce nombre
est le même qu'à l'ordinaire, parce qu'il existe en même temps
plusieurs variétés qui compensent sous ce rapport ; c'est ainsi que
très-souvent la vertébrale gauche naît du tronc innominé. Au-dessous de sa crosse, l'aorte présente des variétés analogues par rapport aux branches qu'elle fournit : ainsi donne-t-elle quelquefois, avant de sortir de la poitrine, des artères diaphragmatiques;
ainsi les branches du tronc cœliaque naissent-elles quelquefois
isolément, etc., etc.

Voici quelques-unes des principales variétés que présente l'artère du corps dans les animaux. On verra que la plupart des variétés indiquées plus haut en sont les analogues. Dans les rumi-
nans et dans plusieurs pachydermes, l'aorte se divise aussitôt après sa naissance en deux branches, l'une destinée à la tête,
au cou et aux membres antérieurs, et l'autre au reste du corps.
Dans les animaux qui ont, comme l'homme, une crosse de
l'aorte, on ne trouve assez souvent que deux branches, l'une
qui fournit les deux carotides et la sous-clavière droite, et qui
se divise de diverses manières, et l'autre qui est la sous-clavière
gauche. Dans d'autres, on trouve deux branches dont chacune
fournit de son côté la carotide, la vertébrale et l'axillaire (le
dauphin) ; dans d'autres la division est comme dans l'homme (le
phocle) ; dans d'autres la crosse fournit trois branches dont
la moyenne se bifurque pour former les carotides (l'éléphant).
Dans le bouc, l'aorte antérieure fournit successivement les sous-
clavières gauche, droite, puis les deux carotides. Dans le cheval, l'aorte antérieure se bifurque, et fournit, d'une part, la sous-
clavière gauche, et de l'autre les trois autres branches.

Dans les oiseaux, l'aorte se divise, peu après son origine, en trois grosses branches ; l'une à droite se porte en arrière , c'est l'aorte postérieure ; les deux autres fournissent de chaque côté les artères du cou, de la tête et de l'aile.

Dans les batraciens, toutes les artères (l'aorte et la pulmonaire) ont une origine commune. Cette artère unique se bifurque ; chaque branche fournit une pulmonaire, une carotide commune, une axillaire, une vertébrale et des intercostales , après quoi ces deux artères se réunissent , et forment l'aorte abdominale.

Dans les chélaniens, elles naissent par un ou deux troncs soudés suivant les espèces de ces deux artères ; l'une fournit l'aorte antérieure ; puis toutes deux remplissent l'office d'aorte descendante.

Dans les sauriens, la distribution est, à peu de chose près, la même.

Dans les aphidiens, il y a de même deux aortes, dont l'une fournit les artères de la tête et du cou, et toutes deux toutes les autres.

Dans les poissons en général, l'artère du corps ou l'aorte naît dans les branches, où elle fait suite aux divisions de l'artère pulmonaire , tronc unique que fournit le ventricule du cœur.

L'aorte peut être le siége de diverses maladies qui sont décrites à l'article anévrysme. Elle est , beaucoup plus que toute autre artère, sujette à la dilatation ovoïde dans la portion ascendante, et à la dilatation latérale dans les portions descendantes, aux incrustations osseuses, aux gerçures et aux ulcérations, aux tubercules ou petits abcès dans l'épaisseur de ses parois, à l'anévrysme. Les plaies y sont constamment mortelles. M. Laennec y a observé une lésion particulière : c'est une gerçure des membranes interne et moyenne et un décollement, une sorte de dissection de la membrane externe par le sang épanché entre elle et la moyenne. La rougeur et la lividité de la membrane interne , et les végétations sur les valvules ne sont point particulières à l'aorte.

(BÉCLARD.)

AORTIQUE , *aorticus* , qui appartient à l'aorte.

AORTIQUES (artères intercostales). Ce sont celles qui viennent de l'aorte. *Voyez* INTERCOSTALES (artères).

AORTIQUE (courbure.) On donne ce nom à la crosse de l'aorte, *Voyez* AORTE.

AORTIQUE (ouverture) du diaphragme. *Voyez* DIAPHRAGME.

Aortiques (sinus.) *Voyez* Aorte.

Aortique (système). C'est l'ensemble des artères fournies par l'aorte.

Aortiques (valvules). On nomme ainsi les valvules semi-lunaires, placées à l'origine de l'aorte. *Voyez* Coeur et Aorte.

Aortique (. ventricule). C'est le ventricule gauche du cœur. *Voyez* coeur.

APALACHINE, s. f. On trouve décrit sous ce nom, dans quelques auteurs, une espèce de houx (*ilex vomitoria*) qui croît dans les monts Apalaches, dans l'Amérique septentrionale, et dont les feuilles sont employées, dans le pays où on les récolte, comme stomachiques, diurétiques ou légèrement purgatives. On n'en fait aucun usage en Europe. (a. richard.)

APATHIE, s. f. *apathia*, de α privatif, et de παθος, affection. On a désigné, par cette expression, cet état des facultés morales de l'homme qui le rend insensible aux objets qui touchent la plupart de ses semblables. Comme les mouvemens du corps sont déterminés par les impressions morales, l'apathie entraîne avec elle la répugnance à se mouvoir. Cette indolence peut être naturelle, c'est-à-dire être le résultat de l'organisation, comme on l'observe dans certains tempéramens, particulièrement dans celui qu'on a nommé lymphatique. *Voyez* tempéramens. Elle peut être accidentelle, c'est-à-dire dépendre de quelques causes qui agissent directement sur le cerveau, et diminuent sa sensibilité : telles sont, dans quelques cas, le chagrin, la tristesse. *Voyez* passions. Enfin l'apathie peut être l'effet d'affections morbides, plus ou moins profondes, du cerveau ou d'autres organes. Quoique la valeur de ce signe puisse varier, d'après la constitution et l'idiosyncrasie du malade, il annonce, en général, une affection très-grave. On l'observe surtout dans les maladies adynamiques et ataxiques. (reige delorme.)

APELLE, s. m. *apella*, de α privatif, et *pellis*, peau. Nom par lequel on a désigné ceux dont le prépuce, rétracté ou excisé, ne peut plus recouvrir parfaitement le gland. On a ainsi nommé les peuples auxquels leur religion prescrit l'opération de la circoncision. Quelques nosologistes ont fait de cet état du prépuce un genre de maladie, qui, lorsqu'il occasionne quelque accident, porte plus particulièrement le nom de paraphymosis. Sagar a étendu le mot *apelle* à la rétraction de tout autre appendice mou.

APEPSIE, s. f. *apepsia*, de α privatif, et de πέψις, coction,

digestion ; défaut de digestion. Ce mot , peu usité , paraît avoir
été employé comme synonyme de dyspepsie. (REIGE DELORME.)

APÉRITIF, sub. m. et adj., *aperitivus* de *aperire*, ouvrir. Médicament propre à dégager les canaux obstrués, et à faciliter les
sécrétions et les excrétions. Cette expression, qui fait image, mais
qui ne s'applique point à une action directe et constante, à des
propriétés immédiates et positives des médicamens, laisse toujours
beaucoup de vague et d'hésitation par rapport à la véritable signification qu'on doit y attacher. C'est un de ces inconvéniens
des dénominations thérapeutiques qui ne reposent que sur des
effets secondaires, nécessairement très-variables dans leurs résultats. En effet que d'incertitude sur les effets d'un médicament, quand la cause morbide sur laquelle on dirige son action
est elle-même obscure et indéterminée, et qu'on n'a pas d'autre
moyen de juger de ses effets que de l'apprécier par les changemens qui arrivent dans l'état morbide. Nous sommes très-loin d'être
entièrement fixés sur les idées qu'on doit se faire de l'obstruction
et par conséquent des désobstruans. Sans doute il est constant qu'il
existe quelquefois des engorgemens dans les viscères parenchymateux, comme les poumons, le foie, la rate, qui ne sont pas dus
à des lésions organiques incurables, à des obstacles insurmonta-
bles. Mais ces engorgemens, susceptibles de résolution, et qui
sont les seuls auxquels on pourrait peut-être accorder le nom
d'obstruction, ne sont point encore connus et déterminés d'une
manière exacte ; comment le langage thérapeutique pourrait-il
être précis. Suivant l'étymologie d'apéritif, il semble qu'on devrait placer dans cette classe de moyens thérapeutiques secondaires, tous ceux qui tendent à ouvrir les couloirs, à dilater les vaisseaux et à faciliter le mouvement des liquides ; ainsi les boissons
relâchantes, les bains, les saignées, les purgatifs dans quelques cas,
les sudorifiques dans d'autres, devraient appartenir à la classe générale des apéritifs ; mais c'est dans un sens beaucoup plus circonscrit que les praticiens ont ordinairement employé l'expression
d'apéritif. On est convenu de donner ce nom à des moyens
qu'on emploie dans l'intention de favoriser les sécrétions biliaire,
urinaire et menstruelle. Examinons d'abord la nature de ces
différens moyens avant de chercher à en apprécier les effets.

Des apéritifs salins. Le tartrite de soude, le tartrite acidule de potasse, l'acétate de potasse, le nitrate et même le sulfate de
potasse, qui sont pour la plupart des sels purgatifs, sont souvent

mis en usage à très-petites doses par les praticiens, dans l'intention de produire un effet apéritif. Ils n'agissent plus alors
comme laxatifs, mais stimulent seulement les organes gastro-
intestinaux, et principalement les reins, de manière à augmenter la proportion des urines. Leur action excitante paraît alors
principalement se diriger vers cette sécrétion. Le savon, à cause
de la proportion très-considérable d'alcali qu'il contient, et qui est
dans un état de combinaison avec l'huile, agit à la fois en stimulant les organes intestinaux et en facilitant l'écoulement de la
bile, qu'il rend plus fluide; le fiel de bœuf, à certaine proportion, paraît agir de la même manière. Enfin on doit peut-être
placer aussi dans cette section la rhubarbe qui contient presque
le tiers de son poids d'oxalate de chaux, et qui sous ce rapport
se rapproche de la manière d'agir des substances salines à petites
doses, unies d'ailleurs à un principe amer légèrement tonique.

Des apéritifs excitans et astringens. Les principales substances
végétales excitantes, qu'on emploie dans l'intention de provoquer
les sécrétions biliaire et urinaire, ont été partagées en deux
sections, sous le nom d'apéritifs majeurs et mineurs, suivant
leurs différens degrés d'énergie. On place dans la première section, les racines d'ache, de fenouil, de persil, d'asperge et de
petit houx, et dans la seconde, les capillaires, le chiendent, le
chardon roland, l'arrête-bœuf, la racine de fraisier et la garance.
Les substances de la première section participent plus en général
des propriétés des médicamens excitans ; ceux de la seconde, de
celle des astringens. Les racines apéritives majeures ont toutes
une action excitante assez marquée, et qui paraît se diriger particulièrement sur le système urinaire. La plupart sont des diurétiques proprement dits.

Les apéritifs mineurs, quoique présentant quelque analogie dans
leur manière d'agir avec les substances précédentes, contiennent
des médicamens presque insignifians, comme la garance et d'autres simples astringens.

Il faut placer aussi parmi les médicamens apéritifs excitans, le
cerfeuil, et principalement les sucs de cette plante, dont l'effet
est très-évident.

Des apéritifs toniques amers. C'est à cette section qu'appartiennent plusieurs plantes chicoracées, comme la scorzonère, la
dent-de-lion, la chicorée, et quelques autres plantes amères et
légèrement toniques, comme la chélidoine, la racine d'aunée, etc.

On sait que toutes les plantes chicoracées ont une action très-
marquée sur le système biliaire. Les herbivores qu'on nourrit avec
des plantes vertes, mais surtout avec des chicoracées, comme
on le fait dans les pays où on en cultive en grand, comme dans
plusieurs contrées de l'Allemagne, n'offrent plus aucune concrétion hépatique dès qu'ils ont fait usage de ces plantes vertes.
Les décoctions plus ou moins toniques de ces végétaux, et le suc
de leurs racines et de leurs tiges, paraissent donc avoir quelques
affinités avec la sécrétion biliaire, et modifier cette sécrétion, au
moins dans l'état de maladie, propriété qui n'appartient point
à la plupart des autres toniques.

Des apéritifs toniques ferrugineux. Le fer, ses différens oxydes,
plusieurs sels ferrugineux, comme le tartrate de fer, et les eaux
minérales ferrugineuses, telles que celles de Forges, de Spa,
d'Aumale, etc., forment un groupe bien distinct dans la classe
des toniques, par leur manière toute spéciale d'agir sur le système vasculaire, et par l'affinité qu'ils ont surtout pour tous les
organes abdominaux. Les faits multipliés qui constatent leurs
propriétés tonique et désobstruante dans les engorgemens mésentériques, dans certains gonflemens non douloureux de la rate
et du foie, et particulièrement dans la chlorose et l'état d'atonie
de l'utérus, sont trop multipliés pour que toutes ces substances
n'occupent pas une place remarquable dans l'histoire des apéritifs.

En rapprochant les effets immédiats des médicamens désignés
ordinairement sous le nom d'apéritifs, nous voyons que tous ces
médicamens se rapportent par leur manière d'agir, ou aux excitans, ou aux astringens, ou aux toniques, et que par conséquent
les apéritifs appartiennent à une médication mixte tonique et excitante, mais particulièrement dirigée vers l'appareil gastro-intestinal, de sorte que ses effets secondaires sont surtout de favoriser
les sécrétions biliaire et urinaire, en augmentant l'activité de
tous les organes contenus dans l'abdomen. Tous ces moyens plus
ou moins excitans et toniques ne conviennent point dans les
engorgemens des viscères abdominaux, tant qu'ils sont accompagnés de douleurs et de mouvement fébrile, et que les urines
sont rouges et peu abondantes, parce que tous ces symptômes
dénotent évidemment l'existence, ou d'un excès d'action et d'irritation, ou d'une phlegmasie chronique, que les apéritifs ne feraient qu'augmenter; mais lorsque l'état d'irritation ou d'in-

flammation de ces engorgemens chroniques a été calmé par les boissons délayantes, les bains, les saignées locales à l'anus, on peut obtenir des succès très-prononcés de l'emploi des apéritifs.

On mitige souvent l'action des apéritifs, en les associant à des mucilagineux, qui modèrent leur trop grande activité. Ainsi on prépare souvent des décoctions de plantes apéritives dans des bouillons de viandes : on mélange leurs sucs avec ceux de laitue, de bourrache, qui adoucissent leurs effets. Dans d'autres circonstances, on active au contraire les apéritifs, en mélangeant les décoctions des plantes qui jouissent de ces propriétés avec les substances salines que nous avons indiquées, ou même en les unissant avec des excitans plus énergiques, comme les crucifères. C'est au praticien à modifier tous ces moyens, pour obtenir des médications variées et plus appropriées à chaque circonstance ; c'est dans toutes ces nuances que consiste vraiment la partie de l'art qui ne peut plus être soumise aux préceptes dogmatiques, parce qu'elles se composent d'une foule d'exceptions aux règles générales.

(GUERSENT.)

APHERESE, s. f. *aphœresis*, de άφαιρέιν, 'enlever. Cette expression, peu usitée, est prise, en médecine et en chirurgie, dans la même acception que le mot ablation. *Voyez* ABLATION.

(REIGE DELORME.)

APHONIE, s. f. *aphonia*, de *a* privatif, et de φωνή, voix, privation de la voix. On sait que la voix et la parole résultent de l'action avec laquelle les muscles expirateurs chassent l'air de la poitrine, puis des modifications que les muscles du larynx et de la bouche lui impriment.

Dans l'aphonie, la voix est éteinte et manque entièrement ; le malade est dans l'impossibilité de produire des sons. L'aphonie ne doit pas être confondue avec la mussitation et le mutisme. Dans la mussitation, l'action de la langue et des lèvres, pour articuler des mots, n'est point accompagnée de l'émission de la voix, ou bien celle-ci est si faible, qu'elle ne peut être entendue. Elle précède ordinairement l'aphonie. Le mutisme ou la mutité est l'impossibilité de former des sons articulés. L'émission des sons n'est pas lésée, mais ils ne sont pas modifiés par les mouvemens de la langue, des lèvres et des autres parties de la bouche.

On remarque l'aphonie dans certaines affections gastriques et vermineuses, dans les fièvres adynamiques et ataxiques, dans quelques phlegmasies du cou et de la poitrine ; dans la paralysie, l'hystérie, la catalepsie et l'épilepsie. Une frayeur, une chute, une blessure profonde du cou, la grossesse, la disparition d'une dartre, la suppression d'une hémorragie habituelle, ont quelquefois produit l'aphonie.

Lorsque l'aphonie est causée par la frayeur, elle n'est pas ordinairement de longue durée. Celle qui survient pendant la grossesse disparaît ordinairement à l'époque de l'accouchement. Quelquefois l'aphonie s'est trouvée dépendre de vers ou d'autres matières nuisibles contenues dans les premières voies, et elle a été guérie par des vomitifs. Celle que l'on observe dans les fièvres ataxiques continues est presque toujours suivie de la mort, particulièrement lorsqu'elle est accompagnée d'autres mauvais signes. Au plus haut degré de violence des fièvres adynamiques, des phlegmasies avec adynamie, et de plusieurs autres maladies, quelquefois les sons peuvent à peine être entendus, quoique les malades prononcent encore. Cet affaiblissement de la voix est une mussitation qui concourt, avec d'autres signes, à faire connaître un état fâcheux. D'autres fois, dans les mêmes maladies, la faiblesse est si grande, que les malades sont complétement privés de la voix et de la parole. Le pronostic que l'on doit porter alors se tire de l'ensemble des mauvais signes qui ont précédé, ou qui se manifestent en mêmetemps que l'aphonie. Plusieurs de ces signes, ceux fournis par le pouls, par la respiration, par les mouvemens convulsifs, etc., ont souvent une valeur pour le moins égale à celle de l'aphonie. L'auteur des Coaques annonce*, comme très-mauvais signe *, la perte de la parole, avec une grande faiblesse, ou avec une respiration élevée et très-pénible. Il indique comme mortelle la perte de la parole dans la fièvre, avec convulsions et délire sourd, ou bien avec délire et assoupissement, ainsi que celle qui survient par excès de douleur. Selon le même auteur, ceux à qui la voix manque après une mauvaise crise meurent bien souvent avec un tremblement universel. On trouve, dans les Épidémies d'Hippocrate, plusieurs observations qui confirment la vérité de ces sentences. La femme de Philinus de Thase, quatrième malade du premier livre des Épidémies, affaiblie par l'accouchement, par la fièvre, par le délire et par les convulsions qu'elle eut à plusieurs reprises, perdit la parole le dix-septième jour de sa maladie, et mourut le vingtième. Chez Philiscus, premier malade du premier livre des Épidémies, l'aphonie survint au commencement du sixième

jour, et il mourut le même jour à midi. Il avait été attaqué de
fièvre, avec redoublement les jours pairs; il y avait eu délire ,
urines variables , respiration entrecoupée, rare et grande. Silé-
nus, second malade du premier livre des Épidémies , dont la
maladie paraît avoir été une fièvre ataxique continue , avec
éruption miliaire , perdit la parole dès le septième jour, et succomba le onzième. Le frénétique, quatrième malade du troisième
livre des Épidémies, troisième section, eut le premier jour diverses évacuations qui ne furent pas critiques; le second jour, la
voix lui manqua; il eut des palpitations par tout le corps et des
convulsions pendant la nuit; le quatrième il mourut.

Ordinairement l'aphonie est placée parmi les signes de la phthisie laryngée ; on observe cependant que , même dans les dernières périodes, les malades conservent assez de voix pour se faire
entendre lorsqu'on approche de très-près. Il n'existe donc qu'une
aphonie incomplète, une mussitation.

L'aphonie est la suite nécessaire de la paralysie des muscles
du larynx : aussi elle accompagne souvent les hémiplégies , et
précède ou suit quelquefois les apoplexies. Quand l'aphonie persiste après la cessation des symptômes qui ont caractérisé l'a-
poplexie , il y a lieu de craindre le retour prochain de la même
affection. Lorsque l'aphonie survient dans la catalepsie, l'hystérie, l'épilepsie, elle n'indique aucun danger, et cesse ordinairement
en peu de temps.

Les liqueurs alcoholiques et certaines substances déterminent
quelquefois l'absence de la parole. Sauvages dit qu'on a vu, dans les
environs de Montpellier , des fripons qui faisaient boire du vin,
dans lequel ils avaient fait infuser des semences de pomme épineuse, *datura stramonium*.L. Les individus qui en avaient pris ne
pouvaient, durant deux jours, rien répondre aux questions qu'on
leur faisait, quoiqu'ils fussent bien éveillés. (LANDRÉ BEAUVAIS.)

APHORISME, s. m. , ἀφορισμòς, du verbe ἀφορίζειν, séparer,
distinguer; discours séparé, distinct. Galien dit que l'aphorisme
est un discours qui explique le plus brièvement possible toutes
les propriétés d'une chose. Selon Héurnius, c'est une sentence
générale et grave, courte et vraie.

Hippocrate a donné, sous le titre d'*Aphorismes*, un recueil de
propositions sur les diverses parties de la médecine, qui présentent
ces caractères tracés par Heurnius. Aussi presque tous les plus
savans médecins de tous les siècles se sont-ils accordés à admirer

la profondeur et la justesse de ces maximes qui, en peu de mots, offrent le résultat d'une multitude immense d'observations. Sans avoir pour ce code le respect aveugle qu'ont professé quelques médecins, plus on l'étudie, plus on le médite, et plus on acquiert, par des observations multipliées, les moyens de le comprendre et de l'apprécier, plus on est étonné de la puissance du génie qui l'a tracé. L'exemple d'Hippocrate a été suivi par plusieurs médecins, dont les plus célèbres sont Sanctorius (*Ars de medicina statica*), Boërhaave (*Aphorismi de cognoscendis et curandis morbis*, commentés si savamment et si habilement par Van Swieten), Scardona (*Aphorismi de cognosc. et cur. morbis*, commentés par lui-même), Stoll, (*Aph. de cogn. et cur. febribus*), Mauriceau, (*Aph. sur les maladies des femmes*). Baglivi, qui dans ses œuvres a donné beaucoup de sentences, regardait l'interruption de cette manière de traiter la médecine comme un des principaux obstacles qui s'opposent aux progrès de cette science. Je le crois comme lui, mais en même temps je crois qu'il est bien peu d'esprits capables de saisir avec sagacité et justesse ces grands rapports, et de les exprimer avec la clarté et la concision convenables. (DESORMEAUX.)

APHRODISIAQUE, adj. pris subst., nom donné aux médicamens et aux alimens qu'on croit propres à exciter les désirs vénériens, abolis ou diminués. *Voyez* IMPUISSANCE , STÉRILITÉ.

APHTE ou APHTHE , s. m. et f. *aphta*, ἄφθαι, de ἅπτειν, enflammer ; à cause de la sensation brûlante qu'éprouvent les malades qui en sont affectés au moment surtout où ils avaient quelques boissons chaudes et sapides. On décrit maintenant sous le nom d'aphtes une éruption pustuleuse qui se manifeste à la face interne de la bouche, dans le pharynx, et quelquefois sur une partie du canal intestinal. Mais il paraît qu'Hippocrate donnait une plus grande extension à cette expression, et l'appliquait non-seulement aux aphtes tels que nous les définissons, mais encore à certains ulcères des membranes muqueuses de la bouche et du pudendum, qui causent une sensation également brûlante. Van Swieten parle aussi de ces ulcérations superficielles, non syphilitiques, qui paraissent avoir été confondues avec les aphtes par les anciens; mais il les en distingue très-bien.

J'ai souvent observé chez les enfans une altération qu'on prend quelquefois pour des aphtes, et qui se manifeste sur les lèvres, la langue et les parois de la bouche : elle se présente sous la

forme de petites plaques rondes , ou plus souvent irrégulières ,
de couleur cendrée, blanche, jaunâtre ou lardacée; ces plaques sont
formées par une couche couenneuse très-mince, qui se développe
au-dessous de l'épiderme ; elles sont circonscrites par un cercle
rouge , s'exfolient ou sont résorbées par degrés, à la manière de
certaine inflammation couenneuse de la bouche ; elles se soulèvent quelquefois d'une seule pièce , et alors on aperçoit au-
dessus , la membrane muqueuse légèrement érodée et saignante.
J'ai quelquefois remarqué des petites plaques semblables à celles
que je viens de décrire , à la partie interne des nymphes et des
grandes lèvres chez les filles. Ces inflammations guérissent très-
promptement avec de simples lotions émollientes. Je ne sais si
c'est à cette maladie qu'il faut rapporter ce qu'Hippocrate et plusieurs autres écrivains depuis lui ont dit des ulcérations aphteuses
de la bouche et du pudendum.

   On a désigné sous le nom d'aphtes confluens, d'aphtes malins , une espèce d'inflammation couenneuse du pharynx et des
amygdales , dans laquelle la faussse membrane est appliquée à la
surface des organes , et n'est pas déposée au-dessous de l'épiderme, comme dans la maladie précédente. Dans ces aphtes confluens, les différentes parties du pharynx sont recouvertes d'une
exsudation qui offre l'aspect du lard récent, dit Van Swieten, et
cette affection du pharynx s'accompagne de la raucité de la
voix. Mais cette maladie très-grave et presque toujours mortelle ne peut plus désormais appartenir à l'histoire des aphtes, et
doit être considérée comme une des variétés de l'angine gangreneuse. *Voyez* ce mot.

   Quelques auteurs ont décrit sous le nom d'aphte et de croûte
aphteuse une exsudation pultacée et caséiforme , qui dépend
d'une phlegmasie toute particulière de la membrane muqueuse
de la bouche et du pharynx. Ces parties sont alors d'une rougeur plus ou moins vive , et recouvertes de flocons blancs et ca-
séeux. Ces flocons sont disséminés sur la langue et sur les parois
des joues et des gencives. Ils sont ordinairement réunis sous la
forme d'une bouillie cendrée ou grise , sur les piliers du voile
du palais et sur les amygdales. Dans cet état, les malades nasillent
et parlent comme s'ils avaient de la bouillie plein la bouche. Cette
inflammation se retrouve assez souvent chez les enfans à la mamelle, et les empêche de téter. On la rencontre aussi quelquefois chez les adultes et les vieillards, dans des maladies très-dif-

férentes ; elle est assez fréquente dans la scarlatine, et a été quelquefois confondue avec l'angine gangreneuse, dont elle diffère autant que des aphtes. *Voyez* ANGINE PULTACÉE.

Les aphtes forment un genre d'éruption particulier aux membranes muqueuses, et bien distinct des trois autres altérations pathologiques que nous venons d'indiquer. Cette éruption commence ordinairement par la face interne des lèvres, des joues et les parties latérales et inférieures de la langue ; elle se porte ensuite vers le pharynx. D'autres fois elle se manifeste d'abord sur le voile du palais et la luette, et s'étend rapidement dans la bouche. Elle se borne tantôt à la bouche et au pharynx, tantôt elle envahit la plus grande partie du canal intestinal. Les aphtes naissent le plus souvent du jour au lendemain. Ils se présentent, à leur début, sous la forme de petites pustules grises ou blanches et convexes. Elles soulèvent bientôt l'épiderme, s'ouvrent et s'ulcèrent. L'ulcération gagne plus ou moins promptement du sommet à la base ; de sorte que ces boutons pustuleux s'affaissent par degrés, et sont, dans leur dernière période, remplacés par de petits ulcères arrondis, environnés d'un cercle rouge. Cette maturation des pustules n'est pas toujours aussi rapide ; elles restent quelquefois stationnaires plus ou moins de temps, et conservent alors leur forme pustuleuse pendant plusieurs jours, et quelquefois plusieurs semaines.

Les aphtes affectent principalement les enfans, les hommes d'un tempérament lymphatique, qui mènent une vie sédentaire, et les femmes plus particulièrement pendant la grossesse et à la suite de couches. On remarque surtout cette éruption dans les pays humides et froids, comme la Hollande, la Zélande, où cette maladie règne endémiquement. Aussi a-t-elle été décrite plus spécialement par des médecins du nord, Ketelaer, Boerhaave, Van-Swieten. On ne la rencontre presque jamais dans les pays chauds.

Les aphtes sont tantôt symptomatiques, ou simplement accessoires à une autre maladie, tantôt ils se rencontrent seuls, et donnent lieu à des symptômes généraux plus ou moins graves, et constituent par eux-mêmes une maladie essentielle. Les premiers ont presque toujours une durée éphémère, et ne dépassent pas le pharynx ; les autres persistent quelquefois long-temps, et s'étendent souvent dans tout le trajet du canal intestinal. Ces deux éruptions, quoique très-voisines, ne sont probablement pas absolument identiques, et doivent former deux genres à part.

Aphtes symptomatiques et éphémères.—Cette éruption s'observe dans beaucoup de maladies différentes , principalement dans les affections du ventre aiguës ou chroniques, dans les embarras gastriques et les irritations gastro - intestinales, décrites par Rœderer et Wagler sous le nom de fièvre muqueuse. Tantôt cette éruption se manifeste au commencement de la maladie, tantôt dans son cours , quelquefois vers son déclin, et alors elle ressemble à un effort critique. Dans quelques circonstances , cette éruption se manifeste tout à coup, sans cause connue, sans fièvre et sans être accompagnée d'aucun symptôme de maladie. Dans ce cas , comme dans les précédens, le développement des pustules est extrêmement rapide ; elles s'affaissent du jour au lendemain, et ne laissent plus que de petits ulcères superficiels, dont la guérison est plus ou moins lente. La forme pustuleuse est de si peu de durée dans cette maladie, que beaucoup d'auteurs ont cru qu'elle n'avait jamais lieu, et ont décrit ces aphtes comme de simples ulcérations de la membrane muqueuse. Quand cette maladie se trouve compliquée avec une autre , elle n'en modifie point la marche, et ne donne lieu à aucun phénomène général. C'est une affection simplement locale de la bouche ou du pharynx , qui n'exige qu'un traitement topique très-simple. Tant qu'il existe beaucoup d'irritation et une vive douleur, les gargarismes adoucissans, mucilagineux et légèrement narcotiques doivent être employés; mais si les aphtes sont un peu douloureux, on doit rendre les gargarismes excitans, d'abord avec le miel rosat pur, et ensuite légèrement acidulé avec les acides acétique , sulfurique ou hydrochlorique très-affaiblis. On pourra même les toucher directement avec le miel acidulé. On se servira aussi avec avantage des gargarismes avec le borate de soude et l'eau de chaux.

Aphtes essentiels et idiopatiques. Leur éruption est toujours liée à quelques symptômes généraux qu'on ne remarque pas dans les aphtes symptomatiques. La fièvre les précède ordinairement, et diminue après l'éruption. Les pustules n'arrivent que par degrés au terme de leur maturité, et conservent plusieurs jours au moins leur forme conique ou globuleuse. La rétrocession de cette éruption occasionne des anxiétés, de la dyspnée et plusieurs accidens analogues à 'ceux que produisent les métastases de la miliaire , ce qui avait porté Van Swieten à chercher toutes les analogies possibles entre ces deux maladies éruptives. On divise les aphtes essentiels en deux variétés principales : celle qui affecte les adultes, et celle qu'on ne rencontre que chez les très-jeunes enfans à la mamelle ; nous ne traiterons ici que de la première variété, nous renverrons l'autre à l'article muguet, nom sous lequel cette maladie est plus particulièrement connue en France. *Foy.* MUGUET.

Les aphtes essentiels des adultes sont ordinairement précédés d'un état fébrile plus ou moins marqué, et si l'éruption a lieu dans le canal intestinal, la fièvre s'accompagne d'agitation, d'insomnie, d'anxiété précordiale, de hoquets, de vomissement, de diarrhée, de gêne dans la respiration, de somnolence et de stupeur. Ces symptômes seront d'autant plus prononcés, que le malade sera plus faible et qu'il aura déjà été épuisé par des maladies antécédentes. Ces accidens se calment à mesure que l'éruption se manifeste. Elle se fait ordinairement dans la bouche d'abord, puis dans le pharynx, et ensuite sur les différentes portions du canal intestinal ; mais l'inverse a quelquefois lieu : la maladie commence par l'intestin, et remonte de l'estomac vers le pharynx, ce qui annonce qu'elle sera très-étendue et fort grave. Cette éruption a le plus ordinairement lieu du cinquième au neuvième jour, à dater de l'invasion. La marche que suivent les pustules dans leur développement, leur ulcération et leur exfoliation est sujette à beaucoup de variations. Quelque profondeur que présentent les ulcérations qui leur succèdent, on n'observe jamais aucune trace de cicatrices. Mais si les places occupées par les aphtes restent blanches, c'est un signe certain d'une nouvelle éruption prochaine. Plusieurs éruptions peuvent ainsi se succéder plus ou moins rapidement. Les pustules blanches ou grises sont d'un augure favorable, mais celles qui prennent une teinte brune ou noire annoncent une terminaison fâcheuse. Lorsque cette maladie est bornée à la bouche et au pharynx, elle est désignée sous le nom d'angine aphteuse. Elle est beaucoup plus grave lorsqu'elle occupe en même temps l'œsophage et le canal intestinal. Cette éruption générale et complète est très-rare dans notre climat. Je n'en ai vu qu'un seul exemple chez une femme, à la suite des couches, et je connais beaucoup de praticiens qui n'ont jamais eu occasion de l'observer.

Lorsque les aphtes sont très-rapprochés et nombreux, cette maladie idiopathique s'accompagne souvent d'une sorte d'exsudation pultacée, dont nous avons parlé au commencement de cet article. C'est à cette espèce de matière caseuse, qui se reproduit rapidement, qu'il faut attribuer, je pense, cette quantité d'exfoliation aphteuse dont parle Ketelaer, et qui était si abon-- dante, qu'elle pouvait remplir plusieurs bassins. Dans ce cas de complication, les malades sont tourmentés par une grande difficulté d'avaler et par un ptyalisme continuel à l'aide duquel ils rejettent des plaques plus ou moins étendues de pustules aphteuses. Ces excrétions excessives contribuent à affaiblir les malades et à accélérer leur perte. Quand la maladie est portée à ce degré, ils succombent ordinairement à une sorte d'adynamie après un temps plus ou moins long, mais qui né dépasse jamais deux à trois mois. On trouve, à l'ouverture du cadavre, une multitude de pustules plus ou moins rapprochées, et groupées par intervalles dans l'œsophage, l'estomac et les intestins. La membrane muqueuse est ordinairement pâle et décolorée dans toute son étendue. L'estomac n'offre souvent aucune altération ; il est seulement décoloré comme tout le reste du canal intestinal.

Le traitement des aphtes idiopathiques n'exige point l'emploi de la saignée, à moins qu'ils ne soient compliqués avec quelques phlegmasies, comme avec la pleurésie, par exemple, ainsi que l'a observé Ketelaer. Mais dans la plupart des cas, les boissons adoucissantes, l'eau de poulet, l'eau d'orge, les lavemens émol- liens, doivent former la base du traitement dans la période d'irritation. Les vomitifs conseillés au début de la maladie par la plupart des écrivains sont très-rarement applicables et pres- que toujours nuisibles. Tous les purgatifs, sans exception, sont également dangereux. Les laxatifs doux, comme la ma- gnésie, le calomel, etc., sont bien préférables, lorsque les dou- leurs sont diminuées. Il faut éviter les acides et les médicamens astringens en général, surtout dans la première période. Ce- pendant lorsque la fièvre, qui accompagne toujours cette ma- ladie, affecte le type remittent ou intermittent, la décoction de quinquina est alors un des médicamens les plus utiles. Sy- denham et Van Swieten le recommandent spécialement, et en ont obtenu les plus grands succès. Lorsque la maladie se pro- longe, ce qui arrive le plus souvent, on doit soutenir les forces avec des boissons légèrement excitantes, telles que de la bière légère, du gruau vineux. Il faut nourrir aussi très-légèrement le malade avec des bouillons, des gelées de viandes, du lait coupé, les crèmes de riz et d'orge au bouillon, etc. Toutes les substances végétales seules ne sont point, dans ce cas, aussi

convenables que les matières animales, qui sont plus appropriées à l'état de débilité du canal intestinal. Quant au traitement topique convenable pour les aphtes idiopathiques de la
bouche et du pharynx, celui qui a été proposé pour le aphtes
éphémères est également applicablex aux uns et aux autres.

(GUERSENT.)

APHTEUX, adj., *aphtosus*, qui tient de l'aphte. Fièvre aphteuse, angine aphteuse, etc. *Voy.* APHTE.

APNÉE, s. f., *apnœa*, ἄπνοια, de α privatif et de πνέω, je respire; absence, suspension de la respiration. Héraclide a employé
cette expression pour désigner cet état de mort apparente qui
survient chez quelques femmes hystériques, et dans lequel la
respiration est presque imperceptible.   (R. DEL.)

APOCÉNOSE, s. f., *apocenosis*, de ἀπὸ, de, et κενόω, j'évacue.
Suivant Castelli, ce mot désigne une évacuation partielle, spontanée ou obtenue par l'art, tandis que le mot cénose, *cenosis*,
s'applique à une évacuation générale. Quelques auteurs ont donné
le nom d'apocénose aux flux d'humeurs qui ne sont accompagnés
ni de fièvre, ni d'irritation.   (R. DEL.)

APOCOPE, s. f., *apocope*, *abcisio*, ἀποκοπή, de ἀποκόπτειν,
couper. On s'est servi de ce mot dans plusieurs acceptions; on
l'a employé pour désigner une plaie avec perte de substance, une
fracture dans laquelle une pièce d'os a été enlevée et entièrement
séparée, une amputation. Inusité.   (J. CLOQUET.)

APOCYNÉES. Famille de plantes dicotylédones monopé-
tales, à corolle stamnifère attachée sous l'ovaire. Elle renferme
un grand nombre de genres remarquables par la stucture extraordinaire des différens organes de la fleur, par leurs feuilles opposées ou verticillées. C'est à cet ordre naturel qu'appartiennent
le laurier-rose, la pervenche, l'arguel, le dompte-venin et plusieurs autres médicamens. Presque toutes les apocinées sont lac-
tescentes; et le suc blanc et laiteux qu'elles contiennent est d'une
âcreté considérable. Aussi doit-on se défier des végétaux qui
appartiennent à cette famille. En effet, si l'on y trouve quelques
médicamens, on y rencontre aussi plusieurs poisons dangereux,
et même les espèces que nous administrons comme médicamenteuses sont douées de propriétés assez âcres, pour que leur
emploi puisse, dans quelques circonstances, surtout lorsqu'on
dépasse certaines doses, être suivi d'accidens. La racine d'un
grand nombre d'apocinées est émétique. C'est ainsi qu'on em-

ploie, à l'Ile-de-France, celles du *cynanchum vomitorium* de Lamarck, du *periploca emetica* de Retz, etc. D'autres agissent comme purgatives : telle est la fameuse racine d'*pohioxylon*, qui passe parmi les Indiens pour le meilleur antidote des morsures des serpens ; celle de plusieurs *asclepias*, du *cerbera manghas* LAM., etc. Plusieurs sont regardées comme toniques, astringentes, fébrifuges et principalement usitées dans l'Inde, leur patrie, contre la diarrhée chronique. Telles sont, par exemple, l'*échites antidysenterica*, et le *nerium antidysentericum*.

(A. RICHARD.)

APOMYTTOSE, *apomyttosis*, de ἀπομύττειν, moucher. Sauvages a décrit sous ce nom une sorte de spasme qui consiste dans un tremblement latérale de la tête, avec expiration sonore et agitation du tronc, et qui a pour but d'expulser quelque mucosité des narines, ou d'écarter de la peau quelque chose qui l'irrite ; phénomène qui a du rapport avec l'éternuement, dont il diffère cependant par l'expiration comme stertoreuse qui se fait par le nez. Sagar a étendu la signification du mot apomyttose, qu'il applique au tremblement général du corps, accompagné de respiration stertoreuse.

(R. DEL.)

APONÉVROSE, ou, suivant quelques-uns, APONEUROSE, s. f. *aponeurosis*, de ἀπὸ, et νεύρον, nerf. Les anciens, qui désignaient toutes les parties blanches sous le nom de *nerfs*, appelaient ainsi celles de ces parties qui sont un prolongement des muscles, ce qui comprenait, outre les aponévroses, les tendons proprement dits. On entend aujourd'hui par *aponévroses* des membranes formées de tissu fibreux ou desmeux, servant d'attache ou d'enveloppe aux muscles. Leur étude rentre en partie dans celle des tissus desmeux et musculaire. (*Voyez* ces mots.) On distingue, d'après les usages auxquels elles sont destinées, deux espèces d'aponévroses : 1° les unes se continuent avec les fibres musculaires ; 2° les autres ne font qu'entourer ces fibres. Les premières se confondent avec les tendons, dont elles ne diffèrent que par leur forme aplatie ; comme ces derniers, elles sont placées aux extrémités du muscle qu'elles fixent aux os, ou bien elles interrompent sa continuité, et reçoivent des deux côtés les fibres charnues : dans le premier cas, ce sont des aponévroses d'*insertion* ; dans le second, des aponévroses d'*intersection*. Les aponévroses qui entourent les muscles, ou aponévroses d'*enveloppe*, sont subdivisées, suivant qu'elles servent à tous les muscles d'une partie, ou à quelques-uns seulement, en *générales* et *partielles*.

La disposition générale des aponévroses n'est point la même dans ces différentes classes. 1° *Aponévroses d'enveloppe*; elles constituent au bras, à la cuisse, à la jambe, à l'avant-bras, à la main, au pied, des enveloppes générales, immédiatement situées au-dessous de la peau, et ayant exactement la forme du membre dont elles font partie; à l'extérieur, ces enveloppes sont unies à la peau par un tissu cellulaire lâche et plus ou moins graisseux, quelquefois par des brides fibreuses qui se confondent avec le derme, comme on le voit à la main et au pied; les vaisseaux et nerfs sous-cutanés rampent à leur surface. A l'intérieur elles sont en rapport avec les muscles, auxquels elles fournissent souvent des points d'insertion, soit par elles-mêmes, soit par des prolongemens aponévrotiques qui se détachent de leur face interne, et vont se fixer aux os, en formant des espèces de cloisons dans l'intervalle des muscles. A leurs deux extrémités, ces aponévroses se terminent de différentes manières : tantôt elles se continuent avec les aponévroses voisines, ou avec des tendons, des muscles, ou se fixent à des os; tantôt elles se perdent insensiblement dans le tissu cellulaire. Un ou plusieurs muscles sont ordinairement exclusivement destinés à tendre ces aponévroses, et s'attachent à une de leurs extrémités. L'épaisseur des enveloppes aponévrotiques générales varie : elle est en général plus grande là où leurs muscles sont puissans et nombreux, comme la cuisse en fournit un exemple; mais cette règle souffre des exceptions. Cette épaisseur est aussi presque constamment plus marquée au côté externe des membres. Les enveloppes aponévrotiques partielles se rencontrent surtout à la tête et au tronc; on en trouve dans l'intérieur du bassin, autour des muscles du dos, etc. Rarement forment-elles un canal complet; le plus souvent elles ne recouvrent qu'un côté des muscles, et s'attachent par leur circonférence à des cavités osseuses, dans lesquelles ceux-ci sont renfermés; la gaîne du muscle droit est le seul exemple qui offre le contraire. Ces aponévroses fournissent souvent, comme les premières, des points d'insertion aux muscles qu'elles recouvrent; quelques-unes ont des muscles tenseurs. 2° *Aponévroses d'insertion*. Celles d'insertion proprement dites, présentent quelques variétés. Il en est qui résultent de l'épanouissement d'un tendon; d'autres sont aponévrotiques dans toute leur étendue; certaines représentent des arcades, recevant d'un côté les fibres charnues, et protégeant de l'autre des vaisseaux. Les aponévroses d'intersection sont généralement de peu d'étendue, et forment des lignes irrégulières qui coupent les muscles en divers endroits.

Le tissu des aponévroses est d'un blanc resplendissant qui le distingue des autres tissus fibreux. Les fibres qui le composent sont entrelacées dans les aponévroses d'enveloppe, et simplement juxta-posées dans les aponévroses d'insertion. Les autres propriétés de ce tissu sont les mêmes que celles du tissu fibreux en général.

Les fonctions des aponévroses sont, pour celles d'enveloppe, de maintenir les muscles dans leur situation, et de prévenir leur déplacement lorsqu'ils se contractent. Ces sortes de capsules aident, en outre, l'action musculaire, par le point d'appui qu'elles lui fournissent : diverses autres fonctions, telles que la circulation veineuse et lymphatique, sont également favorisées par la constriction qu'elles exercent. Les aponévroses d'insertion ont les mêmes usages que les tendons; celles d'intersection augmentent la force des muscles, et rendent leur contraction plus régulière. (A. BÉCLARD.)

APONÉVROTIQUE, adj., *aponeuroticus*, qui est relatif aux aponévroses, qui appartient aux aponévroses, qui est de la nature des aponévroses.

APONÉVROTIQUE (centre) du diaphragme. *Voyez* DIAPHRAGME.

APONÉVROTIQUE (expansion), prolongement aponévrotique qui se détache d'un tendon. (A. B.)

APOPHLEGMATISME, s. m., *apophlegmatismus*, de ἀπό, et de φλέγμα, d'où ἀποφλεγματίζειν, purger la pituite. Ce nom a été donné par les anciens aux médicamens qui provoquent la sécrétion des membranes muqueuses des cavités nasales et buccales, ainsi que celles des glandes salivaires. Inusité. (*Voyez* ERRHIN OU STERNUTATOIRE, MASTICATOIRE et SIALAGOGUE. (R. DEL.)

APOPHYSE, s. f. *apophysis*, de ἀπό, de, et φύειν, croître. D'après son étymologie, ce mot indique une partie plus petite, qui naît d'une plus grande, et qui semble entée sur elle; mais on l'applique indifféremment en anatomie à toutes les éminences osseuses; cependant celles qui font le plus de saillie ont particulièrement reçu ce nom. *Voyez* OS.

APOPLECTIQUE, *apoplecticus*, adj.; qui tient à l'apoplexie; sujet frappé d'apoplexie; cet adjectif s'applique aussi aux choses :

ainsi on dit, constitution apoplectique, qui dispose à l'apoplexie, et improprement peut-être, symptômes apoplectiques, ou symptômes d'apoplexie, etc.

APOPLEXIE, *ἀποπληξία*, de *ἀποπλήττειν*, frapper, abattre; parce que les sujets atteints de cette maladie tombent soudainement comme les victimes que l'on immole. *Morbus attonitus, catarrhus, ecplixis, epilepsia astrobalia*, de quelques médecins; *gutta*, Théop. Paracelse. Cette nomenclature pourrait seule suffire pour donner une idée des opinions chimériques que la plupart des médecins se sont formées sur la nature de l'apoplexie. Cependant nous croyons devoir entrer dans quelques détails touchant ce sujet : on ne saurait présenter trop souvent le tableau des erreurs qui ont pendant si long-temps retardé les progrès de la médecine, et celui des obstacles que lui ont suscités la fureur des explications et la manie des hypothèses.

Long-temps avant l'époque où l'on a commencé à étudier l'anatomie, les auteurs de traités publiés avec les œuvres d'Hippocrate, faisaient dépendre l'apoplexie, le premier d'un développement spontané de *vents* intérieurs (*de morbo. sacro edent. Foësio, p.* 300); le second, de l'érosion du cerveau (*de glandulis, p.* 272); le troisième, de l'échauffement ou du refroidissement de cet organe, ou bien encore du refroidissement et de la stase du sang, produit de son mélange avec la *pituite* (*lib.* 2us *de morb., p.* 463). Aretée supposait une déperdition subite de la chaleur innée. Galien, en admettant cette dernière cause, y joignait l'obstruction des vaisseaux sanguins, l'inflammation du cerveau, et surtout l'opplétion subite de ses ventricules, par une *humeur froide et mélancolique*. Avicène, après avoir admis toutes les suppositions de Galien, s'attacha surtout à montrer que l'apoplexie dépendait de l'empêchement survenu dans la circulation des *esprits sensitifs* et *moteurs* que pouvaient produire diverses maladies du cerveau et l'obstruction de ses vaisseaux.

Lorsque l'étude de l'anatomie commença à ouvrir une nouvelle carrière aux observateurs, la théorie des esprits, loin de perdre de son influence, en acquit au contraire de plus en plus, et ce fut toujours par elle que l'on expliqua les phénomènes de l'apoplexie. Ainsi se conduisirent les anatomistes des premiers temps, Turitanus, Berengarius, Leonardus Jacquinus, Petrus Salius Diversus. Suivant presque tous ces auteurs une accumulation de sérosité dans les ventricules, ou une forte congestion de sang dans les vaisseaux du cerveau suffisait pour arrêter subitement le

jéu des esprits vitaux et animaux. Ce n'est pas que, même d'après
eux, d'autres causes né pussent encore produire le même effet.
Presqu'en même temps régnait l'hypothèse qui faisait dépendre
l'apoplexie d'une fermentation ou d'une ébullition du sang; rêverie
que l'on a cru pouvoir faire revivre il y a quelques années. Théod.
Angelutius voyait la cause de cette maladie dans l'obstruction
du principe commun des nerfs, provenant de l'épaississement
subit des vapeurs du cerveau, occasioné par une *qualité coagu-
lante*. Théoph. Paracelse rendait raison de tous ses symptômes en
supposant trois gouttes de sang suspendues au cerveau, et disposées de manière que si la goutte droite, gauche ou centrale
venait à tomber sur le cœur, il s'ensuivait immédiatement la
paralysie du côté droit, du côté gauche ou bien la mort. Grég.
Nymman substituait à cette chimère celle de l'obstruction subite
du pressoir d'Hérophile.

Les successeurs de ces médecins, sans abandonner entièrement
la théorie des esprits, s'occupèrent néanmoins un peu plus de
recherches anatomiques; et comme pour l'ordinaire ils rencon-
traient des collections morbides de sang ou de sérosité, dans le
crâne des individus morts promptement, ils établirent la division
de l'apoplexie en sanguine et en séreuse. Elle devint bientôt celle
du vulgaire des médecins, fut presque seule enseignée dans les
écoles; mais ceux qui se crurent plus savans ne l'adoptèrent jamais dans sa simplicité native. Tout en reconnaissant ces deux
causes principales, le sang et la sérosité épanchée, ils admettaient encore, comme pouvant produire l'apoplexie, le plus
grand nombre des altérations aiguës ou chroniques du cerveau
et de ses membranes. Sennert, Lancisi, Willis, N. Pechelin,
M. Portal se rangèrent à cette opinion. M. Lullier Winslow la
suivit également, et admit, d'après elle, huit espèces d'apoplexie, après avoir reproché à M. Montain d'en admettre quatre.
M. Serre parle de deux genres d'apoplexie subdivisés chacun en
espèces, et tout récemment, un auteur célèbre en Angleterre,
M. Abercrombie, a écrit d'après ces idées.

Ainsi, comme il est facile d'en juger d'après cet aperçu, qu'il
serait inutile de grossir par un plus grand nombre d'exemples,
et dans lequel je n'ai voulu rien dire de la nombreuse famille des
apoplexies sympathiques, dont les espèces réunies s'élèvent sans
doute à plus de quarante, les auteurs ont fait de l'apoplexie
idiopathique un genre auquel ils ont rattaché la majeure partie

des maladies de la tête, fondant ce rapprochement sur la supposition d'une cause *continente*, la même pour toutes, et seulement susceptible d'être diversement modifiée par les différentes altérations morbides. C'était, suivant les uns, l'arrêt des esprits, suivant d'autres la compression; certains en ont fait une essence mystérieuse qu'ils ont craint de nommer. Wepfer a écrit d'après cette hypotèse de causalité. Morgagni n'a pu s'en défendre dans les lettres où il a réuni ses recherches à celles de son maître Valsalva. Mais l'esprit de système n'a point empêché ces hommes justement célèbres de rapporter les faits avec une fidélité parfaite de détails; et s'ils n'ont pas entrevu toutes les conséquences que l'on en pouvait tirer, ils n'ont rien omis pour y conduire. En effet, lorsqu'on lit leurs observations d'une manière attentive, il est difficile de ne pas être frappé de la constante uniformité des symptômes qu'ont éprouvés les malades, après la mort desquels on a trouvé du sang épanché dans le cerveau. S'il en était autrement, la science du diagnostic cesserait d'exister, puisqu'elle repose en entier sur cette vérité, savoir : qu'une maladie, la même par sa nature et par son siége, produit toujours les même symptômes. Cependant ces observations, malgré tout leur mérite, sont en quelque sorte restées perdues, faute probablement d'être rattachées à une description générale exacte, qui seule pouvait les faire se prêter un mutuel appui, et les éclairer les unes par les autres.

Persuadé qu'une pareille description, substituée aux définitions erronées admises jusqu'à ce jour sans le moindre examen, était seule capable de faire disparaître les contradictions nombreuses dont l'apoplexie était à chaque instant l'inépuisable sujet; je fis tous mes efforts pour la rendre fidèle et complète, et je crus, après quatre ans d'observation clinique et de recherches anatomiques continuées sans interruption, y être enfin parvenu. D'après cette conviction, j'annonçai, en 1814, que *l'hémorragie du cerveau s'accompagne constamment des mêmes symptômes.*

Cette vérité, traitée pendant long-temps de chimère, fut alors établie sur un grand nombre d'observations particulières détaillées. Elle vient de recevoir un appui inébranlable par les travaux de M. le professeur Lallemand, de MM. Rostan et Parent, et n'est sans doute aujourd'hui que fort peu constestée. Quoi qu'il en soit, j'emploierai à la mettre dans tout son jour, le résultat sommaire de mes premières observations, joint à celui que m'ont fourni depuis de nouvelles recherches et la lecture des livres originaux. Telle sera la base de cet article que je diviserai en cinq sections. La première contiendra la description de l'apoplexie simple; la seconde fera connaître ses complications les plus habituelles, et la troisième, les maladies qui peuvent la simuler. La quatrième sera destinée à exposer ses causes; et la cinquième son traitement.

Section Ire. *Description de l'apoplexie simple.* — L'hémorragie du cerveau, à laquelle nous réservons exclusivement le nom d'apoplexie, parce qu'étant la plus fréquente des maladies susceptibles de l'avoir reçu, il a dû lui être donné plus souvent qu'à toute autre, se rencontre la plupart du temps exempte de complication. J'ignore si l'on a remarqué ce fait. Je me borne à dire qu'il m'a singulièrement facilité les moyens de donner la description de l'apoplexie à l'état simple, la nature se chargeant en quelque sorte d'une analise que, dans les autres cas, l'esprit le plus exercé a souvent peine à faire. Cette description se compose de deux parties. La première expose les symptômes de l'apoplexie; la seconde, les lésions intérieures dont ils dépendent; on est conduit ainsi à une définition de la maladie, qui n'est pas suspecte.

Première partie. *Symptômes et marche de l'apoplexie.*—L'apoplexie débute ordinairement d'une manière brusque, instantanée; il est rare d'observer des symptômes précurseurs. Ses progrès sont presque toujours rapides. En peu d'instans elle arrive à son plus haut degré d'intensité, bien que quelquefois elle marche avec un peu moins de promptitude. Elle s'accompagne toujours d'un trouble du sentiment, et d'une paralysie plus ou moins complète. Le premier de ces symptômes présente une foule de degrés intermédiaires, depuis un léger étourdissement jusqu'à la stupeur la plus profonde. La paralysie, dont les degrés sont au moins aussi variables, atteint quelquefois d'une manière légère un seul organe de la vie animale; souvent elle en frappe plusieurs avec une grande intensité; enfin ils peuvent, dans des attaques très-graves, être presque tous à la fois privés de la motilité volontaire. On n'observe pas la même constance dans une foule d'autres symptômes qui ont plus ou moins fixé l'attention des médecins. Les dérangemens du pouls, par exemple, peuvent se présenter sous toutes les formes, ou bien ne pas avoir lieu du tout. La respiration peut être libre ou gênée; la face pâle ou colorée, verdâtre, violette, livide; l'excrétion des matières fécales et des urines arrêtée ou involontaire; les pupilles insensibles ou sensibles à l'impression de la lumière, dilatées ou contractées, etc. Les symptômes regardés vulgairement comme annonçant la maladie sont encore bien plus variables. Lorsqu'elle doit avoir une heureuse terminaison, on observe une diminution lente et graduelle de ses symptômes. Dans ce cas, la perte de connaissance, si elle a été complète, est le premier accident qui se dissipe. Les malades reviennent à eux ordinairement depuis le premier jour jusqu'au quatrième ou sixième, bien qu'ils conservent encore un peu d'étonnement, assez souvent accompagné de douleur de tête. Quand le mieux ne marche pas d'une manière bien franche, ils ont des intervalles de délire, surtout la nuit. En général le sommeil des apoplectiques diffère plus ou moins du sommeil des personnes en santé. L'affection paralytique ne s'en va pas aussi vite : rarement est-elle guérie complétement avant deux ou trois mois; encore n'observe-t-on cette terminaison prompte que chez les jeunes sujets. Presque toutes les personnes au-dessus de quarante ans conservent une faiblesse grande ou petite des membres affectés, à laquelle se joignent un sentiment d'engourdissement et une obtusion remarquable du tact. D'autres malades qui ne succombent pas restent paralysés toute leur vie, et tombent souvent dans un état d'enfance, riant et pleurant quand on leur parle, sans savoir pourquoi et sans en avoir le moindre motif. Si au contraire les symptômes continuent à marcher sans rien perdre de leur intensité, la mort arrive ordinairement avant le huitième jour, et quelquefois beaucoup plus tôt, du premier au troisième jour. Il est en général fort rare de voir des apoplectiques mourir avant trois ou quatre heures. C'est plutôt chez les individus affectés de maladies du cœur que l'on observe ces morts d'une promptitude presque incroyable.

L'apoplexie est toujours une affection grave, en cela que peu d'individus guérissent complètement. Elle n'est pourtant pas aussi meurtrière qu'on pourrait le croire. Je n'ai pas tenu de notes bien exactes à cet égard; cependant je crois me rapprocher beaucoup de la vérité en disant qu'il périt sans doute moins du tiers des malades.

Appréciation des symptômes de l'apoplexie. — Les symptômes que l'on observe chez les apoplectiques n'ont pas à beaucoup près la même valeur : il a dû être facile d'en juger par la description précédente. Il importe donc beaucoup de savoir les apprécier, puisque de cela dépend toute la certitude du diagnostic. Je vais, par cette raison, m'arrêter à faire connaître avec détail ce qu'il faut penser de chacun d'eux. Les uns annoncent ou font craindre une attaque; les autres ne s'observent que pendant l'accès. Voici pour les premiers l'énumération de ceux que les auteurs s'accordent à regarder comme précurseurs de l'apoplexie; ce sont: 1° le soda; 2° l'inflation; 3° une forte douleur de tête survenue tout à coup; 4° la tuméfaction des jugulaires; 5° les vertiges; 6° la scotomie; 7° l'éblouissement; 8° les palpitations; 9° les tremblemens de tout le corps; 10° le froid des membres; 11° la torpeur; 12° le grincement des dents et le ronflement pendant le sommeil; 13° l'incube; 14° un état d'hébétement; 15° l'affaiblissement de la mémoire; 16° la perte de la vivacité ordinaire; 17° les urines sédimenteuses, etc.

Un examen tant soit peu attentif de ces symptômes, montre qu'ils ne sauraient tous appartenir à l'imminence de l'apoplexie. Il en est qui sont propres aux affections chroniques du cerveau: d'autres qui appartiennent à des maladies dont le siége n'est pas dans le crâne, des affections du cœur par exemple. Enfin quand on lit avec attention un grand nombre d'histoires particulières d'apoplexie suffisamment détaillées, on ne tarde pas à se convaincre que de tous les symptômes regardés par les auteurs comme appartenans à cette maladie, ceux qu'on rapporte à son prodrome sont le plus rarement observés. Aretée avait déjà fait cette remarque. L'observation clinique la confirme chaque jour. C'est ainsi que sur soixante-trois malades dont j'ai recueilli les histoires, neuf seulement ont présenté des symptômes précurseurs, et parmi eux quatre étaient habituellement sujets à des vertiges qui ne se sont pas sensiblement augmentés immédiatement avant l'attaque; ce qui réduit à moins d'un douzième le nombre des individus qui éprouvent les prodromes de l'apoplexie.

Les symptômes de l'attaque sont de deux sortes; les uns s'observent constamment; les autres sont plus ou moins variables. Les plus importans parmi ces derniers sont fournis par les altérations et les changemens plus ou moins remarquables que peuvent présenter le pouls, la respiration, la coloration de la face, l'excrétion des matières fécales et des urines, la contractilité de l'iris.

Pouls. — Le caractère du pouls est extrémement variable dans l'apoplexie : il peut être fort, plein et dur; cet état, suivant M. Landré-Beauvais, annonce un grand danger, parce qu'il fait craindre la continuation ou le retour de l'hémorragie. Il peut également être petit et très-faible, symptôme peut-être aussi fâcheux. Le plus ordinairement naturel et assez développé, il est quelquefois rare, d'autres fois fréquent. Il n'est sans doute pas de caractère qu'il ne puisse revêtir dans cette affection ; c'est dire assez combien on doit peu compter sur les indications fournies par le pouls, pour établir son diagnostic.

Respiration. — Les changemens observés dans la respiration ne sont pas moins variables. Quoique le plus souvent elle soit stertoreuse, il arrive assez fréquemment de la rencontrer parfaitement libre : d'où l'on voit que le degré d'embarras dans l'exercice de cette fonction est loin de fournir la mesure de l'intensité de la maladie, comme l'ont enseigné l'auteur des *Pronostics*, Galien, et après eux un grand nombre d'auteurs. Il est au contraire des malades chez qui la gêne de la respiration est portée à un très-haut point, la maladie étant d'ailleurs modérée. Je ne crains pas de l'avouer, si l'on voulait juger de la gravité d'une apoplexie par le seul dérangement de la respiration, on pourrait presque aussi souvent rencontrer l'erreur que la vérité. Enfin le dérangement particulier de cette fonction, connu sous le nom de *sterteur*, n'est pas propre à la maladie qui nous occupe ; il a lieu aussi dans plusieurs autres.

Coloration de la face. — C'est principalement de l'inspection de la face que les partisans de la division de l'apoplexie en sanguine et en séreuse ont tiré les signes qui, suivant eux, devaient faire connaître chacune de ces maladies. La rougeur de la face appartenait à la première espèce, la pâleur à la seconde ; et cette opinion a obtenu pendant quelque temps un assentiment à peu près général. Tous ceux qui ont observé par eux-mêmes savent à quoi s'en tenir sur la valeur de ces prétendus signes. En effet, on voit presque autant d'apoplectiques avoir la face pâle, que l'on en trouve l'ayant plus colorée que dans l'état ordinaire. Au reste, la face ne présente pas seulement ces deux variétés de coloration ; elle peut encore être d'un pâle verdâtre, jaunâtre, livide, ou bien d'un violet foncé ; elle est alors presque toujours bouffie. Ce qu'elle offre de plus constant dans l'apoplexie, indépendamment de sa couleur, c'est une expression de stupeur très-remarquable. A la vérité on rencontre quelque chose d'analogue dans d'autres maladies du cerveau.

Excrétion des urines et des matières fécales. — Le trouble qui se manifeste dans les fonctions de l'appareil digestif et urinaire, après une attaque d'apoplexie, ne saurait être instantané comme les changemens que l'on observe dans le rythme de la respiration, la coloration de la face, etc.; il ne peut donc fournir sur-le-champ aucun signe de diagnostic. En général il y a constipation; mais ce symptôme, commun à un grand nombre de maladies, a lieu dans la plupart des maladies du cerveau. Quelquefois au contraire, le malade laisse aller involontairement sous lui; ce qui paraît principalement dépendre d'une paralysie du sphincter de l'anus, accident du plus mauvais augure suivant Sennert.

La manière dont se fait l'excrétion des urines n'est pas moins variable. Quelquefois il y a paralysie de la vessie, symptôme, dit-on, très-fâcheux, et par conséquent rétention de l'urine. Le plus ordinairement l'émission en est involontaire et sans que le malade en ait la conscience : on est à même de faire cette remarque dans presque toutes les attaques un peu fortes. Les auteurs parlent beaucoup de certaines qualités des urines, relatives à l'odeur, à la couleur, à la limpidité, etc. Il ne m'a pas semblé qu'elles présensentassent rien de bien remarquable chez les apoplectiques, au moins d'une manière générale.

Contractilité de l'iris. — Les pupilles sont immobiles dans la plupart des attaques d'apoplexie : je dis dans la plupart, car il ne me semble pas raisonnable de supposer que dans les cas peu graves où les malades continuent de voir et d'entendre, quoique avec une certaine confusion, l'iris perde totalement sa contractilité. Mais dans les attaques violentes avec perte complète du sentiment, peut-être y a-t-il constamment immobilité des pupilles. Ce symptôme pourrait donc, dans une pareille circonstance, faire reconnaître la maladie, s'il n'était en même temps commun à d'autres affections cérébrales. Il est à remarquer que l'on rencontre alors avec l'immobilité des pupilles, presque aussi souvent leur contraction que leur dilatation.

Je crois qu'il est inutile de revenir sur ce que j'ai dit au sujet du délire et de l'insomnie, et de m'étendre sur une foule d'accidens que l'on observe par hasard chez les apoplectiques. De ce nombre sont les convulsions : elles ont ordinairement lieu du côté opposé à la paralysie. Souvent au contraire les membres paralysés en sont seuls atteints, et perdent après l'accès toute faculté motile. Morgagni donne plusieurs explications ingénieuses de ce phénomène; il est fort douteux qu'il ait trouvé la bonne. En voilà, ce me semble, assez sur les symptômes variables. Passons maintenant à l'examen de ceux qui se présentent constamment dans l'apoplexie, quoique avec une intensité presque toujours différente. Ils sont au nombre de deux seulement, le trouble du sentiment et la paralysie. On ne saurait les étudier avec trop de soin, vu leur importance diagnostique : cette raison doit motiver les détails un peu longs dans lesquels je vais entrer à leur égard.

Parmi le petit nombre de malades dont j'ai recueilli les histoires, il s'en trouve quelques-uns qui n'ont pas perdu complétement connaissance pendant l'attaque; et cependant la paralysie dont ils sont restés atteints démontre évidemment qu'il y a eu épanchement de sang dans le cerveau. D'autres étant morts à la suite d'attaques également sans perte de connaissance, l'autopsie cadavérique a fait voir des traces irrécusables de l'hémorragie. Elle peut donc avoir lieu, et le malade conserver le sentiment ; mais il éprouve toujours alors un trouble quelconque de cette faculté. Je doute qu'un épanchement de sang, fort ou léger, puisse s'effectuer sans donner lieu à ce phénomène. Tantôt c'est un simple éblouissement, tantôt un tournoiment de tête beaucoup plus fort. D'autres fois il s'y joint une sensation très-pénible de déchirure ou de quelque chose qui éclate dans la tête. Tantôt la perte de connaissance est telle, que le malade paraît entièrement insensible, mais se rappelle pourtant, quand l'accès est passé, la plupart des choses qui lui sont arrivées pendant sa durée. Enfin, la perte de sentiment peut être complète, et cet état se terminer par la mort, sans présenter de rémission. Ce qu'il y a surtout de remarquable dans l'étourdissement apoplectique, c'est le caractère du trouble profond et prolongé qu'il apporte dans les facultés intellectuelles. Il a beau être léger, les malades conservent un air d'étonnement tout-à-fait insolite, qui se dissipe toujours avec lenteur, tandis que dans des pertes de connaissance beaucoup plus fortes, sans apoplexie, les malades ont repris leur assiette en peu d'heures et souvent en peu d'instans. J'insiste sur ce point de clinique, parce que je le crois important, et qu'il n'a que peu ou pas du tout fixé l'attention des observateurs. Quand l'étourdissement est dissipé, il reste presque toujours une assez forte douleur de tête, avec un sentiment de lourdeur dans cette partie. Beaucoup de malades disent en souffrir principalement du côté opposé à la paralysie.

De la paralysie. — En général les auteurs modernes ont peu connu l'importance de ce symptôme : beaucoup n'ont fait que l'indiquer; quelques-uns en ont à peine fait mention. Valsalva, un des premiers, a cherché à ramener l'attention des médecins sur son étude; et à cette occasion il se plaint avec justice de l'espèce d'oubli dans lequel ils l'avaient laissé tomber de son temps, sans avoir égard aux préceptes des anciens maîtres de l'art. Nous suivons les intentions de ce judicieux observateur, en faisant connaître avec soin, les nombreuses indications à tirer de la paralysie. Elle a été observée sur un ou sur les deux yeux, sur le larynx, la langue, l'œsophage, un bras, une jambe, et tout une moitié du corps; et dans quelques attaques violentes, on a vu la résolution de tous les membres.

Il n'est pas commun de voir la perte d'un ou des deux yeux. Le premier de ces cas ne s'est offert qu'une fois à mon observation, et jamais l'autre : la paralysie du larynx n'est guère plus commune; je ne l'ai également vue qu'une fois : le malade n'avait pas encore recouvré la voix au bout d'un mois. Quant à la paralysie de la langue, elle a lieu si souvent, qu'il n'est presque pas d'auteur qui n'ait fait mention de l'embarras de la parole dans l'apoplexie. Il est rare que la langue soit entièrement paralysée : c'est presque toujours une de ses moitiés. Dans ce cas, lorsque le malade la fait sortir de la bouche, sa pointe se tourne du côté paralysé. Cependant cela n'a pas constamment lieu; car on voit quelquefois la pointe de la langue être tournée du côté opposé à la paralysie. Cet état est toujours accompagné de difficulté dans l'articulation des mots, laquelle, suivant Forestus, persiste avec une grande opiniâtreté chez les bègues. La paralysie de l'œsophage n'est pas à beaucoup près aussi fréquente. Elle ne s'observe même guère que dans des apoplexies très-graves, et augmente leur danger par les obstacles qu'elle met à la déglutition. Souvent si on ne fait point attention à ce symptôme, on peut suffoquer les malades en les faisant boire, à moins qu'on n'ait, comme le conseille Arétée, la précaution d'introduire une sonde dans l'œsophage, pour y faire pénétrer les liquides.

On voit rarement un membre, soit supérieur, soit inférieur, être paralysé seul. Ordinairement le bras et la jambe du même côté sont pris; et, ce qu'il y a de remarquable, la jambe recouvre plus tôt ses forces que le bras : sa paralysie est aussi ordinairement moins prononcée que celle du membre supérieur. Enfin on remarque avec cette affection des membres, la paralysie de la moitié de la face: ce qui constitue l'hémiplégie. Quelquefois alors, l'air chassé de la poitrine soulève et gonfle la joue à chaque mouvement expiratoire, et s'échappe en produisant un bruit assez analogue à celui que font les fumeurs, quand ils renvoient la fumée dont ils ont rempli leur bouche. De là l'expression de *fumer la pipe*, employée par quelques écrivains pour désigner ce phénomène particulier qui, suivant M. Landré-Bauvais, est d'un fort mauvais augure. Soit qu'il y ait hémiplégie ou seulement paralysie d'un seul organe de la vie animale, elle s'observe toujours, excepté peut-être pour les yeux, du côté opposé au siège de l'épanchement, ce qui est dû à l'entrecroisement des nerfs, suivant l'explication donnée par Arétée. S'il y a à la fois épanchement de sang dans les deux moitiés du cerveau, la paralysie répond au côté opposé de cet organe où l'épanchement est le plus considérable, comme l'a démontré Valsalva. Ces deux propositions sont vraies dans tous les cas ; cependant, d'après l'opinion d'un auteur recommandable, la paralysie peut aussi avoir lieu du côté de l'épanchement. Il est fort probable, pour ne pas dire certain, qu'on n'a jamais rien vu de tel dans l'apoplexie ; mais certaines affections chroniques du cerveau paraissent avoir présenté cette remarquable anomalie. Lancisi et Morgani en rapportent quelques exemples. Doit-on les regarder comme vrais, ne pas croire plutôt qu'une rédaction rapide aura fait écrire un côté pour l'autre ?

Il serait impossible dans l'état actuel de nos connaissances de concevoir des faits semblables, sans être forcé d'admettre en même temps que la compression, par cela seul qu'elle s'établit lentement, produit des effets opposés à ceux d'une compression rapide : supposition tout-à-fait gratuite et que rien ne prouve. Mon but n'est pas de faire voir combien elle est peu probable, mais bien d'appeler l'attention des observateurs sur les faits dont je viens de parler. Ils ont besoin, pour être admis comme vrais, d'être soumis à un mûr examen. Ils le seraient, au reste, qu'ils ne contrediraient en rien l'opinion que j'ai émise au sujet de la paralysie, suite de l'épanchement de sang. C'est donc elle seule qui nous en fera découvrir l'existence. Sans elle point d'hémorragie du cerveau, ou au moins il est impossible de la reconnaître. La lésion dont elle dépend (l'hémorragie) n'étant pas de nature à se dissiper promptement, il s'ensuit que la paralysie doit de même durer long-temps. Aussi y a-t-il peu d'exemples de guérison avant deux ou trois mois ; et ce serait vouloir tout confondre que d'appeler apoplexie, ces pertes brusques de connaissances après lesquelles les malades recouvrent le libre et complet usage de leurs membres et de leurs facultés intellectuelles, en quelques heures, ou en un jour ou deux. Il ne suffit pas que la paralysie, dont Hoffmann a fait un symptôme de l'apoplexie séreuse, soit de longue durée, il faut encore qu'elle survienne tout à coup pour indiquer un épanchement de sang dans le cerveau : persistance et instantanéité forment alors son caractère. Dans les affections chroniques de cet organe où on l'observe, elle se manifeste avec lenteur. Il est facile d'en suivre les progrès.

La résolution complète de tous les membres est loin de fournir les mêmes lumières sur la nature de la maladie, parce qu'elle peut aussi se rencontrer dans de graves affections comateuses, dont la cause n'est pas un épanchement de sang; parce qu'il est presque impossible dans un cas de ce genre de s'assurer si la perte des mouvemens volontaires tient à un collapsus général, ou est l'effet d'une compression très-forte du cerveau. L'incertitude augmente encore, si tous les membres présentent la roideur tétanique qui quelquefois, quoique très-rarement, acccompagne leur immobilité dans l'apoplexie. D'ailleurs le trouble, la confusion que les symptômes offrent dans leur marche, ne permettent pas d'étudier une maladie dont l'issue toujours promptement funeste, laisse trop peu de temps à l'observation. Des renseignemens sur ce qui s'est passé pourraient seuls tirer d'embarras : l'impossibilité où l'on est presque toujours de les obténir doit engager tout homme prudent à suspendre son jugement plutôt que de lui donner pour base des faits dont il ne peut constater la réalité. Il semblerait raisonnable de penser que la paralysie de tous les membres reconnaît pour cause un épanchement dans chaque côté du cerveau. L'observation m'a presque toujours démontré le contraire; mais dans ces cas, la quantité de sang épanché était très-considérable, et il est facile de concevoir comment la compression qui en résultait a pu donner lieu à une paralysie générale.

Il résulte de ces réflexions sur la paralysie que l'apoplexie, comme en général les autres maladies, se manifeste d'une manière d'autant plus régulière, et avec des caractères d'autant plus tranchés, qu'elle est modérée dans son intensité. Les cas de ce genre sont incomparablement les plus nombreux, et sous ce rapport elle est presque toujours facile à reconnaître.

DEUXIÈME PARTIE. *Description des lésions que présentent les cadavres des apoplectiques.* — Dans les cas où la mort causée par l'apoplexie a été prompte, on observe constamment un engorgement sanguin des vaisseaux et des sinus de la dure-mère, et souvent une infiltration sanguine plus ou moins prononcée dans la pie-mère, surtout du côté du cerveau qui est, le siége de l'hémorragie. Cet état s'accompagne presque toujours de l'injection des vaisseaux extérieurs du cerveau et de ceux de sa propre substance, qui, quand on la coupe par tranches, versent un grand nombre de petites gouttelettes de sang. On rencontre presque aussi fréquemment l'engorgement sanguin des vaisseaux du cuir chevelu. Il n'est pas rare non plus de rencontrer de larges ecchymoses sur le cou, la poitrine, ou même les membres. La persistance de ces diverses congestions de sang, dont on trouve encore quelquefois des traces sur des sujets qui ont survécu quinze ou vingt jours à leur maladie, prouve que, outre l'hémorragie du cerveau, il y a encore dans l'apoplexie, un raptus du sang vers toute la tête, dont l'existence ne se borne pas à la courte durée de l'attaque, mais se prolonge encore pendant un assez long-temps ; considération importante, presque entièrement négligée par les auteurs, et qui peut fournir des indications curatives fort utiles, comme nous essaierons de le faire voir en son lieu. Lorsque de l'étude de ces désordres en quelque sorte extérieurs, on passe à l'examen du cerveau, on trouve les altérations nombreuses et graves dont nous allons parler. Les unes se rapportent au sang épanché, les autres aux altérations que présente la substance cérébrale dans le lieu de l'hémorragie.

Épanchement de sang. —— Le sang se trouve toujours, nous le répétons, du côté du cerveau opposé à la paralysie. L'aspect qu'offre ce liquide diffère suivant l'ancienneté de la maladie. Quand la mort est survenue promptement, au bout de trois ou quatre jours, par exemple, il est noirâtre, en caillots mous. Plus tard il acquiert plus de consistance, et perd un peu de sa noirceur ; et si, par l'effet d'un traitement stimulant, ou par suite du raptus dont j'ai parlé, il y a un renouvellement ou prolongation de l'hémorragie, on trouve au dehors de l'épanchement primitif alors assez ferme, des couches de sang plus molles, et presque semi-liquides. Après un mois ou six semaines, sa consistance devient graduellement plus considérable, et il ressemble assez au sang que l'on rencontre dans les tumeurs anévrysmales.

A une époque plus reculée, il devient encore plus compacte, et d'une couleur rouge pâle, tirant sur le jaune d'ocre. Enfin il finit par être entièrement resorbé. Sa quantité, dans les épanchemens récens, varie depuis un ou deux gros jusqu'à quatre ou six onces; quelquefois même, quoique assez rarement à la vérité, elle peut être beaucoup moins ou beaucoup plus considérable encore, de-là la gravité plus ou moins grande des symptômes, et ce que l'on doit appeler les degrés de la maladie. Aussi un petit épanchement occasionera un étourdissement qui pourra ne pas aller jusqu'à la perte de connaissance, et produira la cécité, la paralysie de la langue, ou une faiblesse persistante d'un des côtés du corps; tandis qu'un plus considérable amenera une perte complète de connaissance avec hémiplégie; et un plus considérable encore, fera tomber dans un assoupissement qui, s'accompagnant de la résolution générale des membres, conduira promptement à la mort.

Lésion de la substance cérébrale. — L'hémorragie a ordinairement lieu dans l'épaisseur du cerveau, plus rarement à l'extérieur de cet organe, ou sur quelques points de la surface des ventricules. Dans la première supposition, le sang est contenu dans des poches caverneuses, que Wepfer et Morgagni comparent aux sacs des anévrysmes, et qui communiquent souvent dans les ventricules, ou s'ouvrent à l'extérieur du cerveau par de véritables déchirures. Les parois de ces sortes de cavernes sont très-molles, fortement colorées en rouge par le sang, dans l'épaisseur d'une ligne ou deux, inégales, anfractueuses, visiblement déchirées à leur face interne, et présentent des lambeaux flottans quand on les agite dans l'eau. Elles sont entourées par une couche de substance cérébrale, d'une à trois lignes d'épaisseur, d'un jaune serein pâle, très-molle, à peine plus consistante que certaines *crémes*, et peu miscible à l'eau. La couleur et la mollesse de cette couche plus marquées en dedans, diminuent sensiblement en dehors, en sorte qu'il est impossible de déterminer précisément le lieu où le cerveau reprend l'intégrité de sa texture. Quelquefois on trouve, entre les parois intérieures de la caverne et cette couche extérieure, une autre couche d'un jaune moins pâle, tout aussi molle, de deux à quatre lignes d'épaisseur, remplie d'un grand nombre de petits épanchemens de sang, gros comme des têtes d'épingles et fort rapprochés. Quand c'est à l'extérieur du cerveau, ou sur quelque point des

ventricules que s'opère l'hémorragie , le ramollissement jaune
est moins facile à reconnaitre, et toujours il est moins marqué :
la chose ne doit pas surprendre. En effet on conçoit sans peine
que le sang , n'étant alors retenu par aucun obstacle , peut en
s'épanchant, entraîner avec lui la portion de substance cérébrale
ramollie. C'est aussi ce qui a lieu , et l'on en rencontre toujours
des portions assez considérables, mêlées avec les caillots, surtout
du côté où ils reposent sur la déchirure. On voit là une véritable perte de substance, une espèce d'érosion que supporte une
légère couche jaunâtre , molle et souvent épaisse tout au plus
d'un quart de ligne. Une telle altération du cerveau n'a été
décrite par personne , que je sache, au moins d'une manière générale , avant l'année 1814. Est-elle simplement l'effet du séjour
du sang ? Précède-t-elle l'hémorragie ? La dernière opinion me
semble la plus probable , et elle n'est pas infirmée par l'absence
des symptômes précurseurs, ordinaire chez les apoplectiques. Ne
sait-on pas que certaines lésions organiques , les tubercules du
poumon par exemple , font de très-grands progrès avant de manifester leur existence par quelque dérangement des fonctions?
Quelle que soit au reste la manière de voir que l'on adopte à cet
égard, elle ne saurait détruire la réalité d'un fait que j'ai été à
même de constater plus de quarante fois. Au reste, pour ôter
toute prise à la discussion, j'appellerai l'affection qui nous occupe
ramollissement concomittant de l'apoplexie.

Telles sont les lésions du cerveau dans l'apoplexie récente. Elles
subissent par la suite des changemens très-remarquables. Après
l'absorption du sang, les parois des cavernes où il était contenu
se cicatrisent en quelque sorte. Dans cet état, elles sont presque
toujours assez lâchement unies par un entrecroisement de liens
celluleux ou vasculaires qui forment différentes aréoles, entre
lesquelles se trouve contenu un liquide ichoreux, roussâtre, plus
ou moins abondant, quelquefois épais, jaunâtre, et comme gélatineux. Ordinairement plus denses que le reste du cerveau, ces
parois offrent, dans l'épaisseur d'une ligne ou deux, une teinte
jaunâtre , rouge, couleur de rouille foncée, ou bien brunâtre.
Quelquefois simplement rapprochées sans être unies par des liens
celluleux ou vasculaires, elles forment des cavités vides de tout
liquide. Une fois j'en ai rencontré une dont la surface était presque
aussi lisse que celle des ventricules, et humectée par une légère
sérosité. Je le répète, l'existence de ces cavernes est une chose

constante. On les voit sur tous les sujets qui ont eu des paralysies suite d'apoplexie, à quelque époque de la maladie qu'ils succombent. Leur nombre est toujours égal à celui des attaques. Quand les malades en ont eu deux ou trois, on trouve deux ou trois cavernes.

Quoique décrites assez exactement par Conrad Brunner, Wepfer et Morgagni, ces cavernes étaient restées inconnues à la plupart des médecins. M. Marandel les indiqua de nouveau dans sa thèse en 1807, sans que l'on y fît attention. Je ne fus pas plus heureux en 1812. Enfin M. Riobé parvint à se faire entendre en 1814, et parla à peu près comme je viens de le faire, des cicatrisations du cerveau, suite d'apoplexie ; seulement il me semblé qu'il s'est un peu écarté de la vérité en supposant qu'elles se font ordinairement par l'organisation d'un kyste accidentel, lisse et semblable à celui par lequel j'ai terminé ma description, tandis que ce mode de guérison me semble le plus rare, et ne s'est guère présenté à mon observation qu'une fois sur douze ou quinze où je trouvais ces réunions par des liens vasculaires.

Jusqu'ici nous avons indiqué les altérations du cerveau sans parler des parties qu'elles affectent plus ou moins fréquemment. Nous allons remplir cette lacune aussi complétement que le permet l'état de la science. Morgagni avait déjà présenté des faits remarquables à ce sujet. Je ne les transcris pas ici, pour être court. Ils sont d'ailleurs, quant aux points les plus importans, fort analogues à ceux que présentent les tableaux suivans :

Premier tableau de 41 épanchemens de sang, suivant le côté du cerveau où ils ont eu lieu.

Du côté gauche. 18
Du côté droit. 17
Des deux côtés à la fois. 6
                                              —
                                            41

Deuxième tableau de 41 épanchemens de sang observés dans le cerveau, abstraction faite du côté qu'ils ont affecté.

Dans le corps strié, les couches optiques ou le voisinage de ces parties.

Dans le corps strié. 24
Dans la couche optique. 2
Dans le corps strié et la couche optique. . . 1
Sous le corps strié. 1
                                          —
                                         28

Total de l'autre part. 28

Dans diverses autres parties du cerveau.

Dans la partie moyenne des hémisphères. . 5
Dans la partie postérieure des ventricules. . 2
Dans l'hémisphère, en dedans et en avant. . 2
Dans l'hémisphère, en dedans et en arrière. · 3
Dans le lobe moyen. 1

41

Le premier des deux tableaux semblerait prouver que, suivant le rapport de Nymman, chaque côté du cerveau est à peu près également exposé à devenir le siége de l'hémorragie. Morgagni croyait au lieu de cela qu'elle affectait bien plus souvent le côté droit que le côté gauche, et il avait expliqué ce fait d'une manière spécieuse. Depuis lui, d'autres médecins l'ont admis et expliqué, lorsqu'ils auraient peut-être dû tout simplement s'occuper d'en constater la réalité. Quant au second tableau, il démontre avec combien de raison Morgagni attribuait à une texture particulière, qu'il décrit avec détail, la fréquence des hémorragies dont certaines parties du cerveau sont le siége. En effet on voit, par notre relevé, qu'il y en a eu vingt-quatre dans le corps trié, une sous ce corps, une autre qui lui était commune avec la couche optique, et deux bornées à la couche seule ; ce qui donne, pour une très-petite étendue du cerveau, vingt-huit hémorragies, c'est-à-dire un peu plus du double de celles qui se sont présentées dans tout le reste de l'organe. Relativement à ces dernières, je ferai remarquer qu'elles ont, il est vrai, affecté des siéges assez divers, mais avec une disproportion trop peu prononcée dans le nombre, pour qu'il soit permis d'en conclure que sur une même quantité d'apoplectiques on retrouverait toujours à leur égard, des résultats analogues.

Ceci nous mène à rechercher si pendant la vie, on peut déterminer le siége précis de l'hémorragie. Voici ma réponse à cette question : les quarante et un apoplectiques mentionnés aux tableaux, ont tous été affectés de paralysie ; seulement ils ont éprouvé ce symptôme à des degrés d'intensité différens, mais toujours en rapport exact avec la plus ou moins grande quantité de sang épanché, sans que le lieu de l'épanchement parût exercer aucune influence. On peut donc tout au plus, par un simple calcul de probabilités, prévoir le lieu malade. Vouloir le déterminer positivement, serait s'exposer à être souvent démenti par l'ouverture des cadavres; ainsi la paralysie indique simplement le côté du cerveau affecté, et rien de plus.

On ne doit pas s'attendre, après les détails qu'on vient de lire, à ce que nous accordions beaucoup d'espace à décrire certaines lésions pathologiques que plusieurs auteurs ont généralement regardées comme cause de l'apoplexie, telles que des ossifications dans la dure-mère ou la faux du cerveau, des ossifications des carotides, des adhérences très-fortes de la dure-mère au crâne, une forme particulière de cette cavité, et souvent même des lésions encore plus étrangères à la maladie qui nous occupe : par exemple des altérations organiques des viscères contenus dans la poitrine ou dans l'abdomen. Que ces lésions puissent concourir à amener une hémorragie du cerveau, la chose est assez croyable ; mais que sans hémorragie elles déterminent tous les symptômes qui caractérisent cette affection, il n'est plus permis de croire à de pareilles assertions. Laissons-les pour ce qu'elles valent, et revenons aux faits d'anatomie pathologique dont nous nous sommes momentanément écartés. La constance de leurs résultats généraux nous autorise, ce me semble, à définir l'apoplexie, *une hémorragie de l'encéphale, par rupture, avec altération plus ou moins profonde de sa substance.*

Son siége le plus ordinaire est le cerveau. On l'a néanmoins observé dans le cervelet, la protubérance annulaire et divers points de la moelle épinière; mais ces faits sont en trop petit nombre pour qu'il soit possible d'en donner une description générale exacte. Il était cependant nécessaire de les indiquer et d'avertir en même temps que tout ce que nous avons dit ou dirons de l'apoplexie doit s'appliquer à celle qui affecte le premier de ces organes.

SECTION II. *Complications principales de l'apoplexie.* — Deux maladies, chacune très-grave de leur nature, viennent souvent compliquer l'apoplexie, entraver son retour vers le mieux, produire divers accidens étrangers à cette affection, rendre enfin sa terminaison funeste. Elles méritent, à cause de cela d'être étudiées avec soin : ce sont l'épanchement de sérosité dans les ventricules et le ramollissement du cerveau. Mais avant d'en traiter, il me semble convenable d'accorder quelque attention à une autre complication, bien qu'elle soit assez rare, et par cela même beaucoup moins importante, je veux parler de la fièvre. « Les indi-

« vidus qui, étant en bonne santé, sont pris tout à coup de cépha-
« lalgie, accompagnée de mutité et de sterteur, meurent en sept
« jours, à moins qu'il ne se déclare de la fièvre. » Cette sentence a
beaucoup occupé les médecins. Les uns l'ont adoptée pour vraie,
les autres ont paru chercher à la combattre ; d'autres n'ont guère
su quel parti prendre à cet égard. L'étude seule de la nature
pouvait lever toute espèce de doute, et elle n'a nullement confirmé à mes yeux l'aphorisme attribué à Hippocrate : néanmoins
je n'avais pas osé jusqu'ici me prononcer contre, à cause de l'autorité d'un si grand nom. Mais lorsque j'ai vu la même proposition insérée dans le *Livre des Jugemens*, être répétée deux
fois dans le *Livre II des maladies*, je n'ai pas balancé à croire
qu'elle avait été intercalée dans les Aphorismes, et peut-être à la
place de la proposition suivante bien plus vraie, qui ne se trouve
plus à présent que dans les Coaques. Elle est ainsi conçue : « L'apo-
« plexie susceptible de guérison devient mortelle, quand il sur-
« vient une fièvre lente. »

L'hémorragie du cerveau ne se termine pas toujours par
la mort ou par un retour franc à la santé ; elle laisse, avons-
nous dit, beaucoup de malades dans un état de santé douteux. C'est principalement dans ces circonstances que l'on est à
même de voir les complications dont il nous reste à parler ; l'é-
panchement séreux dans les ventricules et le ramollissement du cerveau. L'épanchement de sérosité dans les ventricules du cerveau
est un des accidens que produit le plus fréquemment l'apoplexie,
et partant une des causes qui la rend le plus souvent mortelle.
Le nombre des individus dont la mort est due à un semblable
épanchement égale au moins le nombre de ceux qui succombent par l'effet immédiat de l'hémorragie. Il serait difficile de
dire comment ce phénomène donne si souvent lieu à l'autre :
il suffit de connaître l'extrême influence qu'il a sur sa production. Sait-on mieux comment et pourquoi une affection organique du cœur ou des gros vaisseaux produit si souvent l'hy-
drothorax ?

La dépendance ou le ramollissement du cerveau et de l'hémorragie dans cet organe, ne paraît pas à beaucoup près aussi
grande. Voici sur quelles raisons j'appuie ma manière de voir :
1º le ramollissement se manifeste toujours à une époque assez
reculée du début de l'apoplexie, ordinairement après un ou
deux ans, huit et même dix ; 2º l'épanchement séreux, au contraire, a lieu souvent dans les premiers mois de la maladie, et

il est rare qu'un apoplectique, s'il ne recouvre pas complètement la santé, survive un an sans en être atteint ; 3° enfin
chaque fois qu'il y a ramollissement consécutif du cerveau, il
y a aussi épanchement de sérosité, tandis qu'on voit beaucoup
d'épanchemens séreux sans ramollissement. Quoi qu'il en soit ,
ces faits nous montrent que la nature réunit et confond à chaque
instant ce que nous cherchons à séparer par la pensée. Il en résulte presque toujours alors une grande difficulté de diagnostic. De plus, la prolongation de la maladie première trouble
à un tel point la marche de celles qui lui succèdent, qu'on ne
peut presque plus les reconnaître. En effet, l'épanchement
séreux des ventricules et le ramollissement du cerveau présentent chacun, comme maladies primitives, une succession
de symptômes qu'il est assez facile à un observateur attentif de
rapporter à l'affection dont ils dépendent. Quand ils sont consécutifs, ils se montrent avec des traits tellement équivoques,
qu'on ne peut plus les distinguer l'un de l'autre. Presque tous
les malades éprouvent alors alternativement ou tout à la fois, et
d'une manière plus ou moins irrégulière, la plupart des symptômes qui indiquent l'hydrocéphale chronique, l'épanchement
aigu de sérosité, ou le ramollissement, et meurent ordinairement, sans qu'aucun de ces nombreux accidens affecte un caractère de prédominance marqué. On peut bien, parce que l'épanchement de sérosité est plus fréquent, parce qu'il arrive à une
époque plus rapprochée du moment de l'attaque, prévoir qu'on
le rencontrera à l'ouverture du cadavre, plutôt que le ramollissement ; mais on ne saurait jamais avoir à cet égard une certitude complète. Celui qui a recueilli l'histoire de la maladie, sait
qu'il doit trouver, outre les traces de l'hémorragie, une affection consécutive quelconque du cerveau ; voilà tout. Prétendre
en déterminer d'avance la nature, est une témérité dont il est
facile de se convaincre par la lecture attentive des observations,
maintenant assez nombreuses, qui offrent des exemples du cas
dont nous parlons.

Tant que le ramollissement du cerveau et l'épanchement de
sérosité dans les ventricules succèdent à une attaque d'apoplexie,
le diagnostic de cette maladie n'en devient guère plus difficile
à établir. Il n'en est pas de même lorsque l'une ou l'autre
de ces deux affections vient à précéder de quelque temps l'hémorragie, ou à se manifester en même temps qu'elle : la coexis-

tence des maladies empêche alors le développement régulier des symptômes, propres à chacune d'elles, les masque l'un par l'autre, et produit une confusion d'accidens qui ne laisse d'autre parti à prendre que celui du doute. Les cas de ce genre ne sont pas très-rares; on doit à cause de cela les étudier avec attention, afin de se mettre à l'abri d'un diagnostic hasardé. Nous ne dirons rien ici d'une foule d'autres complications possibles de l'apoplexie, soit parce qu'étant très-rares, elles sont encore mal décrites, ou bien parce que n'ayant que peu d'analogie avec l'hémorragie cérébrale, sous le rapport des symptômes, elles sont, en général, faciles à reconnaître; telles sont, par exemple, les affections aiguës ou chroniques de la poitrine.

Section III. *Maladies qui peuvent simuler l'apoplexie.* — Beaucoup d'auteurs ont écrit dans l'intention d'empêcher qu'on ne confondît avec l'apoplexie des maladies d'une nature différente. Ils sont tous, jusqu'à ce jour, restés plus ou moins loin du but proposé : peut-être même n'est-il pas possible de l'atteindre tout-à-fait. Cela ne doit pas nous détourner de faire tous nos efforts pour en approcher le plus près possible. Dans cette vue, il nous semble convenable de diviser en deux genres les maladies qui simulent l'apoplexie, savoir : celles dont le diagnostic est en général possible, et plus ou moins facile; celles dont il est très-difficile, ou plutôt impossible de reconnaître le véritable caractère. Au premier genre appartiennent des lésions dont le siége est dans le crâne ou hors de cette cavité. Ce sont, pour les premières : 1° L'épilepsie ; 2° les affections comateuses ; 3° le coup de sang ; 4° les différens épanchemens de sérosité dans les ventricules connus, sous les noms d'hydrocéphale chronique, de fièvre cérébrale des vieillards, d'hydrocéphale aiguë interne, ou fièvre cérébrale des enfans ; 5° l'arachnoïdite; 6° les altérations chroniques organiques de l'encéphale ou des méninges; pour les secondes, 7° l'hystérie ; 8° l'asphyxie; 9° le catharre suffocant ; 10° la syncope. Chacune de ces maladies a une marche telle, qu'il est bien rare de ne pouvoir pas les distinguer de l'apoplexie; je me contente, à cause de cela, de renvoyer aux mots où elles seront traitées, sans donner aucun détail sur leur diagnostic différentiel. Quant aux affections du second genre, celles dont le diagnostic est toujours difficile, et quelquefois impossible, je vais en toucher quelques mots.

Les symptômes qui caractérisent l'apoplexie ne sont jamais mieux prononcés, avons-nous dit, que dans les degrés moyens de cette maladie. Ces cas doivent être par conséquent les plus rarement simulés par d'autres affections ; cependant ils n'en sont point entièrement à l'abri. Mais c'est surtout la forme d'apoplexie foudroyante qu'affectent les maladies dont nous allons essayer de débrouiller l'obscur diagnostic. Faisons d'abord connaître celles qui quelquefois simulent l'apoplexie modérée au point de ne pouvoir probablement en être, en aucune manière, distinguées. Elles sont au nombre de deux : le ramollissement primitif du cerveau et l'exhalation du sang dans les ventricules.

Ramollissement du cerveau. — En général, les symptômes de ramollissement se manifestent avec lenteur; on peut en suivre les progrès lents et gradués; c'est ainsi que leur marche a d'abord été tracée par les premiers observateurs. Les travaux de MM. Lallemand et Rostan ont mis depuis cette vérité dans tout son jour. Ils n'en contiennent pas moins des exemples fort curieux de cas, où la maladie, se dérangeant de sa marche ordinaire, a pris tous les traits d'une apoplexie moyenne. Dans ces faits, sur lesquels je crois avoir un des premiers attiré l'attention des médecins, il n'y aurait qu'un seul moyen d'éviter l'erreur ; ce serait de s'enquérir avec soin du caractère des accidens précurseurs. Leur existence bien constatée pourrait, sinon fournir la base d'un diagnostie certain, au moins servir à nous conserver dans le doute. Malheureusement il est impossible d'avoir ces renseignemens, pour les malades des hôpitaux, et souvent fort difficile de les obtenir dans la pratique particulière. Cela doit engager les médecins à ne pas hasarder un jugement positif, chaque fois qu'il leur manque quelques-unes des conditions nécessaires à l'appuyer.

Exhalation du sang dans les ventricules. — Cette maladie est fort rare, relativement à l'apoplexie. Elle ne se trouve peut-être pas une fois sur cent. Les seuls exemples bien décrits que j'en connaisse ont été recueillis par Valisneri, par Morgagni, et par Baglivi. Invasion brusque, progrès rapides des symptômes, paralysie et perte de connaissance, ces observations réunissent tous les traits de l'apoplexie, de manière à ne pouvoir en aucune manière les distinguer.

Ce sont également des hémorragies qui affectent la marche de l'apoplexie foudroyante. Elles ont lieu tantôt par une simple exhalation de sang dans la cavité de l'arachnoïde externe, d'autres fois elles sont produites par la rupture d'un vaisseau considérable. L'hémorragie par exhalation m'a paru suivre une marche moins rapide, et se rapprocher beaucoup par ses symptômes de l'épanchement aigu de sérosité dans les ventricules, à l'exception de la fièvre, qu'elle ne présente pas. Quant à l'hémorragie par rupture vasculaire, sa marche est très-rapide. Elle produit en peu d'heures la mort, précédée des symptômes d'une forte compression cérébrale. C'est ainsi au moins qu'on peut s'assurer qu'elle marche, en consultant les observations encore peu nombreuses où elle est décrite. Elle présente en même temps une grande analogie avec les accidens qui dépendent d'une hémorragie dans l'intérieur du cervelet, ou de la protubéranne annulaire. Si des observations ultérieures venaient à confirmer le rapprochement qu'il semble dès à présent permis d'établir entre ces maladies, il en résulterait que l'apoplexie du cervelet et celle de la protubérance annulaire ne pourraient pas être distinguées d'une forte hémorragie purement vasculaire à l'intérieur du crâne, et que l'hémorragie par déchirure de la substance du cerveau ne pourrait être confondue avec l'une ou l'autre de ces trois affections, qu'autant qu'elle serait portée à son maximum d'intensité. Quoi qu'il en soit de la probabilité de cette opinion, l'ensemble des faits allégués dans cet article nous conduit, ce me semble, au résultat suivant, savoir : deux maladies, dont l'une est une phlegmasie du cerveau et l'autre une exhalation de sang dans ses cavités, simulent complétement l'apoplexie moyenne ; et l'apoplexie forte n'est simulée que par une grave hémorragie, à l'intérieur du crâne. Il s'ensuit que, dans ces circonstances de diagnostic douteux, le médecin, n'ayant point à balancer sur le genre des remèdes à employer, peut seulement hésiter sur leur mode d'administration. Il se trouve rarement dans une aussi rassurante position, lorsqu'il s'agit des autres cas nombreux de doute, dont la pratique médicale offre à chaque instant des exemples.

SECTION IV. *Causes de l'apoplexie.* — Je diviserai, suivant l'usage, les causes en prédisposantes et en efficientes.

Causes prédisposantes. — Les causes prédisposantes de l'apoplexie, dit Cœlius Aurelianus, lui sont communes avec les autres maladies. Cependant il y en a quelques-unes que les auteurs ont regardées comme en quelque sorte propres à cette affection. Celles-ci m'occuperont seules, et parmi elles je choisirai encore les plus remarquables. Elles sont particulières à l'individu, ou bien se rattachent à l'hygiène.

1° *Causes individuelles.* — «On devient apoplectique par l'âge, « principalement de quarante à soixante ans.» Cette vérité, sur laquelle j'aurai occasion de revenir, est généralement reconnue. D'autres propositions ont obtenu un assentiment presque aussi unanime, et si Hippocrate n'a pas désigné le tempérament propre à l'apoplexie, les modernes n'ont rien laissé désirer à ce sujet. Tout le monde s'accorde à reconnaître comme disposant à cette maladie, une constitution sanguine, la grosseur démesurée d'une tête supportée par un cou court. Ponsart, un des premiers que je sache, a dit qu'une tête petite y dispose également. Voilà ce qu'il y a de plus remarquable sur l'âge et le tempérament. Beaucoup de médecins ont reconnu outre cela une disposition héréditaire. On n'a rien de précis sur le sexe; mais dans ces derniers temps, on s'est beaucoup occupé de l'influence que le cœur exerce sur le cerveau, relativement à l'apoplexie.

2° *Causes hygiéniques.* — Presque tous les médecins, depuis Hippocrate, ont admis, comme disposant à l'apoplexie, l'hiver, une saison froide et humide, les pluies abondantes et une chaleur humide après le froid. « L'apoplexie est fréquente, suivant « Jacquinus, dans les lieux froids, soit par rapport à leur position « particulière, comme Florence, Lucques et Bologne, soit par la « nature du climat, comme l'Allemagne et l'Angleterre.» Hollerius, Forestus, Morgagni, ont répété, comme à l'envi, cette manière de penser. Baglivi décrit avec une sorte de complaisance ces causes, auxquelles il joint l'influence des vapeurs malignes qui s'exhalent dans les tremblemens de terre. Souvent la gourmandise et l'ivrognerie produisent cette maladie, dit Arétée. On a, depuis ce médecin, adopté généralement sa manière de voir. C'est celle que professent Petrus Salius Diversus, Gualter Bruelle, Forestus, Hoffmann. Le même accord règne sur l'influence d'une vie molle et oisive, qui n'est animée par aucun exercice. Suivant Ponsart, il y a plus de moines et de financiers apoplectiques que de paysans. On pourrait aussi reconnaître l'influence de certaines professions; mais il n'y a, ce me semble, encore rien de bien décidé à cet égard. Nous allons maintenant chercher à apprécier l'influence que l'on doit accorder à chacune des nombreuses causes qui viennent d'être mentionnées.

Age. — L'influence de l'âge, comme cause prédisposante de

l'apoplexie, est de la plus grande évidence. On peut en juger par le relevé suivant fait sur soixante-trois apoplectiques, rangés par ordre d'âge, de dix en dix ans.

Apoplectiques de 20 à 3o ans. 2
de 3o à 4o ans. 8
de 4o à 5o ans. 7
de 5o à 6o ans. . . . 10
de 6o à 7o ans.. . . . 23
de 7o à 8o ans.. . . . 12
de 8o à 9o ans. 1
—————
63

Il y a plus d'individus vivans de l'âge de soixante ans que de celui de soixante-dix ans ; mais j'ai peine à croire que le nombre des premiers soit double de celui des seconds, et l'on voit cependant que, relativement à ces deux âges, le premier fournit presque le double des apoplectiques du second âge. D'ailleurs, s'il y a plus d'hommes de soixante que de soixante-dix ans, il y en a aussi plus de cinquante que de soixante ans ; et pourtant ce dernier âge donne deux fois autant d'apoplectiques que l'autre. On ne peut donc s'empêcher de reconnaître que la disposition à l'apoplexie augmente vers l'âge de soixante ans, et diminue passé soixante-dix ans ; qu'elle est peu marquée avant trente ans, et qu'on n'a dû en avoir qu'un très-petit nombre d'exemples avant vingt ans. Cependant M. Serre assure avoir observé l'apoplexie chez un enfant de trois mois ; mais il n'a pas dit si c'était une de ces apoplexies qu'il appelle meningées , et que les autres médecins nomment arachnoïdite : nous ne nous arrêterons pas à cause de cela plus long-temps à une assertion susceptible d'être fort diversement interprétée.

Il existe un fait inédit, observé par M. Guersent, qui paraît plus propre à résoudre la question présente ; un enfant en est également le sujet. Reste à déterminer si, dans ce cas, dont la marche a été singulièrement troublée par l'administration de l'extrait de noix vomique, l'hémorrhagie, peu considérable qu'on a observée dans le cerveau, a précédé ou suivi le ramollissement qu'on a trouvé à l'ouverture du cadavre. Pour ce qui est de l'opinion de M. Moulin, qui, en parlant des nouveaux-nés, dit que chez eux, l'apoplexie est toujours foudroyante, comme il n'appuie son opinion d'aucun fait particulier, je crois inutile de la réfuter sérieusement, et ma remarque subsiste dans toute sa force.

Tempérament. — Les observations relatives au tempérament sont loin de fournir des résultats aussi positifs sur son influence. On peut en juger par le relevé suivant, fait sur soixante-trois apoplectiques de tempéramens et d'embonpoints différens.

Sanguins, d'embonpoint ordinaire	14	
gros, gras et pléthoriques. . . .	7	22
maigres	1	
Sanguins bilieux, d'embonpoint ordinaire. .	10	
gros, gras et pléthoriques.	1	20
maigres.	9	
Bilieux, d'embonpoint ordinaire	2	
gros, gras et pléthoriques	0	5
maigres.	3	
Lymphatico-sanguins, d'embonpoint ordin..	4	
gros, gras et pléthor.	2	16
maigres.	10	

63

En comparant entre eux les apoplectiques de ce relevé, on voit qu'ils sont à peu près également nombreux parmi les individus des tempéramens *sanguin*, *sanguin-bilieux* et *sanguin-lymphatique*, qui sont les idiosyncrasies généralement dominantes à Paris, sans que l'une d'elles soit beaucoup plus répandue qu'une autre ; tandis que les apoplectiques bilieux sont en bien plus petit nombre que ceux de chaque autre tempérament, parce que les individus d'un tempérament bilieux ne sont pas à beaucoup près aussi nombreux que ceux des constitutions ci-dessus indiquées. Par la même raison, quel que soit le tempérament des malades, il s'en trouve beaucoup plus parmi les sujets d'un embonpoint ordinaire, moins parmi les sujets maigres, moins encore parmi ceux qui sont surchargés de graisse : les malades de ces diverses habitudes paraissant être entre eux dans des proportions fort analogues à celles des êtres en santé doués des mêmes dispositions, aussi comparés entre eux. Ainsi nous sommes nécessairement conduits à cette proposition, à l'appui de laquelle je pourrais invoquer l'opinion de quelques bons observateurs, savoir : *qu'aucun signe extérieur appréciable aux sens ne peut indiquer la disposition à l'apoplexie :* vérité déjà indirectement établie par M. Corvisart, dont les observations ont démontré que les individus du tempérament appelé apoplectique, sont surtout disposés aux maladies du cœur. D'un autre côté, on ne peut raisonnablement se refuser à admettre l'influence de l'hérédité, que prouvent des faits incontestables. Mais si l'on y réfléchit bien, on verra que cette proposition ne contredit nullement la première. La phthisie est une des maladies le plus constamment héréditaires. Rien pourtant dans l'habitude extérieure n'indique la disposition à cette maladie : l'ouvrage de M. Bayle ne laisse aucun doute à cet égard. Pourquoi n'en serait-il pas de même à l'égard de l'apoplexie ?

Hypertrophie du cœur. — On s'est contenté de dire, dans ces derniers temps, que l'hypertrophie du cœur disposait d'une manière spéciale à l'apoplexie, sans du reste appuyer cette opinion d'un nombre de faits concluans. Nous suppléons cette grave omission en rapportant que sur quarante-deux apoplectiques dont nous avons ouvert les cadavres avec soin, trois seulement étaient atteints d'anévrysme du cœur. Un pareil résultat n'a pas besoin de commentaire.

Saisons. — Voici ce que j'ai été à portée d'observer par rapport aux saisons considérées tout à la fois comme causes prédisposantes et efficientes.

Apoplectiques observés dans chaque saison de l'année.	Printemps	15
	Été	14
	Automne	18
	Hiver	16
		63

On serait porté à croire, d'après ce tableau, que l'influence des saisons n'est pas beaucoup plus marquée que celle des tempéramens. J'inclinerais assez vers cette manière de voir, je ne voudrais cependant pas l'assurer comme vraie, sur un relevé de soixante-trois apoplectiques seulement, qui encore ont été observés dans quatre années différentes ; car ce nombre, assez considérable pour établir la non-influence du tempérament qui reste toujours ou long-temps le même, dans chaque individu, n'est pas à beaucoup près suffisant quand il s'agit des saisons qui sont si peu semblables à elles-mêmes, d'une année à l'autre. Mais de pareils faits, quoi qu'il en soit, méritent de fixer l'attention des observateurs. Ils semblent prouver que nous sommes encore loin d'avoir des connaissances précises sur l'influence de la température, des saisons et des climats, et combien il serait hasardeux d'adopter sans restriction les idées que Baglivi partage avec Hollerius, Forestus et beaucoup d'autres médecins, au sujet de la plus grande fréquence de l'apoplexie dans certaines saisons, et combien surtout il serait peu raisonnable de penser, d'après le témoignage d'un simple historien, comme le font quelques médecins, que l'apoplexie peut régner épidémiquement.

Causes efficientes. — La continuité de l'action des causes que nous venons d'examiner dans l'article précédent, suffit très-souvent pour développer l'apoplexie, et la plupart d'entre elles pourraient, ainsi que je l'ai fait à l'égard des saisons, être tout à la fois regardées comme prédisposantes et comme efficientes. Mais il y a d'autres causes dont l'action n'est guère observée qu'au moment de l'attaque ; c'est principalement à elles qu'on a donné le nom d'efficientes. Suivant Cœlius-Aurelianus, les plus ordinaires sont l'indigestion, le coït, surtout chez les vieillards, les frictions, etc. Les modernes y ont ajouté les vives affections morales, principalement la colère, l'épilepsie, la grossesse, les efforts de l'accouchement, une subite et forte impression du froid. Tous accordent plus ou moins d'importance à ces causes ; raison qui m'engage à les discuter un peu. Quand on considère leur mode d'action, on voit qu'elles produisent à peu près toutes une accélération dans le mouvement du sang, qui quelquefois paraît être dirigé vers la tête d'une manière spéciale. Cela, j'en conviens, semble très-propre à causer l'apoplexie. Mais si, d'un autre côté, on veut bien se ressouvenir des efforts violens et plus prolongés que font, sans le moindre inconvénient, les bateleurs qui se tiennent sur la tête ou qui, après s'être laissé mettre une enclume sur le ventre, ont encore à soutenir les coups redoublés des marteaux dont on les frappe, on demeurera convaincu que, dans l'état d'intégrité, les vaisseaux de la substance du cerveau apportent un obstacle presque insurmontable à l'effort hémorragique. Je citerai un seul fait à l'appui de cette manière de voir. Un habitant de la Guadeloupe, âgé d'une trentaine d'années, qui se livrait aux plaisirs vénériens et aux excès de liqueurs spiritueuses, avec une fureur inconnue presque partout ailleurs que dans les colonies, mourut subitement dans l'acte même de la copulation. A l'ouverture du crâne, on trouva un épanchement de sang très-considérable, provenant de la rupture de quelques-uns des vaisseaux qui rampent à l'extérieur du cerveau ; mais sa propre substance était dans la plus parfaite intégrité. Après de semblables faits, il est difficile de se laisser aller aux assertions des médecins qui regardent l'apoplexie comme une maladie susceptible d'être produite par les causes efficientes les plus légères. Tout porte à présumer, au contraire, que sans l'existence préalable d'une altération particulière du tissu même du cerveau, ces causes, auxquelles on attribue tout, auraient été de nul effet, tandis que la disposition cérébrale aurait presque toujours suffi à elle seule pour amener l'apoplexie. Il est aisé de s'en convaincre, en prenant au hasard un certain nombre d'histoires d'apoplectiques. Les trois quarts au moins auront eu une attaque dont on ne pourra nullement reconnaître la cause prétendue déterminante. Cela rend fort probable que l'autre quart n'eût pas évité son sort fâcheux, quand même il aurait pu se mettre à l'abri des accidens fortuits qui sont accusés de l'avoir causé.

Beaucoup de malades semblent soulagés quand ils croient connaître la cause de leurs maux : beaucoup de médecins pensent n'avoir plus rien à désirer, quand ils ont trouvé aux maladies une apparence de cause. C'est ce qui a surtout contribué à faire admettre des apoplexies sympathiques. Si l'on veut dire par ce nom qu'une affection de l'abdomen puisse, comme un effort, la colère, etc., produire l'hémorragie du cerveau, chez un individu qui y est depuis long-temps disposé, il est encore possible de s'entendre. Mais veut-on dire qu'une affection du bas-ventre peut faire qu'un homme perde tout à coup le sentiment et le mouvement, et reste, à la suite de cet accès, paralysé pendant cinq ou six mois, sans qu'il y ait rien du côté du cerveau? j'attends qu'on me cite un exemple de ce genre. Qui croirait cependant que Weitbrectus, après avoir rencontré trois onces de sang épanché dans le cerveau et trois ou quatre petits calculs dans la vésicule biliaire, demande si *ces calculs peuvent avoir causé l'apoplexie*, et réponde ensuite : *il y a dans cette façon de voir les choses un si grand vide, que je n'essaierai pas de le remplir?*

5ᵉ SECTION. *Traitement.*—S'il s'agissait de démontrer les avantages que la science retire chaque jour de l'anatomie pathologique, il n'y aurait rien de mieux à faire que d'établir une comparaison détaillée entre les moyens curatifs, autrefois employés contre l'apoplexie, et ceux dont la nature mieux connue de cette maladie ne permet pas aujourd'hui de s'écarter notablement. Sans avoir pour but de prouver cette proposition, les détails dans lesquels je vais entrer sur le traitement curatif et préservatif de

l'apoplexie contribueront, je l'espère, à la rendre facile à soutenir, relativement à la maladie dont nous traitons.

Traitement curatif. On ignore probablement la manière dont
Hippocrate traitait l'apoplexie. Je n'essaierai pas de la découvrir
par des conjectures; mais on ne saurait douter, d'après l'aphorisme
suivant, qu'il n'eût sur la marche de cette maladie, des idées très-
précises : *Il est impossible,* dit-il, *de guérir une forte apoplexie,
et difficile d'en guérir une faible.*

Un des traitemens les plus anciennement employés, est sans
doute celui de Celse, modifié ensuite par Arétée et Cœlius-
Aurelianus. « Il faut employer la saignée, dit ce dernier, sans
« qu'il soit nécessaire d'attendre la fin de la *diatrite*, pendant le
« temps de la rémission, ou au lever de l'aurore. » Arétée, dont
Cœlius a en grande partie suivi le traitement, emploie un assez
grand nombre de remèdes contre l'apoplexie; et entre autres la
saignée, dès le début. « Quand par son effet, ajoute-t-il, le ma-
« lade sera un peu revenu à lui, il faut le placer sur une litière,
« couché à la renverse. Là il sera fortement agité, et l'on aura la
« précaution de le laisser reposer souvent, pour qu'il se refasse
« de la fatigue des secousses. . . . . Si pendant l'effet du purgatif,
« il éprouve des nausées, il ne faut pas les arrêter; souvent le
« vomissement emporte la cause de la maladie (*la pituite*). . . . .
« Mais si les accidens continuent long-temps, on applique à
« l'occiput des ventouses scarifiées, qu'on laisse beaucoup saigner;
« elles sont plus efficaces que la saignée générale, et n'abattent
« pas les forces. »

Il n'y a rien à ajouter à la polypharmacie d'Ætius et d'Avicène : les saignées, les vomitifs, les purgatifs, les échauffans, les
sudorifiques sont employés par eux, sans choix et sans discernement. Outre cela, ils font appliquer sur la tête, préalablement
rasée ou non, une foule d'onguens résolutifs, antiapoplectiques,
et des embrocations de toutes espèces. Ils conseillent les sternutatoires, les gargarismes, les syalagogues, les clystères, les
suppositoires. Enfin Avicène veut bien se borner à ne porter
qu'un seul bouton de feu sur la tête, tandis qu'Ætius en avait
prescrit dix ou onze.

Les auteurs modernes n'ont fait que modifier et accommoder
aux opinions régnantes de leurs temps l'usage de ces moyens
curatifs, et de plusieurs autres encore qui, suivant les circonstances, ont tour à tour été loués ou blâmés. Ainsi Hollérius croit

qu'il est à propos de secouer le malade. Jacquinus montre les inconvéniens de cette pratique. Forestus lui substitue les ligatures sur les membres. Sennert veut que l'on tienne un fer rouge à distance de la tête, de manière à échauffer sans brûler, comme le pensait Rhazès. Willis, d'après Ætius, applique le fer, et pro duit une eschare.

On a mis en question si la médecine avait fait plus de mal que de bien ; il serait difficile de ne pas répondre par l'affirmative, au moins pour l'apoplexie, en voyant la manière dont on l'a traitée pendant des siècles entiers. C'était sans doute quelques-uns des procédés curatifs désastreux dont je viens de présenter l'esquisse que Prosper Martian avait en vue, lorsqu'il avertissait les médecins de se rappeler que « parmi les causes d'apo« plexie admises par Hippocrate, celle qui consiste dans une « accumulation d'humeurs froides vers le cerveau étant la plus « rare, il est plus souvent à propos d'employer le régime anti-« phlogistique que l'échauffant. »

Le temps et la raison ont fait justice de la plupart des drogues employées il n'y a pas un siècle. Je doute qu'aucun médecin voulût faire secouer son malade, ou proposât de le trépaner, à l'exemple d'un docteur allemand. On rougirait à présent de conseiller l'esprit de crâne humain qu'Etmuller croit si efficace ; il en serait de même de l'os de supplicié porté dans un sac, sur le membre paralysé, dont Emanuel Kœnig vante les étonnans effets ; ou des trois gouttes de sang tirées de l'oreille droite d'un âne de meunier, et données dans une décoction de lentilles, que Nynam regarde comme un remède des plus efficaces contre la paralysie de la langue. Peu de praticiens emploient les sternutatoires dont Morgagni a si judicieusement démontré les mauvais effets, ou bien les eaux antiapoplectiques qu'Hoffmann a si raisonnablement proscrites ; et, avec tout cela, il reste encore bien des remèdes dirigés contre l'apoplexie. Voici à peu près de quelle manière on traite de nos jours cette maladie en France. On débute par une, deux, ou tout au plus trois saignées. Les uns en font au pied, d'autres au bras, d'autres à la jugulaire, et conseillent souvent en même temps d'appliquer des sangsues à la tête ou sur les pieds. Le lendemain, et quelquefois le jour même de la saignée, on donne l'émétique ou un fort purgatif ; presque en même temps on applique des vésicatoires aux jambes, aux cuisses ou à la nuque ; et aux potions stimulantes, toniques, an-

tispasmodiques, on joint les lavemens irritans. Il n'y a plus alors
qu'à continuer les remèdes internes, et à faire suppurer les vésicatoires. Au bout de quelques mois , on conseille les eaux minérales, les douches, l'électricité sur les membres paralysés, qui
ont déjà été frictionnés avec divers linimens irritans.

Au lieu de nous arrêter à combattre les vices d'une pareille
méthode de traitement, il nous paraît convenable d'exposer de
suite celle que l'expérience et le raisonnement portent à lui
substituer; mais pour montrer qu'elle repose sur des bases
stables, il est à propos de rappeler aux lecteurs que l'observation
des faits dont nous les avons entretenus dans les sections précédentes démontre que, dans l'apoplexie, il y a toujours, outre
l'épanchement de sang, une tendance marquée à l'hémorragie,
qui se prolonge pendant un assez long temps ; qu'ainsi toute
thérapeutique se réduit, 1° à combattre l'hémorragie, 2° à détruire l'effort qui tend à la renouveler, 3° à faciliter l'absorption
du sang. Si les moyens que nous allons proposer sont vraiment
de nature à satisfaire à ces trois indications curatives , ils feront
assez la critique du traitement vulgaire, pour nous dispenser de
toute remarque à ce sujet.

Première indication. Les saignées générales sont , sans contredit, le moyen le plus efficace que nous puissions opposer à
l'hémorragie du cerveau. On en mesure la quantité sur la gravité
des symptômes et les forces du sujet. Arétée avait déjà remarqué
que les saignées trop copieuses étaient vraiment nuisibles. J'ai pu
m'assurer plusieurs fois de la vérité de cette remarque ; elle
me porte à croire qu'il convient rarement de faire plus de
trois ou quatre saignées , de deux ou tout au plus trois palettes
chaque. Peut-être la saignée de la jugulaire , fortement recommandée par Valsalva, est-elle préférable à toute autre, quand on
la pratique avec les précautions que conseille cet auteur, ainsi
que Berenger et Heister. Lorsqu'on se détermine pour la saignée
de bras, on choisit le côté sain , suivant le précepte d'Arétée.
Dans tous les cas, le malade sera couché la tête et le tronc fortement relevés. Cette position est la plus propre à débarraser la
tête. On néglige peut-être trop , de nos jours, ce moyen en
apparence peu actif, dans la supposition que les lois de la physique ont peu d'influence sur la circulation du sang.

Deuxième indication. Le sang des premières saignées ne présente rien de remarquable chez les apoplectiques ; mais celui des

dernières laisse voir assez constamment la couenne appelée pleu-
rétique. Cette circonstance nous apprend qu'il faut lutter tout
à la fois contre l'effort hémorragique et la phlegmasie dont se
trouve affectée la portion rupturée du cerveau. Les principaux
moyens d'y réussir sont, les sangsues à la tête et les ventouses
scarifiées, les applications froides sur cette partie, les lavemens laxatifs, les boissons délayantes et le repos. Arétée retirait un grand avantage des ventouses scarifiées, appliquées à
l'occiput. De nos jours, le professeur Fodéré a pensé que leur
action était à peu près insignifiante. Cela peut être, lorsqu'elle est
contrariée par un traitement tonique et stimulant ; mais lorsque
tout est en harmonie avec ce genre de secours, on ne manque pas de
reconnaître son efficacité. Lors donc qu'au moyen des sangsues
et des ventouses, convenablement répétées, on aura débarrassé
la tête, on s'opposera à un nouvel afflux de sang vers cette
partie, en la tenant constamment couverte de compresses trempées dans l'eau froide, ou même en y appliquant de la glace,
dont les heureux effets, dans des affections cérébrales analogues
à l'apoplexie, ont été si bien démontrés par le professeur Lallemant et quelques autres bons observateurs. Pendant ce temps,
le malade fera un usage abondant d'une boisson délayante, une
tisane d'orge et de chiendent, par exemple, ou tout autre semblable. On lui donnera chaque jour des lavemens laxatifs, et il
sera soumis, pendant un temps convenable, à la diète des maladies aiguës. La durée d'un pareil traitement est difficile à fixer
avec précision : c'est au praticien à la régler d'après l'amélioration éprouvée par le malade, que l'on tiendra dans le calme et le
repos le plus complet. Ce dernier point est de la plus haute importance, et l'on doit éviter avec soin tout ce qui tendrait à en
éloigner. Ainsi on rejettera du traitement les irritans de toute espèce, sans avoir égard aux propriétés dérivatives dont ils peuvent
jouir en certain cas. Par cette raison, on n'emploiera pas les sinapismes, encore moins les vésicatoires. Les purgatifs, pour peu
qu'ils soient actifs, produisent une excitation générale, qui fait
plus que contre-balancer leurs bons effets envisagés sous un autre
rapport. C'est pour cela qu'il nous semble bien plus sûr d'employer les lavemens purgatifs, pour entretenir la liberté du
ventre, ou, tout au plus, d'avoir recours à de légers laxatifs, si
les lavemens n'ont pas un effet suffisant. D'après cela, il est à peu
près inutile de dire que les émétiques doivent être rigoureuse-

ment proscrits. Comment peut-on vouloir exposer aux efforts du vomissement un homme dont le cerveau est déchiré ?

Troisième indication. Nous sommes loin d'avoir en notre possession des moyens actifs et nombreux pour obtenir la résorbtion du sang. La nature, quand elle n'est pas contrariée dans sa marche, exécute ce travail avec plus ou moins de promptitude. Peut-être serait-il plus convenable de la laisser déployer librement ses forces salutaires que de couvrir les malades de vésicatoires, de sinapismes, de moxas, de sétons et autres prétendus révulsifs, que certains médecins emploient avec une fermeté de croyance vraiment admirable : comme si le sang ou les humeurs devaient suivre aussi sûrement ces stimulans que le fer va trouver l'aimant. Toujours est-il vrai que l'on voit malheureusement trop souvent des sujets soumis à un pareil traitement périr dans les dix ou onze jours de leur maladie, par une seconde hémorragie qui se fait sourdement, ce dont on a la preuve, lors de l'ouverture du cadavre, par la couleur et la consistance différentes du sang récemment épanché. Ils eussent pu échapper à la mort, si on les eût laissés tranquilles : au moins est-il certain que tout a contribué à amener cette catastrophe.

Je ne m'arrêterai pas à faire sentir le peu d'efficacité des linimens, des douches, de l'électricité, employés sur les membres paralysés. En vain on les stimule, on les déchire ; tant que la cause qui prive leurs nerfs de l'influence du cerveau ne sera pas enlevée, on cherchera inutilement à leur rendre les mouvemens dont ils sont privés. L'électricité surtout peut devenir fort dangereuse ; employée trop tôt, elle a souvent ramené l'hémorragie. Desbois de Rochefort fait sentir, avec raison, combien elle peut alors être nuisible. Il en est de même de certaines eaux minérales dont Mead a si bien fait connaître les effets nuisibles en pareils cas. A plus forte raison serait-il déraisonnable de recourir, dans le commencement, à l'usage de l'extrait de noix vomique, l'un des stimulans les plus énergiques du système nerveux que nous possédions, comme le démontrent les curieuses observations de M. le professeur Fouquier. D'après ces considérations, le traitement antiphlogistique, dans toute sa rigueur, nous paraît seul convenir à l'apoplexie : seulement, on aura l'attention d'en modifier l'activité, suivant l'importance de l'organe malade. C'est, à notre sens, un puissant motif pour insister long-temps sur le même genre de moyens curatifs, dont les effets seront secondés plus tard par un régime ténu, peu nourrissant, un exercice très-modéré, l'habitation dans un air pur, à la campagne ou sur les bords de la mer, comme le conseille Paul d'OEgine ; pour ne passer ensuite qu'avec de grandes précautions à l'usage des stimulans externes ou internes, et s'en abstenir plutôt pendant un trop long-temps que d'y avoir prématurément recours.

Traitement préservatif — Il est plus avantageux, dit-on, de prévenir une maladie que de la guérir. Souvent ni l'un ni l'autre n'est possible. Cela n'empêche pas que, dans tous les cas, on ne doive tenter l'un et l'autre. On aurait peut-être tort de s'attendre à de bien grandes découvertes en matière médicale ; mais il n'est peut-être pas déraisonnable d'espérer pouvoir mieux connaître un jour les propriétés thérapeutiques des substances médicinales. Peut-être alors trouvera-t-on quelque remède d'une activité bien constatée, doué d'une vertu prophylactique plus ou moins efficace. Jusqu'ici nous ne possédons rien de tel. En revanche il y a un grand nombre de médicamens simples ou composés, qui ont été proposés comme des préservatifs de la plus grande énergie. Je vais en indiquer quelques-uns.

Les eaux appelées antiapoplectiques n'ont pas toujours été regardées comme décorées d'un vain titre. Elles ont eu une très-grande vogue. Elles étaient, pour la plupart, le produit de la distillation, avec l'eau-de-vie, de substances échauffantes, stimulantes et aromatiques. Peut-être ne sont-elles pas encore généralement abandonnées.

Outre cela, chaque médecin a cru avoir un spécifique particulier. Caméarius, après avoir sérieusement conseillé une amulette de corail, ajoute : « Une longue expérience m'a fait connaître la vertu préservative du mastic mâché à jeun, deux fois la semaine, mêlé avec de l'agaric. Il attire les matières flegmatiques et mélancoliques de la tête, et la préserve ainsi de l'obstruction. » Voici comment parle Mattheus Blaw : « Les plantes recèlent des propriétés admirables, que l'expérience seule peut faire connaître. Telle est la merveilleuse puissance antiapoplectique de la racine de thapsus (*Verbascum mas. Linn.*), cueillie le 28 juin, avant le lever du soleil, lavée et mise dans un sindon, puis ensuite pendue au cou et portée en amulette. Elle préserve certainement de l'apoplexie. » Le seul Théodore Craanen fournirait plus de soixante drogues curatives ou préservatives de l'apoplexie. Ettmuller y joindrait l'esprit de crâne humain, la moutarde et les radis. Marquet, dont tout l'ouvrage se réduit à en avoir fait le titre, viendrait à son tour exalter les étonnantes propriétés de la petite sauge prise en guise de thé. Ainsi feraient un grand nombre d'autres.

De nos jours on a beaucoup réduit ces prétendus préservatifs. Cependant on a employé contre l'apoplexie à venir un assez grand nombre de médicamens. « Divers malades qui m'ont consulté, « dit M. Portal, ayant des dispositions à l'œdématie avec somno- « lence plus ou moins profonde, ont été heureusement traités et « préservés, non-seulement de l'apoplexie, mais aussi ont été « guéris de leur œdématie par les sudorifiques, les décoctions de « squine, de bardane, de salsepareille aiguisée avec l'alcali vo- « latil, les antiscorbutiques, soit par leur suc bien dépuré, soit « par le vin antiscorbutique, pris à la dose de deux onces, deux ou « trois fois par jour; on a aussi prescrit les bols composés des ex- « traits de digitale, d'ellébore blanc, de polygala, de serpen- « taire de Virginie, de poudre de scille, de cloportes, de sel de « tartre avec quelques grains d'étiops minéral, d'aloës, etc.; l'u- « sage des errhins, des masticatoires plus ou moins excitans, de « quelques purgatifs hydragogues, de temps en temps; des vésica- « toires, non-seulement pour évacuer, mais aussi pour stimuler « localement et aussi généralement les solides; ce que font les can- « tharides par leurs parties volatiles qui pénètrent la masse des « humeurs. On a conseillé surtout, et utilement, un séton à la nu- « que; je l'ai fait porter long-temps à des malades, avec beau- « coup d'utilité; ainsi qu'un ou deux cautères au cou, à la mé- « thode de Pott. Le traitement était terminé par un long usage « de remèdes toniques, parmi lesquels les ferrugineux tenaient le « premier rang. »

M. Montain conseille aussi un traitement prophylactique, et l'ordonne d'après ses quatre divisions de l'apoplexie. Je ferai observer qu'il eût dû commencer par prouver qu'il y a en effet quatre espèces d'apoplexie, ce que M. Lullier-Winslow prétend qu'il n'a pas fait.

En examinant avec un peu de soin les médicamens que je viens de rapporter d'après M. Portal, on concevra aisément, que, fort actifs pour la plupart, et doués presque tous de propriétés différentes, ils ont pu être employés avec succès pour combattre des accidens et même des maladies plus ou moins graves et d'une nature très-différente. Restera-t-il aussi évidemment prouvé qu'ils aient empêché des attaques d'apoplexie ? On aura de fortes raisons pour en douter, quand on fera attention que l'apoplexie paraît presque uniquement dépendre d'une disposition individuelle, qu'aucun signe extérieur ne peut faire connaître avec précision, et qu'elle se manifeste presque toujours sans être annoncée par des symptômes précurseurs. Les faits cités comme preuve de réussite du traitement prophylactique, prouvent seulement qu'il est possible, dans beaucoup de cas, de combattre des affections plus ou moins inquiétantes, et dont le plus grand nombre, d'après ce que nous avons dit, ne sont rien moins qu'apoplectiques. La somnolence, les douleurs de tête, d'une scorbutique par exemple, cèdent à un traitement approprié : s'ensuit-il que la maladie ait été en même temps précédée d'une attaque d'apoplexie ? Personne, je pense, n'oserait l'affirmer. Il serait inutile de s'arrêter à prouver l'inefficacité des remèdes dont j'ai parlé plus haut. On ne leur accorde guère plus d'efficacité qu'à la poignée de sel, dont les gens du peuple ont coutume de remplir la bouche des apoplectiques, croyant fermement par ce moyen, et d'accord en cela avec quelques médecins, empêcher sinon l'accès, du moins la paralysie, qui le suit constamment.

Avec un peu de mémoire, il sera toujours facile de remplir une formule pour tous les cas possibles. Les médecins qui ne se proposent pas d'autre but, n'auront rien à désirer. Il n'en est pas de même pour ceux qui cherchent à se rendre un compte sévère des effets qu'ils peuvent obtenir au moyen des substances médicamenteuses. C'est à eux que Laucisi adresse ces paroles pleine de véritable philosophie : « Je ne saurais trop le répéter, « on cherche en vain des préservatifs dans les médicamens, quand « on néglige les règles d'une sage hygiène. Tous les autres secours de la médecine sont trompeurs ; un seul est efficace dans « tous les temps et dans toutes les circonstances. On le trouve « dans un régime de vie sagement ordonné, et dans un heureux « calme de l'âme, que ne troublent ni les succès, ni les revers. »

Tant que des expériences exactes ne nous auront rien appris de plus que ce que nous savons sur les propriétés de tels ou tels médicamens, ce qu'il y aura de mieux à faire pour prévenir l'apoplexie, ou toute autre affection, sera un usage bien entendu de l'hygiène. Peut-on croire sérieusement qu'une maladie dont les progrès n'ont pu être prévenus par un régime de vie sage, puisse être arrêtée par quelques laxatifs, par l'application de douze ou quinze sangsues à l'anus, par un séton, un vessicatoire, un cautère et d'autres moyens de ce genre ? J'en excepte, relativement à l'emploi des exutoires, les cas de retropulsions morbides qui exigent impérieusement ce genre de médicamens. (ROCHOUX.)

APOPLEXIE DES NOUVEAU-NÉS. Les enfans naissent quelquefois dans un état de mort apparente, qui se présente sous deux formes bien distinctes : ou bien il y a turgescence et lividité de la face, avec congestion manifeste dans les vaisseaux du cerveau, et c'est ce que l'on appelle *état apoplectique, apoplexie des nouveau-nés*; ou bien il y a pâleur excessive dans toute la surface du corps, avec tous les signes d'une grande faiblesse et même d'anémie, c'est *l'asphyxie des nouveau-nés*, à laquelle on a encore donné différens noms. Les causes de cet état ne peuvent être bien développées qu'en expliquant les changemens qui s'opèrent dans les fonctions à l'instant de la naissance, et les soins que réclament alors les enfans sont des modifications plus ou moins importantes de ce qu'on doit leur administrer dans les cas les plus ordinaires. Aussi ai-je pensé qu'il était préférable de traiter simultanément à l'article *nouveau-nés*, de tout ce qui les concerne, soit dans l'état de santé, soit dans l'état de maladie. (DÉSORMEAUX.)

APOPLEXIE NERVEUSE. *Voyez* COUP DE SANG et SYNCOPE.

APOPLEXIE SÉREUSE. *Voy*. HYDROCÉPHALE AIGUE DES ADULTES.

APOSKÉPARNISMOS, s. m., mot grec qu'on a fait passer dans les langues latine et française, ἀποσκεπαρνισμός *nimus*, de ἀπο, de, et de σκεπαρνόν, une hache ou doloire. Les médecins grecs ont les premiers employé ce mot pour désigner une plaie oblique du crâne, avec perte de substance, faite par un instrument tranchant, et dans laquelle une pièce d'os a été entièrement détachée, comme l'est un copeau par un coup de hache. *Voyez* PLAIE de la tête DE LA TÊTE. (CLOQUET.)

APOSTASE, s. f., *apostasis*, de ἀπό, et de ἴσ]ημι, j'arrête, Ce mot a été employé par les anciens dans plusieurs acceptions; tantôt il est synonyme d'apostème, tantôt il désigne une fracture avec fragmens ; d'autrefois il exprime la terminaison critique d'une maladie qui a lieu au moyen d'une excrétion quelconque, ce qui le distingue de la *métastase*, que caractérisent des dépôts critiques. (RAIGE DELORME.)

APOSTAXIS, s. f., *apostaxis*, de ἀποστάζειν, distiller, dégoutter. Hippocrate a employé cette expression pour désigner un écoulement de sang qui se fait goutte à goutte par le nez, et qui est trop peu considérable pour juger la maladie.

(R. DEL.)

APOSTÈME, s. m., *apostema*, ἀπόστημα, dérivé de ἀφίστημι, abcéder. Les anciens se sont servi de ce mot dans un sens général, vague ou mal déterminé. On l'emploie ordinairement comme synonyme d'abcès, encore est-il peu usité aujourd'hui, et tombe pour ainsi dire en désuétude. Quelques auteurs ont voulu désigner par apostème, une tumeur en général, et plus spécialement une tumeur humorale. (J. CLOQUET.)

APOSYRME, s. m., *aposyrma*, ἀπόσυρμα, de ἀποσύρειν, ratisser ; ulcération superficielle de la peau, abrasion d'un os. Inusité.

APOTHICAIRE, s. m., *apothecarius*, de ἀποθήκη, lieu de réserve ; magasin. *Voyez* PHARMACIEN.

APOZÈME, s. m. de ἀποζέω, *je fais bouillir* ; médicament liquide composé, dont la base est une décoction ou une infusion aqueuse d'une ou de plusieurs substances végétales, à laquelle on ajoute divers autres médicamens simples ou composés, tels que la manne, des sels, des sirops, des électuaires, des teintures, des extraits. Toutes les parties des végétaux peuvent entrer dans la composition des apozèmes : les fleurs, les feuilles, les écorces, les racines, les semences ; on fait infuser les parties délicates, comme les fleurs et les feuilles ; on fait bouillir les écorces et les racines.

L'apozème prend ordinairement la qualification de sa propriété principale ; ainsi l'on prépare des apozèmes purgatifs, fébrifuges, antiscorbutiques, etc. Le nouveau Codex donne la formule de plusieurs : l'apozème laxatif (*laxans*), qui se compose de feuilles de bourrache, de buglosse et de chicorée, de sulfate de soude et de sirop de violettes ; la tisane royale qui se prépare avec les feuilles de séné, le sulfate de soude, les semences d'anis et de coriandre, les feuilles de cerfeuil et de pimprenelle, et des citrons ; la décoction blanche, la décoction amère, l'apozème des cinq racines, ceux de raifort, de quinquina simple; de quinquina composé, etc. On voit que le Codex a conservé les noms de tisane et de décoction à des préparations qui sont évidemment des apozèmes. Il semble qu'on aurait dû leur appliquer le nom d'*apozème*, puisqu'on était décidé à conserver ce genre de préparations. A qui d'ailleurs appartenait-il plus qu'aux auteurs du Codex de faire un pareil changement, conforme aux nouvelles méthodes de classification, et nécessaire pour faire disparaître d'anciennes erreurs, qu'entretiennent encore les noms mal appliqués.

L'apozème est toujours composé, ce qui le distingue de la décoction simple; il se prend toujours à des heures fixées par le médecin, et ne sert jamais de boisson habituelle au malade, en quoi il diffère de la tisane; on ne saurait le confondre avec les bouillons, qui ont toujours pour base une chair animale. Plusieurs pharmacologistes et les auteurs même du Codex ont dit pour caractériser l'apozème, qu'il était plus saturé de principes que les préparations analogues; mais ce caractère est un peu vague, et ceux que nous avons donnés nous paraissent plus positifs.

Les apozèmes sont beaucoup moins employés aujourd'hui qu'ils l'étaient autrefois; la répuguance qu'ont les malades à les prendre est sans doute une des causes qui engagent les médecins à administrer sous une autre forme les drogues qu'on y ferait entrer.   (PELLETIER.)

APPAREIL, s. m., *apparatus*, du verbe *apparo*, j'apprête. On donne ce nom, en chirurgie, à l'assemblage méthodique de tous les instrumens et autres objets nécessaires pour pratiquer une opération ou faire un pansement. Les appareils pour les opérations varient, quant aux instrumens qui les composent, et à leur arrangement. *Voyez* OPÉRATION.

Les appareils pour les pansemens sont aussi composés de différentes pièces, suivant les cas; celles dont on se sert le plus souvent sont des plumasseaux, des gâteaux de charpie, des bourdonnets, des tentes, des mèches, des sétons, des boulettes ou tampons de charpie, des compresses, des bandes, des liens, des lacs, des fils cirés, des bandelettes agglutinatives, des atelles, des fanons, des coussins, etc. *Voyez* chacun de ces mots, et PANSEMEMT.

Les chirurgiens ont encore donné le nom d'appareil, 1° à une boîte ou plateau à compartimens pour loger les divers objets nécessaires aux opérations ; 2° aux diverses méthodes de pratiquer l'opération de la taille ; de là , les mots de *haut appareil*, *de grand appareil*, *d'appareil latéralisé.* Voyez LITHOTOMIE.

En chimie on appelle appareil , un assemblage de divers instrumens et ustensiles disposés convenablement pour une opération.　　　　　　　　　　　　　　　　　　　　(J. CLOQUET.)

Le mot *appareil* a été employé, par extension, en anatomie , pour désigner un ensemble d'organes qui concourent à la même fonction.

Considérés sous ce rapport , les appareils doivent être distingués des systèmes ou genres d'organes. Ceux-ci réunissent toujours des parties semblables par leur tissu, tandis que les premiers comprennent souvent des organes de nature très-différente ; dans les uns , les organes sont classés par analogie de structure ; ils le sont par analogie de fonctions , dans les autres.

D'après cela , les appareils doivent être en nombre égal à celui des fonctions : or, celles-ci sont distinguées en fonctions communes , ou appartenant à tous les êtres organisés , qui sont la nutrition et la génération , et en fonctions animales, ou propres aux animaux , qui comprennent , d'une part , les mouvemens musculaires, la voix , et les divers genres d'expression ; d'autre part , les sensations, l'innervation et l'intelligence. En suivant l'ordre de ces fonctions, autant que le permet la description anatomique, on peut établir les appareils suivans : 1° l'appareil osseux , servant de base et de soutien à tous les autres , particulièrement destiné à protéger l'appareil nerveux , concourant aux mouvemens d'une manière éloignée, par les insertions qu'il fournit aux muscles ; 2° l'appareil des mouvemens et de la voix, comprenant les muscles et le larynx ; 3° les sens, ou l'appareil des sensations ; 4° l'appareil nerveux, ou le cerveau et les nerfs ; 5° les vaisseaux sanguins et lymphatiques , composant l'appareil de la circulation , et dont l'étude porte le nom d'*angéiologie* ; 6° les organes compris dans la splanchnologie , et qui sont ceux de la respiration , de la digestion , de la sécrétion urinaire et de la génération. Si l'on joint à ces divers appareils l'embryologie ou la description de l'œuf ou du fœtus, on aura une classification complète de tous les objets dont s'occupe l'anatomie. Nous avons VU au mot ANATOMIE , que l'ordre des appareils est le meilleur à suivre dans la description des organes.　　　　　(BÉCLARD.)

APPAUVRISSEMENT, s. m. Cette expression, qui a été em-

ployée par les médecins humoristes , et qui maintenant est relé-
guée presque entièrement dans le langage vulgaire , désignait
l'état des humeurs privées d'une partie de leurs principes cons-
tituans. Elle était plus particulièrement appliquée au sang , lorsque ce liquide se présente , dans quelques maladies, décoloré, séreux et sans consistance. On disait alors que le sang était appau-
vri. Il était riche , au contraire, lorsqu'il offrait les conditions
opposées. (RAIGE DELORME.)

APPENDICE, s. m. et fém. au pl. *appendix*. On appelle ainsi ,
dans un organe, une partie accessoire, distincte par sa forme et
sa disposition , quoique continue à cet organe ; tels sont l'appendice cœcal, l'appendice xyphoïde du sternum, les appendices épi-
ploïques de l'intestin, etc. ('A. B.)

APPÉTENCE, s. f. *appetentia, appetitus*, d'*appetere*, désirer. Ce mot, qui signifie désir, rentre dans la classe des appétits
et des goûts naturels , le sentiment qu'il exprime s'appliquant
en effet à l'un des objets capables de satisfaire ceux-ci. *Voyez*
APPÉTIT et GOUT. (RULLIER.)

APPÉTIT, s. m. *appetitus, appetentia*, ὄρεξις. Ce mot a deux
significations ; l'une , générale, très-peu usitée et propre , en
quelque sorte , au langage philosophique ; l'autre , restreinte ,
beaucoup plus commune et physiologique ou médicale. Les psy-
cologistes, prenant en effet ce mot dans son premier sens, en-
tendent par *appétits* de l'homme et des animaux les divers sentimens qui portent ceux-ci à se procurer les objets du dehors,
capables de satisfaire la plupart de leurs besoins. Ils reconnaissent,
d'après cela , l'appétit vénérien , à l'attrait duquel les animaux
obéissent dans le rapprochement des sexes , l'appétit des boissons , l'appétence pour les alimens ; et ils étendent encore ce
mot à quelques autres désirs vifs pour divers objets de nos goûts.

Mais l'appétit pris dans sa signification ordinaire et précise,
s'applique seulement à cette manière d'être de l'économie qui
nous dispose à recevoir des alimens solides. Il est ainsi le premier indice du besoin de notre réparation alimentaire, et comme
le premier degré de la *faim*, avec laquelle il est, avec raison, communément confondu.

L'appétit, réuni avec la faim, par son but, les circonstances de
son développement, son siége, ses causes et ses phénomènes,
sera traité avec celle-ci au mot FAIM, auquel nous renvoyons ,
pour éviter d'inutiles répétitions. Nous ferons toutefois remar-

quer ici que quelques caractères distinguent spécialement cette
nuance de la faim. La faim, proprement dite, est pénible à supporter, constitue un état douloureux, tandis que l'appétit n'est
encore que cette sorte d'aiguillon agréable, qui nous promet un
vrai plaisir à manger. La faim ne s'apaise que par l'usage des
alimens.; l'appétit cesse de lui-même, indépendamment de l'alimentation, et plusieurs circonstances peuvent le tromper ou le
distraire avec facilité, sans avoir la même influence sur la faim
décidée. La faim, unie comme l'appétit avec le goût, paraît peut-
être moins liée que lui aux caprices et aux anomalies de ce sens.
Celle-ci fait trouver en effet tous les alimens bons, et porte à
en user indistinctement, tandis que l'appétit, plus délicat, laisse
de la liberté dans le choix, ne se réveille ou n'existe même assez
souvent que pour l'espèce d'aliment particulier qui plaît au goût.
Les dépravations du goût offrent quelques exemples de bizarreries concomitantes de l'appétit, qui ne s'étendent pas jusqu'au
sentiment de la faim.

Remarquons encore, en terminant cet article de renvoi, que
les lésions simultanées de l'appétit ou de la faim, qui consistent
dans l'augmentation, la diminution, la perte et la dépravation de
ce sentiment, forment autant d'affections diverses, désignées par
les noms de boulimie, ou faim canine, pica, malacia et anorexie,
auxquelles nous devons renvoyer. *Voyez* ANOREXIE, BOULIMIE,
MALACIA et PICA.   (RULLIER.)

APPLICATA, partic. passif, plur. n., de *applicare*, *choses
appliquées*, expression générique que M. Hallé a cru devoir
troduire dans notre langue, pour désigner, dans l'hygiène,
les divers agens qui sont appliqués à la surface du corps de
l'homme; comme les vêtemens, les frictions, les bains, etc.
Voyez ces mots et HYGIÈNE.   (ROSTAN.)

APRE (ligne). *Voyez* FÉMUR.

APYRÉTIQUE, adj., *apyreticus*, de α privatif, et de πῦρ,
πυρετός, feu, fièvre, qui est sans fièvre. On donne ce nom aux affections qui ne sont point accompagnées de réaction fébrile. On
désigne aussi par cette épithète les jours dans lesquels il n'y a pas
d'accès de fièvre.

APYREXIE, s. f., *apyrexia*. On désigne ainsi l'état dans lequel
se trouvent les malades durant les intervalles qui séparent les accès
des fièvres intermittentes. *Voyez* FIÈVRE INTERMITTENTE.

                                                      (R. DEL.)

AQUÉDUC, s. m. *aquæductus*, nom donné assez improprement à divers conduits qui n'ont rien de commun avec des aquéducs ; tels sont l'aquéduc de Falloppe, l'aquéduc du vestibule, l'aquéduc du limaçon, qui appartiennent au temporal ; l'aquéduc de Sylvius, qui existe dans le cerveau. *Voyez* TEMPORAL et CERVEAU. (A. B.)

AQUEUX, adj., *aquosus*. Une des humeurs de l'œil a été nommée *aqueuse*, à cause de sa ressemblance avec l'eau. La membrane qui fournit cette humeur a reçu le nom de *membrane de l'humeur aqueuse*. (*Voyez* OEIL.) Les vaisseaux lymphatiques sont aussi appelés, par quelques auteurs latins, *veines aqueuses*. (A. B.)

AQUILA ALBA, synonyme de mercure doux (proto-chlorure de mercure). *Voyez* MERCURE.

ARABES (médecins arabes). Ils n'ont joué, en général, que le rôle secondaire de compilateurs et de commentateurs, et ont été peu utiles aux véritables progrès de la médecine. Leurs écrits, fort en vogue pendant les trois ou quatre cents ans qui suivirent les croisades du onzième siècle, ne furent que des copies d'Aristote et de Galien ; et pendant cette longue période de leur gloire, les Arabes raisonnèrent plus qu'ils n'observèrent. On doit cependant à Rhazès une bonne description de la petite vérole et de la rougeole, maladies originaires de l'Orient, et qui n'avaient pas encore été décrites. Ils firent aussi connaître une sorte de lèpre commune dans leur pays, et inconnue aux Grecs. Les médecins arabes se sont particulièrement appliqués à la pharmacie ; ils ont enrichi la matière médicale de plusieurs substances simples, telles que la manne, le séné, la casse, les tamarins, et ils ont inventé plusieurs compositions chimiques. Les plus célèbres parmi ces médecins, sont Mésué, Hali-Abbas, Avicenne, Rhazès, Albucasis et Averroës. *Voyez* GALÉNISME.

(COUTANCEAU.)

ARACHIDE, s. f., *arachis hypogœa*. L. (Légumineuses. Juss. Diadelphie décandrie. L.) Cette plante annuelle, qui paraît à la fois originaire d'Afrique et d'Amérique, est fort remarquable par les circonstances qui accompagnent la maturation de son fruit. Les fleurs sont solitaires à l'aisselle des feuilles, et portées sur des pédoncules longs d'un pouce à dix-huit lignes ; lorsque la fécondation s'est opérée, que la corolle, le calice et les étamines sont tombés, le pédoncule se recourbe vers la terre, s'allonge, jusqu'à ce que le jeune ovaire fécondé y soit parvenu ; alors cet ovaire, terminé en pointe à son sommet, s'enfonce quelquefois jusqu'à une profondeur de quatre à cinq pouces, se développe, prend de l'accroissement, et mûrit ses graines. Le fruit, à l'époque de sa maturité, est cylindrique, irrégulier, long d'environ un pouce, quelquefois étranglé dans son milieu; il contient une, deux ou trois graines rougeâtres, de la grosseur d'une petite noisette.

L'arachide est un végétal extrêmement précieux pour les pays où on peut le cultiver en grand. En effet ses graines sont non-seulement un aliment fort sain, mais elles servent à des usages économiques fort multipliés. Leur saveur, quand elles sont fraîches, a beaucoup d'analogie avec celle des noisettes ou des amandes; cependant elle a un peu d'âcreté, qui la rend d'abord peu agréable pour les personnes qui n'y sont point accoutumées; mais la cuisson la dissipe entièrement; aussi les nègres et les naturels des pays où l'on cultive l'arachide s'en nourrissent-ils presque exclusivement. On fait bouillir ces graines ou on les fait griller; elles sont alors beaucoup plus agréables. On peut même préparer avec elles une sorte de chocolat, en les broyant avec du sucre.

Les graines de l'arachide contiennent au moins la moitié de leur poids, d'une huile grasse, très-limpide, très-douce, que l'on peut employer dans toutes les circonstances où nous employons l'huile d'olive. (RICHARD.)

ARACHNOIDE, *arachnoïdeus,* de ἀραχνοειδής, qui ressemble à une toile d'araignée; adj. pris substantivement. Nom donné par les anciens à la capsule du cristallin et à la membrane hyaloïde, et sous lequel on désigne depuis la fin du dix-septième siècle, une des membranes qui entourent le cerveau, jusqu'alors confondue avec la pie-mère. Intermédiaire à celle-ci et à la dure-mère, cette membrane appartient à l'ordre des membranes séreuses, et se comporte à l'égard du cerveau et de la moelle, qu'elle revêt, comme la plèvre, le péritoine, le péricarde, etc., à l'égard de leurs viscères respectifs. Elle présente comme toutes ces membranes, deux feuillets : l'un se déploie sur le cerveau et la moelle, l'autre tapisse l'intérieur du crâne et du canal vertébral. Tous deux sont continus l'un à l'autre, au moyen des gaines qui s'en détachent partout où des vaisseaux ou des nerfs traversent leur intervalle, et représentent ainsi un véritable sac sans ouverture.

Le feuillet extérieur ou crânien adhère intimement à la dure-mère, dont il est seulement séparé au niveau des trous dans

lesquels s'enfonce cette dernière, endroits où il se replie du côté
du cerveau : il est également isolé sur la selle turcique, où la
glande pituitaire, sur laquelle il passe, le sépare de la dure-mère.
Malgré l'adhérence de ce feuillet, on peut, par une dissection
soignée, reconnaître son existence, soit en cherchant à le soulever à la face interne de la dure-mère, soit en enlevant celle-ci
de dessus sa surface externe.

Le feuillet intérieur ou cérébral est faiblement uni à la pie-
mère, dont on le détache aisément par l'insufflation : il est libre
entièrement, au niveau des anfractuosités, qu'il ne fait que recouvrir en passant d'une circonvolution à l'autre, et dans lesquelles la pie-mère seule se prolonge. Ce feuillet offre diverses
particularités suivant les endroits où on l'examine : 1° sur la
convexité du cerveau, il fournit des enveloppes aux veines du
sinus longitudinal supérieur, embrasse les granulations répan-
dues le long de ce sinus, tapisse le côté interne des hémisphères,
donne de nouvelles gaînes pour les veines du sinus longitudinal
inférieur, se porte sur le corps calleux, ayant au-dessous de lui
les artères de ce corps, et se prolonge en arrière sur les lobes
postérieurs, à l'extrémité desquels il fournit des gaînes à des veines
des sinus latéraux ; son adhérence sur cette face est plus marquée
qu'à la face inférieure. 2° Entre le cerveau et le cervelet, ce
feuillet s'engage dans une ouverture ovalaire qui est le commencement d'un canal que forme la pie-mère en s'enfonçant au-
dessus du corps calleux pour aller donner naissance à la toile
choroïdienne, traverse ce canal, dans lequel les veines de Galien
en reçoivent une enveloppe, ressort par son autre orifice, situé
dans le troisième ventricule, à la face inférieure de la toile choroïdienne, et va tapisser toutes les cavités intérieures du cerveau,
en bouchant les autres ouvertures qu'elles présentent : il s'amincit prodigieusement sur les parois de ces cavités, et s'y confond
tellement avec la substance cérébrale, qu'il est presque impossible de l'en isoler. La pie-mère manque en cet endroit au-dessus
de l'arachnoïde cérébrale, et n'existe que dans les replis flottans
à l'intérieur des ventricules, comme les plexus choroïdes, que
l'arachnoïde revêt également. 3° Sur le cervelet, le feuillet cérébral de l'arachnoïde est isolé, en haut, par ses deux faces, dans
une certaine étendue, au niveau de la rainure qui sépare les lobes postérieurs du cerveau d'avec le cervelet ; il présente dans le
même sens des gaînes pour les veines du sinus droit et pour

quelques-unes de celles des sinus latéraux : en bas, ce feuillet est également libre et séparé de la pie-mère dans une plus ou moins grande étendue, entre les deux hémisphères du cervelet. 4° A la face inférieure du cerveau, il unit les lobes antérieurs, dans leur partie postérieure, en passant immédiatement de l'un à l'autre, et ne pénètre dans leur intervalle qu'en avant; il recouvre les nerfs olfactifs, auxquels il forme une petite gaîne près de leur extrémité; enveloppe de même les nerfs optiques, qu'il n'abandonne, pour gagner la face interne de la dure-mère, que dans l'orbite; se réfléchit autour de la tige pituitaire de l'artère carotide interne; passe sur la scissure de Sylvius et sur l'ouverture demi-circulaire des ventricules latéraux, sans suivre la pie-mère dans ces cavités, est en outre séparé de cette membrane dans tout l'espace compris entre la commissure des nerfs optiques et la protubérance annulaire de la moelle allongée, revêt cette protubérance et ses divers prolongemens en laissant entre lui et la pie-mère des intervalles sensibles, et fournit des gaînes à tous les nerfs qui naissent dans cet endroit. 5° Sur la moelle, l'adhérence de ce feuillet est encore moindre que dans le cerveau proprement dit; quelques filamens cellulaires seuls la produisent : les gaînes qu'il fournit aux nerfs spinaux sont très-courtes; il en donne également aux vaisseaux de la moelle et aux différentes portions du ligament dentelé; il se termine inférieurement par une sorte de canal étroit, qui descend jusqu'à l'extrémité du canal sacré, où il se réfléchit sur la dure-mère. Toutes les gaînes que forme l'arachnoïde adhèrent faiblement aux parties qu'elles recouvrent, et n'ont point le plus souvent de pie-mère au-dessous d'elles.

Par leur côté libre, les deux feuillets de l'arachnoïde se touchent et sont sans cesse lubrifiés par une vapeur séreuse, qui leur donne un aspect lisse et poli. C'est à la présence du feuillet qui lui appartient, que la dure-mère doit le poli de sa face interne, lequel manque dans les endroits de cette face, que l'arachnoïde ne revêt pas, comme dans les conduits osseux où la première de ces membranes se prolonge seule. La membrane des ventricules, qui n'est, comme nous l'avons dit, qu'une dépendance de l'arachnoïde, et qu'on décrit ordinairement sous le nom d'*arachnoïde intérieure* présente, à sa surface libre, la même disposition que l'arachnoïde extérieure, et est, comme cette dernière, partout en contact avec elle-même.

L'arachnoïde est très-mince, et d'une transparence presque parfaite ; elle laisse voir les parties qui sont au-dessous d'elle, comme si elles étaient à nu. Son épaisseur est un peu plus marquée là où elle est libre par ses deux faces, ainsi que dans les gaînes qu'elle forme : sa ténuité est extrême dans les ventricules. On n'a point observé de vaisseaux rouges dans cette membrane, même dans son état inflammatoire, quoique Bidloo y en ait représenté : la partie supérieure de la moelle est souvent couverte d'un réseau sanguin très-prononcé, comme Ruysch en a déjà fait la remarque ; mais ce réseau paraît situé au-dessous de l'arachnoïde, plutôt que dans son épaisseur même. Mascagni et Ludwig disent y avoir vu des vaisseaux lymphatiques ; la plupart des anatomistes ont été moins heureux. On n'y connaît point de nerfs. On n'y admet généralement que des vaisseaux blancs ou exhalans, et des absorbans : Gordon y met en doute l'existence de ces vaisseaux eux-mêmes.

Les propriétés de l'arachnoïde sont celles des membranes séreuses en général, dont elle diffère pourtant un peu, comme on vient de le voir, par son organisation peu manifeste et la ténuité très-grande de son tissu. *Voyez* SÉREUX.

Cette membrane est d'autant plus mince que l'individu est plus jeune : on l'aperçoit à peine dans les premiers temps de la conception. Elle adhère aussi moins fortement à la dure-mère, chez le fœtus, et contient plus de sérosité. Sa consistance augmente chez le vieillard ; mais elle s'ossifie rarement par les seuls progrès de l'âge.

L'arachnoïde isole par sa disposition le cerveau, ainsi que la moelle, et leur sert d'enveloppe : le poli de sa surface favorise le jeu de ces viscères.

C'est à Bichat que l'on doit une connaissance exacte de cette membrane. Bonn (*de continuationibus membranarum*) avait déjà reconnu qu'elle n'était point percée au niveau du passage des vaisseaux et des nerfs ; mais qu'elle formait autour d'eux des gaînes se continuant avec ce qu'il appelait la *lame interne de la dure-mère* ; il comparait cette disposition à celle des synoviales articulaires et des autres membranes des cavités splanchniques. M. Pinel, dans la première édition de sa Nosographie philosophique, avait également indiqué l'analogie de cette membrane avec la plèvre, le péritoine, etc. Mais Bichat a le premier démontré cette analogie, et a prouvé l'existence de l'arachnoïde à la face interne de la dure-mère : c'est aussi lui qui a découvert le canal par lequel elle pénètre dans le troisième ventricule, et qui a fait voir que la membrane des ventricules n'est autre chose qu'un prolongement de l'arachnoïde.

L'arachnoïde est le siége de plusieurs maladies : son inflammation est la plus fréquente. (*Voyez* MÉNINGITE.) Son hydropisie constitue l'*hydrocéphale*. Elle éprouve rarement des lésions organiques : cependant elle devient quelquefois fibreuse, cartilagineuse, et même osseuse. Ces diverses altérations se rencontrent sur l'arachnoïde qui tapisse la dure-mère, comme sur la cérébrale, et sont un motif de plus en faveur de l'existence de la première.

(A. BÉCLARD.)

ARACHNOIDITE, s. f. Inflammation de l'arachnoïde. *Voyez* MÉNINGITE.

ARAIGNÉE, s. f., *aranea*. Les naturalistes ont donné ce nom à un genre nombreux d'animaux articulés, de la classe des arachnides pulmonaires, animaux pour lesquels l'homme professe naturellement un grand dégoût, et qui sont souvent si cruels, qu'ils ne font pas même grâce à leur propre espèce, et que les mâles, au temps des amours, sont quelquefois dévorés par leurs femelles. Les diverses sortes d'araignées sont extrêmement multipliées; toutes ont les mandibules terminées par un crochet mobile, sous l'extrémité supérieure duquel est une petite ouverture pour la sortie d'un venin. Leur abdomen, volumineux et mou, porte en dessous, près de l'anus, six mamelons charnus, percés d'un grand nombre de petits trous, d'où s'échappent des fils de soie d'une extrême ténuité, et dont la matière est contenue dans des réservoirs intérieurs. C'est avec ces filamens que les araignées ourdissent des toiles, d'un tissu plus ou moins serré, qui sont autant de piéges où elles prennent leur proie. Voilà les seules particularités de structure et de mœurs, qu'il est indispensable au médecin de connaître, par rapport à ces animaux dont la piqûre peut réclamer les secours de l'art, et qui offrent quelques ressources à la thérapeutique.

Plusieurs araignées, en effet, en enfonçant dans la peau l'espèce de dard ou de crochet dont nous avons parlé, déterminent des accidens, qu'on a beaucoup exagérés à la vérité, mais qui n'en sont pas moins réels. L'une d'elles a même ainsi mérité une sorte de célébrité, tant à cause de la gravité des symptômes que l'on a dit être produits par son venin, qu'en raison du traitement singulier par lequel on a cherché à les combattre. C'est la tarentule, *aranea tarentula*, de Linnæus, que M. Latreille a fait rentrer dans son genre lycose, et qui a été ainsi nommée de la ville de Tarente, en Italie, aux environs de laquelle elle est très-commune. Telle est l'importance de cette arachnide, que son histoire ne peut être consignée ici d'une manière générale, et se trouve traitée aux articles spéciaux TARENTULE et TARENTULISME.

Mais nous ne saurions nous empêcher de parler actuellement de plusieurs autres animaux voisins, et d'abord de l'araignée des caves, dont Linnæus n'a point traité d'une manière spéciale, et que M. Latreille rapporte au genre ségestrie, sous la dénomination de *segestria cellaria*. Cette araignée, d'un fort volume, d'un noir un peu cendré, avec les mandibules vertes ou bleuâtres, vit sur les vieilles murailles des caves, dans la France méridionale et en Italie. Elle est assez multipliée à Bordeaux. C'est elle dont Homberg a parlé dans les Mémoires de l'Académie Royale des sciences, et que, dans sa Faune d'Étrurie, Rossi a appelée *aranea florentina*. Lorsqu'on a été piqué par cet animal, il se développe autour de la partie blessée une enflure livide, et quelquefois accompagnée de phlyctènes. Le fait est certain, mais il n'a point encore été étudié avec tout le soin nécessaire. Peut-être est-ce à cette espèce qu'il faut attribuer ce que Turner raconte fort au long, dans son Traité des maladies de la peau, d'une femme qui, faisant griller à la chandelle une araignée dans une cave, eut une violente ophthalmie, et une enflure considérable des lèvres et des gencives, avec des vomissemens répétés, parce que l'animal en crevant avait lancé des goutelettes de liqueur sur la face de sa persécutrice.

Quant à l'araignée domestique, *aranea domestica*, LINNÆUS, si commune dans nos habitations, où elle construit, aux angles des murs, de larges toiles horizontales, et qui acquiert quelquefois une taille considérable, elle a été de tout temps l'origine d'une foule de fables enfantées par l'ignorance et par la superstition. Lister, qui a écrit sur les araignées un Traité *ex professo*, a cependant vu plusieurs fois des suites fâcheuses résulter de sa piqûre, et peut-être doit-on le croire, puisqu'il avait fait de ce sujet un but particulier de recherches. Cependant cette piqûre, dont j'ai plus d'une fois moi-même éprouvé les effets, est en général insensible, et ce n'est guère que sur des enfans ou des femmes délicates qu'une phlyctène en marque la place. De simples frictions avec de l'eau de Luce, ou avec un alcoholat aromati- que, suffisent pour dissiper le mal en quelques instans. Comment concilier ces résultats avec les accidens terribles mentionnés par Paul d'Égine, par Avicenne, par Rhazès, par Nicandre, par Matthiol, et par la tourbe des auteurs qui les ont copiés ?

Mais on ne s'est point borné à croire que notre araignée domes- tique fût nuisible seulement à l'extérieur. On a répété jusqu'à satié- té que son venin donné à l'intérieur, causait le froid des extrémités, l'enflure du ventre, la pâleur de la face, l'épiphora, le priapisme, le coma, des convulsions, etc. Il est bien difficile de croire à la vé- rité de tous ces accidens, quand on se rappelle combien de per- sonnes, par un goût dépravé, se font un jeu de manger des arai- gnées. On en trouve un grand nombre de citées dans les Éphé- mérides des Curieux de la nature, et dans les Transactions phi- losophiques de la Société Royale de Londres. Rhodius a parlé d'un médecin d'Orléans, qui était dans ce cas ; Reyes, Cardan, Blancard, Hoffmann, Redi, Albert le Grand, Borel, Stalpart Van der Viel, nous ont conservé des exemples analogues ; et, de nos jours même, comme pour confirmer tous ces anciens témoi- gnages, le célèbre astronome Lalande avalait avec délices tou- tes les araignées qui lui tombaient sous la main. Dans tous les cas mentionnés, au reste, il n'est jamais résulté aucun inconvénient de cette habitude dégoûtante et bizarre. D'ailleurs l'innocuité de ce genre d'alimens est encore prouvée par un autre fait. Au rap- port de M. Labillardière, les naturels de la nouvelle Hollande et ceux de quelques îles de la mer du Sud mangent, dans les temps de disette, une espèce d'épëire, très-voisine de l'*aranea esuriens* de Fabricius.

Tous ces faits ne sauraient pourtant détruire ce que l'on dit des mauvais effets de la piqûre des araignées. Le venin de la vi- père peut être introduit impunément par la bouche dans les voies digestives. Pourquoi n'en serait-il pas ici de même ? Ce qu'il y a de certain, c'est qu'une monstrueuse araignée, qui, à Cayenne, à Surinam et aux Antilles, se nourrit des colibris et des oiseaux-mouches, cause par sa piqûre des accidens propor- tionnés à sa taille. C'est la mygale aviculaire des entomologistes les plus modernes, l'*aranea avicularia* de Linnæus. La partie du corps qui a été piquée par elle devient enflée, livide et noire, et le médecin Pison assure même que la gangrène peut survenir, et déterminer la mort. Ce fait est exagéré sans doute ; mais Pison avait voyagé dans l'Amérique méridionale, et il est difficile à des Européens de soutenir le contraire, sans en avoir fait autant que lui. D'ailleurs le naturaliste Artaud, qui a observé aussi l'animal sur les lieux, et qui lui a fait piquer des poulets, a vu ceux-ci périr en peu de temps. Nous ne devons pas oublier non plus de rappeler ici que les poils de cette mygale causent sur la peau, comme ceux de certaines chenilles, une éruption et de vives démangeaisons. Le voyageur Flacourt assure aussi que les blessures faites par une araignée noire de Madagascar donnent la fièvre et des frissons. Nous n'avons heureusement rien de pareil à craindre en Europe. Cependant si l'on doit en croire Lamanon, dans certaines saisons très-chaudes, les araignées de nos campagnes peuvent devenir dangereuses. Au mois de juin 1772, dit cet observateur, la sécheresse et la chaleur furent si grandes en Provence, qu'on vit, à deux lieues de Sallon, des araignées qui ordinairement ne sont pas venimeuses, occasioner par leur morsure des maladies graves. M. Froment, membre de la Société de Médecine de Marseille, vient, tout récemment, d'observer une araignée dangereuse dans les campagnes qui environnent la petite ville d'Aubagne ; les accidens qu'elle détermine sont guéris par la musique.

Tel est, en résumé, ce que nous savons aujourd'hui de plus certain sur le danger des morsures faites par les araignées. Ce danger est bien peu grand dans nos climats ; aussi, suffit-il de laver la partie lésée avec une dissolution d'hydro-chlorate de soude dans l'eau, avec de l'eau de Luce, avec du vin thériacal, etc. Mais ces animaux peuvent nous intéresser sous un autre point de vue, celui de la thérapeutique. La toile qu'ils savent tisser avec tant d'art a été plus d'une fois utile pour arrêter des hémorragies capillaires, et cela en agissant mécaniquement et à la manière de l'agaric préparé. Elle sert aussi, entre les mains de beaucoup de chirurgiens distingués, à maintenir en masse la pâte arsenical, dont on a soin de l'envelopper au moment de l'appliquer sur les carcinômes que l'on veut cautériser, ou que l'on a opérés. Les propriétés de ce médicament donné à l'intérieur ne sont pas aussi bien constatées, il s'en faut de beaucoup ; et l'on a peine à garder son sérieux quand on pense que James, dans son volumineux Dictionnaire de Médecine, affirme que des bols de toile d'araignée ont dissipé merveilleusement vite une fièvre intermittente très-grave, contre laquelle le quinquina avait échoué; moyen qui, au reste, est encore moins absurde que l'épithème préconisé par beaucoup de médecins, d'après Strobelberger. Celui-ci coupait les paroxysmes des fièvres, en appliquant, sur les poignets ou aux tempes du malade, un emplâtre dont les araignées faisaient la base. On préparait aussi anciennement par infusion deux huiles d'araignée, l'une *simple*, l'autre *composée* et dite de *Mindérérus*, et on les employait contre les bubons et les ulcères de mauvais caractères. (HIP. CLOQUET.)

ARBOUSIER, s. m. *Arbutus*. Genre de plantes de la famille des vacciniées, de la décandrie monogynie, L., qui offre un ovaire infère à cinq loges, un calice dont le limbe est à cinq divisions, une corolle monopétale globuleuse à cinq divisions réfléchies, dix étamines incluses, une baie globuleuse à cinq loges. L'espèce la plus remarquable de ce genre est :

L'ARBOUSIER *raisin d'ours*, vulgairement nommé *busserole*. C'est l'*arbutus uva ursi* de Linnée; petit arbuste, qui croît dans les forêts des montagnes, dans les Vosges, les Alpes, etc. Ses feuilles, qui sont la partie dont on fait spécialement usage, sont petites, obovales, très-obtuses, quelquefois échancrées au sommet, entières, luisantes en dessus et d'un vert foncé, assez fermes et coriaces. Ces feuilles ont beaucoup de ressemblance avec celles du buis; de là les noms de *buxarolle* ou *busserolle* donnés à cette plante. Elles sont inodores, d'une saveur austère et amère.

L'analise chimique, faite en Italie par Melandri et Moretti, a démontré dans ces feuilles la présence du tannin, du muqueux, de l'extractif amer, de l'acide gallique uni à la chaux, et du ligneux.

La busserole a joui autrefois d'une réputation extraordinaire. En effet pendant long-temps elle a été regardée comme le plus puissant des médicamens *lithontriptiques*. Ce furent les médecins de l'école de Montpellier et ceux d'Espagne, et en particulier Sauvages et Queer, qui concoururent le plus à en répandre l'usage. On l'employait également pour diviser et chasser les petits calculs ou graviers qui se forment dans les reins. Ce médicament paraît dans ce cas agir à la manière de toutes les substances stimulantes et diurétiques; mais il n'a par lui-même aucune action chimique sur les pierres ou les graviers amassés dans les reins et la vessie. Depuis long-temps les médecins praticiens ont fait justice de cette foule de médicamens souvent inertes, auxquels les anciens attribuaient si facilement la propriété de dissoudre les calculs vésicaux. En effet les travaux importans de Fourcroy, de Vauquelin et de quelques autres chimistes non moins célèbres, en nous faisant exactement connaître la composition chimique des calculs urinaires, nous ont également éclairés sur les substances propres à exercer sur eux une action dissolvante. Or il est démontré, par le résultat de leurs recherches, que la potasse et la soude, étendues d'eau, et les acides nitreux et hydrochloriques sont les seules substances capables de produire la dissolution des calculs urinaires. Mais si la busserole doit être rayée de la liste des médicamens propres à dissoudre les calculs de la vessie ou des reins, elle n'en reste pas moins un diurétique puissant, et, sous ce dernier rapport, son usage a souvent été suivi de succès. Un grand nombre de faits rapportés par Dehaen, Queer, Murray, etc., constatent d'une manière évidente l'action excitante des feuilles de busserole sur l'appareil rénal. On conçoit comment ce médicament, en augmentant la sécrétion de l'urine, en facilitant son excrétion, a pu favoriser l'expulsion des petits calculs qui se développent dans les reins, les uretères ou la vessie. Mais, nous le répétons, il n'exerce aucune action chimique sur ces concrétions, et n'altère en rien leur nature.

Quelques auteurs ont fait usage des tiges et des fruits, mais il paraît certain que ces parties sont moins actives que les feuilles.

Doses et préparations. — On prescrit les feuilles de busserole à la dose de deux gros en infusion ou en décoction dans une livre d'eau : on peut les administrer en poudre depuis un demigros jusqu'à un gros. (A. RICHARD.)

ARBRE DE VIE, s. m. Image ramifiée en forme d'arbre, que présente la coupe verticale du cervelet. *Voyez* CERVELET.

ARC, s. m., *arcus* ; nom donné à quelques parties, à cause de leur courbure. Ex : *arc du colon*, *arcs antérieurs et postérieurs de l'atlas.* Voyez COLON, ATLAS.

ARCADE, s. f. Ce mot, plus souvent employé en anatomie que le précédent, a presque la même signification; on s'en sert particulièrement dans la description des os, et dans celle des artères : *Arcades zygomatiques, dentaires, palmaires, plantaires.* Voy. TEMPORAL, DENT, RADIALE, TIBIALE (artères). (A. B.)

ARCADE CRURALE. Voy. CRURALE (arcade).

ARCÆUS (Baume d'). *Voyez* BAUME.

ARCANE, s. m., *arcanum*. Ce nom qui, dans la langue d'où il est tiré, veut dire secret, mystère, a été donné à des médicamens dont la préparation était tenue secrète, et auxquels on supposait par conséquent des propriétés merveilleuses. Les arcanes nous viennent principalement des alchimistes et des médecins qui faisaient une application des sciences mystiques à leur art. Dans leur manière de considérer les fonctions du corps humain et ses maladies, ils devaient négliger l'étude des propriétés naturelles des médicamens, pour ne s'occuper que de prétendues facultés occultes. Aujourd'hui les inventeurs ou possesseurs de remèdes secrets, sans avoir l'excuse des temps, ni le talent des alchimistes, n'ont plus que celui de spéculer avantageusement sur la sottise de leurs semblables. Le choix d'un nom pompeux qui attire la foule est communément le plus grand effort qu'ait à faire leur imagination dans la composition de leurs arcanes. Tantôt ce sont des mélanges incohérens de médicamens étonnés de se trouver ensemble; ou bien c'est une mauvaise recette exhumée de quelque vieux formulaire; et tel remède secret ne diffère souvent d'une préparation bien connue que par l'addition d'une substance inerte qui voile sa couleur ou sa saveur. Ces sortes de remèdes, enfantés par la superstition ou la cupidité, prônés par l'ignorance, accueillis avidement par la douleur, qui rend crédule, seront aussi difficiles à proscrire de la société que les causes auxquelles ils doivent naissance. (R. DEL.)

ARCANE CORALLIN. Nom donné par les alchimistes au deutoxyde de mercure obtenu en décomposant par le feu le nitrate de mercure cristallisé : cet oxyde ne diffère du précipité rouge, qu'en ce qu'il a été calciné plus long-temps, et qu'il retient moins d'acide; sa couleur est aussi un peu plus pâle, et se rapproche davantage de celle du corail. Il était autrefois regardé comme un remède souverain : aujourd'hui on lui substitue avec raison le précipité rouge que l'on emploie seulement à l'extérieur. *Voyez* MERCURE. (ORFILA.)

ARCANUM DUPLICATUM. Synonyme du sulfate de potasse. Inusité. *Voyez* POTASSE.

ARCEAU ou ARCHET, s. m., *arculus*. On appelle ainsi un demi-cercle en bois mince et contourné, que l'on place au-dessus des parties malades pour les préserver du contact et du poids des couvertures qu'il soutient. On se sert de cette pièce d'appareil, surtout dans les cas de fracture des membres, lorsqu'on a pratiqué sur eux de grandes opérations , comme des amputations, des ligatures, etc. On a aussi proposé de couvrir les enfans nouveau-nés avec un arceau, afin d'empêcher qu'ils ne soient écrasés par leur nourrice pendant la nuit, comme cela est arrivé plusieurs fois. Une ordonnance du grand duc de Toscane défendit, sous peine d'exil, aux mères et aux nourrices de coucher un enfant avec elles, à moins qu'il ne soit placé sous un archet solide. (J. CLOQUET).

ARCHÉE, s. m., *archæus*, de ἀρχὴ, principe, commencement, cause première. Ce mot a été inventé par Basile Valentin , qui s'en servait pour désigner l'agent universel , le feu central qu'il regardait comme le principe de vie de tous les végétaux, et dont la manifestation est l'objet du grand œuvre. Paracelse, qui a marché sur les traces de cet alchimiste, et qui lui a emprunté tant de choses, fait jouer à l'archée un rôle important dans l'économie animale. L'archée de Paracelse est un génie, un démon qui préside dans l'estomac aux opérations chimiques nécessaires à la digestion ; il sépare le poison que contiennent toujours les alimens de leur partie vraiment nutritive. Ce maître de l'estomac, suivant son expression, a une tête et des mains; il change le pain en sang ; il produit aussi tous les changemens qui ont lieu dans la nature chimique des humeurs , puisque chaque partie du corps a son estomac particulier, au moyen duquel toutes ses sécrétions s'opèrent. L'archée, en un mot, n'est évidemment autre chose que l'esprit de vie , le corps *sydérique* de l'homme et de la nature en général, distinct de toutes les forces physiques et chimiques qu'on y observe. Cette idée capitale du fougueux Paracelse est noyée dans le fatras d'une doctrine extravagante où l'archée n'occupe que la plus petite place. Le reste de son système roule principalement sur l'action des trois élémens, qui sont, le sel, le soufre et le mercure , sur les rapports de l'univers avec l'homme , ou du macroscome avec le microscome ; partout il admet l'influence du système planétaire sur l'organisation humaine , s'applique à en exposer les lois, et suppose que l'homme est presque toujours ce que sont les astres. Il faut pardonner à l'auteur de tant d'erreurs, de folies et d'absurdités , puisqu'on doit à cet insensé d'avoir inspiré le génie de Van Helmont, qui, doué comme Platon de l'imagination la plus brillante et la plus poétique, sut s'emparer de l'archée de Paracelse, et fit de l'histoire fabuleuse de cet être de raison, l'histoire réelle des principaux phénomènes de l'action vitale.

L'archée est un principe immatériel, un esprit subtil et invisible, qui se dégage des corps vivans, qui s'exalte et s'élève, qui est répandu dans toute la nature, et qui dans les êtres organisés joue le rôle d'architecte et de médecin. Il existe dans la semence avant la fécondation, et se sert d'elle comme d'un ferment pour allumer la vie, opérer le développement successif de l'organisation, et présider à tous les phénomènes qui en sont la suite. L'archée a, comme l'âme immortelle, une intelligence qui lui est propre, et d'après laquelle il exerce son action sur la matière destinée à former le corps; mais il est périssable comme lui. L'archée agit toujours d'après des idées préconçues, et les mouvemens qu'il détermine ne sont jamais que la réalisation de ces idées. C'est un être à part, distinct de l'âme et du corps, suprême régulateur de la vie, et, pour exercer ses nobles fonctions, doué de sentiment et d'intelligence; il s'irrite et s'apaise, s'épouvante et se rassure; il est sujet à la colère, à l'indignation même, aux caprices, aux distractions et à l'erreur, enfin à toutes les imperfections et à toutes les faiblesses de l'humanité; on dirait qu'il a été créé à l'image de l'homme lui-même. En outre du grand archée ordonnateur de l'univers, Van Helmont reconnaît autant d'archées particuliers qu'il y a d'êtres vivans dans la nature; il va même jusqu'à en placer dans certains corps inertes, dans les alimens par exemple; en un mot dans tout ce qui lui paraît doué d'une force propre, et empreint du caractère de l'individualité. L'archée principal de l'homme a son siége à la partie supérieure de l'estomac, ou à l'orifice cardia de ce viscère; de là, comme d'un trône, il gouverne en roi toute l'économie, et dirige suivant les besoins qu'elle éprouve tous les mouvemens vitaux. Il tient sous son commandement autant d'archées d'un ordre inférieur qu'il y a d'organes divers. Quelquefois ces archées subalternes s'acquittent mal des fonctions qui leur sont attribuées; ils les négligent ou laissent le désordre s'y introduire; ils s'insurgent même contre leur suzerain, se coalisent contre lui, et le contraignent alors de réunir toutes ses forces pour leur déclarer la guerre, et les faire rentrer dans le devoir. D'autrefois c'est contre la matière elle-même, c'est-à-dire contre la partie inerte de notre organisation, que le grand archée est obligé d'agir pour

la ramener dans la direction dont elle s'est écartée, et surmonter
les obstacles qu'elle lui oppose. Dans ces deux cas cette lutte
produit la maladie qui se manifeste par des mouvemens qui
s'éloignent de l'ordre accoutumé, et qui est toujours essentiellement active. Les diverses formes qu'elle affecte sont déterminées
par les idées de l'archée sur le meilleur parti à prendre pour
résister au désordre et le faire cesser. Ainsi point de maladie
sans plan de campagne et sans combat. L'art du médecin consiste
à surveiller les opérations de l'archée, à le maintenir dans la
bonne voie, à l'exciter et à le retenir à propos, afin que le calme
succède à l'orage, et que dans le trouble produit par les efforts
qu'il ne cesse de faire pour surmonter ce qui lui résiste et ce qui
lui nuit, l'archée lui-même ne se sépare pas de la matière qu'il
anime, d'où résulterait la mort. L'archée ne gouverne pas immédiatement l'économie animale, il se sert pour cela de *fermens*
qui sont des moyens matériels destinés à l'exécution de ses des-
seins. Il y a autant de fermens que d'archées, et ils ont chacun
leur nature particulière; celui qui opère la digestion est acide.
Voyez FERMENT.

  Il est inutile de faire observer combien est faux et ridicule en soi le système des archées tel que l'avait conçu son
auteur; mais si l'on ne s'arrête point à la surface, et si, pour
les bien juger, on veut aller jusqu'au fond des choses, on
reconnait que Van Helmont a personnifié sous le nom d'archée
la cause inconnue de la vie à laquelle, depuis l'énormon d'Hippocrate jusqu'aux propriétés vitales de nos jours, tant de noms
divers ont été donnés. Par cette multiplicité infinie d'êtres
imaginaires dont il a peuplé l'univers et en particulier le
corps de l'homme, il a renouvelé ce qui avait été dit en
d'autres termes de l'âme du monde et de l'âme sensitive des
corps organisés. Cette doctrine, qui remonte aux temps les plus
anciens, qui a été revêtue de tant de formes et rajeu-
nie tant de fois, fut surtout professée par Platon, qui l'em-
bellit des plus riches couleurs. En effet, selon ce philosophe
poète, l'âme sensitive serait un être d'une nature subtile, intermédiaire entre le corps et l'âme pensante, chargé de diriger
les mouvemens involontaires, et tous les phénomènes organiques dont nous n'avons pas la conscience. En donnant à cette
âme sensitive le nom d'archée, Van Helmout n'a donc fait que
ressusciter une hypothèse bien souvent reproduite; mais en

établissant son siége dans la région épigastrique, et attribuant ainsi à cette région une prééminence d'action sur les autres organes (d'après l'observation vulgaire qui apprend que là se font sentir les premières et les plus fortes impressions de toutes les passions un peu vives), Van Helmont a ouvert une route nouvelle. Il y a été suivi par Lacaze, par Bordeu, par Robert, et par tous ceux qui, à leur exemple, ont tant insisté sur le centre phrénique du diaphragme, sur les forces épigastriques, les irradiations qu'elles envoient à tous les organes, et le rôle si important qu'elles jouent dans l'économie. Van Helmont est donc le véritable chef de cette petite école de vitalistes français, qui prépara la révolution physiologique commencée à Vicq-d'Azyr, et se perdit ensuite dans la théorie plus précise de Bichat sur la sensibilité organique, et sur les fonctions du système nerveux ganglionnaire. Mais Van Helmont est allé plus loin encore dans le chemin de la vérité : par les passions qu'il prête à son archée, il a su exprimer les différens états de la puissance vitale, dont les efforts, quelquefois excessifs et d'autres fois trop faibles, paraissent tantôt dirigés avec intelligence pour la conservation de l'individu, tantôt dans un sens contraire; et par ces archées subalternes, répandus sur tous les points de l'économie, et qui ont aussi leur manière d'être et leurs passions, il a peint sous une forme allégorique, mais avec vérité, les nombreuses modifications de cette puissance vitale, suivant la diversité des organes qui en sont pénétrés. Par là Van Helmont reconnaissait que chaque organe jouit d'une vie qui lui est propre, et que la vie générale résulte de toutes ces vies particulières. Il est aussi, de tous les médecins qui lui sont antérieurs, celui qui a le mieux connu le *consensus* de toutes les parties du corps quand, par une action simultanée ou successive, elles concourent à un but commun; il donna le nom de *régime* à ces liens sympathiques qui unissent entre eux les divers organes et qui sont un objet si considérable dans la vraie théorie médicale.

Le système de Van Helmont contient donc le germe de toute la physiologie moderne, à l'exception de la distinction des propriétés vitales, qu'il confondait dans l'action générale de la vie; et malgré les absurdités choquantes de ce système, on aurait peu de chose à reprocher à son auteur, s'il se fût borné à faire agir et manœuvrer toute sa cohorte d'archées, sans leur imposer l'obligation de se servir eux-mêmes des fermens comme

d'un instrument nécessaire. Mais, par cette nouvelle création
de son imagination inépuisable, Van Helmont a malheureusement altéré le caractère de son système, conçu dans l'esprit du
vitalisme le plus pur. Par-là il ouvrit la porte à l'humorisme chimique de Sylvius, qui, négligeant les archées, s'attacha uniquement au fermens, dénatura l'idée que s'en formait leur inventeur,
et s'en servit pour fonder cette chémiatrie dégoûtante qui devint si funeste aux progrès de la médecine. La doctrine de Van
Helmont fut ainsi la souche commune de deux systèmes opposés, et l'on peut dire que la succession de ce grand homme se
partagea entre deux branches ennemies, les partisans de la
chémiatrie et ceux de l'animisme. Stahl, auteur de ce dernier
système, ne fit que remplacer le grand archée de l'homme par
l'âme spirituelle, et supprimer toute cette légion d'archées inférieurs pour s'en tenir à l'action raisonnée d'un principe unique
et immatériel, auquel il donna un pouvoir absolu sur le corps.
Stahl et Van Helmont ont combattu avec la même vigueur les
applications vicieuses de la physique et de la chimie à la
théorie des phénomènes de la vie : en cela ils servirent également les vrais intérêts de la science de l'homme. Mais le génie
de Van Helmont me paraît supérieur à celui de son émule, non-
seulement parce qu'il fut plus original et plus créateur, mais surtout parce qu'il a au-dessus de lui l'avantage d'avoir aperçu les modifications et les variétés de la force vitale, que Stahl s'est borné
à considérer sous un point de vue trop général. *Voyez* les mots
ANIMISTE, FERMENT, VITALISTES.   (COUTANCEAU.)

ARCHIATRE, s. m. *archiater*, de ἀρχή, commandement, pri-
mauté, et de ἰατρός, médecin ; suivant d'autres de τȣ ἀρχȣ ἰατροῖς,
médecin du prince. Les discussions dont ce titre a été le sujet
ont laissé encore incertaine la question de savoir quelles fonctions y étaient primitivement attachées. Les archiâtres étaient-ils
les premiers médecins des empereurs romains, ou donnait-on
ce nom aux médecins qui présidaient sur les autres ? Androma-
que, médecin de Néron, est le premier archiâtre dont l'histoire
fasse mention ; mais ceux qui le qualifiaient de ce titre s'appuient
sur quelques passages équivoques de Galien ou d'autres auteurs.
Il est très-douteux que la qualification d'archiâtre, avec les pré-
rogatives qui l'accompagnaient, ait été adoptée avant Constantin
ou les premiers empereurs chrétiens. Dès lors on distingua deux
sortes d'archiâtres. Les uns, médecins du prince, étaient appelés

archiâtres du palais, *archiatri palatini;* ils avaient rang parmi les premiers officiers de la cour, et étaient quelquefois décorés des premières dignités de l'état, telles que celles de comtes du premier et du second ordre. Plus tard, sous les rois goths, on ne nomma qu'un seul comte, *archiatrorum comes,* duquel dépendaient tous les archiâtres, et même tous les autres médecins. La seconde classe d'archiâtres était composée de ceux qu'on nommait populaires, *archiatri populares.* Ils étaient destinés à secourir les malades, quels qu'ils fussent, sans pouvoir exiger de rétribution. Ils jouissaient de priviléges assez étendus, et recevaient un salaire particulier. Leur nombre était déterminé suivant l'importance de la ville où ils siégeaient; ils formaient, dans les principales villes, un collége qui, après avoir jugé le mérite des candidats proposés par le prince ou les principaux habitans, les admettaient aux places vacantes.

Les médecins des empereurs romains ou de l'Empire n'ont pas été les seuls qui aient reçu le titre d'archiâtre. Il fut ensuite donné aux médecins des autres souverains. Quelques médecins des anciens rois de France sont désignés par cette dénomination, qui n'est plus en usage aujourd'hui. ◆ (RAIGE DELORME).

ARCTURE, s. f., *arctura.* Ce mot a été proposé par Linnæus, pour désigner la maladie qu'on connaît généralement sous le nom d'*ongle rentré dans les chairs.* (J. CLOQUET).

ARDENT, adj., *ardens,* qui brûle, qui cause une chaleur vive. On a donné le nom de fièvre ardente à la maladie que les auteurs ont décrite sous le nom de *causus.* (*Voyez* ce mot et l'article FIÈVRE). On a encore désigné par la dénomination de *mal des ardens* une espèce d'érysipèle ou de charbon pestilentiel qui a régné épidémiquement en France dans le douzième siècle. (Mézeray, hist. de Fr.) (R. DEL.)

ARDEUR, s. f., *ardor.* Sentiment d'une chaleur vive dans une partie quelconque du corps. *Voyez* CHALEUR ANIMALE (séméiotique). On a donné particulièrement le nom d'*ardeur d'estomac* à la maladie ou au symptôme désignés par les noms de pyrosis, de soda. Il y a *ardeur d'urine*, quand l'émission de ce fluide est accompagnée d'une cuisson brûlante dans le canal de l'urètre ou au col de la vessie. On dit encore ardeur de la fièvre, pour exprimer la plus grande intensité d'un paroxysme fébrile.

(R. DEL).

AREC, *areca.* L. Juss. Genre de plantes de la famille naturelle des palmiers. Pendant long-temps on a cru que le cachou était produit par une espèce de ce genre, l'*areca catechu* de Linnée; mais on sait positivement aujourd'hui que cette substance se retire d'une espèce de mimeuse (*Voyez* CACHOU). Le chou-palmiste (*areca oleracea*, L.), autre espèce de ce genre, également originaire de l'Inde, est fort intéressant et surtout fort utile dans les pays où il croît. Le bourgeon central qui termine son stype sert d'aliment dans l'Inde, les îles Moluques et les autres contrées du globe où l'on est parvenu à le cultiver ou à le naturaliser.

(A. RICHARD).

ARÉNATION , s. f. , *arenatio* ; opération par laquelle on couvre de sable une partie du corps ou le corps tout entier. *Voyez* BAINS DE SABLE.

ARÉOLE, s. f. *Areola*; espace très-petit qui subsiste entre des fibres , des lames ou des vaisseaux entrecroisés. Ainsi on dit les *aréoles du tissu cellulaire* , *du tissu spongieux* ; en général, tous les organes ont des aréoles plus ou moins marquées.

Aréole du mamelon , et suivant M. Chaussier , *auréole*; l'espèce de tache diversement colorée qui entoure le mamelon , a reçu ce nom. *Voyez* MAMELLE.   (A. B.)

ARÉOMÈTRE, s. m. de ἀραιός, léger, et de μέτρον, mesure. On a donné ce nom à un instrument propre à déterminer d'une manière exacte la pesanteur spécifique des liqueurs ; c'est pourquoi on l'appelle encore *pèse-liqueur*. Cet instrument est d'un très-grand usage dans les arts et dans le commerce. Depuis son invention, il a reçu de nouvelles et nombreuses applications. S'il n'avait d'autre utilité que celles-là , nous n'en ferions pas mention; mais il est aussi fort utile à la chimie et à la pharmacie. Il sert à déterminer le degré de pureté , de rectification des alcohols et des diverses liqueurs distillées , celle de certains acides et de certaines dissolutions salines, etc., etc. Il est donc nécessaire de faire connaître cet instrument. Il consiste en un tube de verre renflé en forme de boule vers son cinquième inférieur , et terminé en bas par une autre petite boule destinée à contenir du mercure. Lorsqu'on plonge cet instrument dans un liquide , il s'y enfonce plus ou moins , selon que ce liquide est d'une pesanteur plus ou moins grande. Ainsi, si l'on plonge le pèse-liqueur dans de l'eau distillée , il s'enfoncera à un certain degré qu'on désignera, comme le veut l'inventeur, par le nombre 10. Si on le plonge ensuite dans de l'eau qui, sur cent parties , contiendra dix parties de sel marin, ce mélange étant plus pesant que l'eau distillée, l'instrument ne plongera qu'à un certain degré, qu'on désignera par o : on divisera l'espace compris ente o et 10 en dix degrés égaux, et au-dessus de 10, en degrés semblables, autant qu'en pourra contenir le tube. Maintenant, si vous le plongez dans de l'alcohol, liqueur d'une pesanteur spécifique moindre que l'eau, l'aréomètre s'enfoncera davantage, et d'autant plus que cet alcohol sera plus pur, qu'il contiendra moins d'eau, et le nombre de degrés qui disparaîtront dans le liquide donneront le degré de sa rectification. Telles sont les règles de construction, et la manière de se servir de cet instrument. Baumé, qui en est l'inventeur, a joint à sa description une table d'expérimens faits sur des mélanges d'alcohol à 37° et d'eau, à des températures données. Il suit de ces expèrimens, qu'on peut déterminer *à priori* la quantité d'eau que contiennent les eaux-de-vie faibles, en cherchant à quel degré elles correspondent dans la table. Les termes de ces divisions, comme l'on voit, sont souvent arbitraires, mais tous les aréomètres construits d'après ces principes, donnent constamment les mêmes degrés, lorsqu'ils sont plongés dans le même liquide et à la même température, et cette justese est tout ce que l'on peut désirer.

Nous avons dit que l'aréomètre servait aussi à mesurer des liqueurs plus pesantes que l'eau, des dissolutions salines, etc. L'instrument subit alors quelques modifications dans sa confection, dans sa graduation.

Pour cela, on prend un pèse-liqueur tel que celui que nous venons de décrire; on charge la boule inférieure d'une quantité de mercure suffisante pour faire enfoncer cet instrument dans l'eau distillée, presque jusqu'au haut du tube : on marque *zéro* à l'endroit où il cesse de s'enfoncer, ce qui forme le point de départ. Pour obtenir le second terme, on prend une dissolution de sel marin, dans la proportion de 0,15 sur 0,85 d'eau pure. On plonge l'instrument dans ce mélange, et l'on marque 15 degrés au niveau du liquide. On divise l'intervalle compris entre les deux termes en quinze degrés, et la partie inférieure du tube dans la même proportion, jusqu'à 45, 50 degrés et au delà. Selon que ce pèse-liqueur s'enfoncera plus ou moins dans le liquide, ce liquide sera plus où moins chargé de sel. Si l'on voulait mesurer une dissolution de nitre ou de tout autre sel, il faudrait que les termes fussent donnés par une dissolution de ces mêmes sels.

Ce dernier pèse-liqueur est, comme on voit, gradué de haut en bas, tandis que le prémier l'est de bas en haut ; on en sent la nécessité. On peut encore construire des pèse-liqueurs dont l'échelle pourrait remplir les deux buts.

Avant le perfectionement que Baumé apporta à l'instrument qui porte aujourd'hui son nom , on se servait de divers moyens pour peser les liquèurs. Boïle paraît être le premier inventeur de l'aréomètre. Il avait introduit un pèse-liqueur imparfait, puisqu'il ne donnait qu'un terme de comparaison. On connaissait aussi le pèse-liqueur de Farenheit ; et l'on faisait usage dans le commerce d'une bouteille remplie d'eau dont on comparait le poids avec la même bouteille remplie d'alcohol ; Montigny et Cartier avaient fait aussi diverses tentatives que la découverte de Baumé fit justement abandonner.   (ROSTAN.) .

ARGEMON ou ARGEMA , mots grecs conservés dans les langues latine et française par quelques auteurs ; αργεμα, ωργεμον , de οργος , blanc ; tache blanche des yeux. On s'est servi de ce mot pour désigner un ulcère de la cornée, l'albugo , le leucoma. *Voyez* ces mots.   (J. CLOQUET.)

ARGENT , s. m. , *argentum*. Métal rangé dans la sixième classe de Thénard (*V*. MÉTAL). On le trouve à l'état natif en Norwége, en Sibérie, en France, en Espagne, et surtout au Mexique et au Pérou. On le rencontre aussi à l'état de chlorure , d'oxyde et de sulfure : il est alors le plus souvent combiné avec d'autres métaux. Enfin il a été trouvé une seule fois, en Souabe, à l'état de carbonate.

Propriétés physiques. — Il est blanc , très-brillant , peu dur, doué d'une grande ténacité , très-ductile, très-malléable, d'une pesanteur spécifique égale à 10,4743 , assez facilement fusible et volatil.

Propriétés chimiques. — Parmi les corps simples non métalliques , l'oxygène , le phosphore , le soufre , l'iode et le chlore , sont les seuls qui puissent se combiner avec l'argent à l'aide de la chaleur. Les composés qui se forment n'étant pas employés en médecine , ne seront point décrits ici. Plusieurs métaux peuvent s'allier avec lui à une température élevée. Combiné avec un $\frac{1}{17}$ de son poids de cuivre , il constitue les couverts et la vaisselle ; dans les bijoux il y a au contraire huit parties d'argent et deux de cuivre. L'*air* atmosphérique et l'*eau* sont sans action sur lui. L'acide *hydrosulfurique* (hydrogène sulfuré) le noircit , en cédant le soufre qu'il renferme, et en formant du sulfure d'argent noir ; c'est ce que l'on observe lorsqu'on introduit ce métal dans les fosses d'aisance, ou lorsqu'on l'expose aux émanations des eaux sulfureuses : aussi faut-il, avant de soumettre les malades à l'usage de ces sortes de bains, que les médecins aient la précaution de faire retirer les bijoux et autres meubles d'argent qui pourraient se trouver dans la pièce où est disposée la baignoire. L'acide *nitrique* cède de l'oxygène à l'argent ; l'oxyde formé se dissout même à la température ordinaire dans l'acide non décomposé ; le gaz deutoxyde d'azote (gaz nitreux), provenant de la portion d'acide décomposé, reste d'abord dans la liqueur, et la colore en vert, puis se dégage sous forme de vapeurs orangées-rougeâtres.

Pour obtenir l'argent avec les mines du Pérou et du Mexique, qui contiennent, outre l'argent natif, de l'argent antimonial, du chlorure et de l'oxyde d'argent, des sulfures de fer et de cuivre, du silex, etc, on les traite par le sel marin et par la chaux, puis on les mélange avec du mercure ; il se forme un amalgame d'argent qui se précipite : on distille pour volatiliser le mercure, et l'argent reste.

ARGENT (Nitrate d'). Il est le produit de l'art : on l'obtient sous deux états, fondu et non fondu.

Nitrate d'argent non fondu. — (Cristaux de lune). Sel formé, suivant Proust, de 31 parties d'acide nitrique et de 69 d'oxyde d'argent. Il est sous forme de lames minces, brillantes, demi-transparentes, que l'on a reconnues être des hexaèdres, des tétraèdres ou des triangles ; il n'a point d'odeur ; sa saveur est amère, styptique et caustique. Mis sur les charbons ardens, il se boursouffle et se décompose ; l'oxygène de l'oxyde d'argent et une partie de l'oxygène de l'acide nitrique se combinent avec le charbon, et le font brûler avec plus d'éclat ; l'acide nitrique réduit à du gaz acide nitreux se dégage sous forme de vapeurs orangées : l'argent métallique reste sur les charbons. Il est inaltérable à l'air. L'acide sulfurique le décompose, s'empare de son oxyde, et l'acide nitrique se sépare en répandant des vapeurs blanches. Il se dissout dans un poids d'eau froide égal au sien.

La dissolution est incolore, transparente, et susceptible de tacher la peau en violet. La potasse, la soude et l'eau de chaux privées d'hydrochlorates, s'emparent de l'acide et précipitent l'oxyde olive. L'ammoniaque ne la trouble point, ou si elle y

détermine la séparation de quelques flocons blanchâtres, elle l es
redissout sur-le-champ. Les chromates et les sous-phosphates s o-
lubles la précipitent, les premiers en rouge, les autres en jaune ;
dans l'un et l'autre cas il y a double décomposition, et le précipité est du chromate ou du sous-phosphate d'argent. L'acide hydrosulfurique et les hydrosulfates y font naître un précipité noir
de sulfure d'argent; d'où il suit que l'hydrogène du ré actif s'est
emparé de l'oxygène de l'oxyde, tandis que le soufre et le métal
se sont unis. L'acide hydrochlorique et les hydrochlorates, quelque étendus qu'ils soient, précipitent le nitrate d'argent en blanc ;
le chlorure formé est lourd, caillebotté, insoluble dans l'eau et
dans l'acide nitrique, soluble dans l'ammoniaque ; il noircit par
son exposition à la lumière : la théorie de la formation de ce
chlorure est la même que celle que nous venons de donner pour
l'acide hydrosulfurique. On ne connaît point de réactif plus sensible pour déceler la présence du nitrate d'argent que les hydrochlorates. Une lame de cuivre plongée dans la dissolution d'argent en précipite le métal sur-le-champ.

Préparation. On l'obtient en faisant dissoudre, à l'aide d'une
légère chaleur, l'argent pur en grenaille dans de l'acide nitrique
pur étendu de son poids d'eau distillée ; on évapore pour faire
cristalliser.

Propriétés médicales et usages du nitrate d'argent cristallisé.
Introduit seul dans l'estomac à la dose de quelques grains, il agit
à la manière des caustiques. (*Voyez* poison). S'il est administré à
très-petite dose, il détermine un sentiment de chaleur dans la région
épigastrique, auquel succèdent quelquefois des vertiges, l'obscurcissement de la vue, et une évacuation abondante d'urine.
La peau des individus soumis pendant long-temps à l'usage de ce
sel devient quelquefois bleue, grisâtre ou brune ; cette couleur
accidentelle se manifeste surtout au visage et aux onglés ; elle
tarde quelquefois long-temps à se dissiper. Depuis quelques années on a recommandé le nitrate d'argent dans certaines affections
nerveuses, et notamment dans l'épilepsie; son usage paraît, dans
quelques circonstances, avoir éloigné les accès de cette maladie,
et même les avoir supprimés tout-à-fait, s'il faut en croire certains praticiens. On en administre d'abord un cinquième de grain
trois fois par jour, et on augmente progressivement la dose jusqu'à dix, douze grains et plus, afin de rendre le sel moins irritant, et d'obtenir une médication plus énergique. On l'associe

à des poudres adoucissantes et à des extraits narcotiques qui le décomposent probablement en partie.

Nitrate d'argent fondu privé d'eau. (Pierre infernale.) — On l'obtient en faisant fondre, dans un creuset d'argent et à une douce chaleur, le nitrate cristallisé : lorsqu'il est fondu, on le coule dans une lingotière de cuivre, que l'on enduit d'un peu de suif. Si on le chauffait trop fortement, il serait décomposé et transformé en *argent* métallique; si au contraire on ne le chauffait pas assez, il retiendrait de l'eau, et ne serait pas aussi caustique qu'il doit être. Il est solide, blanc, s'il a été coulé dans des tubes de verre ; grisâtre et même noirâtre à l'extérieur, si le moule dont on s'est servi était en cuivre; sa couleur est plus claire à l'intérieur; sa cassure offre des aiguilles rayonnées : il est inodore, et doué de la même saveur que le précédent. Les charbons rouges, l'air, l'acide sulfurique et l'eau agissent sur lui comme sur le nitrate d'argent cristallisé : sa dissolution aqueuse jouit des propriétés décrites précédemment. Il est souvent employé à l'extérieur comme caustique, pour ronger les chairs fongueuses, etc. Il est d'autant plus précieux, qu'il n'est pas absorbé, et qu'il borne par conséquent ses effets aux parties qu'il touche. *Voyez* CAUSTIQUE.   (ORFILA.)

ARGENTINE, s. f., *potentilla anserina.* L. Le genre potentille appartient à la section des fragariacées de la famille des rosacées, de Juss.; à l'icosandrie polygynie de Linnée. Ce genre est très-voisin du fraisier, dont il se distingue par ses fruits secs portés sur un réceptacle non charnu, tandis que dans le fraisier ce réceptacle est succulent, et prend un accroissement très-considérable. L'*argentine* est une plante vivace, stolonifère, ayant des feuilles pennées, couvertes d'un duvet blanc et soyeux, des fleurs jaunes et solitaires. Elle croît dans les lieux sablonneux, sur le bord des étangs et des rivières.

Sa racine, qui est fibreuse et brunâtre, est assez astringente. On a autrefois beaucoup préconisé son usage. Bergius la regardait comme un puissant diurétique; d'autres ont prétendu qu'elle jouissait de la propriété de dissoudre les calculs urinaires, d'arrêter les accès de fièvres intermittentes, etc. Ces différentes assertions nous paraissent dénuées de fondement. Nous concevons mieux l'avantage que l'on a pu retirer de l'administration de cette plante dans la diarrhée chronique, les fleurs blanches qui affectent les femmes d'un tempérament mou et lymphatique ; en un mot, dans tous les cas qui réclament l'usage des légers toniques ou astringens. J'ai employé assez souvent, avec succès, l'infusion de racine d'argentine en injection, dans les écoulemens chroniques et indolens du canal de l'urètre. Je pense qu'employée de cette manière, elle pourrait être également avantageuse dans certaines leucorrhées. En général, on fait peu usage aujourd'hui de l'argentine; quand on l'emploie, c'est ordinairement à la dose de demi-once à une once, en infusion ou en décoction, dans huit onces d'eau; sa poudre et son eau distillée sont bien moins usitées. On peut employer aux mêmes usages, et de la même manière, une autre espèce du même genre, nommée vulgairement *quintefeuille* (*potentilla reptans*.) Elle jouit absolument des mêmes propriétés.   (A. RICHARD.)

ARGILE, s. f., *argilla*. Les minéralogistes donnent ce nom à un mélange naturel de deux ou de plusieurs substances métalliques : ainsi, l'alumine et la silice font constamment partie des argiles; quelquefois on y trouve de la chaux et de la magnésie carbonatée, de l'oxyde de fer, etc. *Propriétés* : leur couleur est blanche, d'un blanc de perle, grise, brune, tirant quelquefois sur l'ardoise, noire, jaune, rouge, d'un vert olive; elles sont inodores; néanmoins il existe des argiles qui répandent une odeur particulière par l'insufflation de l'haleine, phénomène qui tient en grande partie à l'oxyde de fer qu'elles renferment, et qui provient souvent de la décomposition du sulfure de fer; c'est encore à cet oxyde qu'il faut attribuer la couleur rouge qu'elles acquièrent lorsqu'on les chauffe. La plupart d'entre elles sont douces au toucher, ce qui ne dépend pas toujours du sous-carbonate de magnésie, puisque ce sel n'en fait pas souvent partie. Celles qui ne contiennent que de la silice et de l'alumine sont infusibles, et lorsqu'on les a chauffées pendant long-temps, leur volume diminue sensiblement; cette *retraite* dépend de la vaporisation de l'eau et de la combinaison plus intime de leurs élémens. Ces argiles réfractaires, mélangées avec la chaux ou avec d'autres oxydes métalliques, deviennent fusibles. Leur affinité pour l'eau est très-marquée; elles l'absorbent quelquefois avec sifflement, et dans certaines circonstances elles là retiennent avec une si grande force, qu'elle fait presque la moitié de leur poids. C'est à cette affinité qu'il faut attribuer la propriété qu'elles ont de happer à la langue. On peut les délayer facilement dans l'eau, et en faire une pâte plus ou moins élastique, propriété qu'elles doivent à l'alumine; cette pâte étant chauffée durcit au point d'étinceler par le choc du briquet. Dans cet état elle n'est plus susceptible de se délayer dans l'eau et de faire pâte avec elle.

Les argiles ont été divisées par les minéralogistes en argiles *apyres*, *fusibles*, *effervescentes et ocreuses*. On les emploie dans les arts pour faire les nombreuses variétés de poteries. On faisait autrefois usage en médecine d'une variété d'argile ocreuse rouge, connue sous le nom de *bol d'Arménie*, *de terre de Lemnos*, *de terre sigillée*. Voyez ces mots.

(ORFILA.)

FIN DU TOME DEUXIÈME.

DISTRIBUTION DES MATIÈRES.

<table>
<tr><td></td><td>MM.</td></tr>
<tr><td>Anatomie . . . .</td><td>BÉCLARD, professeur de la faculté de médecine.</td></tr>
<tr><td>Physiologie. . . . .</td><td>ADELON, COUTANCEAU, RULLIER, docteurs en méd.</td></tr>
<tr><td>Anatomie pathologique. . . . . . .</td><td>BRESCHET, chef des travaux anatomiques de la fac. de méd.</td></tr>
<tr><td>Pathologies générale et interne . . .</td><td>CHOMEL, COUTANCEAU, LANDRÉ-BEAUVAIS, ROCHOUX, docteurs en médecine.</td></tr>
<tr><td>Pathologie externe et opérations chirurgicales. . . . .</td><td>J. CLOQUET, chir. de l'hôpital Saint-Louis ; MARJOLIN et ROUX, prof. de la fac. de méd.</td></tr>
<tr><td>Accouchemens, Maladies des femmes et des nouveau-nés. . . . .</td><td>DÉSORMEAUX, professeur de la fac. de méd.</td></tr>
<tr><td>Maladies des enfans. . . . .</td><td>GUERSENT et JADELOT, médecins de l'hôpital des Enfans.</td></tr>
<tr><td>Maladies des vieillards. . . . . . .</td><td>FERRUS et ROSTAN, méd. de l'hospice de la Salpêtrière.</td></tr>
<tr><td>Maladies mentales. . . . .</td><td>GEORGET, docteur en méd.</td></tr>
<tr><td>Maladies cutanées. . . . .</td><td>BIETT, méd. de l'hôpital Saint-Louis.</td></tr>
<tr><td>Maladies syphilitiques. . . . . . .</td><td>LAGNEAU, docteur en médecine.</td></tr>
<tr><td>Maladies des pays chauds. . . . . .</td><td>ROCHOUX, docteur en médecine.</td></tr>
<tr><td>Thérapeutique générale. . . . . . .</td><td>GUERSENT, médecin de l'hôpital des Enfans.</td></tr>
<tr><td>Histoire naturelle médicale. . . . .</td><td>H. CLOQUET, docteur en méd. ORFILA, prof. de la fac. de méd. et A. RICHARD, démonstrateur de botan. de la faculté de méd.</td></tr>
<tr><td>Chimie médicale et pharmacie. . . .</td><td>ORFILA et PELLETIER, professeur de l'école de pharmacie.</td></tr>
<tr><td>Physique médicale et hygiène. . . .</td><td>ROSTAN.</td></tr>
<tr><td>Médecine légale et police médicale. . .</td><td>MARC, doct. méd., ORFILA, et RAIGE-DELORME, docteur en médecine, qui sera aussi chargé des articles de vocabulaire.</td></tr>
</table>

TABLE

DES PRINCIPAUX ARTICLES

CONTENUES DANS LE SECOND ET TROISIÈME VOLUME.